MANUAL CLÍNICO E DE
**ACUPUNTURA MÉDICA
PARA TRATAMENTO DA
SÍNDROME PÓS-COVID-19**

MANUAL CLÍNICO E DE ACUPUNTURA MÉDICA PARA TRATAMENTO DA SÍNDROME PÓS-COVID-19

Editores

Adriano Höhl
André Wan Wen Tsai
Lourdes Teixeira Henriques
Luciano Ricardo Curuci de Souza

Editores Associados

Adriana Sabbatini da Silva Alves
Antonio Carlos Martins Cirilo
Armando Oscar de Freitas
Durval Dionisio Souza Mota
Eduardo Yabuta Silveira
Helio Widson Alves Pinheiro
Ricardo Morad Bassetto

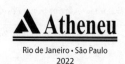

Atheneu
Rio de Janeiro • São Paulo
2022

EDITORA ATHENEU

São Paulo — Rua Maria Paula, 123, 18º andar
Tel.: (11)2858-8750
E-mail: atheneu@atheneu.com.br

Rio de Janeiro — Rua Bambina, 74
Tel.: (21)3094-1295
E-mail: atheneu@atheneu.com.br

CAPA: Paulo Verardo
PRODUÇÃO EDITORIAL: MWS Design

CIP-BRASIL. CATALOGAÇÃO NA PUBLICAÇÃO
SINDICATO NACIONAL DOS EDITORES DE LIVROS, RJ

M271

Manual clínico e de acupuntura médica para tratamento da síndrome pós-COVID-19 / editores Adriano Höhl ... [et al.] ; editores associados Adriana Sabbatini ... [et al.]. - 1. ed. - Rio de Janeiro : Atheneu, 2021.

463 p. ; 24 cm.

Inclui bibliografia e índice
ISBN 978-65-5586-356-7

1. COVID-19 (Doenças) - Tratamento. 2. Acupuntura. I. Höhl. Adriano. II. Sabbatini, Alessandra.

21-73198   CDD: 615.892
              CDU: 615.814.1

Meri Gleice Rodrigues de Souza - Bibliotecária - CRB-7/6439
10/09/2021 13/09/2021

Höhl, A.; Tsai, A.W.W.; Henriques, L.T.; Souza, L.R.C.; Alves, A.S.S.; Cirilo, A.C.M.; Freitas, A.O.; Mota, D.D.S.; Silveira, E.Y.; Pinheiro, H.W.A.; Bassetto, R.M.
Manual Clínico e de Acupuntura Médica para Tratamento da Síndrome Pós-COVID-19

© Direitos reservados à EDITORA ATHENEU – Rio de Janeiro, São Paulo, 2022.

Editores

Adriano Höhl
Especialista em Nutrologia pela Associação Brasileira de Nutrologia – ABRAN. Diretor do Colégio Médico Brasileiro de Acupuntura – CMBA. Especialista em Acupuntura pelo CMBA. Especialista em Ginecologia e Obstetrícia pela Federação Brasileira de Ginecologia e Obstetrícia – FEBRASGO. Graduação em Medicina pela Faculdade de Medicina da Universidade Federal de Goiás – UFG.

André Wan Wen Tsai
Presidente do Colégio Médico Brasileiro de Acupuntura – CMBA. Vice-Presidente do Comitê de Dor da Sociedade Brasileira de Ortopedia e Traumatologia – SBOT. Supervisor do Programa de Residência Médica em Acupuntura do Hospital das Clínicas da Faculdade de Medicina da Universidade de São Paulo – HCFMUSP. Pós-Graduação em Acupuntura e Medicina Tradicional Chinesa pela Chang Gung Memorial Hospital – CGMH. Médico Especialista em Acupuntura e Ortopedia com Área de Atuação em Dor.

Lourdes Teixeira Henriques
Presidente da Regional Santos do Colégio Médico de Acupuntura do Estado de São Paulo – CMAESP. Especialista em Acupuntura pela Universidade Federal de São Paulo – UNIFESP e pela Associação Médica Brasileira – AMB. Residência Médica em Medicina Interna e Nefrologia. Graduação pela Faculdade de Ciências Médicas de Santos – FCMS. Diretora de Relações Institucionais do Colégio Médico de Acupuntura de São Paulo – Gestão 2021-2024.

Luciano Ricardo Curuci de Souza
Médico pela Faculdade de Ciências Médicas de Santos – FCMS. Especialista em Ginecologia e Obstetrícia. Especialista em Acupuntura. Especialista em Dor. Diretor do Colégio Médico Brasileiro de Acupuntura – CMBA. Presidente do Colégio Médico de Acupuntura de São Paulo – Gestão 2021-2024.

Editores Associados

Adriana Sabbatini da Silva Alves
Vice-Presidente do Colégio Médico Brasileiro de Acupuntura – CMBA. Membro Titular da Sociedade Brasileira de Ortopedia e Traumatologia – SBOT. Médica Acupunturista pelo CMBA. Título de Especialista em Acupuntura pela CMBA. Formada em Medicina pela Universidade Federal de Goiás – UFG.

Antonio Carlos Martins Cirilo
Diretor de Defesa Profissional do Colégio Médico Brasileiro de Acupuntura – CMBA. Médico Graduado pela Universidade Federal de Juiz de Fora – UFJF. Médico Especialista em Medicina Física e Reabilitação e em Acupuntura. Atua na Cidade de Palmas/TO.

Armando Oscar de Freitas
Segundo Secretário do Colégio Médico Brasileiro de Acupuntura – CMBA. Médico Ortopedista, Traumatologista e Acupunturista, Graduado pela Faculdade de Medicina de Campos RJ – FMC. Residência em Ortopedia e Traumatologia no Hospital e Maternidade Umberto Primo – São Paulo. Título de Especialista pela Sociedade Brasileira de Ortopedia e Traumatologia – SBOT. Curso de Especialização em Acupuntura pela Sociedade Médica Brasileira de Acupuntura – SMBA-MG. Título de Especialista em Acupuntura. Especializando em Dor pela Universidade de São Paulo – USP.

Durval Dionisio Souza Mota
Professor Adjunto do Departamento de Saúde em Sociedade do Instituto de Saúde Coletiva da Universidade Federal Fluminense – MSS-ISC-UFF. Doutor em Antropologia. Diretor de Ensino do Colégio Médico Brasileiro de Acupuntura – CMBA. Médico Acupunturista.

Eduardo Yabuta Silveira
Coordenador do Comitê Técnico Científico do Município de Praia Grande/SP. Diretor Científico da Associação Paulista de Medicina – APM/Santos. Ex-Professor-Assistente de Reumatologia da Faculdade de Ciências Médicas de Santos – UNILUS. Ex-Professor-Assistente de Reumatologia da Faculdade de Medicina da Universidade Metropolitana de Santos – UNIMES. Especialista em Reumatologia pela Escola Paulista de Medicina da Universidade Federal de São Paulo – EPM-UNIFESP.

Helio Widson Alves Pinheiro
Especialista em Acupuntura pelo Colégio Médico Brasileiro de Acupuntura – CMBA/Associação Médica Brasileira – AMB. Área de Atuação em Dor pelo CMBA/AMB. Médico pela Universidade Federal de Pernambuco – UFPE.

Ricardo Morad Bassetto
Título de Especialista em Clínica Médica pela Sociedade Brasileira de Clínica Médica – SBCM/Associação Médica Brasileira – AMB. Título de Especialista em Acupuntura pelo Colégio Médico Brasileiro de Acupuntura – CMBA/AMB. Área de Atuação em Dor pelo CMBA/AMB. Mestre em Ciências da Saúde pelo Laboratório de Biologia do Estresse da Universidade Federal de São Paulo – BEST-UNIFESP. Professor do Centro Integrado da Medicina Chinesa – CEIMEC. Diretor Científico do Colégio Médico de Acupuntura do Estado de São Paulo – CMAESP – Gestão 2021-2024. Integrante das Comissões Científica e de Ensino do CMBA.

Colaboradores

Abram Drewiacki
Graduação e Doutoramento pela Faculdade de Medicina da Universidade de São Paulo – FMUSP. Especialista Titulado pela Sociedade Brasileira de Endocrinologia e Metabologia – SBEM.

Adriana de Góes Soligo
Médica Especialista em Ginecologia Obstetrícia. Mestrado em Tocoginecologia pela Universidade Estadual de Campinas – UNICAMP. Doutorado em Tocoginecologia pela UNICAMP. Título de Especialista em Reprodução Assistida pela Federação Brasileira de Ginecologia e Obstetrícia – FEBRASGO.

Agamenon Honório Silva
Coordenador do Curso de Formação em Acupuntura no Centro Integrado de Acupuntura Médica – CIAME-CE. Mestrado em Ciências Médicas com Trabalho em Acupuntura e Estresse Oxidativo pela Universidade Federal do Ceará – UFC. Diretor de Ensino da Sociedade Médica Brasileira de Acupuntura – SMBA no triênio 2003-2005. Presidente da SMBA no triênio 2005-2007. Presidente da SMBA, Seção CE, no período compreendido entre 1995-1997, 1997-1999, 2003-2005, 2008-2010 e 2012-2014.

Alexandre Massao Yoshizumi
Presidente do Colégio Médico de Acupuntura do Estado de São Paulo – CMAESP. Mestre pela Faculdade de Saúde Pública da Universidade de São Paulo – FSP-USP. Médico Acupunturista da Medicina Integrativa do Hospital Israelita Albert Einstein – HIAE. Docente dos Cursos de Pós-Graduação de Dor e Medicina Integrativa do HIAE. Diretor e Docente do Curso de Especialização da Associação Médica Brasileira de Acupuntura – AMBA.

Aline Pinheiro Veloso
Ginecologista e Obstetra. Titulada na Área de Atuação em Sexologia pela Federação Brasileira de Ginecologia e Obstetrícia – FEBRASGO. Aperfeiçoamento em Sexualidade Humana e Terapia Sexual pelo Programa de Estudos em Sexualidade da Faculdade de Medicina da Universidade de São Paulo – ProSex-FMUSP. Pós-Graduanda em Terapia Cognitiva Comportamental. Membro da Comissão de Sexologia da Sociedade Goiana de Ginecologia e Obstetrícia – SGGO.

Ana Beatriz Soares
 Graduação pela Faculdade de Ciências Médicas de Santos – FCMS. Residência em Pediatria pelo Hospital do Servidor Público Estadual – HSPE. Especialista em Acupuntura pela Universidade Federal de São Paulo – UNIFESP. Especialista em Acupuntura pela Associação Médica Brasileira – AMB.

Ana Isabel Sobral Bellemo
 Enfermeira, Mestre em Saúde Coletiva pela Universidade Católica de Santos – Unisantos. Professora na Universidade Metropolitana de Santos – UNIMES e Centro Universitário Lusíada/Faculdade de Ciências Médicas da Fundação Lusíada – UNILUS.

Ana Lúcia Munaro Tacca Höhl
 Graduação em Nutrição Pontifícia Universidade Católica de Goiás – PUC-GO. Graduação em Farmácia e Bioquímica pela Universidade Federal de Mato Grosso – UFMT. Especialização em Terapia Nutricional e Nutrição Clínica pela Faculdade Anhembi Morumbi/Grupo de Apoio de Nutrição Enteral e Parenteral GANEP. Especialização em Fitoterapia pelo GANEP. Mestre em Ciências Ambientais e Saúde pela PUC-GO.

André Marquez Cunha
 Ginecologista e Sexólogo. Mestre e Doutor pela Universidade Federal de São Paulo – UNIFESP. Pós-Graduado em Sexualidade Humana e Terapia Sexual pela Universidade de São Paulo – USP e em Terapia Cognitivo-Comportamental pela FAMISA. Membro da Comissão Nacional Especializada de Sexologia da Federação Brasileira de Ginecologia e Obstetrícia – FEBRASGO. Membro da Associação Brasileira de Estudos em Medicina e Saúde Sexual – ABEMSS. Vice-Presidente da Sociedade Goiana de Ginecologia e Obstetrícia – SGGO. Professor da Universidade Federal de Goiás – UFG.

Chin An Lin
 Coordenador do Ambulatório da Clínica Geral do Hospital das Clínicas da Faculdade de Medicina da Universidade de São Paulo – HCFMUSP. Vice-Supervisor do Programa de Residência Médica em Clínica Médica/Medicina Interna da Faculdade de Medicina da Universidade de São Paulo – FMUSP. Atual Presidente do Comitê de Bioética do HCFMUSP. Médico Assistente da Clínica Geral do HCFMUSP. Coordenador do Núcleo de Estudo em Medicina Integrativa/Mente Corpo. Docente do Centro de Acupuntura do Instituto de Ortopedia e Traumatologia do Hospital das Clínicas da Faculdade de Medicina da Universidade de São Paulo – IOT-HCFMUSP.

Deidvid de Abreu
 Doutor em Saúde Coletiva. Mestre em Saúde Mental e Atenção Psicossocial. Especialista em Saúde da Família. Chefe da Unidade de Atenção Psicossocial e Assistente Social do Hospital Universitário Polydoro Ernani de São Thiago/HU UFSC/Ebserh.

Denise Alves Baptista
 Gestora de *Compliance* do Colégio Médico Brasileiro de Acupuntura – CMBA. Mestra em Saúde Coletiva pelo Instituto de Estudos de Saúde Coletiva da Universidade Federal do Rio de Janeiro – IESC/ UFRJ. Título de Especialista em Acupuntura pelo CMBA. Título de Especialista em Acupuntura pela Associação Médica Brasileira – AMB. Ex-Professora em Pós-Graduação da Fundação Getulio Vargas – FGV. Graduação pela Universidade Gama Filho – UGF. MBA pela UFRJ. Ex-Auditora e Supervisora de Treinamento da Price Waterhouse.

Diego Trabulsi Lima
Ginecologista-Obstetra Membro Titular da Federação Brasileira de Ginecologia e Obstetrícia – FEBRASGO. Mastologista Membro Titular da Sociedade Brasileira de Mastologia – SBM. Mastologista do Hospital Universitário da Universidade Federal do Maranhão – HU-UFMA. Supervisor da Residência Médica de Obstetrícia e Ginecologia do HU-UFMA.

Durval Campos Kraychete
Professor-Associado do Departamento de Anestesiologia e Cirurgia da Universidade Federal da Bahia – UFBA. Coordenador do Serviço de Dor e Acupuntura do Hospital Universitário Professor Edgard Santos – UFBA.

Eduardo D'Alessandro
Médico pela Faculdade de Medicina da Universidade de São Paulo – FMUSP. Especialista em Acupuntura pela Associação Médica Brasileira – AMB. Área de Atuação em Dor pela AMB. Pós-Graduado em Medicina Legal e Perícias Médicas do Instituto Oscar Freire da Faculdade de Medicina da Universidade de São Paulo – IOF-FMUSP.

Eduardo Pereira Cruz
Especialista em Ginecologia e Obstetrícia. Especialista em Acupuntura. Autor de *Acupunturiatria em Questões*, Goiânia, 2021, Editora Argus.

Eliane Aboud
Conselheira do Conselho Regional de Medicina do Estado de São Paulo – Cremesp. Conselheira Responsável pela Câmara Técnica de Acupuntura do Cremesp. Membro da Câmara Técnica de Cardiologia e de Medicina do Esporte do Cremesp. Colaboradora do Grupo de Dor da Associação Médica Brasileira – AMB. Acupuntura do Departamento de Neurologia do Hospital das Clínicas da Faculdade de Medicina da Universidade de São Paulo – HCFMUSP. Assistente e Orientadora de Acupuntura da AMB do Centro de Estudo Integrado de Medicina Chinesa – CEIMEC. Médica Especialista em Cardiologia pela Sociedade Brasileira de Cardiologia – SBC. Especialista em Cardiologia pela Associação Médica Brasileira – AMB. Especialista em Acupuntura pelo CMA e AMB.

Eline Rozária Ferreira Barbosa
Preceptoria em Acupuntura pelo Colégio Médico de Acupuntura de Goiás – CMA-GO. Especialista em Acupuntura, Neurologia e Medicina do Sono pela Associação Médica Brasileira – AMB. Certificação em Medicina do Sono pela Associação Brasileira de Medicina do Sono – ABMS. *Fellowship* em Medicina do Sono pelo Instituto do Coração do Hospital das Clínicas da Faculdade de Medicina da Universidade de São Paulo – InCor-HCFMUSP. Membro Titular da Academia Brasileira de Neurologia – ABN. Tratamento da Insônia na Síndrome Pós-COVID-19 pela Medicina Tradicional Chinesa – MTC.

Erico Paulo Heilbrun
Mestrado pela Escola Paulista de Medicina da Universidade Federal de São Paulo – EPM-UNIFESP. Professor de Endocrinologia e Metabologia da Faculdade de Ciências Médicas de Santos – UNILUS.

Erika Krogh
Especialista em Ginecologia e Obstetrícia pela Federação Brasileira de Ginecologia e Obstetrícia – FEBRASGO. Mestre em Saúde da Mulher pela Universidade Federal do Maranhão – UFMA. Presidente da Sociedade de Obstetrícia e Ginecologia do Maranhão – SOGIMA.

Evaldo Stanislau Affonso de Araújo
Médico Infectologista. Mestre e Doutor em Ciências pela Faculdade de Medicina da Universidade de São Paulo – FMUSP. Assistente Doutor da Divisão de Moléstias Infecciosas e Parasitárias do Hospital das Clínicas da Faculdade de Medicina da Universidade de São Paulo – HCFMUSP. Professor de Medicina da Faculdade de Medicina da Universidade São Judas Tadeu – USJT.

Evelyn Kaori Yamada
Medicina pela Universidade Estadual de Londrina – UEL. Residência Médica em Acupuntura na Faculdade de Medicina de São José do Rio Preto – FAMERP. Médica Acupunturiatra na Prefeitura Municipal de São Paulo – PMSP.

Fábio de Freitas Guimarães Guerra
Especialista em Cardiologia pela Sociedade Brasileira de Cardiologia – SBC. Especialista em Cardiologia pela Associação Médica Brasileira – AMB. Certificado na Área de Atuação de Ergometria do Departamento de Ergometria e Reabilitação Cardíaca da SBC e AMB. Presidente da Sociedade de Cardiologia do Estado de São Paulo – Socesp – Regional Santos. Responsável pelo Serviço de Cardiologia do Hospital Casa de Saúde de Santos.

Fernando Cruvinel de Freitas
Médico Urologista. Mestre em Ciências da Saúde pela Universidade Federal de Goiás – UFG. *Fellowship* em Andrologia no Hospital das Clínicas da Faculdade de Medicina da Universidade de São Paulo – HCFMUSP. Pós-Graduado em Terapia Sexual pelo Instituto de Psiquiatria do Hospital das Clínicas da Faculdade de Medicina da Universidade de São Paulo – IPq-HCFMUSP. Membro Titular da Sociedade Brasileira de Urologia – SBU. Membro do Departamento de Disfunção Sexual Masculina da Associação Brasileira de Estudos em Medicina e Saúde Sexual Masculina – ABEMSS. Membro da International Society for Sexual Medicine – ISSM.

Fernando Mendes Sant'Anna
Professor Adjunto de Cardiologia da Universidade Federal do Rio de Janeiro – UFRJ – Campus Macaé. Doutor em Medicina pela Universidade de São Paulo – USP. Especialista em Acupuntura pela Universidade Federal Fluminense – UFF e pelo Colégio Médico Brasileiro de Acupuntura – CMBA. Presidente do International College of Auriculomedicine and Auriculotherapy Review – ICAMAR.

Flavia Falaschi
Médica pela Pontifícia Universidade Católica de São Paulo – PUC-SP. Especialista em Ginecologia e Obstetrícia. Pós-Graduação em Sexologia pelo Hospital Pérola Byngton. Pós-Graduação em Patologia do Trato Genital Inferior pela Faculdade de Medicina da Universidade de São Paulo – FMUSP. Pós-Graduação em Homeopatia pela Escola Paulista de Homeopatia – EPH.

Henrique Edgar Sidi
Professor e Preceptor da Residência Médica e Pós-Graduação em Acupuntura da Associação Médica Brasileira de Acupuntura – AMBA. Professor Convidado da Pós-Graduação em Acupuntura do Colégio Médico de Acupuntura de Goiás – CMA-GO. Ex-Professor e Preceptor da Residência Médica e Pós-Graduação de Acupuntura da Escola Paulista de Medicina da Universidade Federal de São Paulo – EPM-UNIFESP. Título de Especialista pela Associação Médica Brasileira – AMB. Médico Acupunturiatra e Oftalmologista.

Hiaeno Hirata Ayabe
Palestrante em Congressos Nacionais e Internacionais do Colégio Médico Brasileiro de Acupuntura – CMBA. Docente de Cursos de Auriculoacupuntura pela Associação Médica Brasileira de Acupuntura – AMBA. Formação em Auriculoacupuntura pela Auricular Medicine International Research and Training Center com Dra. Li-Chun Huang em 2012 e 2013. Coordenadora e Docente do Curso de Especialização em Acupuntura para Médicos pela AMBA. Médica Acupunturiatra e Anestesiologista.

Hildebrando Sábato
Graduação em Medicina pela Faculdade Ciências Médicas de Minas Gerais – FCMMG. Médico Acupunturiatra pelo Colégio Médico Brasileiro de Acupuntura/Associação Médica Brasileira – CMBA/Associação Médica Brasileira – AMB. Título de Especialista em Dor pela AMB. Presidente do Colégio Médico de Acupuntura de Minas Gerais – CMA/MG. Diretor do Instituto Médico Brasileiro de Acupuntura – IMBA.

Hong Jin Pai
Doutorado em Ciências pela Universidade de São Paulo – USP. Professor Colaborador do Centro de Acupuntura do Instituto de Ortopedia e Traumatologia do Hospital das Clínicas da Faculdade de Medicina da Universidade de São Paulo – IOT-HCFMUSP. Pós-Graduação em Acupuntura na Faculdade de Medicina Chinesa-Acupuntura de Beijing. Médico Fundador e Coordenador do Centro de Estudo Integrado de Medicina Chinesa – CEIMEC.

Humberto Franco do Carmo
Professor de Reumatologia da Faculdade de Medicina da Pontifícia Universidade Católica de Goiás – PUC-GO. Especialista em Reumatologia pela Sociedade Brasileira de Reumatologia – SBR. Especialista em Acupuntura pelo Colégio Médico Brasileiro de Acupuntura – CMBA.

Ibrahim Afrânio Willi Liu
Médico Ortopedista e Acupunturista com Área de Atuação em Dor. Pós-Graduação em Dor pelo Centro de Dor do Hospital das Clínicas da Faculdade de Medicina da Universidade de São Paulo – HCFMUSP. Especialização Complementar em Dor Crônica Intervencionista pelo Hospital das Clínicas de Ribeirão Preto da Universidade de São Paulo – HCRP-USP. Colaborador da Clínica de Dor do Hospital das Clínicas da Universidade Federal de Minas Gerais – HC-UFMG. Diretor do Comitê de Dor da Sociedade Brasileira de Ortopedia e Traumatologia – SBOT.

Joice Martins de Lima Pereira
Ginecologista e Obstetra. Titulada na Área de Atuação em Sexologia pela Federação Brasileira de Ginecologia e Obstetrícia – FEBRASGO. Aperfeiçoamento em Sexualidade Humana e Terapia Sexual pela Universidade de São Paulo – USP. Terapeuta Cognitiva Sexual. Pós-Graduanda em Terapia Cognitiva Comportamental. Diretora da Sociedade Goiana de Ginecologia e Obstetrícia – SGGO. Membro da Comissão Nacional. Especializada em Sexologia da FEBRASGO.

Jorge Kioshi Hosomi
Médico Acupunturiatra e Homeopata. Área de Atuação em Dor pela Associação Médica Brasileira – AMB. Mestre e Doutor. Membro do Ambulatório de Acupuntura do Centro Multidisciplinar de Dor do Hospital das Clínicas da Faculdade de Medicina da Universidade de São Paulo – HCFMUSP.

José Carlos Albuquerque
Especialização em Acupuntura pela Sociedade Médica Brasileira de Acupuntura – SMBA. Curso Avançado de Acupuntura em Beijing. Especialização em Homeopatia pelo Instituto Hahnemanniano do Brasil. Diretor Científico do CMA-CE. Diretor Cultural do Colégio Médico Brasileiro de Acupuntura – CMBA.

Júlia Costa Alves Simões
Acadêmica de Medicina da Faculdade de Medicina da Universidade Federal de Goiás – FM-UFG.

Junia Rodrigues Brandão Franco
Médica Especialista em Clínica Médica. Curso de Especialização em Hematologia e Hemoterapia pela Irmandade da Santa Casa da Misericórdia de Santos.

Katia Ferreira Güenaga
Mestre e Doutor em Ciências pelo Programa de Pós-Graduação em Gastroenterologia Cirúrgica pela Escola Paulista de Medicina da Universidade Federal de São Paulo – EPM-UNIFESP. Pós-Doutorado em Departamento de Cirurgia pela Faculdade de Medicina da Universidade de São Paulo – FMUSP. Membro Titular da Sociedade Brasileira de Coloproctologia – SBCP e do Colégio Brasileiro de Cirurgiões – CBC.

Kevin Yun Kim
Graduação em Medicina pela Escola Paulista de Medicina da Universidade Federal de São Paulo – EPM-UNIFESP. Residência Médica em Dermatologia e Especialização em Cirurgia Dermatológica pela Faculdade de Medicina da Universidade de São Paulo – FMUSP. Doutorando em Dermatologia pela FMUSP. Pós-Graduação *lato sensu* em Acupuntura pelo Centro de Acupuntura do Instituto de Ortopedia e Traumatologia do Hospital das Clínicas da Faculdade de Medicina da Universidade de São Paulo – IOT-HCFMUSP. Título de Especialista em Dermatologia pela Sociedade Brasileira de Dermatologia – SBD. Título de Especialista em Acupuntura pelo Colégio Médico Brasileiro de Acupuntura – CMBA.

Lara Juliana Henrique Fernandes
Acadêmica de Medicina da Faculdade de Medicina da Universidade Federal de Goiás – FM-UFG.

Leandro Ryuchi Iuamoto
Médico Fisiatra pelo Hospital das Clínicas da Faculdade de Medicina da Universidade de São Paulo – HCFMUSP. Médico Colaborador do Centro de Acupuntura do Instituto de Ortopedia e Traumatologia do Hospital das Clínicas da Faculdade de Medicina da Universidade de São Paulo – IOT–HCFMUSP. Professor Auxiliar da Disciplina de Topografia Estrutural Humana do Departamento de Cirurgia da Faculdade de Medicina da Universidade de São Paulo – FMUSP.

Letícia Medeiros
Médica Hematologista e Hemoterapeuta, Membro Titular da Sociedade Brasileira de Hematologia e Hemoterapia – ABHH. Mestre pelo Centro Universitário Lusíadas da Faculdade de Ciências Médicas de Santos – UNILUS-FCMS.

Leticia Regina Ayabe Ishikawa
Pós-Graduação em Fitoterapia Clínica pela Medical Lex. Formação em Auriculoacupuntura pela Auricular Medicine International Research and Training Center com Dra. Li-Chun Huang. Preceptora de Residência Médica de Medicina de Família e Comunidade pela Universidade Federal de São Paulo – UNIFESP e pela Faculdade de Medicina do ABC – FMABC. Médica do Corpo Clínico do Hospital Israelita Albert Einstein – HIAE. Médica Acupunturiatra e de Família e Comunidade.

Liaw Wen Chao
Médico Cirurgião pela Faculdade de Medicina da Universidade de São Paulo – FMUSP. Especialização em Acupuntura, Eletroacupuntura e Fisiologia do Exercício. Docente do Centro de Acupuntura do Instituto de Ortopedia e Traumatologia do Hospital das Clínicas da Faculdade de Medicina da Universidade de São Paulo – IOT-HCFMUSP. Coordenador do Curso Eletroterapia na Prática Médica do IOT-HCFMUSP. Médico Pesquisador do Laboratório do Instituto de Ensino e Pesquisa – IEP do Hospital Sírio-Libanês.

Ling Tung Yang
Ex-Presidente de Sociedade Médica Brasileira de Acupuntura – SMBA. Professor do Centro de Estudo Integrado de Medicina Chinesa – CEIMEC. Pós-Graduação em Fisiatria. Pós-Graduação em MTC em Pequim. Médico com Residência em Cirurgia pela Faculdade de Medicina da Universidade de São Paulo – FMUSP.

Lucas Bonacossa Sant'Anna
Acadêmico de Medicina da Fundação Técnico-Educacional Souza Marques – FTESM.

Luciana Kiehl Noronha
Médica Acupunturista do Hospital Universitário Polydoro Ernani de São Thiago/HU UFSC/Ebserh. Preceptora do Programa de Residência Médica de Acupuntura e Programa de Residência Médica de Dor em Acupuntura HU/UFSC. Médica Especialista em Acupuntura.

Lucilene Hiroko Maeda
Médica com Título de Especialista em Fisiatria, Acupuntura e Neurofisiologia Clínica. Membro Titular da Associação Brasileira de Medicina Física e Reabilitação – ABMFR. Membro Titular do Colégio Médico Brasileiro de Acupuntura – CMBA. Membro Titular da Sociedade Brasileira de Neurofisiologia Clínica – SBNC. Membro Fundador e Presidente do Comitê de Fisiatria da Sociedade Brasileira de Regeneração Tecidual – SBRET. Membro da International Neurotoxin Association – INA. Membro da International Society of Physical and Rehabilitation Medicine – ISPRM. Ultrassonografia Intervencionista Musculoesquelética pelo Centro de Estudos de Regeneração Tecidual – CERT.

Ludmila Chuva Marques
Acadêmica de Medicina da Faculdade de Medicina da Universidade Federal de Goiás – FM-UFG.

Luísa Teixeira Höhl
Acadêmica de Medicina da Universidade de Rio Verde – UniRV – Campus Aparecida de Goiânia.

Luiz Carlos Souza Sampaio
Graduado pela Faculdade de Medicina da Universidade de São Paulo – FMUSP. Médico Assistente do Serviço de Acupuntura do Hospital Servidor Público Municipal de São Paulo – HSPMSP. Professor de Acupuntura da Associação Brasileira de Acupuntura Médica – AMBA. Diretor do Colégio Médico Brasileiro de Acupuntura – CMBA. Delegado da Associação Médica Brasileira – AMB.

Luiz Henrique Fernandes Musmanno
Mestre em Saúde Coletiva. Graduação em Medicina e Enfermagem. Pós-Graduado em Acupuntura, Obstetrícia, Ginecologia e Medicina de Família e Comunidade. Servidor da Secretaria Municipal de Saúde de Goiânia – SMS-GO. Professor da Pontifícia Universidade Católica de Goiás – PUC-GO.

Mara Valéria Pereira Mendes
Especialista em Ginecologia e Obstetrícia. Especialista em Acupuntura. Especialista em Dor. Curso de extensão em Medicina Chinesa pela Zhejiang Chinese Medical University – ZCMU – Hanghzou, China. Diretora do Colégio Médico Brasileiro de Acupuntura – CMBA.

Marcelo Antonio Duva Borgheresi
Médico Neurocirurgião. Membro Efetivo da Diretoria da Comissão de Diretrizes da Sociedade Brasileira de Neurocirurgia – SBN. Mestrado pelo Centro Universitário Lusíada – UNILUS. Faculdade de Ciências Médicas de Santos – FCMS. Especialista em Dor pelo Instituto Israelita de Ensino e Pesquisa da Sociedade Beneficente Israelita Albert Einstein – IIEP-SBIBAE.

Marcelo Neubauer de Paula
Especialização em Acupuntura pelo Instituto de Ortopedia e Traumatologia do Hospital das Clínicas da Faculdade de Medicina da Universidade de São Paulo – IOT-HCFMUSP. Residência em Infectologia pela Faculdade de Medicina da Universidade de São Paulo – FMUSP. Graduado pela FMUSP.

Marcia Maria Ozaki Reguera
Graduação em Medicina pela Faculdade de Medicina da Universidade de São Paulo – FMUSP. Residência Médica em Dermatologia pelo Departamento de Dermatologia do Hospital das Clínicas da Faculdade de Medicina da Universidade de São Paulo – HCFMUSP. Pós-Graduação *lato sensu* em Acupuntura pelo Centro de Acupuntura do Instituto de Ortopedia e Traumatologia do Hospital das Clínicas da Faculdade de Medicina da Universidade de São Paulo – IOT-HCFMUSP. Título de Especialista em Dermatologia pela Sociedade Brasileira de Dermatologia – SBD. Título de Especialista em Acupuntura pelo Colégio Médico Brasileiro de Acupuntura – CMBA. Médica Assistente do Centro de Acupuntura do IOT-HCFMUSP.

Marcus Yu Bin Pai
Doutorado em Ciências pela Universidade de São Paulo – USP. Médico Especialista em Fisiatria e Acupuntura, com Área de Atuação em Dor. Diretor de Comunicação do Colégio Médico Brasileiro de Acupuntura – CMBA. Médico Colaborador do Grupo de Dor do Departamento de Neurologia do Hospital das Clínicas da Faculdade de Medicina da Universidade de São Paulo – HCFMUSP. Membro da Câmara Técnica de Acupuntura do Conselho Regional de Medicina do Estado de São Paulo – CREMESP. Secretário do Comitê de Acupuntura da Sociedade Brasileira para Estudo da Dor – SBED.

Maria de Fátima Della Côrte Marquez
Graduação em Medicina pela Universidade Federal de Goiás – UFG. Residência em Pediatria no Hospital Geral do INAMPS – HGG/Goiânia (1991-1993). Pós-Graduação em Homeopatia pelo Instituto de Saúde Integral – ISI/Brasília. Especialização em Acupuntura pelo Centro de Estudo Integrado de Medicina Chinesa – CEIMEC. Graduação em Direito pelo Instituto de Educação Superior de Brasília – IESB. Responsável Técnica Distrital em Homeopatia da Secretaria de Saúde do Distrito Federal – SESDF.

Mariano Gomes
Presidente da Seccional de Santos e Baixada Santista da Sociedade Brasileira de Angiologia e de Cirurgia Vascular – SBACV-SP. Presidente do Departamento de Cirurgia Vascular da Associação Paulista de Medicina – APM-Santos. Título de Especialista em Cirurgia Vascular pela SBACV-AMB. Certificado de Atuação de Especialista em Ecografia Vascular pela SBACV-CBR. Professor da Disciplina de Cirurgia Vascular do Centro Universitário Lusíada – UNILUS.

Marlene Yoko Hirano Ueda
Médica Assistente do Centro de Acupuntura do Instituto de Ortopedia e Traumatologia do Hospital das Clínicas da Faculdade de Medicina da Universidade de São Paulo – IOT-HCFMUSP. Especialização em Acupuntura e Fitoterapia Chinesa pelo Centro de Acupuntura do IOT-HCFMUSP.

Pascal Vidal
Clínico Geral. Acupunturista. Discípulo do Professor Pierre Magnin.

Patrícia Evelyne Alves
Médica. Título de Especialista em Acupuntura pelo Colégio Médico Brasileiro de Acupuntura – CMBA. Título de Especialista em Reumatologia pela Sociedade Brasileira de Reumatologia – SBR. Especialização em Clínica da Dor.

Paulo Ricardo Souza Sampaio
Doutor em Ciências da Saúde pela Faculdade de Medicina da Universidade de São Paulo – FMUSP. Professor Voluntário de Oftalmologia na Faculdade de Medicina do ABC – FMABC-Santo André. Médico Oftalmologista.

Paulo Rosenbaum
Membro Permanente do INHH do Institut für Geschichte der Medizin der Robert Bosch Stiftung. Consultor Editorial e *ad-hoc* de Periódicos e Projetos de Pesquisa do Departamento de Ciência e Tecnologia da Secretaria de Ciência, Tecnologia e Insumos Estratégicos do Ministério da Saúde – Decit/SCTIE/MS. Mestrado, Doutorado e Pós-Doutorado em Medicina pela Universidade de São Paulo – USP. Graduação em Medicina pela Pontifícia Universidade Católica de São Paulo – PUC-SP. Escritor e autor de sete livros na área médica e organizador de outros dois.

Pedro Paulo Prudente
Graduado em Medicina pela Universidade Federal de Goiás – UFG. Título de Especialista em Acupuntura pelo Colégio Médico Brasileiro de Acupuntura – CMBA e pela Associação Médica Brasileira – AMB. Residência em Medicina Esportiva pela Escola Paulista de Medicina da Universidade Federal de São Paulo – EPM-UNIFESP. Pós-Graduação em Nutrologia pela Associação Brasileira de Nutrologia – ABRAN e Fisiologia do Exercício pela UNIFESP. Aperfeiçoamento em Medicina da Dor pela Associação Paulista de Medicina – APM.

Ricardo Bellemo
Médico Psiquiatra. Especialista pela Associação Brasileira de Psiquiatria – ABP.

Rodrigo César Lima Resende
Especialista em Acupuntura pelo Instituto Médico Brasileiro de Acupuntura – IMBA e pelo Colégio Médico Brasileiro de Acupuntura – CMBA. Especialista em Ortopedia pela Sociedade Brasileira de Ortopedia e Traumatologia – SBOT. Especialista em Oncologia Ortopédica pela Associação Brasileira de Oncologia Ortopédica – ABOO.

Sandra Portela Rezende
Ginecologista e Obstetra. Título de Especialista em Sexualidade pela Federação Brasileira de Ginecologia e Obstetrícia – FEBRASGO. Título de Especialista em Terapia Sexual pela Sociedade Brasileira de Sexualidade Humana – SBRASH. Pós-Graduação em Terapia Sexual pelo Instituto Brasileiro Interdisciplinar de Sexologia e Medicina Psicossomática da Faculdade de Medicina do ABC – ISEXP/FMABC. Coordenadora do Ambulatório de Sexualidade do Núcleo de Orientação Interdisciplinar em Sexualidade do Hospital Alberto Rassi – NOIS- HGG.

Silvia de Paula Ungarelli
Título de Especialista em Acupuntura pelo Colégio Médico Brasileiro de Acupuntura – CMBA/Associação Médica Brasileira – AMB. Pós-Graduação em Acupuntura pelo Colégio Médico de Acupuntura de Goiás – CMA-GO. Graduação em Medicina pela Universidade Federal de Goiás – UFG.

Solomar Martins Marques
Doutor em Ciências da Saúde pela Universidade Federal de Goiás – UFG. Mestre em Epidemiologia da UFG. Professor Adjunto e Chefe do Departamento de Pediatria da UFG. Diretor de Ensino do Colégio Médico de Acupuntura de Goiás – CMA-GO. Pediatra e Acupunturiatra.

Suely Mitiko Gomi Kuwae
Médica com Título de Especialista em Fisiatria e Acupuntura Médica. Membro Titular da Associação Brasileira de Medicina Física e Reabilitação – ABMFR, do Colégio Médico Brasileiro de Acupuntura – CMBA e da Sociedade Brasileira de Neurofisiologia Clínica – SBNC. Membro da Diretoria da Associação Goiana de Medicina Física e Reabilitação.

Sylvia Sanches Cortezzi
Bacharel em Ciências Biológicas pela Universidade Estadual Paulista – UNESP. Mestre em Genética pela UNESP. Doutora em Zootecnia. Especialista em Genética e em Embriologia pelo Conselho Regional de Biologia, 1ª Região. Atua na Área de Reprodução Humana Assistida.

Tazue Hara Branquinho
Médica Especialista em Acupuntura pela Colégio Médico Brasileiro de Acupuntura – CMBA/ Associação Médica Brasileira – AMB. Pós-Graduação em Medicina Herbal Chinesa no Kampo Center of School of Medicine, Keio University, Tóquio, Japão. Docente do Curso de Fitoterapia Chinesa I do Centro de Acupuntura do Instituto de Ortopedia e Traumatologia do Hospital das Clínicas da Faculdade de Medicina da Universidade de São Paulo – IOT-HCFMUSP. Coordenadora e Docente dos Cursos de Fitoterapia Chinesa II e de EAD do

Centro de Acupuntura do IOT-HCFMUSP. Coordenadora e Docente do Curso Optativo de Fitoterapia Chinesa aos Alunos de Medicina da Faculdade de Medicina da Universidade de São Paulo – FMUSP.

Waldemar Naves do Amaral
Médico Especialista em Ginecologia e Obstetrícia e Diagnóstico por Imagem – USG. Mestrado e Doutorado pelo Instituto de Patologia Tropical e Saúde Pública da Universidade Federal de Goiás – IPTSP-UFG. Professor e Vice-Diretor da Faculdade de Medicina da Universidade Federal de Goiás – FM-UFG. Livre-Docencia pela Universidade de São Paulo – USP.

Wu Tu Hsing
Diretor do Centro de Acupuntura do Instituto de Ortopedia e Traumatologia do Hospital das Clínicas da Faculdade de Medicina da Universidade de São Paulo – HCFMUSP. Docente da Disciplina de Telemedicina do Departamento de Patologia da Faculdade de Medicina da Universidade de São Paulo – FMUSP. Discípulo do Mestre Dr. Tom Sintan Wen.

Yves Rouxeville
Clínico Geral Aposentado. Diretor do Grupo de Especialistas da Auriculomedicine and Auriculotherapy Academy – AMATA. Presidente da Associação Auriculo Sans Frontières.

Apresentação

Desde o início da história da humanidade, existiram doenças infecciosas transmitidas dos animais para os seres humanos. Foram chamadas de pestes, deixando marcos nos relatos históricos das sociedades de todos os tempos. Sempre desafiaram a ciência de cada época a encontrar uma solução para diminuir o sofrimento dos seres humanos. Algumas passam e se vão. Outras ficam e com elas temos que aprender a conviver. Há, ainda, aquelas que mudam a história de várias gerações pelo desenrolar de sua história natural, seus traumas, suas perdas e seus reflexos em outras áreas da vida.

Desde a descoberta da COVID-19, na China, em dezembro de 2019, temos nos deparado com essa virose devastadora que se tornou pandêmica. Em meio a dúvidas e incertezas, idas e vindas, a ciência vem tentando desvendar a fisiopatologia da infecção e reconhecer o melhor tratamento na busca da diminuição dos índices de mortalidade. Mesmo estando no auge do desenvolvimento alcançado na história, as dificuldades globais foram muitas e discrepantes nesse mundo globalizado e desigual.

Dentre os inúmeros casos, a observação clínica e o relato dos pacientes têm mostrado uma repetição de sinais e sintomas comuns e frequentes no período pós-infecção, com evoluções variáveis, despertando a curiosidade da classe médica.

Nessa guerra biológica, começamos a receber os sobreviventes com sequelas em graus variados e estudos científicos ainda no início. Mas, o sofrimento não pode esperar e o paciente à nossa frente busca um alívio rápido para ele e se não podemos mudar de imediato as perspectivas, podemos mudar nosso olhar para as consequências no futuro e trabalhar para melhorá-las.

Como especialistas em acupuntura, temos recebido grande parte desses pacientes, surgindo a necessidade de aprofundar os conhecimentos da fisiopatologia da doença em todas as suas racionalidades. Mais do que isso, veio o questionamento de como a acupuntura médica poderia atuar e contribuir para a recuperação dessas pessoas.

Esta obra é apenas um marco inicial, para que possamos juntos expandir nossa visão, estudar, aprender e tentarmos nos preparar para recebermos os pacientes que começam a chegar e que certamente continuarão a aparecer ao longo dos próximos anos.

Reunimos neste livro especialistas de renome nas áreas dos principais sistemas afetados. Tentamos unir a racionalidade médica ocidental à visão milenar da Medicina Tradicional Chinesa para a aplicação da acupuntura em suas diversas técnicas e microssistemas para melhoria das sequelas pós-COVID-19.

Pelo pequeno número de estudos existentes, algumas especialidades ainda não contemplam casuística, mas já é possível traçar um mapa das possíveis alterações, no sentido de orientar o leitor a abordar e tratar os sintomas e a orientar os estudos presentes e futuros.

Assim, alguns capítulos não possuem em seu título o tema pós-COVID-19, e, sim, o impacto do COVID-19 na especialidade abordada, prevendo as possíveis consequências de longo prazo advindas da doença.

Não é nosso objetivo abordar a doença em sua forma aguda, e, sim, minorar os danos nessas sequelas. Também não é nossa pretensão fixar protocolos e verdades absolutas sobre os tratamentos. Esse é o início de uma jornada que será longa, até que tenhamos conhecimento e um certo domínio dessa doença, que marcou o nosso século e mudou as nossas vidas e dessa síndrome que a sucede, conhecida como síndrome pós-COVID-19.

Os Editores

Prefácio 1

*"Eu quase que **nada** não **sei**. Mas desconfio de muita coisa."*
João Guimarães Rosa, médico, diplomata, escritor (1908-1967)

Desconfio de muita coisa.

É assim que nos sentimos, próximos a dois anos dessa pandemia.

Da COVID-19, há muito o que desconhecemos, mas já podemos nos atrever a assumir algumas opiniões. Essas dizem mais da direção, do que de um caminho definido a seguir. Elas têm mais da doença aguda, que da subaguda e menos ainda da crônica. Limitamo-nos a conjecturar sobre os primeiros meses seguintes a essa virose, ainda que se acumulem evidências acerca de seu impacto negativo sobre a expectativa e qualidade de vida das populações atingidas.

O ano 2019 fica marcado como o início de uma das maiores pandemias da história da humanidade. Em menos de 2 anos, a COVID-19 ceifou a vida de quase 4 milhões de seres humanos, impondo aos sobreviventes marcas de imensa carga de morbidade. Em junho de 2021, registra-se meio milhão de mortes em nosso país, suspeitando-se e justificadamente que subestimemos, em muito, essas cifras já sobejamente trágicas.

Se tantos são os falecidos, tantos que nos é difícil imaginá-lo, quantos seriam os sobreviventes?

No Brasil, em maio de 2021, dados oficiais contabilizam 16 milhões de sobreviventes. Em nosso planeta, serão bem mais de 170 milhões. Refiro-me a nós, esses 170 milhões, como sobreviventes. Não se trata de recuperados, como alguns teimam. A COVID-19, longe de encerrar-se em breve história natural, estende-se bem além da fase aguda, que caracteriza tantas viroses.

As marcas da COVID-19 prevalecem nos mais gravemente afetados na fase aguda, sobretudo naqueles submetidos a longos períodos de internamento em cuidados intensivos e vítimas das graves complicações, mas também são encontradas em muitos dos acometidos por doença leve.

A ubiquidade do processo inflamatório em decorrência da infecção pelo SARS-CoV-2 deixa marcas nos diferentes órgãos e sistemas, traz consequências ainda pouco ou nada conhecidas, certamente objeto da atenção de incontáveis cientistas e profissionais de saúde, ao longo de muitos anos.

Será esse o contexto da presente obra, escrita ainda enquanto se tenta interromper o curso da pandemia, mas, dirigida especificamente às suas sequelas. Aqui serão tratados os aspectos conhecidos dessa enfermidade mas, igualmente, as informações ora disponíveis de seu diagnóstico, prevenção, tratamento e reabilitação.

José Luiz Gomes do Amaral
Presidente da Associação Paulista de Medicina – APM
e da Academia de Medicina de São Paulo – AMSP.
Membro da Academia Nacional de Medicina – ANM.
Professor Titular da Disciplina de Anestesiologia, Dor e Medicina
Intensiva da Escola Paulista de Medicina – UNIFESP.

Prefácio 2

O Mundo Pós-COVID-19

As grandes epidemias atormentam a humanidade desde a antiguidade. São exemplos disso, a tuberculose; a varíola (temida bexiga); a peste negra ou peste bubônica no século XIV, que dizimou um terço da população europeia; o tifo; a febre amarela; o sarampo, maior causa de mortalidade infantil; a cólera; a gripe espanhola, que matou entre 40 e 50 milhões de pessoas, e a AIDS, desde a década de 1980. Já no nosso século: a SARS, em 2002, o H1N1, em 2009, o MERS, em 2012, o ebola, em 2015, e, finalmente, a COVID-19.

As concentrações populacionais, as grandes migrações, a falta de saneamento, a pobreza extrema e as alterações climáticas têm aumentado a possibilidade de ocorrência de pandemias como a atual, transmitida pelo coronavírus SARS-CoV-2, que atingiu os cinco continentes e todos os 5.570 municípios brasileiros.

A ciência e as ações de saúde constituem instrumentos indispensáveis ao mister de salvar vidas ameaçadas por essas terríveis doenças.

Em nosso país, mais uma vez ficou clara a necessidade de fortalecimento do Sistema Único de Saúde (SUS), cuja atual estrutura e corpo profissional têm logrado, com mérito inegável, atender a nossa população em um momento de demanda sem precedentes.

Um melhor financiamento da rede pública e conveniada do SUS poderia contribuir para a melhoria dos serviços e do atendimento a pacientes, assim como a realização de investimentos em novas tecnologias, como a telemedicina, a expansão da genômica, avanços na área digital e estímulos à indústria nacional para a produção de equipamentos e insumos com base no princípio da precaução, tão justificável em meio ao processo de globalização no qual vivemos.

Pertinente e oportuna também seria a criação de um centro de controle de doenças, pois essa, infelizmente, não será a última pandemia que enfrentaremos.

No contexto de grandes dificuldades por que estamos passando, é significativo que duas instituições públicas mereçam grande destaque: o Instituto Butantan, de São Paulo, fundado em 1901, portanto, com quase 120 anos, e a Fundação Oswaldo Cruz (Fiocruz), criada no Rio de Janeiro, em 1901, como Instituto Soroterápico Federal, ambas com o objetivo de produzir o soro contra a peste bubônica. Pois são essas mesmas históricas instituições que, agora, encontram-se na linha de frente do combate à pandemia de COVID-19.

Prova de que continuam a prestar relevante serviço público e, portanto, são merecedoras de maior investimento em pesquisa e inovação, de acordo com a sua importância social, o que poderia fomentar uma maior produção de vacinas, tornando o nosso país mais independente de outras nações.

Estamos frente a um enorme desafio e devemos valorizar cada vez mais a ciência para salvar vidas. É nessas circunstâncias que uma plêiade renomada de médicos e professores lança este livro, com o grande mérito de promover uma abordagem multidisciplinar no tratamento da síndrome pós-COVID-19, inspirada na milenar experiência da Medicina Tradicional Chinesa (MTC).

Haverá uma grande demanda para tratar centenas de milhares de pacientes que tiveram a doença e necessitarão de cuidados e recuperação.

Os organizadores deste trabalho, reunindo grandes especialistas nas mais variadas áreas, são dignos de todos os cumprimentos por essa contribuição à medicina em benefício de nossa população.

Geraldo Alckmin
Médico, professor e ex-governador do Estado de São Paulo

Sumário

1. COVID-19: Uma Doença Sistêmica, 1
   Evaldo Stanislau Affonso de Araújo

2. Síndrome Pós-COVID-19, 5
   Marcelo Neubauer de Paula

3. Estratégias em Políticas Públicas para o Enfrentamento da COVID-19, 13
   Eduardo Yabuta Silveira

4. Fisiopatologia da COVID-19 pela Medicina Tradicional Chinesa, 19
   André Wan Wen Tsai, Durval Dionisio Souza Mota, Henrique Edgar Sidi, Ricardo Morad Bassetto

5. Mecanismo de Ação da Acupuntura, 25
   André Wan Wen Tsai, Denise Alves Baptista, Eduardo D'Alessandro, Patrícia Evelyne Alves

6. O Diagnóstico das Doenças Epidêmicas pela Medicina Tradicional Chinesa, 33
   Hildebrando Sábato

7. Síndrome Pós-COVID-19 no Sistema Respiratório, 41
   Chin An Lin

8. Dispneia e Tosse na Síndrome Pós-COVID-19 pela Medicina Tradicional Chinesa, 45
   Lourdes Teixeira Henriques, Ricardo Morad Bassetto, Chin An Lin

9. Síndrome Pós-COVID-19 no Sistema Nervoso, 49
   Marcelo Antonio Duva Borgheresi

10. Fadiga Crônica na Síndrome Pós-COVID-19 pela Medicina Tradicional Chinesa, 57
    Ricardo Morad Bassetto, Lourdes Teixeira Henriques

11. Cefaleia na Síndrome Pós-COVID-19 pela Medicina Tradicional Chinesa, 63
    Helio Widson Alves Pinheiro, Adriano Höhl, Luciano Ricardo Curuci de Souza, Armando Oscar de Freitas

12. Afecções Neurológicas na Síndrome Pós-COVID-19 pela Medicina Tradicional Chinesa, 75
    Hong Jin Pai, Marcus Yu Bin Pai

13. Síndrome Pós-COVID-19 na Cardiologia, 79
    Fábio de Freitas Guimarães Guerra

14. Tratamento da Arritmia e Palpitação na Síndrome Pós-COVID-19 pela Medicina Tradicional Chinesa, 87
    Eliane Aboud, Ricardo Morad Bassetto

15. Síndrome Pós-COVID-19 no Sistema Digestório, 93
    Katia Ferreira Güenaga

16. Distúrbios Gastrointestinais da Síndrome Pós-COVID-19 pela Medicina Tradicional Chinesa, 97
    Ling Tung Yang

17. O Impacto da COVID-19 nos Rins, 101
    Lourdes Teixeira Henriques

18. Síndrome Pós-COVID-19 no Sistema Vascular, 105
    Mariano Gomes

19. Endocrinologia em Tempos de COVID-19, 115
    Abram Drewiacki, Erico Paulo Heilbrun

20. Síndrome Pós-COVID-19 na Hematologia, 123
    Letícia Medeiros, Junia Rodrigues Brandão Franco

21. Alterações Musculoesqueléticas na Síndrome
    Pós-COVID-19, 131
    Adriana Sabbatini da Silva Alves, Antonio Carlos Martins Cirilo

22. Fraqueza Muscular na Síndrome Pós-COVID-19 pela Medicina
    Tradicional Chinesa, 139
    Adriana Sabbatini da Silva Alves, Antonio Carlos Martins Cirilo, Silvia de Paula Ungarelli

23. Exercício Físico na Pós-COVID-19, 145
    Pedro Paulo Prudente

24. Doenças Autoimunes e Poliartralgias na Síndrome
    Pós-COVID-19, 151
    Evelyn Kaori Yamada, Humberto Franco do Carmo

25. Dor Crônica na Síndrome Pós-COVID-19 pela Medicina
    Tradicional Chinesa, 157
    Armando Oscar de Freitas, Adriano Höhl, Helio Widson Alves Pinheiro

26. Tratamento Farmacológico da Dor Neuropática na
    Pós-COVID-19, 167
    Adriano Höhl, Andre Tsai, Durval Campos Kraychete, Ibrahim Afrânio Willi Liu

27. Reabilitação Física no Paciente com Sequela
    Pós-COVID-19, 175
    Lucilene Hiroko Maeda, Suely Mitiko Gomi Kuwae

28. Lesões Cutâneas Relacionadas à Infecção por COVID-19 e na
    Síndrome Pós-COVID-19, 181
    Kevin Yun Kim, Marcia Maria Ozaki Reguera

29. Lesões Cutâneas Relacionadas à Infecção por COVID-19 e na
    Síndrome Pós-COVID-19 pela Medicina Tradicional Chinesa, 187
    Kevin Yun Kim, Marcia Maria Ozaki Reguera

30. Pós-COVID-19 em Mulheres Não Grávidas, 193
    Diego Trabulsi Lima, Erika Krogh, Flavia Falaschi, Júlia Costa Alves Simões,
    Lara Juliana Henrique Fernandes, Ludmila Chuva Marques, Luísa Teixeira Höhl,
    Waldemar Naves do Amaral

31. **Síndrome Pós-COVID-19: Impactos Obstétricos na Pós-Pandemia, 197**
    Júlia Costa Alves Simões, Lara Juliana Henrique Fernandes, Luciano Ricardo Curuci de Souza, Ludmila Chuva Marques, Luísa Teixeira Höhl, Luiz Henrique Fernandes Musmanno, Waldemar Naves do Amaral

32. **Ginecologia na Síndrome Pós-COVID-19 pela Medicina Tradicional Chinesa, 203**
    Mara Valéria Pereira Mendes, Eduardo Pereira Cruz, Luciano Ricardo Curuci de Souza, Adriano Höhl

33. **Obstetrícia na Síndrome Pós-COVID-19 pela Medicina Tradicional Chinesa, 215**
    Mara Valéria Pereira Mendes, Eduardo Pereira Cruz, Luciano Ricardo Curuci de Souza, Adriano Höhl

34. **Reprodução Humana Assistida em Tempos de COVID-19, 227**
    Adriana de Góes Soligo, Sylvia Sanches Cortezzi

35. **Sequelas da COVID-19 sobre a Sexualidade, 233**
    Aline Pinheiro Veloso, André Marquez Cunha, Fernando Cruvinel de Freitas, Joice Martins de Lima Pereira, Sandra Portela Rezende

36. **Síndrome Pós-COVID-19 em Pediatria, 245**
    Ana Beatriz Soares, Solomar Martins Marques

37. **Saúde Mental na Pandemia, 253**
    Ricardo Bellemo, Ana Isabel Sobral Bellemo

38. **Insônia na Síndrome Pós-COVID-19, 263**
    Eline Rozária Ferreira Barbosa

39. **Distúrbios da Saúde Mental na Síndrome Pós-COVID-19 pela Medicina Tradicional Chinesa , 269**
    Agamenon Honório Silva, José Carlos Albuquerque

40. **Síndrome Pós-COVID-19 na Oftalmologia, 277**
    Paulo Ricardo Souza Sampaio

41. **A Síndrome Pós-COVID-19 e Manifestações Oculares, 283**
    Henrique Edgar Sidi

42. **Eletroacupuntura e Eletroestimulação Funcional na Síndrome Pós-COVID-19, 289**
    Liaw Wen Chao

43. **Auriculoterapia Chinesa na Síndrome Pós-COVID-19, 307**
    Hiaeno Hirata Ayabe, Leticia Regina Ayabe Ishikawa

44. **Auriculoterapia Francesa na Síndrome Pós-COVID-19, 315**
    Fernando Mendes Sant'Anna, Yves Rouxeville, Pascal Vidal, Lucas Bonacossa Sant'Anna

45. **Escalpeana de Wen na Síndrome Pós-COVID-19, 327**
    Wu Tu Hsing, Leandro Ryuchi Iuamoto

46. **YNSA na Síndrome Pós-COVID-19, 337**
    Alexandre Massao Yoshizumi

47. **Neuromodulação Vagal Auricular como Tratamento Potencial para a COVID-19, 351**
    Fernando Mendes Sant'Anna, Rodrigo César Lima Resende, Lucas Bonacossa Sant'Anna

48. **Moxabustão na COVID-19, 367**
    Jorge Kioshi Hosomi, Hildebrando Sábato

49. **Nutrição na Síndrome Pós-COVID-19, 373**
    Adriano Höhl, Ana Lúcia Munaro Tacca Höhl

50. **Dietoterapia Chinesa na Síndrome Pós-COVID-19, 381**
    Marlene Yoko Hirano Ueda, Adriano Höhl

51. **Fitoterapia Chinesa na COVID-19, 389**
    Tazue Hara Branquinho

52. **Reflexões sobre uma Pandemia Inacabada — a Abordagem Homeopática na Pós-COVID-19 e os Seus Desdobramentos, 397**
    Maria de Fátima Della Côrte Marquez, Paulo Rosenbaum

53. Qi Gong no Tratamento das Sequelas da COVID-19, 405
    Luiz Carlos Souza Sampaio

54. Apoio aos Profissionais de Saúde em Tempos de Pandemia, 415
    Deidvid de Abreu, Luciana Kiehl Noronha

Índice Remissivo, 421

COVID-19: Uma Doença Sistêmica

Evaldo Stanislau Affonso de Araújo

▶ Introdução

Iniciar a redação de um livro é uma responsabilidade enorme. Livros podem tornar-se obsoletos rapidamente. Ou, servir como registro do conhecimento de um período. Melhor ainda quando se transformam em referência, um porto seguro de onde partem os demais conhecimentos. Minha tarefa é descrever a você leitor, o que sabemos sobre a *Coronavirus Disease 2019*, ou, COVID-19, até o ano de 2021, mais precisamente, em junho de 2021, quando escrevo esse capítulo. E, partindo desse nosso porto seguro, aprendemos e temos certo de que, mais do que uma doença respiratória, a COVID-19 traz implicações múltiplas, algumas já muito evidentes, outras ainda por se descortinar. Daí nosso título remeter à COVID-19 como uma doença sistêmica. E, *sui generis*, pois a exemplo de uma partida de futebol, é jogada em dois tempos. No primeiro, temos o vírus e os sintomas agudos, em toda a sua gama de intensidade e apresentações. No segundo, talvez tenhamos o vírus, em menores quantidades e localizações específicas, mas, certamente, temos sintomas cujo aparecimento e persistência cunharam aquilo que se denominou "*long* COVID", e será o objeto do capítulo seguinte.

A COVID-19 é uma doença causada por um coronavírus denominado SARS-CoV-2, descoberto por técnicas de metagenômica em material oriundo de lavado broncoalveolar, de pacientes chineses acometidos por uma nova doença, no final do ano de 2019, em Wuhan.[1] Em 10 de janeiro de 2020, portanto, após poucos dias da descrição da doença, a sequência genômica do vírus foi publicada. Um marco, pois rapidamente seria possível iniciar a busca por uma vacina contra a doença. Também, com a ocorrência de casos não diretamente ligados a fonte primária de contágio, um mercado de alimento frescos, confirmou-se a transmissão de pessoa para pessoa. O que foi decisivo para a expansão da doença, a partir dos festejos do Ano Novo Lunar, para além da província de Hubei, na China, e iniciando o que hoje conhecemos como uma pandemia de COVID-19.

O SARS-CoV-2 é um RNA-vírus com pouco menos de 30 mil nucleotídeos e cerca de 29 proteínas, sendo as mais relevantes, a proteína *spike* – responsável pela entrada do vírus na célula a ser parasitada – e a do nucleocapsídeo – que regula o processo de replicação viral.[2] Pertence à família betacoronavírus, com cerca de 80% de similaridade ao SARS-CoV-1 e 96,2% de similaridade ao coronavírus de morcegos RaTG13.[3] Organiza-se em uma estrutura envelopada com as proteínas S (*spike*), E (envelope) e M (membrana), sendo que a subunidade S1 da proteína S constituí o receptor do domínio ligador (*receptor binding domain* – RBD), que se liga ao domínio da peptidase nos receptores da enzima conversora da angiotensina II, ECA2, configurando o primeiro e decisivo passo para parasitar a célula do hospedeiro.[3]

Esse passo inicial é feito com muita efetividade pelo SARS-CoV-2, graças à ligação com o receptor ECA2, que é forte, tem uma afinidade grande e assegura uma infectividade maior que a de outros coronavírus, como o SARS-CoV-1, sobretudo, no trato respiratório superior e na conjuntiva. A presença dos receptores ECA2 em outros tecidos assegura a distribuição sistêmica do vírus e explica as diversas alterações decorrentes em outras topografias, tais como intestino, rins, endotélio vascular de vários órgãos (coração, pulmões, rins, fígado) e, também, no sistema nervoso central (SNC), dentre outras alterações, tais como cutâneas e trombóticas, cujo mecanismo exato ainda não é totalmente compreendido.[3] Uma vez no interior da célula parasitada, o vírus inicia a sua replicação no citoplasma celular, culminando com a liberação de novas particular virais. Ao contrário de outros coronavírus, há uma certa preservação da estrutura viral no ciclo replicativo, o que não impediu que tenhamos hoje inúmeras variantes virais que conferem diferentes características ao vírus. Desde cepas que se disseminam com mais rapidez e efetividade, até aquelas que escapam da imunidade antiviral constituída, sendo as variantes de preocupação, ou *variants of concern* (VOC), aquelas que têm ambas as características, além de uma eventual maior virulência, e, que já se esparramaram por várias regiões do globo. Dessa maneira, temos hoje, as variantes alfa (B.1.1.7, documentada no Reino Unido), beta (B1.352, documentada na África do Sul), gamma (P.1, documentada no Brasil) e delta (B.1617.2, documentada na Índia).[4]

Uma vez que a infecção esteja estabelecida, há uma dinâmica da carga viral extremamente relevante para a correta interpretação das provas diagnósticas. É preciso ter claro, que a transmissão somente ocorre pelo contato com a partícula viral completa e para a maioria dos pacientes, isso somente ocorre até o sétimo dia do início dos sintomas, sendo o pico da carga viral no dia do início dos sintomas.[3] A despeito disso, o alvo para amplificação nas técnicas de RT-PCR pode ser encontrado, em média, por 17 e até 83 dias.[3] Ou seja, a excessiva sensibilidade e o alvo amplificado pelas técnicas de RT-PCR não fazem dessa a melhor escolha para definir contagiosidade. É por isso, que não recomenda-se a dosagem de nenhum marcador virológico ou sorológico para liberar os pacientes do isolamento. Considera-se apenas o tempo, desde o início dos sintomas, a evolução clínica ou a data da coleta do exame virológico (RT-PCR ou antígeno) que foi positivo, no caso de assintomáticos. De modo geral, a maioria dos pacientes fica, por um período de dez dias, após o início dos sintomas em isolamento.

Antes de avançar em aspectos clínicos, convém nos deter em um item particular, as complicações trombóticas associadas ao SARS-CoV-2. Durante a COVID-19 instala-se um quadro tromboinflamatório associado à disfunção endotelial, hipercoagulabilidade e ativação da coagulação levando a um aumento do risco de fenômenos trombóticos micro e macrovasculares arteriais e venosos, possivelmente contribuindo ao dano pulmonar difuso, observado na COVID-19.[5-7] Associado a isso, nas formas graves, a replicação acelerada do SARS-CoV-2 desencadeia importante resposta imune ao vírus, caracterizada por uma "tempestade de citocinas", levando a uma síndrome de desconforto respiratório agudo, com falência respiratória e manifestações sistêmicas, com falência de múltiplos órgãos e sistemas.[1]

A apresentação clínica da COVID-19 pode variar de formas assintomáticas/oligossintomáticas, mas igualmente infectantes, até formas muito severas. Estima-se que cerca de 80% a 85% dos casos sejam do espectro leve a moderado. Cerca de 10% severo e 5% críticos.[1] A reflexão, portanto, é que o impacto decorrente da COVID-19 diz respeito muito ao enorme quantitativo, sobretudo, quando simultaneamente (o que tem ocorrido no cenário das variantes altamente transmissíveis), de pessoas afetadas. E, ao contrário do que fazem crer os escores de "curados" ou "recuperados", demagógico e vergonhosamente utilizados por governos, temos uma legião de acometidos por sequelas e manifestações tardias, cuja gravidade e magnitude começamos a perceber, como veremos no capítulo a seguir, sobre *long* COVID e nos demais capítulos desse livro.

A maioria dos sintomáticos apresentará sintomas inespecíficos de severidade variável, tais como febre, fadiga, mal-estar e sintomas respiratórios altos (tosse seca, dor de garganta). Some-se sintomas neurológicos, tais como anosmia, ageusia e cefaleia. Podem ainda, apresentar quadros que lembram outras patologias, sobretudo, arboviroses, o que configura um problema nas regiões endêmicas e epidêmicas para dengue, zika e chikungunya. Dessa maneira, em tempos pandêmicos, é obrigatório testar e considerar a possibilidade de COVID-19, orientando o isolamento e quarentena de contactantes até a elucidação diagnóstica, para todos os sintomáticos, mesmo quando os sintomas são atípicos. Artralgia, mialgia, exantemas, diarreia, manifestações dermatológicas, sinais compatíveis com trombo/tromboembolismo (convulsões, sinais de localização AVC-like, dor torácica, arritmias, dentre outros) em tempos pandêmicos, lembre-se, pode ser COVID-19. Investigue e oriente adequadamente. Embora crianças tenham sido consideradas relativamente preservadas pelas manifestações da COVID-19, a síndrome inflamatória multissistêmica despontou como uma potencial manifestação de componente autoimune associada à COVID-19, que ocorre 4 a 6 semanas após a recuperação da infecção, em um pequeno percentual de crianças.

Evidentemente, uma manifestação extrapulmonar, mas, com risco de vida e severa, deve ser conduzida como tal. Porém, são as manifestações respiratórias as que mais imediatamente preocupam e são mais frequentes. De acordo com a Organização Mundial da Saúde (OMS), considera-se COVID-19 grave àquela que apresente saturação de oxigênio menor que 90 em ar ambiente, frequência respiratória maior que 30 em adultos ou sinais evidentes de dificuldade respiratória (como uso de musculatura acessória para respirar, dificuldade para falar ou cianose). O corte da saturação em 90 é arbitrário e cabe ao médico avaliar, se reduções entre 90 e 94, já não seriam relevantes para pacientes previamente hígidos ou, ao contrário, se considerando uma doença pulmonar de base isso seria aceitável. Recomenda-se sempre "errar por excesso de cautela". Pacientes com necessidade de suporte avançado de vida, síndrome do desconforto respiratório do adulto, sepse ou choque séptico são considerados críticos.[8] Alguns autores imputam à maior idade, o maior risco de gravidade, porém, doenças de base, sobretudo com comprometimento endotelial crônico, podem estar associadas a piores desfechos/evoluções, tais como hipertensão arterial sistêmica, doença cardiovascular, diabetes, obesidade, doença pulmonar obstrutiva crônica (DPOC) e câncer.[1,3]

Na prática, podemos considerar a COVID-19 com três formas clínicas: leve, moderada e severa. Na leve, podemos ter pacientes com ou sem fatores de risco. Consideramos leve todos os que possuem parâmetros clínicos estáveis. Em ambas, a conduta será monitoramento clínico, da saturação de oxigênio e o uso de medicamentos sintomáticos. Terapia em ambiente domiciliar, sem a necessidade de exames complementares. Caso a saturação de oxigênio esteja menor que 93, ou a pressão sistólica abaixo de 100 mmHg, ou a frequência respiratória acima de 22, ou sonolência/confusão mental, recomenda-se a internação. Com cateter nasal até 5 L/min e obtendo-se a estabilização, o paciente deve ficar em enfermaria e classifica-se como moderada. Caso precise de um volume maior de oxigênio, o caso é severo e a indicação é internar em unidade de terapia intensiva (UTI). Em ambos os casos, recorre-se aos exames de imagem e laboratoriais e indica-se terapia com corticosteroides e profilaxia de tromboembolismo. Anticorpos monoclonais ou antivirais (remdesivir) podem ser considerados, mas ainda são medidas pouco acessíveis e não disponíveis no sistema único de saúde (SUS). Nos pacientes críticos, as demais medidas de suporte intensivo são também adotadas. Não há nenhuma indicação para o uso de antibióticos, especialmente azitromicina, sem uma indicação clara (infecção bacteriana), assim como, não recomenda-se suplementos vitamínicos e medicamentos, como ivermectina, hidroxicloroquina ou nitazoxanida.[9-11]

A prevenção da COVID-19 segue baseada no tripé de medidas não farmacológicas (máscara, higiene, distanciamento), testagem/rastreio e vacinas. Os resultados oriundos de vida real têm confirmado que as vacinas, todas as disponíveis e em uso, são altamente efetivas na prevenção de formas graves e internações, além de seguras. Existem evidências preliminares que pacientes com *long* COVID apresentaram melhora dos sintomas após a vacinação, abrindo uma perspectiva, inclusive, terapêutica, além da preventiva para o uso das vacinas.[12]

Conclusão

A COVID-19 configura-se no maior desafio médico recente. Não apenas por si, mas, também, pelos impactos em cadeia acarretados diretamente – mortes, sequelas – como indiretamente – desassistência de outras doenças infecciosas e não infecciosas, impactos econômicos e sociais. Conhecer as maneiras de prevenção e o melhor manuseio clínico das fases agudas e pós-agudas é, desse modo, estratégico. Neste capítulo introdutório, lançamos as bases que guiarão o leitor aos demais tópicos que compõe esse livro que, em última análise, pretende contribuir na mitigação dos impactos da COVID-19 sobre as pessoas e à sociedade.

Referências Bibliográficas

1. Hu B, Guo H, Zhou P Shi Z-L. Characteristics of SARS-CoV-2 and COVID-19. Nature Reviews, Microbiology. v.19 march 2021:141-154.
2. Uzunian A. Coronavirus SARS-CoV-2 and COVID-1. Editorial. J Braz Med Lab. 2020; 56: 1-4.
3. Cevik M, Kuppalli K, Kindrachuk J, Peiris M. Virology, transmission, and pathogenesis of SARS--CoV-2. BMJ 2020; 371:m3862.
4. https://www.who.int/en/activities/tracking-SARS-CoV-2-variants/, acesso em 13/06/2021.
5. Iba T,Levy JH, Connors JM et al. Coagulopathy of coronavirus disease 2019.Crit Care Med 2020; 48:1358–64.
6. Gungor B, Atici A, Baycan OF et al. Elevated D-dimer levels on admission are associated with severity and increased risk of mortality in COVID-19: a systematic review and meta-analysis. Am J Emerg Med 2021; 39: 173–79.
7. Jiménez D, García-Sanchez A, Rali P et al.Incidence of VTE and bleeding among hospitalized patients with coronavirus disease 2019: a systematic review and meta-analysis. Chest 2021;159: 1182–96.
8. COVID-19 Manejo Clínico – Orientação dinâmica OPAS, 31 de março de 2021.
9. COVID-19: classificação de risco e manejo inicial de adultos, HC-FMUSP, 2021.
10. Guia de Manejo COVID-19, versão 1, 08/04/21 HC-FMUSP, vários autores.
11. Ongoing living update of covid-19 therapeutic option. Summary of evidence Rapid Review, 27 may 2021. PAHO, vários autores.
12. https://news.yale.edu/2021/05/10/study-probes-vaccines-effects-people-long-covid, acesso em 13/06/2021.

Síndrome Pós-COVID-19

2

Marcelo Neubauer de Paula

Introdução[1]

Os sinais e sintomas da síndrome pós-COVID-19 são descritos em uma ampla literatura e aqui um resumo baseado em alguns artigos de revisão. A sua fisiopatologia é baseada nos eventos inflamatórios da fase aguda, que ocorre nas primeiras três semanas da doença. A síndrome pós-COVID-19 pode ser subdivida em uma fase pós-aguda, quando os sinais e sintomas persistem entre 3 e 12 semanas, e em uma fase crônica, quando os sintomas permanecem após 12 semanas.

Pulmonar: dispneia, diminuição da capacidade de exercício e hipóxia, capacidade de difusão reduzida, fisiologia pulmonar restritiva e opacidades em vidro fosco e alterações fibróticas à imagem.

Hematológico: eventos tromboembólicos foram observados como < 5% na COVID-19 pós-aguda em estudos retrospectivos. A duração do estado hiperinflamatório induzido pela infecção com SARS-CoV-2 é desconhecida.

Cardiovascular: os sintomas persistentes podem incluir palpitações, dispneia e dor torácica. As sequelas de longo prazo podem incluir aumento da demanda cardiometabólica, fibrose miocárdica ou cicatrizes (detectáveis por ressonância magnética cardíaca), arritmias, taquicardia e disfunção autonômica.

Neuropsiquiátrico: anormalidades persistentes podem incluir fadiga, mialgia, cefaleia, disautonomia e comprometimento cognitivo. Ansiedade, depressão, distúrbios do sono e síndrome do estresse pós-traumático (TEPT) foram relatados em 30% a 40% dos pacientes.

Renal: a resolução da insuficiência renal aguda, durante a COVID-19 aguda, ocorre na maioria dos pacientes; no entanto, redução da eTFG foi relatada em seis meses especialmente.

Endócrino: novo diabetes ou agravamento do diabetes melito preexistente, tireoidite subaguda e desmineralização óssea.

Dermatológico: a queda de cabelo é o sintoma predominante e foi relatada em aproximadamente 20% dos sobreviventes de COVID-19.

Gastrintestinal: eliminação fecal viral prolongada pode ocorrer em COVID-19, mesmo após teste nasofaríngeo negativo. COVID-19 tem o potencial de alterar o microbioma intestinal, incluindo elevação de organismos oportunistas e esgotamento de comensais benéficos.

Aspectos Epidemiológicos

Uma coorte em 38 hospitais, avaliou 1.250 pacientes, após 60 dias da alta, utilizando revisão dos prontuários e enquete por telefone.[2] Durante o período do estudo, 6,7% dos pacientes morreram, enquanto 15,1% dos pacientes necessitaram de readmissão. Dos 488 pacientes que completaram a pesquisa por telefone, nesse estudo, 32,6% dos pacientes relataram sintomas persistentes, incluindo 18,9% com sintomas novos ou agravados. Dispneia ao subir escadas (22,9%) foi a mais relatada, enquanto outros sintomas incluíram tosse (15,4%) e perda persistente do paladar e/ou olfato (13,1%).

Um serviço ambulatorial pós-agudo, estabelecido na Itália[3], relatou a persistência dos sintomas em 87,4% de 143 pacientes que se recuperaram da COVID-19 aguda, em um seguimento médio até 60 dias, desde o início do primeiro sintoma. Fadiga (53,1%), dispneia (43,4%), dor nas articulações (27,3%) e dor torácica (21,7%) foram os sintomas mais comumente relatados, com 55% dos pacientes continuando a apresentar três ou mais sintomas. Um declínio na qualidade de vida, medido pela escala visual analógica EuroQol, foi observado em 44,1% dos pacientes nesse estudo. Em estudo francês avaliando 150 sobreviventes de COVID-19 não grave, descreve persistência dos sintomas em dois terços dos indivíduos, em 60 dias de acompanhamento, com um terço relatando sentir-se pior do que no início da COVID-19 aguda.[1] Fadiga, dispneia e sofrimento psicológico, como transtorno de estresse pós-traumático (TEPT), ansiedade, depressão e concentração e anormalidades do sono, foram observados em aproximadamente 30% ou mais participantes do estudo, no momento do acompanhamento.[1]

Esses estudos fornecem evidências, iniciais, para auxiliar na identificação de pessoas com alto risco de COVID-19 pós-aguda. A gravidade da doença durante COVID-19 aguda (medida, p. ex., pela admissão em uma unidade de terapia intensiva (UTI) e/ou necessidade de ventilação mecânica não invasiva e/ou invasiva) foi significativamente associada à presença ou persistência de sintomas (como dispneia, fadiga/fraqueza muscular e transtorno do estresse pós-traumático – TEPT), redução dos escores de qualidade de vida relacionados à saúde, anormalidades da função pulmonar e anormalidades radiográficas no cenário pós-COVID-19 aguda.[1,6] Apesar disso, também é descrito que alguns sintomas, tais como novo diabetes, anosmia, cefaleia contínua, febre intermitente, não são correlacionados com a gravidade da fase aguda e outros, tais como zumbido, confusão mental (*brain fog*) queda de cabelo, depressão, tosse persistente, ansiedade e fadiga são mais comuns em quem teve formas mais leves da fase aguda.[1]

Outro estudo observou associação entre doença respiratória preexistente, índice de massa corporal mais alto, idade avançada e raças negra ou asiática e ocorrência de dispneia após 4 a 8 semanas da alta.[4] Outro estudo sugere maior prevalência do sexo feminino de fadiga e ansiedade/depressão em seis meses de acompanhamento.[1]

Problemas Respiratórios

Dispneia, diminuição da capacidade de exercício e hipóxia são sintomas e sinais comumente persistentes provocados por uma capacidade de difusão reduzida e doença pulmonar restritiva. Opacidades em vidro fosco e alterações fibróticas foram observadas à tomografia.[1] Semelhante aos sobreviventes da síndrome do desconforto respiratório agudo (SDRA) de outras etiologias, a dispneia é o sintoma persistente mais comum, além da COVID-19 aguda, variando de 42% a 66% de prevalência, em 60 a 100 dias de acompanhamento.[2-5] A necessidade de suplementação de oxigênio 60 dias após a alta foi relatada em 6,9% dos pacientes.[2] A redução na capacidade de difusão é o comprometimento fisiológico mais comumente relatado em COVID-19 pós-aguda, com decréscimo significativo diretamente relacionado com a gravidade da doença aguda.[6-10]

Problemas Hematológicos

Estudo americano com 163 pacientes, sem tromboprofilaxia pós-alta, sugeriu incidência cumulativa de trombose de 2,5% em 30 dias após a alta, incluindo embolia pulmonar segmentar, trombo intracardíaco, fístula arteriovenosa trombosada e acidente vascular cerebral isquêmico (AVCI).[11] A duração mediana desses eventos foi de 23 dias após a alta. Nesse mesmo estudo, houve incidência cumulativa de 3,7% de sangramento, 30 dias após a alta, principalmente relacionada a quedas mecânicas. Taxas semelhantes de tromboembolismo venoso (TEV) foram relatadas em estudos retrospectivos no Reino Unido.[12,13]

Problemas Cardiovasculares

Dor torácica foi relatada em até ~ 20% dos sobreviventes de COVID-19, em 60 dias de acompanhamento,[6] enquanto palpitações contínuas e dor torácica foram relatadas em 9% e 5%, respectivamente, em seis meses de acompanhamento no período pós-estudo chinês COVID-19 aguda.[3,14] Foi observado o aumento na incidência de cardiomiopatia induzida, por estresse durante a pandemia COVID-19, em comparação com os períodos pré-pandêmicos (7,8% *versus* 1,5%-1,8%, respectivamente), embora as taxas de mortalidade e re-hospitalização nesses pacientes sejam semelhantes.[15] Os dados preliminares com ressonância magnética cardíaca (MRI) sugerem que a inflamação miocárdica contínua pode estar presente em 60%, mais de dois meses após um diagnóstico de COVID-19.[16] Em um estudo com 26 atletas universitários competitivos, com infecção por SARS-CoV-2 leve ou assintomática, a ressonância magnética cardíaca revelou características diagnósticas de miocardite em 15% dos participantes e lesão miocárdica prévia em 30,8% dos participantes.[17]

Problemas Neuropsiquiátricos

Sintomas tais como mal-estar crônico, mialgia difusa, sintomas depressivos e sono não reparador são comumente relatados.[18] A ocorrência de enxaqueca refratária aos analgésicos tradicionais.[19] A ocorrência de cefaleia contínua foi descrita em 38% dos pacientes.[20]

A ageusia e anosmia, também podem persistir após a resolução de outros sintomas em aproximadamente um décimo dos pacientes, em até seis meses de acompanhamento. Ambos os sintomas são muito mais prevalentes nos casos leves, sendo raros nos casos graves.[2,5,6,21] Como nos demais casos de sequela neurológica, esses sintomas são provocados por lesão dos astrócitos no trato olfatório.[22]

Comprometimento cognitivo foi observado com ou sem flutuações, incluindo o *brain fog*, com dificuldade de concentração, perda de memória, alteração de linguagem receptiva e/ou função executiva.[23-25]

Os indivíduos com COVID-19 apresentam uma variedade de sintomas psiquiátricos, que persistem ou se apresentam meses após a infecção inicial.[26] Em uma coorte de 402 pacientes, um mês após a hospitalização, aproximadamente 56% tiveram triagem positiva, em pelo menos um dos domínios avaliados para sequelas psiquiátricas (síndrome de estresse pós--traumático – TEPT, depressão, ansiedade, insônia e quadro obsessivo-compulsivo).[26] Depressão e ansiedade clinicamente significativas foram relatadas em aproximadamente 30% a 40% dos pacientes após COVID-19.[27,28] Ansiedade, depressão e dificuldade para dormir estavam presentes em aproximadamente um quarto dos pacientes, em seis meses de acompanhamento no estudo chinês COVID-19 pós-aguda.[6] Os sintomas pós-traumáticos foram relatados em aproximadamente 30% dos pacientes que foram hospitalizados, e podem se manifestar precocemente durante a infecção aguda ou meses depois.[27,28] Estudo com 62.354 pacientes estimou a incidência de doença psiquiátrica primária e recorrente entre 14 a 90 dias de diagnóstico em 18,1%.[29] Mais importante, relatou que a probabilidade geral estimada de diagnóstico de uma nova doença psiquiátrica em 90 dias após o diagnóstico de COVID-19 é de 5,8% (transtorno de ansiedade = 4,7%; transtorno de humor = 2%; insônia = 1,9%; demência (entre aqueles ≥ 65 anos) = 1,6%), entre um subgrupo de 44.759 pacientes sem doença psiquiátrica anterior conhecida. Esses valores foram todos significativamente maiores do que em coortes de controle combinadas de pacientes com diagnóstico de influenza e outras infecções do trato respiratório.

Do mesmo modo que em outras doenças graves, as complicações da COVID-19 aguda, como acidente vascular cerebral isquêmico ou hemorrágico,[31] lesão isquêmica/hipóxica[31] e mielite disseminada aguda,[1] podem levar a déficits neurológicos prolongados ou permanentes, que requerem reabilitação extensa. Além disso, a miopatia de doença crítica aguda e neuropatias resultantes durante a COVID-19 aguda ou do efeito de agentes bloqueadores neuromusculares podem deixar sintomas residuais que persistem por semanas a meses.[1]

▸ Lesões Renais

Lesão renal aguda grave que requer terapia renal substitutiva ocorre em 5% de todos os pacientes hospitalizados e 20% a 31% dos pacientes criticamente enfermos com COVID-19 aguda, particularmente, dentre aqueles com infecções graves que requerem ventilação mecânica.[1] Taxa de filtração glomerular estimada diminuída (< 90 mL/min/1,73m^2) foi relatada em 35% dos pacientes em seis meses.[6]

▸ Sequelas Endócrinas e Metabólicas

Foi observada cetoacidose diabética (CAD) em pacientes sem diabetes melito prévio, semanas a meses após a resolução dos sintomas de COVID-19.[32] Ainda não se sabe por quanto tempo o aumento da gravidade do diabetes preexistente ou predisposição para CAD persiste após a infecção, e isso será abordado pelo registro internacional CoviDiab.[33]

Também foi descrito a ocorrência de tireoidite subaguda com tireotoxicose clínica, semanas após a resolução dos sintomas respiratórios.[34] COVID-19 também pode potencializar a autoimunidade latente da tireoide, que se manifesta como tireoidite de Hashimoto de início recente ou doença de Graves.[1]

▸ Manifestações Dermatológicas

As manifestações dermatológicas de COVID-19 ocorreram, concomitantemente, (15%) ou após (64%) outros sintomas agudos de COVID-19.[35] A queixa dermatológica predominante foi a queda de cabelo, observada em aproximadamente 20% dos pacientes.[5,6] A perda de cabelo pode, possivelmente, ser atribuída ao eflúvio telógeno, resultante de infecção viral ou uma resposta ao estresse resultante.[6] Investigações em andamento podem fornecer informações sobre os potenciais mecanismos imunológicos ou inflamatórios da doença.[36]

Problemas Gastrintestinais

Sequelas gastrointestinais significativas não foram relatadas em sobreviventes de COVID-19.[1] A eliminação fecal viral prolongada ocorre em COVID-19, com ácido ribonucleico viral detectável, por uma duração média de 28 dias após o início dos sintomas de infecção por SARS-CoV-2 e persistindo, por uma média, de onze dias após amostras respiratórias negativas.[37]

COVID-19 tem o potencial de alterar o microbioma intestinal, incluindo aumento de patógenos oportunistas e depleção de comensais benéficos.[38] A capacidade da microbiota intestinal de alterar o curso das infecções respiratórias (eixo intestino-pulmão) foi previamente reconhecida na influenza e em outras infecções respiratórias.[39] Em COVID-19, *Faecalibacterium prausnitzii*, um anaeróbio produtor de butirato, tipicamente associado à boa saúde, foi inversamente correlacionado à gravidade da doença.[38,40]

Tratamento

Essa é uma síndrome que está começando a ser escrita por todos nós. Seu tratamento tem sido inicialmente à semelhança dos já estabelecidos para outras patologias, com sintomas semelhantes. É preciso estar atento às alterações clínicas possíveis, história de evolução pós-COVID-19, exame clínico detalhado, e se possível, que o paciente se submeta, a princípio, a um suporte terapêutico com equipe multidisciplinar, envolvendo fisioterapia motora e respiratória, fonoaudiologia, psicologia, terapia de substituição renal, oxigenoterapia domiciliar, serviço de *home care* etc.[1], com o acompanhamento clínico de diversas especialidades médicas, incluindo pneumologia, nefrologia, fisiatria, neurologia, acupunturiatria, otorrinolaringologia etc.

O objetivo principal, quando atendemos um paciente com sinais e sintomas persistentes, é evitar que seu quadro clínico ultrapasse três meses de duração, pois, após esse período aumentam as chances da instalação de sequelas permanentes.

Referências Bibliográficas

1. Nalbandian, A., Sehgal, K., Gupta, A. et al. Post-acute COVID-19 syndrome. Nat Med 27, 601–615 (2021).
2. Chopra, V., Flanders, S. A. & O'Malley, M. Sixty-day outcomes among patients hospitalized with COVID-19. Ann. Intern. Med. https://doi.org/10.7326/M20-5661 (2020).
3. Carfi, A., Bernabei, R., Landi, F. & Gemelli Against COVID-19 Post-Acute Care Study Group. Persistent symptoms in patients after acute COVID-19. J. Am. Med. Assoc. 324, 603–605 (2020).
4. Halpin, S. J. et al. Postdischarge symptoms and rehabilitation needs in survivors of COVID-19 infection: a cross-sectional evaluation. J. Med. Virol. 93, 1013–1022 (2021).
5. Garrigues, E. et al. Post-discharge persistent symptoms and health-related quality of life after hospitalization for COVID-19. J. Infect. 81, e4–e6 (2020).
6. Huang, C. et al. 6-month consequences of COVID-19 in patients discharged from hospital: a cohort study. Lancet 397, 220–232 (2021).
7. Huang, Y. et al. Impact of coronavirus disease 2019 on pulmonary function in early convalescence phase. Respir. Res. 21, 163 (2020).
8. Mo, X. et al. Abnormal pulmonary function in COVID-19 patients at time of hospital discharge. Eur. Respir. J. 55, 2001217 (2020).
9. Zhao, Y. M. et al. Follow-up study of the pulmonary function and related physiological characteristics of COVID-19 survivors three months after recovery. EClinicalMedicine 25, 100463 (2020).

10. Méndez, R. et al. Reduced diffusion capacity in COVID-19 survivors. Ann. Am. Thorac. Soc. https://doi.org/10.1513/AnnalsATS.202011-1452RL (2021).
11. Patell, R. et al. Post-discharge thrombosis and hemorrhage in patients with COVID-19. Blood 136, 1342–1346 (2020).
12. Roberts, L. N. et al. Post-discharge venous thromboembolism following hospital admission with COVID-19. Blood 136, 1347–1350 (2020).
13. Salisbury, R. et al. Incidence of symptomatic, image-confirmed venous thromboembolism following hospitalization for COVID-19 with 90-day follow-up. Blood Adv. 4, 6230–6239 (2020).
14. Carvalho-Schneider, C. et al. Follow-up of adults with noncritical COVID-19 two months after symptom onset. Clin. Microbiol. Infect. 27, 258–263 (2021).
15. Jabri, A. et al. Incidence of estresse cardiomyopathy during the coronavirus disease 2019 pandemic. JAMA Netw. Open 3, e2014780 (2020).
16. Puntmann, V. O. et al. Outcomes of cardiovascular magnetic resonance imaging in patients recently recovered from coronavirus disease 2019 (COVID-19). JAMA Cardiol. 5, 1265–1273 (2020).
17. Rajpal, S. et al. Cardiovascular magnetic resonance findings in competitive athletes recovering from COVID-19 infection. JAMA Cardiol. 6, 116–118 (2021).
18. Nordvig, A. S. et al. Potential neurological manifestations of COVID-19. Neurol. Clin. Pract. https://doi.org/10.1212/CPJ.0000000000000897 (2020).
19. Bolay, H., Gül, A. & Baykan, B. COVID-19 is a real headache! Headache https://doi.org/10.1111/head.13856 (2020).
20. Pozo-Rosich, P. Headache & COVID-19: a short-term challenge with long-term insights. In Proc. AHSAM 2020 Virtual Annual Scientific Meeting (Infomédica, 2020) disponível em https://www.ahshighlights.com/summaries-podcasts/article/headache-covid-19-a-short-term-challenge-with-long-term-insights Acesso em 23/5/2021
21. Arnold, D. T. et al. Patient outcomes after hospitalisation with COVID-19 and implications for follow-up: results from a prospective UK cohort. Thorax https://doi.org/10.1136/thoraxjnl-2020-216086 (2020).
22. Crunfli F, Carregari VC, Veras FP et al. SARS-CoV-2 Infects Brain Astrocytes of COVID-19 Patients and Impairs Neuronal Viability. Neurology; 2020.
23. Heneka, M. T., Golenbock, D., Latz, E., Morgan, D. & Brown, R. Immediate and long-term consequences of COVID-19 infections for the development of neurological disease. Alzheimers Res. Ther. 12, 69 (2020).
24. Ritchie, K., Chan, D. & Watermeyer, T. The cognitive consequences of the COVID-19 epidemic: collateral damage? Brain Commun. 2, fcaa069 (2020).
25. Kaseda, E. T. & Levine, A. J. Post-traumatic estresse disorder: a differential diagnostic consideration for COVID-19 survivors. Clin. Neuropsychol. 34, 1498–1514 (2020).
26. Postolache, T. T., Benros, M. E. & Brenner, L. A. Targetable biological mechanisms implicated in emergent psychiatric conditions associated with SARS-CoV-2 infection. JAMA Psychiatry https://doi.org/10.1001/jamapsychiatry.2020.2795 (2020).
27. Mazza, M. G. et al. Anxiety and depression in COVID-19 survivors: role of inflammatory and clinical predictors. Brain Behav. Immun. 89, 594–600 (2020).
28. Rogers, J. P. et al. Psychiatric and neuropsychiatric presentations associated with severe coronavirus infections: a systematic review and meta-analysis with comparison to the COVID-19 pandemic. Lancet Psychiatry 7, 611–627 (2020).
29. Taquet, M., Luciano, S., Geddes, J. R. & Harrison, P. J. Bidirectional associations between COVID-19 and psychiatric disorder: retrospective cohort studies of 62 354 COVID-19 cases in the USA. Lancet Psychiatry 8, 130–140 (2021).
30. Trejo-Gabriel-Galán, J. M. Stroke as a complication and prognostic factor of COVID-19. Neurologia 35, 318–322 (2020).

31. Parauda, S. C. et al. Posterior reversible encephalopathy syndrome in patients with COVID-19. J. Neurol. Sci. 416, 117019 (2020).
32. Suwanwongse, K. & Shabarek, N. Newly diagnosed diabetes mellitus, DKA, and COVID-19: causality or coincidence? A report of three cases. J. Med. Virol. https://doi.org/10.1002/jmv.26339 (2020).
33. Rubino, F. et al. New-onset diabetes in COVID-19. N. Engl. J. Med. 383, 789–790 (2020).
34. Brancatella, A. et al. Subacute thyroiditis after SARS-COV-2 infection. J. Clin. Endocrinol. Metab. 105, dgaa276 (2020).
35. Freeman, E. E. et al. The spectrum of COVID-19-associated dermatologic manifestations: an international registry of 716 patients from 31 countries. J. Am. Acad. Dermatol. 83, 1118–1129 (2020).
36. Genovese, G., Moltrasio, C., Berti, E. & Marzano, A. V.Skin manifestations associated with COVID-19: current knowledge and future perspectives. Dermatology 237, 1–12 (2020).
37. Wu, Y. et al. Prolonged presence of SARS-CoV-2 viral RNA in faecal samples. Lancet Gastroenterol. Hepatol. 5, 434–435 (2020).
38. Zuo, T. et al. Alterations in gut microbiota of patients with COVID-19 during time of hospitalization. Gastroenterology 159, 944–955.e8 (2020).
39. Bradley, K. C. et al. Microbiota-driven tonic interferon signals in lung stromal cells protect from influenza virus infection. Cell Rep. 28, 245–256.e4 (2019).
40. Miquel, S. et al. Faecalibacterium prausnitzii and human intestinal health. Curr. Opin. Microbiol. 16, 255–261 (2013).

Estratégias em Políticas Públicas para o Enfrentamento da COVID-19

3

Eduardo Yabuta Silveira

▶ Introdução

A COVID-19 é uma infecção respiratória aguda, causada pelo coronavírus SARS-CoV-2, que conduziu o planeta a um cenário de pandemia, provocando a maior tragédia em saúde pública de nossos tempos.

Caracteriza-se por ser uma moléstia infectocontagiosa potencialmente grave, de elevada transmissibilidade e distribuição global.

Em dezembro de 2019, o SARS-CoV-2, um betacoronavírus foi isolado em amostras de lavado broncoalveolar obtidos em pacientes com pneumonias atípicas na cidade de Wuhan, província de Hubei, na China.

No Brasil, o primeiro caso descrito ocorreu em fevereiro de 2020, e em menos de um mês foi observado o primeiro óbito causado pela doença. Até abril de 2021, o Brasil contabiliza a infeliz soma de 370 mil óbitos, números que continuam a subir de maneira descontrolada.

▶ História Natural

Cerca de 85% dos pacientes infectados pelo SARS-CoV-2 apresentam quadros leves, compostos por febre, mialgia, prostração, tosse pouco produtiva, anosmia, dor de garganta, coriza, ageusia, diarreia, sinais e sintomas comuns a outras infecções respiratórias de natureza viral.

No entanto, 15% do total de infectados evoluirão para formas mais severas da patologia, necessitando de aparato hospitalar e 5% chegarão às unidades de terapia intensiva (UTI), em razão da complexidade e agressividade da resposta inflamatória frente à agressão do antígeno viral, além de fenômenos tromboembólicos associados, que são disparados aos diversos órgãos e sistemas, especialmente aos pulmões e sistema vascular.

Vale destacar, que embora variáveis, as taxas de mortalidade em pacientes críticos que necessitam de suporte ventilatório mecânico nas unidades de terapia intensiva são extremamente elevadas. Estima-se que dois a cada três pacientes, que necessitem de intubação orotraqueal em UTI, evoluam para desfechos fatais e três em cada dez pacientes em UTI, mesmo não intubados, vão a óbito.

Estratégias de Enfrentamento

Fica claro, diante da elevada taxa de mortalidade em pacientes críticos em UTI, que a grande estratégia de enfrentamento da epidemia seja evitar a chegada desses doentes a evoluções desfavoráveis, que necessitem de cuidados intensivos, em unidades de alta complexidade terapêutica e assistencial. Para tanto, destacamos duas ferramentas:

a) "Caça ativa ao vírus":

A estratégia em políticas públicas que privilegiem a instalação de sistemas capilarizados em Saúde da Família, permitem que suas equipes multidisciplinares reconheçam na comunidade, os pacientes portadores de hipertensão arterial sistêmica, cardiopatias, diabetes, obesidade, pneumopatias, estados de imunossupressão, dentre outras inúmeras patologias da economia médica. Coincidente tais comorbidades caracterizam fatores preditivos de mau prognóstico naqueles pacientes infectados pelo SARS-CoV-2. De maneira ativa e identificando sinais compatíveis com síndromes respiratórias, os profissionais de saúde envolvidos podem, não apenas realizar os testes RT-PCR, padrão-ouro no diagnóstico de infecção aguda, no momento oportuno, mas também, isolar esse paciente, assim como seus contactantes, criando uma rede de proteção muito mais resistente à circulação viral na comunidade em que atua, bem como, acompanhar de perto suas evoluções clínicas.

Considerando que a velocidade de transmissibilidade na epidemia do SARS-CoV-2 respeite valores exponenciais, desproporcionalmente à possibilidade de expansão das capacidades instaladas hospitalares, que são tuteladas pela limitação dos esforços humanos, observamos ser esse, o primeiro momento crucial, na tentativa de frear a chegada desse paciente em unidades de terapia intensiva, promovendo o diagnóstico prematuro, especialmente daqueles portadores de comorbidades, além de diluir o impacto nos sistemas emergenciais de saúde, em razão da descentralização dos atendimentos, ainda em ambientes ambulatoriais, operacionalizando fluxos diferenciados de atendimentos e permitindo, também, a manutenção de acompanhamento das patologias crônicas já existentes, evitando-se a contaminação cruzada.

b) "Identificação de sinais de alerta":

Muitos dos infectados conseguirão transpor o primeiro filtro, que ocorre nas unidades de Saúde da Família, impactando diretamente os sistemas emergenciais de saúde, os prontos-socorros. Nesse cenário, a identificação imediata de sinais e sintomas preditivos de maus prognósticos, poderá definir uma evolução muito mais favorável a esse paciente. São eles:

- Idade superior a 60 anos;
- Cardiopatia;
- Diabetes;
- Obesidades;
- Pneumopatias;
- Hipertensão arterial sistêmica;
- Estados patológicos de imunossupressão, dentre outras.

Além da avaliação clínica e exame físico, que são sempre soberanos, testes complementares poderão auxiliar no contexto emergencial. Destacam-se:

- Hemograma (índice neutrófilo/linfócito maior que 3);
- Dímero-D elevado;
- Proteína C-reativa elevada;

- Comprometimento pulmonar extenso em exame radiológico;
- Saturação de oxigênio inferior a 95%.

Quando a avaliação do paciente identifica os sinais de alerta elencados em epígrafe, considera-se, fortemente, a indicação de internação hospitalar, prévia à chegada ao cenário mais crítico da patologia.

"Tratamento Precoce" × Intervenção Prematura

Devemos registrar a importância de se conceituar, definitivamente, a diferença entre "tratamento precoce" e intervenção prematura.

Não bastasse a gravidade imposta pela realidade do SARS-CoV-2, o planeta foi invadido por uma segunda doença: a pandemia das *fake news*, tratamentos fantasiosos e brigas ideológicas.

O ruído que se espalhou por todo o globo, deu causa a atrasos em diagnóstico, a não aderência às medidas mitigatórias para contenção da transmissibilidade viral e o aumento de desfechos desfavoráveis.

Não há evidências científicas robustas, lastreadas em estudos duplo cego, placebo controlados, que chancelem a eficácia de inúmeros medicamentos que de maneira empírica e não científica vêm sendo utilizados na terapêutica da doença.[1-3] Esses protocolos não alinhados às melhores evidências podem elevar as taxas de mortalidade e dificultar, ainda mais, a implantação das estratégias de enfrentamento da pandemia.

Portanto, diferenciar "tratamento precoce" não embasado em evidências científicas, da intervenção prematura, que caracteriza-se pela identificação de sinais e sintomas preditivos de evoluções desfavoráveis, antecipando internações hospitalares para uso de anticoagulantes e corticosteroides, quando necessários, é matéria capital e deve ser insistentemente recordada, para que as chances de aplicação das boas práticas médicas sejam instituídas na assistência de nossos pacientes.[4]

Hospitais de Campanha

Quanto maior for o número de infectados, maior será o crescimento daqueles 15% de pacientes que necessitarão de abordagem hospitalar.

O R zero (R0) é o número básico que mede a transmissibilidade do agente infeccioso, ou seja, nos informa o número de indivíduos que serão infectados a partir de um paciente infectado. Considera-se ainda em expansão, o cenário em que o R0 seja maior que 1.

Nessa esteira de raciocínio, a construção de hospitais de campanha caracteriza uma importante estratégia na suplementação da capacidade instalada, especialmente em pacientes que ainda não necessitam de cuidados intensivos. Não apenas erguê-los, mas supri-los em recursos humanos, insumos terapêuticos e reservas de oxigênio, bem como, conhecer racionalmente, diante de estudos do cenário epidemiológico, até qual momento deverão permanecer ativos, para que não sejam desativados de forma prematura.

Estratégias na Síndrome Pós-COVID-19

Aqueles que, heroicamente, sobreviveram ao impacto sobre-humano de uma internação prolongada em UTI, conhecerão as amargas consequências da agressividade da COVID-19 em suas apresentações mais extremas.

Certamente, o sistema pulmonar é o alvo mais acometido pelas formas severas da doença. Mesmo após a recuperação, pacientes que se infectaram pelo SARS-CoV-2 e necessitaram de longas estadias em unidades de terapia intensiva poderão evoluir com sequelas pulmonares graves, como fibroses intersticiais, caracterizadas por um padrão restritivo na avaliação de sua função pulmonar. Cabe destacar que muitos pacientes com prolongada intubação orotraqueal necessitarão de traqueostomias, aumentado ainda mais as chances de infecções bacterianas e/ou fúngicas associadas, em razão da longa permanência conectados a respiradores artificiais e dependência da ventilação mecânica.

O mesmo tempo alargado de inércia, no leito de terapia intensiva, provoca quadros consumptivos tão intensos, que tornam a recuperação do paciente em um novo desafio de vida.

O planejamento do cenário pós-COVID-19 é uma estratégia extremamente relevante, no que tange as abordagens em políticas públicas.

Sabemos que o agravamento de comorbidades já existentes, bem como, o surgimento de sequelas derivadas da infecção pretérita pela COVID-19, deverão ser imediatamente confrontadas para que a cronicidade e a necessidade crescente de assistência multidisciplinar não desenvolva uma nova pandemia aos frágeis sistemas de saúde, agora não mais do vírus em si, mas de seu nefasto legado.

A criação de ambulatórios multidisciplinares para o atendimento aos envolvidos na pandemia devem assistir, não apenas os pacientes em recuperação, mas devem do mesmo modo, prestar apoio psicossocial aos familiares próximos, que sofreram perdas irreparáveis, bem como, aos profissionais de saúde envolvidos no enfrentamento, exaustos pelo interminável desafio.

Equipes médicas especializadas em pneumologia, cardiologia, nutrologia, psiquiatria, fisiatria e acupuntura devem ser capacitadas para a reabilitação de sequelas, como fibroses intersticiais pulmonares, insuficiências cardíacas, síndromes consumptivas musculares, estados álgicos crônicos e manifestações psiquiátricas depressivas ou de ansiedade.

Dores neuropáticas associadas a perda do arcabouço muscular das estruturas articulares, podem ter o auxílio terapêutico da acupuntura, especialidade médica que vêm consolidando uma importância fundamental na reabilitação física de inúmeras situações álgico patológicas.

A fisioterapia tem papel de destaque na recuperação de marcha e ganho amplitude articular do movimento, bem como, na boa evolução da capacidade respiratória nas sequelas pulmonares.

A psicologia acolhe os envolvidos, auxiliando na superação, entendimento e aceitação de perdas. Não apenas daqueles que pessoalmente foram acometidos pela doença, mas também aos familiares e profissionais de saúde que igualmente sofrem perdas e danos emocionais.

Enfim, a necessidade de uma equipe multidisciplinar é a única maneira de lidar com as consequências de uma patologia que é multissistêmica.

Conclusões

É inadiável que se reconheça a importância das políticas públicas na implantação de sistemas de Saúde da Família, capilarizados e conhecedores das mais diversas comorbidades e cronicidades existentes em suas comunidades.

A pandemia do SARS-CoV-2 nos evidenciou que a antecipação no diagnóstico, a identificação de sinais e sintomas preditivos de gravidade e evoluções desfavoráveis, as estratégias preventivas em políticas públicas e as decisões que se balizam nas melhores evidências científicas definiram o caminho correto nas operações em saúde pública em esfera global.

Referências Bibliográficas

1. Mitjá O, Corbacho-Monné M, Ubals M. A cluster- randomized trial of hydroxychloroquine for prevention of COVID-19. N Engl J Med 2021; 384:417-27.
2. Tang W, Cao Z. Hydroxychloroquine in patients with manly mild to moderate coronavírus disease 2019: open label, randomized controlled trial. BMJ 2020; 369:m1849.
3. Boulware D R, Pullen M F. A randomized trial of hydroxychloroquine as postexposure prophylaxis for COVID-19. N Engl J Med 2020;383:517-25.
4. The Recovery Collaborative Group. Dexamethasone in hospitalized patients with COVID-19. N Engl J Med 2021; 384:693-704.

Fisiopatologia da COVID-19 pela Medicina Tradicional Chinesa

4

André Wan Wen Tsai, Durval Dionisio Souza Mota,
Henrique Edgar Sidi, Ricardo Morad Bassetto

▶ Introdução

A filosofia e a medicina chinesa têm, historicamente, seus fundamentos associados a três imperadores: Fu Xi, Shen Nong e Huang Di. Ao primeiro, credita-se a elaboração das concepções chinesas do universo. O segundo está ligado com a difusão e o conhecimento da agricultura, assim como ao uso de plantas com finalidade terapêutica. Finalmente, ao imperador Huang Di, conhecido como o Imperador Amarelo, é atribuído o mais importante clássico da medicina chinesa, o *Huang Di Nei Jing* (770-221 a.C.), também conhecido como *Tratado de Medicina Interna do Imperador Amarelo*.[1]

Esse tratado foi escrito sob a forma de diálogos, onde o Imperador Amarelo questiona seu ministro Qi Bo, que tinha grande conhecimento das práticas médicas, a respeito de questões ligadas à saúde, particularmente à arte de curar. O texto está dividido em duas partes: o *Eixo Maravilhoso* (*Ling Shu*), e, o *Questões Simples* (*Su Wen*). Trata-se de uma compilação sistemática dos conhecimentos acerca da medicina chinesa, abordando suas teorias básicas, elementos de fisiologia e fisiopatologia, princípios de diagnóstico, procedimentos terapêuticos e orientações sobre a prevenção e tratamento das desarmonias.[1]

Há ainda, um segundo texto, o *Nan Jing*, conhecido como *Clássico das Dificuldades*, que complementa as questões do *Nei Jing*, escrito por Bian Que, considerado um dos mais influentes médicos da antiga China, sendo o primeiro a ter sua vida biografada e registrada em um livro de história oficial, por meio de Sima Qian (145 d.C.). A Li Gong, outro ministro de Huang Di, atribui-se grande conhecimento na prática da acupuntura e da moxabustão.[1]

> "Os chineses se orientam mais pela cultura do que para o conhecimento puro; tendem para a sabedoria, e não para a ciência. Ligam-se ao universo, pois a natureza forma um único reino. Os chineses não pensam em opor o sujeito ao objeto, mas em estabelecer ligações entre eles. Nesse pensamento nada corresponde à crítica ou ao racionalismo ocidental. A ordem única que rege a vida universal

realiza-se concretamente pelo entendimento, mas não se exprime em termos abstratos pela lei. A sabedoria dos homens e a ordem da natureza estão em harmonia; a sociedade e o universo formam um sistema de civilização".[1]

Sob o ponto de vista do "modelo explicativo" chinês, o *modus operandi* da acupuntura fundamenta-se em uma visão holística do homem, pela conceituação positiva de saúde e noções de equilíbrio (alternância harmoniosa) de Qi.[1]

Qi é um conceito da tradição chinesa de difícil compreensão na perspectiva do Ocidente. O ideograma que representa o Qi (氣) expressa a noção de sopro ou do vapor que sai do cozimento do arroz. Na dimensão dinâmica vital está associado à ideia de força vital. Considera-se como a primeira manifestação do universo sensível, a primeira manifestação do Dao (caminho) ou Tao (grafia antiga), o sopro vital que expressa a vida regulada pelo mesmo, na interação do Yin e do Yang com os cinco elementos.[2] No Ocidente, geralmente é associado ao conceito não adequado de "energia", pois a terminologia não se coaduna com o pensamento chinês.[3]

A Medicina Tradicional Chinesa (MTC) desenvolveu, desde tempos remotos, teorias sobre as doenças infecciosas agudas, abordando a etiologia, patogênese, diagnóstico e tratamento dessas infecções. O conjunto dessas teorias chamamos de estudo das doenças febris. Já existem as primeiras menções ao adoecimento pelos "Perversos" (ou Xie Qi) pelas camadas de meridianos, descritos no capítulo 31 do *Huang Di Nei Jing*.[4]

A primeira obra, com um modelo teórico bem definido é o *Shang Han Lun* (*Tratado das Doenças Febris Causadas pelo Frio*) de Zhang Zhong Jing, com a *Teoria dos Seis Meridianos* (150-219 d.C.), que aborda as doenças febris consequentes à exposição exagerada do fator patogênico chamado de "Frio" (Han). Essa obra é considerada um dos cincos grandes clássicos da MTC.

Com a migração dos chineses do norte da China, e, portanto, de um clima mais frio para o sul, com um clima mais quente, surgiu por meio de Tian Shi (1666-1745), a *Teoria das Quatro Camadas* para explicar as doenças febris causadas pela agressão do fator patogênico chamado Calor (Shu). Essa teoria aborda como o "calor" externo ataca a superfície do organismo e caso não tratado, acaba evoluindo para o interior, por meio dos quatro níveis "energéticos": Wei, Qi, Ying e Xue.

Pouco mais adiante, mais uma obra importante de Wu Ju Tong (1798), com a *Teoria dos Três Aquecedores*[4], que aborda o acometimento do organismo quando o fator patogênico predominante é a Umidade (Shi). Shi tem natureza mais pesada e tendência descender conforme a evolução, ou seja, acomete inicialmente o Aquecedor Superior (Fei e/ou Xin), depois o Médio (Pi e/ou Gan) e por fim, o Inferior (Shen).

Em um período em que guerras dizimavam parte da população da China, e pestes a outra parte, Wu You Xing (1580-1660 d.C.), entre as dinastias Ming e Qing, conclui em 1642, o *Wen Yi Lun* (*Tratado Sobre Epidemias de Calor*, ou *Teoria da Praga*), em que descreve que essas pestes eram causadas por alguma emanação, gás ou veneno, que invadia as membranas, diferente de Frio (Han), Vento (Feng), Secura (Zao), Calor (Shu) ou Umidade (Shi).[5] Seria um outro patógeno, e que podia passar de uma pessoa para outra. Essa emanação, que podia causar uma praga, dependia da quantidade que era passada da emanação, das defesas da pessoa e atingia diferentemente as várias espécies.

Surgiu então a teoria do Li Qi, um Qi pestilento do universo, não causado por um simples Xie Qi, mas um tipo diferente de excesso, que tinha características como: poder ser curado por ervas; penetração pelo nariz e boca; ocorrência dependia da virulência do excesso e resistência individual; e cada peste era associada a seu próprio Li Qi. Essas doenças podiam ser transmitidas pelo "Céu" (sem contato, podemos entender como o ar que respiramos) ou pela "Terra" (com contato físico). Foi a primeira definição sobre doenças epidêmicas.[5]

Fisiopatologia da COVID-19 pela Medicina Tradicional Chinesa

Vamos abordar a COVID-19 utilizando o conceito de "racionalidades médicas"[6], enquanto expressão de um "sistema médico" forjado em outra cultura, como é o caso da Medicina Tradicional Chinesa.

Uma racionalidade médica é definida como um conjunto integrado e estruturado de práticas e saberes, composto de cinco dimensões interligadas: uma morfologia humana (anatomia), uma dinâmica vital (fisiologia), um sistema de diagnose, um sistema terapêutico e uma doutrina médica (explicativa do que é a doença ou adoecimento, sua origem ou causa, sua evolução ou cura), todos embasados em uma sexta dimensão implícita ou explícita: uma cosmologia, entendida, enquanto uma categoria, que qualifica suas raízes filosóficas, que no caso da Medicina Tradicional Chinesa (MTC) se fundamenta no taoismo.

A racionalidade médica da Medicina Tradicional Chinesa é de difícil compreensão para o Ocidente, por limitações impostas pela construção do próprio pensamento ou filosofia ocidental, que tem no *logus*, na palavra, na explicação, na **criação**, sua estrutura de concepção, ao contrário do pensamento chinês, que vislumbra o **processo** como estrutura do pensamento, onde, a natureza, enquanto processo em movimento, comanda as ações. Nesse sentido, as coisas estão dadas, manifestas, expostas, prescindem de explicação.[7]

As causas das doenças são de natureza Yin ou Yang. As causadas por fatores externos são relacionadas aos seis fatores climáticos: Feng (vento); Shi (umidade); Shu (calor de verão); Han (frio); Zao (secura); Huo (fogo). Tais fatores climáticos ou ambientais (Liu Qi) são próprios de cada estação e podem causar doenças, quando existe quebra do equilíbrio entre o corpo e o meio ambiente (Qi correto – Zheng Qi debilitado em relação ao fator patogênico externo). A doença se manifesta no exterior, na superfície do corpo (pele, músculos, boca, nariz e garganta).[8-11]

Nesse sentido, em relação à COVID-19, há, em geral, um consenso com relação à sua abordagem na perspectiva da MTC, relacionando-a na categoria de doenças epidêmicas.[12]

No entendimento da MTC, o patógeno epidêmico de origem exterior (Wai Gan) acomete inicialmente a superfície (ou exterior) que pode levar a sintomas de mialgia, febre baixa, tosse e obstrução nasal, características da síndrome de Tai Yang pela *Teoria dos Seis Meridianos* (invasão do vento-frio). No entanto, a grande maioria dos indivíduos infectados pelo SARS-CoV-2 não desenvolve sintoma algum, ou quando apresenta, é de modo leve, semelhante a um resfriado comum. Outros podem apresentar um quadro com febre mais alta, cefaleia, dor de garganta, anosmia, desconforto abdominal e/ou constipação e/ou diarreia com evacuações explosivas e cólica. Esses são sintomas que denotam calor na superfície, que interioriza, atingindo o nível funcional Yang Ming. Nessas duas situações, o princípio terapêutico é dispersar o patógeno remanescente na superfície, mas drenar o calor interiorizado no segundo caso.

Os casos mais graves da COVID-19 são caracterizados pelo acometimento do pulmão (Fei). O Qi perverso (Xie Qi) epidêmico (Li Qi) invade o corpo pela boca e/ou nariz,[13] e interioriza rapidamente ao órgão, muitas vezes, com quadro na superfície, descrito anteriormente, de modo frustro. A agressão do vírus impede que o Fei consiga desempenhar suas funções fisiológicas: dispersar e descender o Qi, manifestando-se com sintomas como aperto no peito, cansaço, tosse e falta de ar.

A principal característica, nessa fase da doença, é a presença da umidade-calor (濕熱蘊肺 – Shi Re Yun Fei) ou umidade-toxina (濕毒鬱肺 – Shi Du Yu Fei) que bloqueia o Fei, compatíveis com a descrição da tempestade de citocinas (hiperinflamação – calor e fogo como produto patogênico) e a constatação do vidro fosco na tomografia computadorizada nos pulmões. O quadro clínico apresenta-se com febre alta, secreção amarelada ocasional, dispneia e fezes com presença de muco. Wang Qingren diz que "a toxina da peste queima o sangue, e que, em algum momento, o sangue coagulará".[14] Durante esse período, o calor tóxico queima o fluido corporal, e a umidade dificulta o fluxo fisiológico do Qi, resultando na estase do mesmo e posteriormente na estase do sangue (Xue), com consequente agravamento na dispneia e problemas mentais adicionais ocorridos durante a contaminação pelo calor no pericárdio (Xin Bao). No estágio posterior, o corpo é danificado pelo consumo de fluidos, e ficará deficiente, tanto em Qi, quanto em Yin. Assim, as fases de evolução do acometimento podem ser descritas da seguinte maneira:

1. Atualmente, tem sido geralmente aceito que a patogênese da COVID-19 são as interações de umidade, toxina, calor e estagnação;[15]
2. O Qi epidêmico (Li Qi) invade pelo nariz e/ou boca, e a maioria dos pacientes sintomáticos apresenta quadro leve, caracterizada por febre baixa, fadiga, tosse seca, mialgia, anosmia e/ou náusea;[13]
3. Juntamente com o aumento da umidade e toxina combinada, a síndrome apresenta-se no Fei com retenção de toxinas e umidade bloqueando o pulmão, que são combinados por calor, toxina e umidade. Os sintomas clínicos dos pacientes incluem febre, dispneia, agitação mental, prisão de ventre ou diarreia;[13]
4. O calor aquece o sangue, que estagnará e mais adiante, coagulará.[14] Durante esse período, o **calor** queima os fluidos corpóreos, e a **umidade** suprime o movimento do Qi, resultando na estagnação do sangue, manifestada na forma de aumento da dispneia e problemas mentais pelo calor no pericárdio (Xin Bao);
5. Na fase grave, a toxina pestilenta ataca, ainda mais, o pulmão e atinge os níveis de Qi e Ying, e os sintomas começam a exacerbar, como febre alta, dispneia, e até vômito de sangue e até inconsciência. Nessa fase, temos o bloqueio do pulmão e o calor do coração afetando o nível de consciência;
6. No estágio crítico, a toxina epidêmica bloqueia seriamente a função visceral e resulta no colapso de Yang Qi no corpo humano. Os pacientes apresentam os sintomas, com falência funcional múltipla de órgãos e choque. Após o tratamento adequado e a eliminação de toxinas epidêmicas, os pacientes passam para o estágio de recuperação, restando a deterioração do Qi e Yin, em especial do Fei e Pi.[16]

Os diagnósticos mais frequentes, em cada uma das fases que encontramos, são os seguintes:[16]

- Estágio inicial: síndrome da umidade reprimindo o Qi defensivo (Wei Qi) associado ao frio ou calor (invasão de umidade-frio ou umidade-calor);
- Estágio moderado: síndrome da umidade bloqueando o pulmão, estômago e baço, e na maioria dos casos, há a associação do calor patogênico acumulado no pulmão;
- Estágio crítico: síndrome do patógeno epidêmico obstruindo os pulmões, ou bloqueio interno e escape externo;
- Convalescença: deficiência de Qi do Fei e Pi;
- Pós-COVID-19: deficiência de Qi e Yin.

Resumimos assim, a evolução patológica, como toxina de umidade atacando a superfície (exterior) do organismo no estágio inicial, e que rapidamente invade o Fei. Nos casos que evoluem com quadro mais intenso, observamos umidade-toxina, com caráter adicional de calor-fogo, no Fei, que corresponde à fase inflamatória da COVID-19 (tempestade de citocinas). A doença tem um acometimento sistêmico, influenciando a função do baço, envolvendo o coração, fígado e rim com certa frequência. Alguns desenvolvem estase de Xue, clinicamente relacionado aos fenômenos tromboembólicos, que pode apresentar dímero-D aumentado.

Se o método de tratamento for adequado e o Zheng Qi (correto) se recuperar gradualmente, o patógeno será expulso, consequentemente o paciente entrará no período de recuperação.

Síndrome Pós-COVID-19

Na síndrome pós-COVID-19, as sequelas estão diretamente relacionadas a padrões de deficiência residual de Qi do pulmão, coração, baço-pâncreas, rim, e deficiência de sangue (Xue), com ou sem estagnação do mesmo. Os sintomas pós-COVID-19 por órgão (Zang), podem ser assim agrupados:
- Pulmão (Fei): dispneia, tosse persistente, alterações olfativas e secreções. Padrões de deficiência de Qi e Yin do pulmão, patógenos residuais;
- Coração (Xin): ansiedade, palpitação, insônia, sono não reparador, confusão mental e piora da memória. Padrões de deficiência de Qi, Yin e Xue do coração;
- Baço-pâncreas (Pi): perda de paladar, alterações da digestão como empachamento pós-prandial, alterações de consistência das fezes. Padrões de deficiência de Qi do Pi;
- Fígado: cefaleia continua e alternância de frio e calor, padrões de estagnação de Qi do fígado e presença de patógeno preso no Shao Yang;
- Rim: zumbido, queda de cabelo, fadiga e dor nas articulações. Padrões de deficiência de Qi e Yin do rim.

Conclusão

A COVID-19 é classificada como doença epidêmica pela MTC, causada por um agente altamente contagioso (Li Qi), fugindo dos padrões habituais daqueles conhecidos como seis fatores climáticos (Liu Qi). O patógeno penetra principalmente pelo nariz, boca e pele, causando uma síndrome superficial, muito similar ao "vento-frio", no entanto, rapidamente interioriza e se manifesta como "umidade-toxina" ou "umidade-calor" no Fei. Infelizmente, alguns casos sintomáticos da COVID-19 evoluem com sintomas tardios, e esses pacientes têm apresentado quadros compatíveis com deficiência de Qi e/ou Yin.

Referências Bibliográficas

1. Granet M. O pensamento chinês. Rio de Janeiro: Contraponto; 1997.
2. Sussmann DJ. Acupuntura: teoria y prática. Buenos Aires: Kier; 2010.
3. Dulcetti Junior O. O qì do taoismo antigo Nèijīng e as dificuldades na transmissão no Ocidente. Plura; 2012.
4. Nghi NV, Dzung TV, Recours-nguyen C. Huangdi Neijing Ling Shu. [Tradução francês] Nghi NV. Marseille, Edition NVN. 1994-1995.
5. Wu YK. Treatise on Pestilence (with comments of TCM Academy of Zhejiang). Beijing: People's Medical Publishing House; 1977.
6. Luz MT. Seminário do Projeto Racionalidades Médicas. 3.ed.Rio de Janeiro; IMS/UERJ; 1993.

7. Jullien F. Processo ou Criação. São Paulo: Unesp; 2018.
8. Auteroche B, Navailh P. O Diagnóstico na Medicina Tradicional Chinesa. São Paulo: Editora Andrei; 1992.
9. Maciocia G. Os fundamentos da medicina chinesa. São Paulo: Roca; 1995.
10. Min LS, Darella ML, Pereira OAA. Curso Básico de Acupuntura e Medicina Tradicional Chinesa. Instituto de Pesquisa e Ensino Medicina Tradicional Chinesa. Florianópolis: 2000.
11. Wen TS. Manual Terapêutico de Acupuntura. São Paulo: Editora Manole; 2008.
12. Jiang Q, Kui JY, Guo P, Jiang QH, Xiao HT, Feng M. Comparison of diagnosis and treatment scheme of pneumonia with 2019-novel coronavirus infection on evidence-based medicine. Hua Xi Yao Xue Za Zhi. 2020;35(1):11316.
13. Liu CH, Wang Y. Discussão sobre a aplicação da teoria da doença febril ao diagnóstico e tratamento do COVID-19. Shanghai Zhong Yi Yao Za Zhi. 2020; 54(3):5-8.
14. Xiao XQ, Hu SM. Analysis of the characteristics of Wang Qingren's prescriptions for promoting blood circulation and removing blood stasis. Jiangxi Zhong Yi Yao Da Xue Xue Bao. 2017;29(1): 8–9, 23.
15. Qi J, Qi X, Wang X. Clinical efficacy of different doses of jinhuaqing-gan granule on influenza and serum levels of cytokines. Mod Med J. 2016; 44:1664-9.
16. Luo H, Gao Y, Zou J et al. Reflections on treatment of COVID-19 with traditional Chinese medicine. Chin Med 15, 94 (2020).

Mecanismo de Ação da Acupuntura

5

André Wan Wen Tsai, Denise Alves Baptista,
Eduardo D'Alessandro, Patrícia Evelyne Alves

▶ Introdução

O uso da acupuntura tem crescido no mundo todo, sendo indicado em várias condições clínicas, especialmente naquelas relacionadas às síndromes dolorosas, como dor no pós-operatório dentário, osteoartrites, lombalgias inespecíficas, síndrome dolorosa miofascial, e, também, em outras condições clínicas, como doenças autoimunes, alergias e até nas doenças oncológicas.[1-3]

Há mais de 50 anos, o mundo ocidental vem descobrindo, por meio da metodologia científica moderna, os principais mecanismos bioquímicos, pelos quais a acupuntura atua, bem como suas principais vias neurais, por onde trafegam as informações e quais núcleos nervosos estão envolvidos no processamento dos estímulos provocados pelo agulhamento.[4,5]

▶ O Ponto de Acupuntura (穴道 – Xue Dao)

Literalmente, em chinês, o ponto de acupuntura significa "buraco". Existem cerca de mil pontos descritos dentro e fora dos meridianos (經絡 – Jing Luo) e que, ao exame físico, muitas vezes são percebidos como uma depressão.[6] Inúmeros estudos anatômicos identificaram que os pontos de acupuntura são ricamente inervados e coincidem com terminações nervosas que perfuram a fáscia para atingirem planos mais superficiais do organismo, conferindo essa sensação de "buraco".[7-10] Além disso, muitos pontos localizam-se em planos intermusculares, onde a introdução da agulha encontra menos resistência física.[8]

Modelos experimentais demonstram que o ponto de acupuntura possui baixa resistência elétrica,[9-11] que pode ser localizado e/ou estimulado por meio de aparato elétrico, que é muito comum na acupuntura auricular, potencializando o efeito terapêutico.

Melzack et al. correlacionaram os pontos de acupuntura com pontos gatilhos miofasciais,[12] e esses, quando agulhados muitas vezes, produzem sensação de irradiação que mimetizam o trajeto do meridiano a qual o ponto pertence. Nesse caso, chamados o ponto de Ah-Shi (阿是穴).

O Estímulo da Acupuntura (得氣 – De Qi)

Normalmente, utilizamos agulhas metálicas para puncionar através da pele os pontos de acupuntura, e dessa maneira produzir um fenômeno conhecido como "De Qi" (得氣), traduzido como a "chegada do Qi" no ponto agulhado. De acordo com as teorias básicas da Medicina Tradicional Chinesa (MTC), da qual a acupuntura faz parte, o objetivo do "De Qi" é promover uma circulação eficiente pelos tecidos dessa substância vital chamada de Qi, e assim, restabelecer a homeostasia do organismo.

Classicamente, ao estimular o ponto de acupuntura procura-se obter uma sensação de formigamento, parestesia, choque, aperto, peso que pode irradiar proximal ou distalmente, resultando no efeito terapêutico desejado.[6,13] Vale ressaltar que muitas vezes o "De Qi" pode ser percebido pelo acupunturiatra como uma resposta *twich* em uma síndrome dolorosa miofascial (SDM). Muitos trabalhos corroboram com a descrição dos textos clássicos, reforçando a obtenção do "De Qi" como condição importante para termos um melhor resultado.[14-16] Para isso, podemos potencializar esse efeito por meio de manipulação manual (*manual acupuncture* – MA) ou elétrica (*eletroacupuncture* – EA).[17]

Em termos práticos, é sempre recomendado o agulhamento em áreas onde a sensibilidade do paciente esteja preservada.[18,19]

Efeitos Analgésicos, Anti-Inflamatórios e Imunológicos da Acupuntura

O ponto de acupuntura ao ser puncionado, estimula vias aferentes nervosas, especialmente as fibras do tipo A-delta, levando as informações até o corno posterior da medula espinhal (CPME).[13,16,18,20]

Na medula espinhal ocorrem dois fenômenos: primeiramente, os interneurônios inibitórios são acionados e com a liberação de metencefalina bloqueiam as informações de dor trazidas, preferencialmente, pelas fibras do tipo "C", estimulando as células pedunculadas a inibir a substância gelatinosa que, via células de ampla variação dinâmica iriam continuar a transmissão através do trato espinorreticular; simultaneamente, as informações ascendem pelo funículo anterolateral da medula espinhal (trato espinotalâmico) até o tálamo posterior lateral e dali até o córtex cerebral, onde a sensação de "De Qi" é interpretada como sensação de peso, choque ou parestesia pelo sistema nervoso central (SNC). Nesses casos, a dor é bem localizada, por chegar ao córtex sensorial, através de uma projeção somatotópica, e o caráter é agudo.[29] No SNC, o sistema supressor da dor é ativado liberando opioides endógenos (beta-endorfina, dinorfina) e neurotransmissores (serotonina, norepinefrina), tanto ao nível central, como nas vias eferentes, produzindo analgesia.[18,22]

Na via serotoninérgica, o estímulo doloroso originário nas fibras C é bloqueado por ação da substância cinzenta periaquedutal (SCPA), no mesencéfalo, que estimula o núcleo magno da rafe a liberar 5-HT, com ação sobre as células pedunculadas, evitando a progressão via trato espinorreticular, para difusão em um sistema multissináptico, emitindo projeções pela formação reticular em direção ao tálamo medial, de onde geraria uma projeção cortical difusa envolvendo o córtex pré-frontal (em várias regiões) e o giro do cíngulo. Isso explica a percepção de dor surda e mal localizada, de caráter crônico. A SCPA também recebe a ação de opioides (beta-endorfinas) originários do hipotálamo (núcleo arqueado), que recebe projeções do córtex pré-frontal.

Na via adrenérgica, a própria estimulação dolorosa da agulha já inicia a analgesia, quando as fibras das células marginais emitem projeções para estruturas do mesencéfalo, antes de atingirem o tálamo medial, liberando noradrenalina. Agem nessa etapa, especialmente, o lócus ceruleus (LC) que inibe diretamente os neurônios espinhais e o subnúcleo reticular dorsal (que atua inibindo a substância gelatinosa).[23]

Além do estímulo das terminações nervosas, há também a estimulação mecânica de fibroblastos, células do tecido conjuntivo, através do citoesqueleto actinomiosina, o que explica como na acupuntura podemos aumentar os efeitos por meio da rotação das agulhas.[24]

Recentes estudos têm mostrado a importância dos mastócitos na potencialização dos efeitos da acupuntura. Há a liberação de peptídeos relacionados a calcitonina e substância P, que se ligam ao receptor neurocinina-1 dos mastócitos. Sua degranulação aumenta os níveis de 5-hidroxi triptamina (5-HT) produzindo efeito analgésico e anti-inflamatório.[25,26]

Em uma revisão sistemática,[27] 43 artigos foram avaliados no tratamento da artrite reumatoide (AR) usando em seus estudos pontos como ST36, GB34 e LI4. Foi observado uma melhora na qualidade de vida dos pacientes, com exceção dos pacientes de um dos estudos. Pesquisas bem documentadas por meio de biomarcadores têm observado efeito anti-inflamatório da acupuntura na AR,[24,27] e o envolvimento do receptor TLR, que está associado ao desenvolvimento e progressão da artrite reumatoide, mostrou que sua expressão pode ser reduzida pela acupuntura.[27]

Como mencionado anteriormente, as fibras finas aferentes A-delta são as principais vias conhecidas, até o momento, envolvidas nos efeitos analgésicos e anti-inflamatórios da acupuntura, no entanto, o papel das fibras A-beta e até mesmo das fibras C (amielínicas) também tem sido descrito.[26]

A nível molecular, os receptores de membrana (TRPV1, TRPV4 e ASIC3) que permeiam cátions como sódio e cálcio estão sendo extensivamente estudados, por estarem associados com a liberação de ATP em vários tecidos.[25] ASIC3 são receptores que respondem a estímulos mecânicos e químicos localizados nas fibras A-beta que inervam músculos e pele. TRPV1 encontra-se expressa em fibras A-delta e fibras C. Estudos têm mostrado que receptores ASIC3 e TRPV1 estão associados com os estímulos percebidos pela eletroestimulação, em tecido subcutâneo. O efeito de analgesia pela eletroacupuntura de baixa frequência (2 Hz) é mediado por fibras A-beta e ASIC3, enquanto o de alta frequência (100 Hz) pela A-delta e TRPV1. Alguns estudos têm mostrado que TRPV1 é altamente prevalente no ZUSANLI (ST36) e que isso pode inibir a transmissão da nocicepção.[26]

A modulação do sistema imunológico é documentada por inúmeros trabalhos mostrando o envolvimento de citocinas, como interferon-gama (IFN-γ), interleucina-2 (IL-2) interleucina-17 (IL-17) induzindo a diferenciação esplênica de células T do sistema imunológico, e indiretamente pode influenciar na produção de IgA, IgG e IgM.[25,27] Por outro lado, em estudo experimental observa-se também o efeito antioxidante da acupuntura por inibir a ação do TNF-α, IL-1β, IL-6, melhorando a injúria pulmonar, renal e alterações intestinais em uma sepse.[24]

Envolvimento do Sistema Nervoso Autonômico

As citocinas são mensageiras que interligam o sistema neural, imune e endócrino em um processo inflamatório, modulando o sistema nervoso autonômico (nervo vagal e nervos simpáticos).

Durante a inflamação, citocinas periféricas sensibilizam receptores nociceptivos que levam a informação da dor para a medula espinhal. O sistema nervoso central coordena três vias que controlam a função dos órgãos:
- Via hipotálamo-pituitária-adrenal (HPA);
- Via simpática;
- Via parassimpática.[24]

Por meio do eixo HPA e dos sistemas nervosos simpático e vagal, os sinais dolorosos podem estimular a liberação de noradrenalina (NE) e acetilcolina (ACh) da glândula adrenal, inibindo a expressão de citocinas inflamatórias e formando um circuito modulatório neuroimune e neuroendócrino.[26] Além disso, o eixo HPA e os nervos simpáticos e vagal inibem a inflamação por meio de interações com células imunes e neurônios nociceptivos, formando uma alça de *feedback*.

A rede neuronal simpática percorre a medula espinhal e inerva a maior parte das vísceras, induzindo a liberação neurogênica local e/ou sistêmica de catecolaminas pelas glândulas adrenais. Ramos simpáticos pré-ganglionares inervam a medula adrenal e ativam as células cromafins para liberar catecolaminas na corrente sanguínea, que podem causar efeitos adversos, como lipólise metabólica sistêmica e imunossupressão.

A eletroacupuntura de alta frequência parece ativar a inervação pré-ganglionar da medula adrenal para induzir catecolaminas sistêmicas, enquanto a eletroacupuntura de baixa frequência parece ativar inervações pós-ganglionares simpáticas específicas para induzir a liberação local de norepinefrina neurogênica.[24] Estudos recentes em roedores sugerem que a regulação simpática local do sistema imunológico pode fornecer vantagens clínicas para o tratamento de distúrbios inflamatórios, como a artrite, evitando a imunossupressão sistêmica e a suscetibilidade a infecções secundárias.[24]

O nervo vago é o principal nervo parassimpático ele conecta o sistema nervoso central com as vísceras nos mamíferos. A acupuntura em ST36, PC6 e acupuntura auricular (estômago e intestino delgado) aumentam a motilidade gastrointestinal via estimulação vagal. Outros fenômenos como diminuição do nível sérico de citocinas inflamatórias, prevenção de peritonite, lesões cerebrais e pulmonares foram observados em modelos animais.[24]

Efeitos da Acupuntura na Saúde Mental

Os efeitos da acupuntura sobre o SNC não estão restritos à dor; diversos trabalhos já demonstraram que o tratamento também produz alívio dos sintomas de ansiedade e depressão. Isso é natural, pois a própria definição de dor da Associação Internacional do Estudo da Dor já inclui referência a uma experiência desagradável (com ou sem lesão tecidual) de natureza sensorial e emocional.[28]

Há evidência de que a acupuntura leva a resultados similares à ação de medicamentos para os principais transtornos do humor, mediados pela ação de neurotransmissores de ação central. Essa ação foi comprovada também para casos mais desafiadores, como esquizofrenia e drogadição.[23,29]

Dentre os neurotransmissores, a serotonina (5-HT) é um importante regulador do humor e das funções cognitivas, comportamentais, fisiológicas e neuroendócrinas, sendo alvo eleito de vários estudos sobre mecanismos de ação.[30] A eficácia da acupuntura depende também da aplicação regular das sessões para que ocorra uma ação cumulativa ao longo do tempo.[31]

Um estudo publicado, em 2019, na China, demonstrou que a utilização da EA de baixa frequência (2 Hz, na intensidade de 1 mA) nos pontos Baihui (GV20) e Yintang (EXHN3) foi capaz de reverter comportamentos depressivos de ratos submetidos a estresse crônico. Foi constatada queda da proteína de recaptação da serotonina (SERT) no hipocampo mediada por miRNA-16 (inibidor da transcrição de SERT), com aumento significativo nos níveis de 5HT.[31]

Pesquisas clínicas utilizando Taichong (LR3), Shen Men (HT7), Sanyinjiao (SP6), Neiguan (PC6), Zusanli (ST36) e Baihui (GV20) mostram por meio da ressonância magnética funcional (RNMf) modulação da atividade cerebral em áreas como giro temporal superior, insula anterior, giro pós-central, giro do cíngulo posterior, tálamo, lobo pré-frontal, giro para-hipocampal e regiões paralímbicas,[32,33] com melhoras nos questionários para humor e sono.

Eletroacupuntura (EA)

A EA originou-se da vontade de gerar um estímulo mais intenso e continuado do que aquele conseguido pela manipulação das agulhas (MA). Pelo aparelho, consegue-se estímulos de variadas frequências, diversificando o perfil de opioides endógenos liberados.

Diferentes perfis foram inicialmente elucidados na década de 1980, por experimentos de Han[34], que demonstrou a transferência de analgesia entre duas cobaias por meio da transferência do liquor cefalorraquidiano (LCR) identificando aumento da concentração de diferentes opiáceos para diferentes frequências de EA:
- 2 Hz → liberação de beta-endorfina;
- 15 Hz → liberação de encefalina;
- 100 Hz → liberação de dinorfina.

Esses opioides endógenos têm diferentes pesos moleculares, sendo os de cadeia mais curta, liberados de maneira mais imediata e relacionados às frequências de estímulo mais altas (100 Hz), já as frequências mais baixas (2 Hz), ocasionam liberação de moléculas de cadeias mais longas e por isso mais lentas para aumentar em concentração, porém, mais resistentes à degradação ao longo do tempo. Além disso, seus receptores se localizam em diferentes níveis no sistema nervoso, o que possibilitou a identificação de diferentes sítios de atuação:
- Dinorfina → ação na medula espinhal e no tronco cerebral;
- Beta-endorfina → "substância cinzenta periaquedutal" (SCPA) no mesencéfalo;
- Encefalina → corno dorsal da medula espinhal.

Com o aparelho de EA obtém-se uma padronização do estímulo, podendo-se ter um acompanhamento mais fidedigno da evolução do paciente, frente à sua tolerância à intensidade e resposta a diferentes frequências.

Atualmente, os aparelhos permitem definir o formato de onda, continuidade ou não do estímulo, que pode ser sempre na mesma frequência, ou então, com duas fases distintas (altas e baixas frequências alternadas), pode-se programar ainda, para que a frequência vá em um crescente até um pico e então diminua até o basal ou fique em variação randômica de frequência. Todas essas variações tendem a evitar acomodação ao estímulo durante a sessão, potencializando suas respostas fisiológicas.

Os aparelhos permitem, também, que se defina a largura de pulso aumentando ou diminuindo a quantidade total de carga transmitida a cada pulso.

Esses parâmetros alteram a sensação experimentada pelo paciente, fazendo com que o mesmo tolere mais ou menos intensidade conforme se define o pulso transmitido e provocam diferentes reações no distintos tecidos que recebem a estimulação elétrica.

Tradicionalmente, existem quatro modos de estimulação em eletroanalgesia: a estimulação sensorial, motora, breve e intensa, e em nível nocivo.

A estimulação sensorial utiliza ondas de altas frequências (em torno de 100 Hz) e curta duração (50 a 150 milissegundos) com amplitude logo abaixo do limite de produção de abalos motores, gerando sensação de confortável parestesia no local de estimulação, com alívio temporário da dor. Esse modo de estimulação atua por meio de fibras grossas, possivelmente pelo mecanismo de portões proposto por Melzack e Wall[35] tendo uso adequado durante exercícios e atividades laborais.

A estimulação em nível motor, também chamada de "baixa frequência", utiliza pulsos de 2 a 4 Hz com longa duração (100 a 200 ms) e em amplitude que gere contrações musculares. Atua por meio de neurônios de fibras finas, porém, mielinizadas e ocasiona a liberação de endorfinas e encefalinas com analgesia de longa duração apropriada para quadros de dor crônica.

A estimulação breve e intensa utiliza parâmetros que causam estimulação, tanto sensorial, quanto motora em uma intensidade que seja a máxima tolerada, assim, temos frequências altas (60 a 200 Hz) e pulsos de longa duração (150 a 500 ms) capazes de gerar parestesia imediata e contrações musculares em torno dos eletrodos, sendo adequado para uso durante procedimentos dolorosos, como mobilização de articulações ou mesmo debridamento de feridas.

Estimulação em nível nocivo ou doloroso, também chamada "hiperestimulação", busca ativar o sistema inibidor descendente, enquanto os parâmetros prévios são adequados para efeitos analgésicos com agulhamento local ou próximo ao sítio da dor, esse se adequa a analgesia ocasionada pela punção de pontos distantes.

O cérebro é capaz de inibir as chegadas das aferências dolorosas por meio da ativação da substância cinzenta periaquedutal (SCPA) do mesencéfalo no tronco encefálico; essa é a etapa inicial, do chamado sistema inibidor descendente, ou seja, a modulação central da dor.

Assim, nesse tipo de estimulação, utiliza-se baixa frequência (2 a 50 Hz) com pulsos de longa duração (acima de 250 ms) em intensidade que seja desconfortável por um breve período. Antes de utilizar esse protocolo devemos sempre explicar a intenção e a sensação dolorosa esperada, para que o paciente concorde e consiga tolerar a estimulação.

Conclusão

O mecanismo de ação da acupuntura para fins de analgesia já está bem documentado, envolvendo aspectos locais, segmentares (CPME) e suprasegmentares (tálamo, sistema límbico, substância cinzenta periaquedutal, núcleo magno da rafe, córtex sensitivo e motor etc.).

Além de ser uma importante opção no tratamento da dor, especialmente da dor crônica, inúmeros estudos têm demonstrado os efeitos moduladores da acupuntura no sistema imunológico e psíquico, sendo indicado também no tratamento de doenças como rinite e/ou dermatite alérgica, depressão, insônia e ansiedade.

Referências Bibliográficas

1. Vickers AJ, Vertosick EA, Lewith G, MacPherson H, Foster NE, Sherman KJ, Irnich D, Witt CM, Linde K; Acupuncture Trialists' Collaboration. Acupuncture for Chronic Pain: Update of an Individual Patient Data Meta-Analysis. J Pain. 2018 May;19(5):455-474. doi: 10.1016/j.jpain.2017.11.005. Epub 2017 Dec 2. PMID: 29198932; PMCID: PMC5927830.
2. Acupuncture. NIH Consensus Statement 1997: 1-34.
3. Kelly RB, Willis J. Acupuncture for Pain. Am Fam Physician. 2019 Jul 15;100(2):89-96. PMID: 31305037.
4. Han JS, Ho YS. Global trends and performances of acupuncture research. Neurosci Biobehav Rev. 2011 Jan;35(3):680-7. doi: 10.1016/j.neubiorev.2010.08.006. Epub 2010 Aug 26. PMID: 20800613.
5. Moré AO, Tesser CD, da Silva JB, Min LS. Status and Impact of Acupuncture Research: A Bibliometric Analysis of Global and Brazilian Scientific Output from 2000 to 2014. J Altern Complement Med. 2016 Jun;22(6):429-36. doi: 10.1089/acm.2015.0281. Epub 2016 May 2. PMID: 27136034.
6. Wen TS, Hsing WT. Manual Terapêutico de Acupuntura. 1ª Edição. São Paulo: Editora Manole, 2008.

7. Zhou PH, Qian PD, Huang DK, Gu HY, Wang HR Relationships between meridian, acupoints and peripheral nerves. In: Xia Y, Cao X.-D, Wu, G.-C., Cheng, J.-S. (Eds.), Acupuncture Therapy on Neurological Diseases: A Neuro- biological View. Springer, in press.
8. Langevin HM, Yandow JA. Relationship of acupuncture points and meridians to connective tissue planes. Anat Rec. 2002 Dec 15;269(6):257-65. doi: 10.1002/ar.10185. PMID: 12467083.
9. Li AH, Zhang JM, Xie YK. Human acupuncture points mapped in rats are associated with excitable muscle/skin-nerve complexes with enriched nerve endings. Brain Res. 2004 Jun 25;1012(1-2):154-9. doi: 10.1016/j.brainres.2004.04.009. PMID: 15158172.
10. Wick F, Wick N, Wick MC. Morphological analysis of human acupuncture points through immunohistochemistry. Am J Phys Med Rehabil. 2007 Jan;86(1):7-11. doi: 10.1097/01.phm.0000250564.88013.89. PMID: 17304683.
11. Hyvärinen J, Karlsson M. Low-resistance skin points that may coincide with acupuncture loci. Med Biol. 1977 Apr;55(2):88-94. PMID: 865155.
12. Melzack R, Stillwell DM, Fox EJ. Trigger points and acupuncture points for pain: correlations and implications. Pain 1977: 3-23.
13. Wang KM, Yao SM, Xian YL, Hou Z. A study on the receptive field of acupoints and the relationship between characteristics of needle sensation and groups of afferent fibres. Scientia Sinica 1985: 963-971.
14. Li M, Yuan H, Wang P, Xin S, Hao J, Liu M, Li J, Yu M, Zhang X. Influences of De Qi induced by acupuncture on immediate and accumulated analgesic effects in patients with knee osteoarthritis: study protocol for a randomized controlled trial. Trials. 2017 Jun 5;18(1):251. doi: 10.1186/s13063-017-1975-7. PMID: 28583145; PMCID: PMC5460357.
15. Hu N, Ma L, Wang P, Wu G, Zhao M, Hu S, Sun J, Wang Y, Zhang Z, Zhu J, Ma L. Influence of the quickness and duration of De Qi on the analgesic effect of acupuncture in primary dysmenorrhea patients with a cold and dampness stagnation pattern. J Tradit Chin Med. 2019 Apr;39(2):258-266. PMID: 32186050.
16. Zhu SP, Luo L, Zhang L, Shen SX, Ren XX, Guo MW, Yang JM, Shen XY, Xu YS, Ji B, Zhu J, Li XH, Zhang LF. Acupuncture De-qi: From Characterization to Underlying Mechanism. Evid Based Complement Alternat Med. 2013;2013:518784. doi: 10.1155/2013/518784. Epub 2013 Sep 8. PMID: 24194782; PMCID: PMC3781993.
17. E Shen, WY Wu, HJ Du, JY Wei, DX Zhu. Electromyographic activity produced locally by acupuncture manipulation. Chin Med J, 1973.
18. Chiang CY, Chang CT, Chu HC, Yang F. Peripheral afferent pathway for acupuncture analgesia. Sci. Sin. (B) 16, 210–217, 1973.
19. Research Group of Acupuncture Anesthesia. Peking Medical College, Peking, 1973. Effect of acupuncture on the pain threshold of human skin. Chin. Med. J. 3, 35.
20. Cao X. Scientific bases of acupuncture analgesia. Acupunct Electrother Res 2002: 1-14.
21. Wang SM, Kain ZN, White P. Acupuncture Analgesia: I. The Scientific Basis. Anesthesia & Analgesia 2008: 602-610.
22. Pomeranz B. Scientific research into acupuncture for the relief of pain. J Alt Complement Med. 1996; 2:53-60.
23. Filshie J, White A. Acupuntura médica: um enfoque científico do ponto de vista ocidental. São Paulo: Roca; 2002.
24. Ulloa L, Quiroz-Gonzalez S, Torres-Rosas R. Nerve Stimulation: Immunomodulation and Control of Inflammation. Trends Mol Med. 2017 Dec;23(12):1103-1120. doi: 10.1016/j.molmed.2017.10.006. Epub 2017 Nov 20. PMID: 29162418; PMCID: PMC5724790.
25. Langevin HM, Churchill DL, Wu J, Badger GJ, Yandow JA, Fox JR, Krag MH. Evidence of connective tissue involvement in acupuncture. FASEB J. 2002 Jun;16(8):872-4. doi: 10.1096/fj.01--0925fje. Epub 2002 Apr 10. PMID: 11967233.

26. Li Y, Yang M, Wu F, Cheng K, Chen H, Shen X, Lao L. Mechanism of electroacupuncture on inflammatory pain: neural-immune-endocrine interactions. J Tradit Chin Med. 2019 Oct;39(5):740-749. PMID: 32186125.
27. Chou PC, Chu HY. Clinical Efficacy of Acupuncture on Rheumatoid Arthritis and Associated Mechanisms: A Systemic Review. Evid Based Complement Alternat Med. 2018 Apr 12;2018:8596918. doi: 10.1155/2018/8596918. PMID: 29849731; PMCID: PMC5925010.
28. Raja SN, Carr DB, Cohen M, Finnerup NB, Flor H, Gibson S, Keefe FJ, Mogil JS, Ringkamp M, Sluka KA, Song XJ, Stevens B, Sullivan MD, Tutelman PR, Ushida T, Vader K. The revised International Association for the Study of Pain definition of pain: concepts, challenges, and compromises. Pain. 2020 Sep 1;161(9):1976-1982. doi: 10.1097/j.pain.0000000000001939. PMID: 32694387; PMCID: PMC7680716.
29. Hori E, Takamoto K, Urakawa S, Ono T, Nishijo H. Effects of acupuncture on the brain hemodynamics. Auton Neurosci. 2010 Oct 28;157(1-2):74-80. doi: 10.1016/j.autneu.2010.06.007. PMID: 20605114.
30. Zhao J, Tian H, Song H et al. Effect of Electroacupuncture on Reuptake of Serotonin via miRNA-16 Expression in a Rat Model of Depression. Evid Based Complement Alternat Med. 2019
31. Pai, H J. Acupuntura: de terapia alternativa à especialidade médica. São Paulo: CEIMEC, 2005
32. Wang YK, Li T, Ha LJ, Lv ZW, Wang FC, Wang ZH, Mang J, Xu ZX. Effectiveness and cerebral responses of multi-points acupuncture for primary insomnia: a preliminary randomized clinical trial and fMRI study. BMC Complement Med Ther. 2020
33. Ling X, Cai L, Jiang X et al. Resting-State fMRI in Studies of Acupuncture. Evid Based Complement Alternat Med. 2021
34. Han, J., Xie, G., Zhou, Z., Folkesson, R. & Terenius, L. Enkephalin and beta-endorphin as mediators of electro-acupuncture analgesia in rabbits: an antiserum microinjection study. Adv.Biochem. Psychopharmacol. 33, 369–377 (1982).
35. Melzack, R. & Wall, P. D. Pain mechanisms: a new theory. Science. 150, 971–979 (1965).

O Diagnóstico das Doenças Epidêmicas pela Medicina Tradicional Chinesa

6

Hildebrando Sábato

Introdução

O desenvolvimento da Medicina Tradicional Chinesa (MTC) ao longo de milhares de anos é também uma história de lutas contra as doenças epidêmicas. De acordo com estatísticas preliminares, contam-se cerca de 300 epidemias maiores na história da civilização chinesa registradas na literatura, incluindo as epidemias de SARS e a atual COVID-19 e sua repercussão pandêmica mundial.[1]

Os antigos médicos chineses se esforçaram por estabelecer padrões diagnósticos para melhor lidar com as doenças febris, e a partir deles elaborar princípios de tratamento e medicamentos adequados para cada estágio reconhecido do acometimento dos doentes.

O presente capítulo discorre sobre a identificação de padrões diagnósticos de acordo com as Seis Camadas, Quatro Níveis e Sistema Triplo Aquecedor (Mo Yuan), para as doenças epidêmicas em geral, e para a COVID-19, em particular. O objetivo é entender a contribuição da MTC, em conjunto com o conhecimento biomédico atual, para as doenças epidêmicas, ampliando a eficácia e a segurança das medidas e tratamentos propostos, sem a pretensão de reduzir ou submeter um sistema médico ao outro, mas, antes, os integrando como uma medicina do século XXI. Para mais detalhes sobre o desenvolvimento histórico e fisiopatologia, é sugerido a leitura do primeiro Capítulo deste livro.

Identificação de Padrões de acordo com as Seis Camadas

O *Tratado das Doenças Causadas pelo Ataque do Frio e Doenças Diversas* (*Shang Han Za Bing Lun*) tem sido considerado, ao longo dos séculos, uma obra magistral, escrita em 205 d.C. Visto como o mais eminente médico da dinastia Han Oriental, Zhang Zhong Jing viveu entre 150 e 219 d.C. e tem na medicina chinesa o lugar preponderante que Hipócrates ocupa na medicina ocidental. Sua reflexão sobre os conhecimentos adquiridos ao longo de dezenas de anos de estudo dos clássicos, além das anotações de uma infinidade de casos clínicos, resultou nos 16 volumes de sua obra. Considerado a "bíblia da medicina" dentre os médicos chineses, sendo o mais antigo escrito clínico da história da medicina, a obra sistematiza a etiologia, mecanismos patológicos, bem como princípios de tratamento das doenças febris, dentre outras, com explicações detalhadas sobre a teoria básica da medicina chinesa, métodos de diagnóstico e tratamento, prescrições e fórmulas fitoterápicas.

A Teoria das Seis Camadas, descrita pela primeira vez em 220 d.C., apresentou mais tarde deficiências ao explicar as doenças epidêmicas. Se aplicava a doenças que, se pensava, serem adquiridas pela transmissão por meio dos meridianos, como o resfriamento – não exatamente como o resfriado comum, causado por um vírus – mas o que acontece quando a exposição ao frio causa sintomas ao organismo.

Ordem da Apresentação Baseada no Nei Jing Original

A Teoria das Seis Camadas, com suas múltiplas subcategorias e um grande número de prescrições, foi, por centenas de anos, a base para o tratamento das doenças febris de origem externa. Com o passar do tempo veio a ser criticada por não considerar doenças causadas por calor afetando o Yang. Uma das causas disso é que o padrão das enfermidades talvez tenha mudado ao longo dos anos, em razão de melhores condições sanitárias, estabilidade social, melhoria na qualidade da alimentação e migração da população para áreas ao sul da China, onde o clima não seria tão frio como no norte, local onde a teoria foi concebida e o *Tratado das Doenças do Frio* (*Shan Han Lun*) foi elaborado.

Os três primeiros estágios são padrões de excesso.

1ª Camada Tai Yang (grande Yang):
Caracterizada como temor ao frio ou vento, febre, dores de cabeça e pulso superficial. Na teoria dos Oito Princípios corresponderia ao frio exterior.
Diferenciação: quando há falta de sudorese – excesso
Quando há sudorese – deficiência.
Dor occipital e torcicolo podem aparecer por acometimento do canal unitário Tai Yang – Pangguang (bexiga) e Shao Chang (intestino delgado).
Apenas a parte do Qi defensivo do Fei (pulmão) é afetada, e não a parte interior. A função de dispersão e descida do Fei (pulmão) é impedida pelo frio exterior e o vento que "se aloja" nos espaços entre a pele e os músculos.

2ª Camada Yang Ming (Yang brilhante):
Se caracteriza por febre, transpiração sem temor ao frio, temor ao calor, irritabilidade, sede, pulso cheio e rápido seriam os sinais mais importantes. Esse estágio marca o início do desenvolvimento interno da doença, de acordo com os Oito Princípios.

3ª Camada Shao Yang (pequeno Yang):
Calafrios, febre oscilante, distensão no peito, gosto amargo na boca, sem apetite, irritabilidade e urgência para vomitar. A febre entremeada por calafrios. Se manifesta enquanto como um padrão dos Oito Princípios conhecido como meio exterior/meio interior. Esse padrão é relacionado com os meridianos do San Jiao (Triplo Aquecedor) e Dan (vesícula biliar) e, assim, é associado com dor nas laterais do corpo, gosto amargo na boca, visão borrada e pulso em corda.
As quarta e quinta camadas são padrões de deficiência e interioridade e não consideram influências perversas ou fatores patogênicos externos. As influências perversas podem atravessar as três primeiras camadas e irem direto ao interior ou percorrer os três.

4ª Camada Tai Yin (grande Yin):
É caracterizada por uma distensão abdominal, falta de sede com vômito, falta de apetite e dor ocasional. Considerado como padrão de deficiência do Yang do Pi (baço).

5ª Camada Shao Yin (pequeno Yin):
Trata-se de um nível mais profundo. Considerado o estágio mais perigoso. Seu sinal mais saliente é um pulso caracterizado como "diminuto", com grande desejo de dormir. Outros sinais são aversão ao frio, frio nos membros, e falta de febre. Considera-se essa camada como um padrão de deficiência do Yang do Shen (rim).

6ª Camada Jue Yin (absoluto):
Deveria ser o mais profundo e mais sério, mas o clássico revela que esse é um padrão misto de Yin e Yang, ocorrendo de uma maneira complexa, em que algumas áreas são quentes e outras são frias.

A Escola das Doenças Febris Wen Bing

Na dinastia Ming, Wu You Xing (1582-1652), em seu livro "*Sobre as Epidemias Febris*" (温疫论), propôs uma nova etiologia para a doença febril epidêmica.

Wu You Xing escreveu:

夫温疫之为病，非风非寒，非暑非湿，乃天地间别有一种异气所感

Isso significa que as doenças epidêmicas de calor não são causadas diretamente por fatores climáticos (vento/frio/calor do verão/úmido), agindo fora do tempo adequado ou com excesso de condições.

Postula que são causados por Li Qi 疠气 (Qi perverso prejudicial) ou Za Qi 杂气 (Qi heterogêneo) que residem entre o "céu e a terra". A natureza de uma doença epidêmica varia de acordo com a natureza do Qi heterogêneo específico. Os males do Li Qi são invisíveis e sem forma. Eles são visíveis apenas por seus efeitos dentro do corpo e podem atacar em qualquer estação, tendo uma natureza febril ou quente. Eles podem ser recebidos do "céu" ou por meio de um contato direto. Os "males nocivos" entram no corpo pelo nariz e pela boca, e não pela pele ou pelos corporais, como era assumido antes da teoria de Wu You Xing. O Qi maligno, uma vez que entra no corpo, se aloja na "membrana basal" Mo Yuan, que está localizada entre as partes interna e externa do corpo.

O Li Qi se manifesta no corpo com os mesmos sinais e sintomas dos seis excessos 六淫 (Liu Yin: vento/frio/calor do verão/umidade/secura/fogo). Eles diferem dos seis excessos por sua grande força e poder contagioso. Eles passam rapidamente e se difundem amplamente entre as pessoas. Eles invadem o corpo, independentemente da constituição, idade ou força física, e todas as pessoas podem ser infectadas.

Onde está Mo Yuan 膜原 "a membrana basal, ou membrana fonte"?

O conceito de sistema de membrana no corpo consiste em:
- Sistema externo: músculos e ligamentos (经筋).
- Sistema interno: a membrana fonte Mo Yuan (膜原).

No livro *Sobre as Doenças Epidêmicas Febris*, foi mencionado que:

"O Qi maligno (fator epidêmico) entra no corpo pelo nariz e pela boca, se aloja no interior, mas não nos Zang Fu, nem no exterior, nos meridianos de Jing Luo".

A teoria de Wen Bing relaciona o Triplo Aquecedor (San Jiao) com a Mo Yuan.

Funções do Triplo Aquecedor (San Jiao) podem se referir especificamente às membranas do grande omento, pleura, cavidade pleural, diafragma, membrana respiratória, pericárdio, mucosa gastrointestinal, membrana de filtração glomerular e membranas de parede do tubo capilar e peritônio relacionado.

A função original do aquecedor triplo no Mo Yuan é regular as passagens de água e o fluxo de Qi.

O patógeno Li Qi depois de entrar no corpo pode atacar as Mo Yuan "membrana basal" que cercam o organismo, dependendo de sua força ou fraqueza.

Ye Tian Shih ficou famoso por sua tese sobre doenças febris, na qual postulou a transmissão da doença por quatro estágios: Wei, Qi, Ying e sangue.

Seu livro Wen Re Lun (*Tratado sobre Febres Epidêmicas*) publicado em 1746, foi seguido por um livro ainda mais famoso, Wen Bing Tiao Bian (*Análise Detalhada de Doenças Febris*) em 1798, usando esse sistema de Quatro Níveis como base.

Quatro Níveis

A Teoria dos Quatro Níveis explica como compreender e tratar as chamadas doenças febris, quando os Xie Qi atingem o exterior, ou eventualmente vencem esse nível e penetram o interior.

Algumas das síndromes descritas nos quatro níveis são idênticas às síndromes descritas nas Seis Camadas.

Isso mostra que o organismo tem uma série de estratégias para lidar com doenças invasivas, e algumas são apropriadas, tanto para doenças "frias", quanto para doenças "quentes".

Essas teorias são usadas até hoje na medicina chinesa.

A identificação dos padrões dos quatro níveis ajudou médicos chineses a classificar a epidemia de SARS alguns anos atrás. E a atual COVID-19.

Trata-se da ocorrência dos agentes patogênicos externos – vento, frio, umidade – e os infecciosos, como bactérias e vírus – que geralmente entram pelo nariz ou pela boca.

Também podem penetrar por meio de feridas na pele, olhos, ou em qualquer outro orifício corporal.

Incluem:
- Resfriado comum.
- Gripe.
- Tuberculose.
- Catapora, sarampo, tosse quintosa.
- Meningite.
- SARS.
- Ebola.
- Febre glandular.
- Infecções epidêmicas.

O que Ye Tian Shih quis dizer com o termo "doenças do calor"?

O patógeno ganha entrada por meio do nariz ou da boca (atualmente se incluem outros orifícios do corpo ou de uma ferida). Elas são todos contagiosas. Todos elas apresentam-se com febre em algum grau. Patologia – sinais e sintomas –se desenvolvem rapidamente. Se persistirem e se aprofundarem, essas doenças quase sempre danificam o Yin.

A Teoria dos Quatro Níveis provê entendimento do que está acontecendo quando, pela mesma bactéria ou vírus, uma paciente apresenta um conjunto de sintomas, enquanto outro paciente mostra-se com outro conjunto, e o que se fazer a respeito.

Mais do que os pontos de acupuntura sugeridos em cada nível, as prescrições de ervas sugeridas por Ye Tian Shih, juntamente com aprimoramentos nos séculos seguintes mostram como a medicina chinesa vê uma maneira possível de solucionar esses problemas potencialmente importantes.

Os Quatro Níveis na Prática

A medida que uma doença de calor se aprofunda, o que acontece?

Ye Tian Shih reconheceu quatro níveis principais, sendo o nível de sangue o mais profundo:

- Wei, ou nível defensivo.
- Nível de Qi.
- Ying ou nível nutritivo.
- Nível de Xue (sangue).

1. O nível externo – Wei ou defensivo

Wei = sistema imunológico ou 'defensivo' no exterior.

Sistema imunológico: trato respiratório, trato gastrointestinal (80%).

A doença na superfície. Quando ultrapassa o exterior em direção ao sangue ela vai se tornando mais grave. Em face da infecção, o paciente pode se sentir muito doente. O organismo reconhece o distúrbio (ou não) e se esforça para mantê-lo longe do sangue. A febre nesse nível geralmente não é alta e, embora você tenha febre, evita o frio.

Nesse nível de Wei, existem basicamente quatro síndromes possíveis:

- Vento-calor (vento-frio).
- Calor úmido.
- Calor seco.
- Calor de verão.

2. O nível de Qi

Aqui a doença no interior. A febre nesse nível é mais alta, com uma grande sensação de calor e um desejo de frio, incluindo bebidas frias e ar. A mente é clara, mas pode haver delírio por causa da febre alta, mas mantendo a consciência.

Existem cinco variações de síndromes:

- Calor-umidade em Fei (pulmão).
- Calor no Wei – (estômago).
- Intestinos – calor secura.
- Umidade-calor no estômago e baço.
- Calor da vesícula biliar.

Sintomas de calor em Fei:

- Tosse: quando aguda, geralmente forte e frequentemente dolorosa. Se for crônica, frequente, e um tanto incapacitante.
- Sensação de calor. Isso é sentido principalmente no peito, mas pode ser em todo o tórax. Se há acometimento de calor em Fei por um tempo, também pode ocasionar alguma deficiência de Fei Yin; acompanhada de transpiração noturna.
- Falta de ar: não o tempo todo, a menos que seja mais grave, mas piora quando há sensação de calor ou em ambiente quente e seco e durante o esforço.
- Dor no peito: pode ser uma dor leve, piora quando tosse ou quando mais grave, tornando-se impossível respirar profundamente: o paciente provavelmente nem quer se mexer nesse caso.
- Sede: geralmente para fluidos frios. Muitas bebidas geladas. Provavelmente ingerida aos goles ou bebida com frequência.
- O rosto está vermelho e pode apresentar erupções cutâneas, como acne.

- Se a crise é aguda, "batimento de asas" das narinas.
- Facilmente leva ao cansaço ou fraqueza.
- Pulso: normalmente é rápido. Pode ser transbordante.
- Quando o médico sente o pulso, especialmente na posição distal do pulso direito – mas pode estar em todas as posições – ele como que empurra e o dedo do examinador.
- Língua: a cor do corpo da língua é vermelha. Tem um revestimento amarelo, embora isso possa não estar presente nos estágios iniciais do calor agudo do pulmão.

3. O nível Ying, Qi Nutritivo

Esse nível Ying é onde o organismo mantém seus níveis profundos de nutrição e Yin Qi.

Aqui o Yin Qi é alcançado apresentando sinais sérios de deficiência de Yin, afetando frequentemente a mente.

Com o Yin está enfraquecido nesse nível, a febre é mais provável, ou pelo menos pior, à tarde e à noite.

Nesse e no próximo nível, a mente está confusa, pode acontecer delírio e coma.

Existem duas síndromes nesse nível:
- Calor nesse nível Ying.
- Calor no pericárdio.

4. O nível mais profundo, o Xue

O sangue carrega a nutrição (nutrientes, oxigênio) por todo organismo, portanto, quando a doença atinge esse nível é muito difícil.

Além da deficiência de Yin, há sinais de grande calor causando sangramento, delírio e coma, convulsões e tremores.

A febre nesse nível é novamente pior à tarde e à noite.

Depois disso, Yin ou Yang podem entrar em colapso, o que significa que não há equilíbrio entre eles.

A morte pode ocorrer (embora também possa ocorrer nos níveis de Qi e Ying).

Existem cinco síndromes aqui:
- O calor vitorioso agita o vento.
- Calor vitorioso move o sangue.
- Vento vazio agita o interior.
- Colapso de Yin.
- Colapso de Yang.

▸ Abordagem Diagnóstica da COVID-19 pela Medicina Tradicional Chinesa

Do ponto de vista da medicina chinesa, a COVID-19 pode ser considerada uma doença de Wen Bing, se expressando como um "mal epidêmico" alojado no Triplo Aquecedor – Mo Yuan "membrana fonte" bloqueando o eixo do Qi, suprimindo o Yang, danificando a transformação e o transporte do Qi e líquidos, e produzindo um quadro de umidade tóxica. Combinando as manifestações clínicas de língua com saburra espessa (sintoma chave), fadiga, anosmia (perda do olfato) e ageusia (ausência ou redução do sentido do paladar), além de fezes diarreicas, depreende-se que a umidade desempenha um papel importante no curso da doença. Por causa da presença do fator patogênico umidade-tóxica, a doença se manifesta como um estado de metabolismo da água comprometido. Isso pode levar a um dano geral por meio do mecanismo do Triplo Aquecedor, transmitindo a doença a outros órgãos e sistemas. O mal patogênico umidade-tóxica pode se manifestar na "membrana fonte" Mo Yuan, (relacionada às fáscias do ponto de vista moderno), e vincular-se na teoria de Wen Bing ao Triplo Aquecedor, responsável pelo metabolismo da água e fluxo de Qi.

A pneumonia por vírus corona é uma doença de Wen Bing. Segundo Wu You Xing, são nove as possibilidades de instalação e desenvolvimento de quadros clínicos entre a superficialização e o aprofundamento da doença epidêmica. Conforme relatado na apresentação dos Quatro Níveis, é possível resumir o acometimento em cada um desses níveis, lembrando que a patologia pode se encontrar em cada um deles isoladamente, assim como se instalar em mais de um.

Danos ao nível de Wei Qi: o estágio inicial leve se manifesta como febre baixa, tosse seca, congestão nasal, falta de ar, fadiga, dor muscular, dor de cabeça.

Danos no nível de Qi: o próximo estágio se manifesta com febre alta, inflamação pulmonar, pneumonia, falta de ar, tosse seca. O edema e a inflamação são sintomas de umidade e o paciente precisará de auxílio de ventilação. A quantidade de calor *versus* umidade-fleuma pode variar entre os pacientes, lembrando que a umidade-tóxica ainda é a principal raiz. Conforme a doença progride, ocorre a hipóxia, e o Zheng Qi pode ser danificado. Esse é um ponto de mudança, de um estágio de calor para um estado de deficiência mais frio da doença.

Danos no nível de Ying e sangue: o corpo está passando por uma grande tempestade de citocinas que leva à síndrome de angústia respiratória aguda (SARA) e falência de órgãos. os pulmões são bloqueados pela mucosidade, a inflamação é excessiva e todos os órgãos do corpo não são nutridos. Esse é um estágio de excesso e deficiência da doença. A estagnação do sangue pode aparecer devido à falta de nutrição do sangue.

O estágio de recuperação se manifesta com deficiência de Qi do Fei (pulmão) e do Pi (baço), com sintomatologia correlata a esses padrões de desarmonia. Alguns pacientes terão deficiência de Yin do pulmão devido ao calor que levou à deficiência dos fluidos.

Conclusão

O conhecimento da experiência clínica dos antigos médicos chineses na abordagem das doenças epidêmicas, em particular dos métodos diagnósticos como a Teoria dos Quatro Níveis explanada neste capítulo, coloca o médico acupunturiatra do século XXI em condições de contribuir com tratamentos corretos e no tempo certo de cada fase da doença, evitando com isso a progressão ou o aprofundamento para níveis mais comprometedores e potencialmente sequeladores. Além disso, pesquisando a história pregressa do adoecimento, pode melhor avaliar a extensão do acometimento, e propor tratamentos que reestabeleçam possíveis danos ao organismo, como no caso do paciente com síndrome pós-COVID-19.

Referências bibliográficas

1. Socio-Ecological Dimensions of Infectious Diseases in Southeast Asia (English Edition) 1 ed. 2015 Ed. Springer.
2. Exploring the mechanism and treatment of lung-kidney impairment in novel coronavirus pneumonia by using the "lung-sanjiao moyuan-kidney" model theory. Dong Fei1 Liu Hongliang2 Gu Xiaohong1# (1. School of Chinese Medicine, Beijing University of Chinese Medicine, Beijing 100029 China, 2. Guang`anmen Hospital, China Academy of Chinese Medical Sciences, Beijing, 100053 China).
3. COVID-19 from Traditional Chinese Medicine Perspective – Severe Clinical Cases in The Context of Syndrome Differentiation, 2021 by World Scientific Publishing Co. Pte. Ltd.
4. Shang Han Lun - Tratado da Lesão por Frio / Zhang Zhong Jing.
5. Warm Disease Theory - Wen Bing Xue/ Jian Min Wen.

7 Síndrome Pós-COVID-19 no Sistema Respiratório

Chin An Lin

▸ Introdução

A infecção por novo coronavírus, como uma infecção viral típica, ocorre quando o SARS-CoV-2 invade e atinge o ambiente citoplasmático. Vírus não consegue se replicar sem a ajuda de uma célula hospedeira, então é mandatório, para a sua replicação, que haja essa etapa intracelular. O vírus em questão penetra na célula por meio do receptor ACE_2, abundante em pulmão e coração. Esse receptor é o mesmo receptor/peptidase que converte angiotensina II para angiotensina I, tendo um papel importante na regulação da pressão arterial.[1] Uma vez dentro da célula, os fragmentos proteicos virais sequestram as estruturas e organelas citoplasmáticos para duplicar novos componentes virais e rompem a membrana celular hospedeira para infectar novas células e recomeçar novos ciclos de captura de novas células.[2]

Um dos órgãos alvos da infecção por SARS-CoV-2, o pulmão, assim como toda a via respiratória sofre na fase viral e na fase inflamatória deflagrada para combater o vírus. Seguindo o curso da infecção viral, há evolução para pneumonia bilateral e eventualmente, o agravamento leva à síndrome de desconforto respiratório agudo, com acometimento alveolar difuso, necessitando de assistência ventilatória e eventualmente, a evolução pode levar a óbito.[3]

Estudos necrópsicos evidenciam danos endoteliais, com danos alveolares, com infiltração perivascular difusa de células T, com a presença intracelular de vírus e membranas celulares danificadas, presença de tromboses com microangiopatia, microtrombos em capilares alveolares e neoformação vascular.[4]

Esses achados evidenciam um processo inflamatório pulmonar intenso, com recrutamento de células T, ativação e distúrbio da cascata de coagulação. Esse fenômeno pode ser prontamente resolvido, ou pode levar a alterações anatômicas estruturais, provocando sequelas funcionais após a alta hospitalar.

▸ Persistência dos Sintomas após a Alta Hospitalar

À medida em que a pandemia segue o seu curso, começamos a aprender que muitos dos sintomas que se manifestam na fase de infecção aguda podem persistir na fase de convalescença. Sintomas como fadiga, dispneia, tosse, anosmia e disgeusia podem persistir por mais tempo do que uma infecção viral conhecida eventualmente provoque.

É evidente que dentre os sintomas persistentes que permanecem, há os que resultam de uma estada em unidade de terapia intensiva (UTI) e aqueles que são realmente provocados pela infecção viral e a consequente resposta inflamatória pela infecção.

De qualquer maneira, a persistência dos sintomas pode durar dias, semanas e meses até onde se pôde observar.

O Centro de Controle de Doenças (CDC) denomina a persistência dos sintomas de COVID-19 de longa duração ou síndrome de sequelas pós-agudas da COVID-19, quando os sintomas após a infecção viral aguda duram mais que quatro semanas.[5] Como mencionado acima, há dificuldade em distinguir os sintomas provocados pela infecção em si, dos sintomas que decorrem de condições clínicas preexistentes e agudizadas ou desencadeada por COVID-19, como condições de autoimunidade, asma, doença pulmonar obstrutiva crônica, fibromialgia, depressão e outros transtornos de humor. Essas condições podem, de *per se*, prolongar ou modular os sintomas de dispneia, fadiga e tosse, e eventualmente se somam às evoluções desastrosas desencadeadas pela infecção viral, como fibrose pulmonar, piora dos quadros preexistentes como doença pulmonar obstrutiva crônica e asma.

Além disso, outros sintomas como cefaleia, dores articulares, febre ou febrícula, tontura, dificuldade de concentração, palpitação e dor no peito têm sido relatados.[6]

Tratando e Reabilitando os Pacientes no Período Pós-COVID-19

Instituindo o tratamento em paciente, no período pós-infecção aguda com sintomas persistentes, deve primeiro, separar as condições preexistentes dos sintomas provocados pela COVID-19.

É uma abordagem multiprofissional e multidisciplinar, empregando todos os métodos válidos.

Pacientes com transtornos de humor, seja como condição preexistente, seja devido à COVID-19, ou devido às circunstâncias impostas pelo isolamento, quarentena e distanciamento dos familiares, precisam ser abordados e tratados, para que não influencie aumentando a gravidade dos sintomas.

– Dor torácica

Importante reconhecer se a dor torácica é do tipo muscular, consequência de hiperventilação em paciente com acometimento respiratório mais sério, ou a sensação de queimação pulmonar, queixa comum entre os pacientes após a infecção por SARS-CoV-2. Muitas vezes, uma investigação com exames complementares (ecocardiograma, ultrassonografia e tomografia) são necessárias para afastar causas de seriedade maior.[7]

– Complicações cardiopulmonares

Cerca de 20% dos pacientes com COVID-19 podem ter envolvimento cardíaco sério. Condições como miocardiopatia, arritmia, embolia pulmonar estão presentes entre as complicações pós-COVID-19.[7]

Em pacientes acompanhados por seis meses após a alta, foi observado que anormalidades respiratória, incluindo cansaço, fadiga e dispneia foram observados, especialmente no teste de 6 minutos de caminhada.[8]

A reabilitação desses pacientes deve começar já em período pré-alta, com fisioterapia respiratória e locomotora, continuando com o monitoramento com oximetria de pulso, prática de atividade física (com aumento gradual de carga e duração), descanso e trabalhos com técnicas de relaxamento, mudança de estilo de vida, com dieta adequada, cessação de tabagismo, limitação do uso de álcool e cafeína.[7]

O suporte da comunidade, incluindo a família, a equipe de saúde, em uma abordagem multiprofissional e multidisciplinar também é muito importante.

A identificação e tratamento de condições respiratórias preexistentes como asma, doença pulmonar obstrutiva crônica, fibrose pulmonar e outras doenças pulmonares crônicas é de suma importância.

Conclusão

Alguns pacientes, após fase aguda, mantêm seus sintomas por semanas, característica da síndrome pós-COVID-19. A abordagem desses pacientes deve ser feita de modo multiprofissional e multidisciplinar, levando em consideração seu histórico pregresso, fazendo a diferenciação entre sintomas da pós-COVID-19 e de doenças preexistentes, como asma, DPOC, miocardiopatias, dentre outras.

Referências Bibliográficas

1. Turner AJ, Hiscox JA, Hooper NM. ACE2: from vasopeptidase to SARS virus receptor. Trends Pharmacol Sci. 2004 Jun;25(6):291-4. doi: 10.1016/j.tips.2004.04.001. PMID: 15165741; PMCID: PMC7119032.
2. Markus Hoffmann, Hannah Kleine-Weber, Simon Schroeder, Nadine Krüger, Tanja Herrler, Sandra Erichsen, Tobias S. Schiergens, Georg Herrler, Nai-Huei Wu, Andreas Nitsche, Marcel A. Müller, Christian Drosten, and Stefan Pöhlmann. SARS-CoV-2 Cell Entry Depends on ACE2 and TMPRSS2 and Is Blocked by a Clinically Proven Protease Inhibitor. Cell 181, 271–280, April 16, 2020. DOI:https://doi.org/10.1016/j.cell.2020.02.052.
3. Huilan Zhang, Peng Zhou, Yanqiu Wei et al. Histopathologic Changes and SARS-CoV-2 Immunostaining in the Lung of a Patient With COVID-19. Ann Intern Med.2020;172:629-632. [Epub ahead of print 12 March 2020]. doi:10.7326/M20-0533.
4. Maximilian Ackermann, M.D., Stijn E. Verleden, Ph.D., Mark Kuehnel, Ph.D.,Axel Haverich, M.D., Tobias Welte, M.D., Florian Laenger, M.D., Arno Vanstapel, Ph.D., Christopher Werlein, M.D., Helge Stark, Ph.D., Alexandar Tzankov, M.D., William W. Li, M.D., Vincent W. Li, M.D. et al. Pulmonary Vascular Endothelialitis, Thrombosis, and Angiogenesis in COVID-19. N Engl J Med 2020; 383:120-128. DOI: 10.1056/NEJMoa2015432.
5. https://www.cdc.gov/coronavirus/2019-ncov/hcp/clinical-care/post-covid-conditions.html
6. Carfì A, Bernabei R, Landi F, for the Gemelli Against COVID-19 Post-Acute Care Study Group. Persistent Symptoms in Patients After Acute COVID-19. JAMA. 2020;324(6):603–605. doi:10.1001/jama.2020.12603.
7. Trisha Greenhalgh, Matthew Knight, Christine A'Court, Maria Buxton, Laiba Husain. Management of post-acute covid-19 in primary care: BMJ 2020;370:m3026 http://dx.doi.org/10.1136/bmj.m3026.
8. Chaolin Huang, LiXue Huang, Yeming Wang, Xia Li, Lili Ren, Xiaoying Gu, Liang Kang, Li Guo, Min Liu, Xing Zhou, Jianfeng Luo, Zhenghui Huang, Shengjin Tu, Yue Zhao, Li Chen, Decui Xu, Yanping Li, Caihong Li, Lu Peng, Yong Li, Wuxiang Xie, Dan Cui, Lianhan Shang, Guohui Fan, Jiuyang Xu, Geng Wang, Ying Wang, Jingchuan Zhong, Chen Wang, Jianwei Wang, Dingyu Zhang, Bin Cao. 6-month consequences of COVID-19 in patients discharged from hospital: a cohort study. Lancet 2021; 397: 220–32. Published Online January 8, 2021 tps://doi.org/10.1016/S0140-6736(20)32656-8.

Dispneia e Tosse na Síndrome Pós-COVID-19 pela Medicina Tradicional Chinesa

8

Lourdes Teixeira Henriques, Ricardo Morad Bassetto, Chin An Lin

▸ Introdução

Numerosos estudos relatam que indivíduos recuperados de COVID-19 podem ter sintomas persistentes, anormalidades radiológicas e função respiratória comprometida mesmo por vários meses. Idosos e pacientes com patologias subjacentes são os que mais têm sintomas persistentes de COVID-19, porém, pessoas jovens e saudáveis podem apresentar sintomas por semanas a meses depois da infecção.

A síndrome pós-COVID-19 inclui persistência dos sintomas além da eliminação viral e novo desenvolvimento de sintomas ou doenças crônicas dentro de 12 semanas após a cura clínica da doença.

Mahmud R. et al.[1] desenvolveram um estudo envolvendo 355 pacientes, sendo que a incidência da síndrome pós-COVID-19 foi de 46%, e a maioria dos pacientes desenvolveu os sintomas após sete dias da recuperação inicial da doença.

A maioria dos pacientes apresentava febre (75%), tosse (62%) e dispneia (36%). Outras características clínicas importantes incluíram anosmia (39%), hipóxia (30%), dor de cabeça (20%) e letargia.

As apresentações variaram amplamente, alguns pacientes apresentaram sintomas sobrepostos entre COVID-19 e síndrome pós-COVID-19. A fadiga pós-viral foi o sintoma mais comum, seguida por tosse persistente, dispneia aos esforços, distúrbios do sono, distúrbios de adaptação e dor de cabeça.[2]

Comprometimento respiratório, longo período de recuperação e gravidade da doença foram considerados fatores de risco para a síndrome pós-COVID-19. Assim, esse estudo revelou que os pacientes não se recuperaram completamente, mesmo após aparente recuperação clínica e os sintomas pós-COVID-19 podem se desenvolver mesmo em casos leves.

Pacientes com COVID-19 requerem acompanhamento de longo prazo, mesmo após a recuperação, para observação e gestão de suas doenças pós-COVID-19. Um programa de reabilitação abrangente é essencial para esses pacientes durante a hospitalização e alta.

Fisiopatologia pela Medicina Tradicional Chinesa

Desde dezembro de 2019, alguns pacientes com pneumonite[3] infectados por um novo tipo de coronavírus foram sucessivamente encontrados em Wuhan, o que despertou grande atenção em todo o mundo. SARS-CoV-2 é um novo tipo de coronavírus pertencente à família betacoronavírus, e sua sequência gênica é significativamente diferente dos vírus anteriores

As energias perversas endêmicas e contagiosas são energias anormais, tóxicas, muito prejudiciais ao organismo. Não se enquadram nas seis energias perversas 六氣 (Liu Qi) e correspondem às doenças infecciosas, microbianas e virais da medicina ocidental.[4]

Defendida por Ye Tian Shi, médico da dinastia Qing, especialista em doenças febris epidêmicas, a diferenciação das síndromes de acordo com os conceitos de Wei, Qi, Ying e Xue, indicam os quatro estágios diferentes das mudanças patológicas. Quanto mais profundo o estágio atingido, maior a gravidade.[5]

A evolução clínica da COVID-19 evidencia o grau de agressividade do Xie Qi patógeno epidêmico SARS-CoV-2. Em inúmeros casos, atinge o sistema Xue, o quarto estágio, denotando o grau de gravidade da enfermidade.

Pela Medicina Tradicional Chinesa (MTC), suas características são a de promover a obstrução da circulação do sangue, causando a estase sanguínea. A circulação mais lenta, favorece a estagnação do Qi vital, que por sua vez, piora a estase de sangue, em um verdadeiro ciclo vicioso de hipercoagulabilidade.[6]

A estase do Qi, do sangue e do fator patogênico geram um excesso funcional que internamente produz calor e fogo, interpretado pela ciência moderna como uma resposta hiper-inflamatória.[7]

Os pacientes frequentemente desenvolvem dispneia ou hipoxemia, uma semana após o início dos sintomas e, em casos graves, eles progridem rapidamente para a síndrome da angústia respiratória aguda e choque séptico.

Estudos clínicos e experimentais modernos mostram que a acupuntura e a moxabustão podem regular a função imune humana[8] e ter ação anti-inflamatória e anti-infecciosa, com potencial de desempenhar papel ativo na prevenção e tratamento de doenças infecciosas.

Como parte importante da MTC, a acupuntura e a moxabustão têm características distintas e vantagens únicas, além de ter contribuído de maneira importante na história das epidemias na China.

A escolha de pontos de acupuntura e métodos de estímulo baseia-se em evidências descritas na literatura antiga, pesquisas clínicas e básicas modernas e na incorporação de resultados de estudos anteriores que mostraram ação da acupuntura na melhoria da função pulmonar, regulação da imunidade inata e dos fatores pró e anti-inflamatórios, além da ativação de fatores colinérgicos vagais, modulando o sistema respiratório e minimizando os danos do processo inflamatório.

O vírus entra no corpo humano pela boca e nariz afetando principalmente o pulmão (Fei), seguido pelo baço (Pi), o estômago (Wei) e o intestino grosso (Da Chang), provocando alterações relativamente leves, inicialmente. Contudo, um menor volume pode atingir o pericárdio (Xin Bao), o fígado (Gan) e o rim (Shen) tornando a condição do doente mais grave.

Tratamento

O tratamento pela acupuntura[8] objetiva remover o vírus residual, restaurar a vitalidade, corrigir as funções do pulmão e do baço.

- Pontos principais

Neiguan (PC6), Zusanli (ST36), Zhongwan (CVl2), Tianshu (ST25), Qihai (CV6).

- Tratar a deficiência de Qi do pulmão e do baço

Sintomas como falta de ar, fadiga, falta de apetite e vômito, distensão do estômago, falta de força para defecar, fezes soltas, língua levemente gordurosa com revestimento branco.

Sintomas como aperto no peito, falta de ar, combine com Danzhong (CVl7), Feishu (BLl3), Zhongfu (LU1).

Sintomas de deficiência do baço e do estômago, como indigestão e diarreia, combine com Shangwan (CVl3), Yinlingquan (SP9).

- Tratar a deficiência de Qi e Yin

Sintomas como fraqueza, boca seca, sede, palpitações, transpiração excessiva, falta de apetite, febre baixa ou inexistente, tosse seca com pouco catarro, língua seca com menos saliva, pulso fino ou fraco.

Com fraqueza e falta de ar, combine com Danzhong (CVl7), Shenque (CV8).
Com óbvia boca seca e sede, Taixi (KI3), Yangchi (TE4).
Com palpitações, combine com Xinshu (BLl5), Jueyinshu (BL14).
Com excesso de suor, Hegu (LI4), Fuliu (KI7), Zusanli (ST36).
Com insônia, Shen Men (HT7), Yintang (GV29), Anmian (EX), Yongquan (KI1).

- Deficiência de pulmão e baço com estase de catarro bloqueando meridianos

Sintomas como aperto no peito, falta de ar, falta de clareza na fala, fadiga, sudorese quando em movimento, tosse com catarro e catarro, pele seca escamosa e bloqueada, fadiga mental, falta de apetite combinam com Feishu (BLl3), Pishu (BL20), Xinshu (BLl5), Geshu (BL17), Shenshu (BL23), Zhongfu (LU1), Danzhong (CVl7).

Com catarro bloqueado, combine com Fenglong (ST40), Dingchuan (EXB1).

- Moxabustão domiciliar sob orientação médica

Automoxabustão em Zusanli (ST36), Neiguan (PC6), Hegu (LI4), Qihai (CV6), Guanyuan (CV4), Sanyinjiao (SP6).

Cada moxabustão leva cerca de dez minutos.

Aplicação de pasta quente de moxabustão ou creme de moxabustão aquecido em pontos como Zusanli (ST36), Neiguan (PC6), Qihai (CV6), Guanyuan (CV4), Feishu (BLl3), Fengmen (BLl2), Pishu (BL20), Dazhui (GVl4).

- Massagem nos meridianos

Use métodos como amassar, pressionar, esfregar e bater no meridiano do pulmão e do coração do membro superior, no baço e meridiano do estômago abaixo do joelho, 15 a 20 minutos para cada operação.[9]

▶ Conclusão

Pacientes com COVID-19 requerem acompanhamento de longo prazo, mesmo após a recuperação, para observação e controle de suas doenças pós-COVID-19. Um programa de reabilitação abrangente é essencial para esses pacientes durante a hospitalização e alta. No entanto, uma população significativa no estado pós-COVID-19, precisa de monitoramento contínuo. Pacientes que apresentam dificuldade respiratória, pacientes com letargia e pacientes com doença de duração prolongada requerem atenção especial no estado pós-COVID-19.

Referências Bibliográficas

1. Mahmud R et al. Post-COVID-19 syndrome among symptomatic COVID-19 patients: A prospective cohort study in a tertiary care center of Bangladesh. 2021 Apr 8;16(4): doi: 10.1371/journal.pone.0249644.
2. Raveendran AV, Jayadevan R, Sashidharan S. Long COVID: An Overview.Diabetes Metab Syndr. 2021 Apr 20;15(3):869-875. doi: 10.1016/j.dsx.2021.04.007.
3. Aronson KI, Podolanczuk AJ. Lungs after COVID-19: Evolving Knowledge of Post–COVID-19 Interstitial Lung Disease. Ann Am Thorac Soc. 2021 May;18(5):773-774. doi: 10.1513/AnnalsATS.202102-223ED.
4. Van Nghi N. Pathogenie et Pathologie Énergétiques Medicine Chinoise. Traitement par Acuponcture et Massage. Marseille Imprimerie Ecole Technique Don Bosco. 1977, 3 ème edition, livre II,chapitre VI.
5. Liu Gong Wang, Hong Jin Pai. Tratado Contemporâneo de Acupuntura e Moxabustão. Ceimec, 2005, 280-282.
6. Yin Hui He, Zhang Bai Ne, Kaufman D. Teoria Básica da Medicina Tradicional Chinesa. Ed Atheneu, 1999,111-117.
7. Zhenzhen H et al. Is acupuncture effective in the treatment of COVID-19 related symptoms? Based on bioinformatics/network topology strategy. 2021, 1–11 doi: 10.1093/bib/bbab110.
8. Xiaochun Y et al. Guidelines on Acupuncture and Moxibustion Intervention for COVID-19 (second edition). World Federation of Acupuncture and Moxibustion Societes (WFAS) 2020.
9. Zhang S et al. Acupressure therapy and Liu Zi Jue Qigong for pulmonary function and quality of life in patients with severe novel coronavirus pneumonia (COVID-19): a study protocol for a randomized controlled trial. 2020 Aug 27;21(1):751. doi: 10.1186/s13063-020-04693-5.

Síndrome Pós-COVID-19 no Sistema Nervoso

9

Marcelo Antonio Duva Borgheresi

▸ Introdução

Manifestações neurológicas na COVID-19 são extremamente comuns. Podem ocorrer desde o início da doença, na sua fase viral aguda, até muito tempo depois, quando o vírus SARS-CoV-2 nem é mais detectado no organismo humano.[13,25,37]

Na fase inicial da doença, a incidência de distúrbios neurológicos é bastante variada, chegando acometer até 85% dos pacientes.[13,36] As apresentações clínicas são as mais variadas possíveis, podendo ser divididas em inespecíficas e específicas.[8,32,36]

As apresentações clínicas inespecíficas são representadas principalmente por fadiga, cefaleia, tontura, encefalopatia, mialgia e crises convulsivas.[8,32,36]

Já, as apresentações clínicas específicas são, na maioria das vezes, representada pelas alterações do olfato e do paladar.[22,36] Além de outras, não menos importantes, como: os distúrbios cérebro vasculares, as polirradiculopatias, as mielites, encefalites e doenças desmielinizantes agudas.[8,32,36]

É muito importante conhecer e reconhecer as manifestações neurológicas da fase viral aguda da doença, porque uma boa parte dessas, não se recuperarão por completo. Continuarão à existir tardiamente, podendo até determinar alterações sequelares persistentes e definitivas. Além disso, novos sinais e sintomas neurológicos também poderão surgir em fases posteriores da COVID-19.[5,21]

Vários artigos relatam a incidência de distúrbios neurológicos após a fase aguda da COVID-19. Os mais recentes demonstram que 10% a 50% dos pacientes continuarão com sintomas após três meses do início da doença.[15,31] E desses, 70% permanecerão com alterações neurológicas por mais de seis meses.[41]

A síndrome pós-COVID-19 é caracterizada pelos doentes que apresentam sintomas por mais de três meses, sem outra explicação, após o início da COVID-19.[8,40]

Para este capítulo, realizamos uma ampla revisão da literatura sobre as alterações neurológicas na síndrome pós-COVID-19. Fizemos busca eletrônica nas bases de dados Pubmed, Cochrane Library, Google, Google Scholar, com artigos publicados até o mês de maio de 2021, baseado no *guideline* PRISMA para revisões sistemáticas e metanálise.[30]

Foram utilizadas as seguintes estratégias de busca:
1. (long-COVID) OR (long-haul COVID) OR (post-acute sequelae of SARS-CoV-2 infection) OR (chronic COVID syndrome) OR (post-acute COVID19 syndrome) OR (long hauler COVID) OR (long COVID) OR (long haul COVID) OR (post-acute COVID syndrome) OR («post-acute COVID-19 syndrome» [Supplementary Concept]).
2. (Disease, Nervous System) OR (Diseases, Nervous System) OR (Nervous System Disease) OR (Neurologic Disorders) OR (Disorder, Neurologic) OR (Disorders, Neurologic) OR (Neurologic Disorder) OR (Neurological Disorders) OR (Disorder, Neurological) OR (Disorders, Neurological) OR (Neurological Disorder) OR (Nervous System Disorders) OR (Disorder, Nervous System) OR (Disorders, Nervous System) OR (Nervous System Disorder) OR ("Nervous System Diseases"[Mesh]).
3. ("COVID-19" OR "COVID-19"[MeSH Terms] OR "COVID-19 Vaccines" OR "COVID-19 Vaccines"[MeSH Terms] OR "COVID-19 serotherapy" OR "COVID-19 serotherapy"[Supplementary Concept] OR "COVID-19 Nucleic Acid Testing" OR "covid-19 nucleic acid testing"[MeSH Terms] OR "COVID-19 Serological Testing" OR "covid-19 serological testing"[MeSH Terms] OR "COVID-19 Testing" OR "covid-19 testing"[MeSH Terms] OR "SARS-CoV-2" OR "sars-cov-2"[MeSH Terms] OR "Severe Acute Respiratory Syndrome Coronavirus 2" OR "NCOV" OR "2019 NCOV" OR (("coronavirus"[MeSH Terms] OR "coronavirus" OR "COV") AND 2019/11/01[PDAT] : 3000/12/31[PDAT])).

Os critérios de inclusão para seleção do artigo foram: a) estudos em humanos com diagnóstico definitivo de síndrome pós-COVID-19; b) alterações neurológicas pós-COVID-19 e c) estudo publicado em inglês ou português.

Inicialmente foram identificados 45 artigos na plataforma Pubmed e onze artigos nas outras plataformas.

Os títulos dos trabalhos foram avaliados separadamente pelo autor, que inicialmente removeu os artigos repetidos e depois aplicou os critérios de inclusão preestabelecidos. Foram então, selecionados 37 artigos para leitura na íntegra.

Em virtude da escassez de literatura, uma vez que estamos lidando com uma doença nova e recente, optou-se pela inclusão de artigos de diversas qualidades metodológicas na revisão, desde que fossem relevantes para o tema.

Entendemos que para uma compreensão adequada das alterações neurológicas pós-COVID-19, é necessário primeiro conhecer o modo de entrada do vírus SARS-CoV-2 no sistema nervoso, uma vez que isso está diretamente relacionado com as manifestações clínicas iniciais e tardias da doença.

Estudos apontam um certo neurotropismo do vírus e uma suscetibilidade do sistema nervoso central e periférico à invasões e infecções pelo SARS-CoV-2.[20,45]

O exato mecanismo de entrada do vírus no sistema nervoso ainda não está totalmente elucidado, mas grandes avanços já foram feitos. Sabe-se até o momento, que o SARS-CoV-2 pode invadir o sistema nervoso pela via hematogênica, pela transmissão transináptica retrógrada e anterógrada, pelos nervos periféricos e pela infecção de células imunológicas.[1,23,36,45]

A invasão por via hematogênica ocorre pela ligação do SARS-CoV-2 à receptores endoteliais específicos, que carreiam o vírus através da barreira hematoencefálica para dentro do sistema nervoso central. O receptor mais importante nesse mecanismo e de maior afinidade ao vírus é o receptor da enzima conversora de angiotensina II (ECA2).[20]

A invasão por via neuronal transsináptica ocorre, principalmente, pelo sistema olfatório. O SARS-CoV-2 acomete exacerbadamente o epitélio olfatório, principalmente suas células de sustentação, onde estão localizadas as terminações nervosas sensitivas da via. Uma vez comprometidas, essas terminações neurais levariam o vírus retrogradamente, através da placa cribiforme, para dentro do cérebro até as áreas corticais mais diversas e profundas responsáveis pela associação e interpretação do olfato.[7,24,44]

A invasão por meio do sistema imunológico ocorre em grande parte pelo receptor ECA2, uma vez que muitas células desse sistema, expressam esse receptor em sua superfície. Devido à alta afinidade de ligação desse receptor com o vírus SARS-CoV-2, esse seria transportado para dentro dessas células e consequentemente para dentro do sistema nervoso central, onde constantemente, estão sendo requeridas.[1,3]

Isso também poderia explicar o caráter multissistêmico da doença, uma vez que as células imunológicas carreariam o vírus para qualquer parte do organismo.[8,37]

Mediante esses modelos de invasão, conseguimos entender e propor algumas hipóteses de como o SARS-CoV-2 promove as lesões no sistema nervoso central e periférico, tanto agudas quanto crônicas tardias.

Assim, essas lesões podem ocorrer pela presença direta do vírus no sistema nervoso, pelas alterações vasculares secundárias e pelas respostas inflamatórias imunomediadas.[37,40]

O mecanismo de lesão direta pelo SARS-CoV-2 ocorre devido à tempestade de citocinas inflamatórias liberadas pela presença do próprio vírus, gerando disfunção e/ou destruição da região afetada. Fadiga, anosmia, ageusia e distúrbios cognitivos são exemplos clássicos de alterações tardias desse tipo de mecanismo.[2,22,41]

As lesões do sistema nervoso decorrentes das alterações vasculares, ocorrem habitualmente por mecanismos indiretos, devido ao estado de hipercoagulabilidade desses pacientes, desprendimentos de placas de ateroma da parede vascular por disfunção inflamatória da mesma e hipóxia cerebral secundária à hipoxemia sistêmica. Exemplos, são as alterações agudas e sequelares do acidente vascular cerebral (AVC).[8,36]

As lesões do sistema nervoso causadas por alterações imunológicas, podem ocorrer por diversas maneiras. São descritos, mecanismos do tipo "cavalo de Troia", em que o vírus chega a um determinado local, disfarçado dentro das células imunológicas; do tipo mimetismo molecular, quando o SARS-CoV-2 induz a formação de anticorpos contra as suas próprias células, como na Guillain-Barré e na encefalomielite disseminada aguda (ADEM); e do tipo estado hiperinflamatório persistente por disfunção do sistema autoimune, como ocorre na encefalomielite miálgica ou síndrome da fadiga crônica.[3,8,21,37]

Clinicamente os sintomas neurológicos apresentados na síndrome pós-COVID-19, são os mais variados possíveis. Podem ser, tanto uma continuação dos já apresentados na fase aguda da doença, quanto sintomas novos ou ainda, sintomas de alterações sequelares de comprometimentos neurológicos da fase pregressa.[21,44]

Ainda permanece obscuro, quais pacientes com COVID-19, desenvolverão a síndrome pós-COVID-19. Alguns estudos sugerem que idosos, obesos, sexo feminino e presença de mais de quatro sintomas na fase inicial podem predizer o aparecimento da síndrome, mas ainda sem significância estatística. Tem se observado também, que a severidade da fase viral aguda da doença tem pouca correlação com o aparecimento futuro de lesões neurológicas.[5,29]

Patologicamente, a invasão das células da microglia pelo SARS-CoV-2, parece ser um dos fatores principais no desenvolvimento e na manutenção dos sintomas crônicos persistentes.[4]

Os sintomas neurológicos gerais mais comuns da síndrome pós-COVID-19 são: fadiga, anosmia, disgeusia, déficit de memória e concentração, distúrbios cognitivos, dores difusas inespecíficas, cefaleia, disfunções autonômicas e distúrbios do sono. [2,32,41]

A fadiga é um dos sintomas persistentes mais comuns, relatado por mais da metade dos pacientes após três meses do início da doença.[21] O exato mecanismo fisiopatológico ainda é desconhecido, mas presume-se que seja por alterações neuro inflamatórias crônicas, imunomediadas.[21] Estima-se que aproximadamente 10% desses doentes evoluirão para uma forma mais grave, chamada síndrome da fadiga crônica ou encefalomielite miálgica.[21]

A síndrome da fadiga crônica é caracterizada pela presença de fadiga persistente, com grande piora após atividades físicas leves, associada à síndromes dolorosas difusas inespecíficas, alterações cognitivas e distúrbios do sono.[12,32,41] Pode ser uma continuidade da fase aguda viral ou aparecer tempos depois. O diagnóstico é clínico, sendo mais comum em mulheres e obesos. É confirmado quando esses sintomas se fazem presentes por mais de quatro ou seis meses, à depender do critério diagnóstico utilizado; National Institute for Health and Care Excellence (NICE-UK) ou National Academy of Science, Engineeriny and Medicine (NASEM-US).[19,21]

Existem várias teorias sobre a sua fisiopatologia, dentre elas, a de uma neuroinflamação persistente de baixo grau imunomediada, secundária à um gatilho viral, no caso o SARS-CoV-2, que promoveria a liberação contínua de citocinas inflamatórias em múltiplos centros cerebrais de controle, chamados núcleos de fadiga.[19,21] Outras teorias, levam em conta uma desregulação do sistema glinfático cerebral, o que diminuiria o escoamento de substâncias neurotóxicas para fora do sistema nervoso central[11,40,44] e uma disfunção mitocondrial difusa, associada a um estresse oxidativo com acúmulo de radicais livres, que promoveria um aumento das lesões celulares e queda na produção de energia.[21,43]

A anosmia e a ageusia, são sintomas muito prevalentes, tanto na COVID-19, quanto na síndrome pós-COVID-19. São caracterizados pela perda do olfato e paladar. O mecanismo fisiopatológico ainda não totalmente elucidado é

Complexo, multirregional e multifatorial. Admite-se que a principal via de entrada do SARS-CoV-2 no sistema nervoso central, seja pela via neural olfatória, como já explicado anteriormente.[7,24,44] A lesão do sistema olfatório se dá tanto perifericamente quanto central. Perifericamente, por meio da destruição das terminações nervosas e do epitélio olfatório, junto com as suas células de sustentação e cílios, o que dificultaria a detecção de odorantes; e centralmente, por meio da lesão das vias neurais e de centros corticais e subcorticais relacionados ao olfato.[22,44]

Habitualmente, ocorre uma recuperação rápida do olfato e do paladar, com retorno às funções normais em aproximadamente três semanas, porém alguns pacientes demoram um pouco mais e outros não recuperam em definitivo. Essa não recuperação parece estar relacionada à lesões definitivas de centros olfatórios mais profundos.[44]

Exames de imagem, como a ressonância magnética cerebral, mostram acometimento dos giros retos e bulbos olfatórios em pacientes com anosmia por COVID-19.[33]

Muito importante também, é compreender a fisiologia neurológica do sistema olfatório. Esse tem conexões claras associativas com outras regiões cerebrais responsáveis pelas emoções, como o sistema límbico e pela memória como as regiões hipocampais.[22] Lesões nessas regiões, poderiam explicar as alterações cognitivas e de memória apresentadas, tão comumente, por esses pacientes.

Exames de tomografia cerebral por emissão de pósitrons (PET-CT), demonstram hipometabolismo nos giros retos e em estruturas límbicas como amígdala, hipocampo e giro do cíngulo.[16]

Os processos dolorosos crônicos apresentados na síndrome pós-COVID-19, podem ser específicos e/ou inespecíficos. Os específicos são aqueles decorrentes de lesões bem estabelecidas, como as dores neuropáticas da doença de Guillain-Barré; já os inespecíficos são aqueles que ocorrem sem um substrato etiológico claro, como as dores difusas da encefalomielite miálgica.

A exata fisiopatologia dessas síndromes dolorosas crônicas ainda é desconhecida. Acredita-se que seu mecanismo seja multifatorial, tendo como importante fator, o processo de sensibilização imunomediada das vias neuronais da dor. Assim, a sensibilização periférica dessas vias, ocorreria pela liberação persistente de citocinas inflamatórias junto ao sistema músculo esquelético, rico em receptores ACE2 e a sensibilização central, ocorreria tanto pelas lesões diretas encefálicas, quanto pela sua própria sensibilização pelos *inputs* frequentes e contínuos da periferia. Caracterizando desse modo, um processo de dor mista, tanto nociceptiva quanto neuropática, associado à sensibilização central. [3,6,8]

As disfunções autonômicas, comuns na síndrome pós-COVID-19, são caracterizadas por desregulações do sistema nervoso autônomo. Esses pacientes podem apresentar diversas manifestações, porém as mais frequentes são os episódios intermitentes de taqui e bradicardia, os fenômenos vasomotores periféricos e as síncopes vasovagais. Estão aparentemente relacionadas à alterações inflamatórias imunomediadas.[17,42]

Os distúrbios do sono na fase pós-COVID-19 são frequentes e multifatoriais. Decorrem tanto de lesões diretas nos centros regulatórios, presentes no tronco cerebral, quanto à alterações neurológicas indiretas prevalentes nessa fase da doença, que sabidamente interferem na qualidade do sono, como o estresse pós-traumático, a depressão, a dor crônica, dentre outras. [3,6,32]

Doenças neurológicas como as mielites e as polirradiculopatias, podem fazer parte da síndrome pós-COVID-19, como processos sequelares de suas afecções no período inicial da doença ou como lesões de aparecimento tardio.[10,46] Aparentemente decorrem do mesmo princípio fisiopatológico, reação inflamatória imunomediada com mimetismo molecular.[46,47]

Os exemplos mais comuns são a mielite transversa e a doença de Guillain-Barré.[10,35]

Alguns sintomas observados na síndrome pós-COVID-19, são na verdade, manifestações sequelares de doenças neurológicas ocorridas na fase aguda. São predominantemente em decorrência de doenças cérebro vasculares, como os acidentes vasculares cerebrais (AVC), acometendo 5% dos pacientes na fase inicial da doença.[36] São na sua grande maioria, 90%, de etiologia isquêmica, por conta dos mecanismos tromboembólicos e hipoxêmicos explicados anteriormente e a sua sintomatologia depende da área neurológica afetada.[9] Aparentemente apresentam um padrão de pior prognóstico do que quando comparado à pacientes não COVID-19. As hipóteses para esse fato seriam o acometimento de múltiplos vasos associado às alterações inflamatórias cerebrais.[14]

Alguns estudos ainda sugerem a correlação do SARS-CoV-2 e da COVID-19 com a indução ou antecipação no aparecimento de certas doenças neurodegenerativas como a esclerose múltipla, a doença de Parkinson e a doença de Alzheimer; porém tudo isso ainda é incerto e especulativo.[26]

▸ Conclusão

Fica bem claro que as alterações neurológicas na síndrome pós-COVID-19 são extremamente frequentes e variadas.

Podem ser muito debilitantes, impactando negativamente na qualidade de vida dos pacientes afetados, dos seus familiares e da sociedade como um todo.

Devem ser sempre abordadas de maneira individualizada e multidisciplinarmente.

Ainda não temos várias respostas para questões relevantes sobre esse tema, como: qual o exato mecanismo fisiopatológico dessas alterações tardias? Qual população é mais suscetível e por quê? Qual o melhor tratamento? Qual o prognóstico dos acometidos por essa síndrome? Dentre tantas outras questões.

Como alento, fica a demonstração de que os esforços globais à respeito das pesquisas sobre a COVID-19 e o SARS-CoV-2 tem evoluído rapidamente, como nunca antes visto. E que a melhor maneira de não desenvolver a síndrome pós-COVID-19 é obviamente não ter a doença. Isso, no momento, só é possível por meio de medidas profiláticas eficazes, cientificamente comprovadas e principalmente pela vacinação em massa.

Referências Bibliográficas

1. Abassi Z, Knaney Y, Karram T, Heyman SN. The Lung Macrophage in SARS-CoV-2 Infection: A Friend or a Foe? Front. Immunol. 11, 1312, 2020.
2. Abboud H et al. COVID-19 and SARS Cov-2 Infection: Pathophysiology and Clinical Effects on the Nervous System. World Neurosurgery, 140: 49-53, 2020.
3. Al-Ramadan A, Rabab'h O, Shah J, Gharaibeh A. Acute and Post-Acute Neurological Complications of COVID-19. Neurol Int. 9;13(1):102-119, 2021.
4. Arbour G, Lachance M, Cashman N, Talbot P. Acuteand persistent infection of human neural cell lines by human coronavirus OC43, J Virol. 73 (403338–3350, 2020.
5. Avindra N. Long-Haul COVID. Neurology. 95(13):559-560, 2020.
6. Baig AM. Deleterious Outcomes in Long-Hauler COVID-19: The Effects of SARS-CoV-2 on the CNS in Chronic COVID Syndrome. ACS Chem Neurosci. 16;11(24):4017-4020, 2020.
7. Brann D, Tsukahara T, Weinreb C et al. Non-neural expression of SARS-CoV-2 entry genes in the olfactory epithelium suggests mechanisms underlying anosmia in COVID-19 patients. bioRxiv. 2020:2020.2003.2025.009084.
8. Camargo-Martínez W, Lozada-Martínez I, Escobar-Collazos A, Navarro-Coronado A, Moscote-Salazar L, Pacheco-Hernández A, Janjua T, Bosque-Varela P. Post-COVID 19 neurological syndrome: Implications for sequelae's treatment. J Clin Neurosci. 88:219-225, 2021.
9. Correia AO, Feitosa PWG, Moreira JLS, Nogueira SÁR, Fonseca RB, Nobre MEP. Neurological manifestations of COVID-19 and other coronaviruses: a systematic review. Neurol Psychiatry Brain Res. 37:27–32, 2020.
10. Dalakas M. Guillain-Barré syndrome: The first documented COVID-19- triggered autoimmune neurologic disease. Neurology, Neuroimmunologiy & Nueuroiflammation, 7:5, 2020.
11. Dani M, Dirksen A, Taraborrelli P, Torocastro M, Panagopoulos, RS, Lim PB. Autonomic dysfunction in "long COVID": rationale, physiology and management strategies. Clin Med (Lond) 21(1):63-7, 2021.
12. El Sayed S, Shokry D, Gomaa SM. Post-COVID-19 fatigue and anhedonia: A cross-sectional study and their correlation to post-recovery period. Neuropsychopharmacol Rep, 41(1):50-55, 2021.
13. Favas TT et al. Neurological manifestations of COVID-19: a systematic review and meta-analysis of proportions. Neurol Sci, 2020.
14. Fraiman P, Godeiro Junior C, Moro E, Cavallieri F, Zedde M. COVID-19 and cerebrovascular diseases: a systematic review and perspectives for stroke management. Front Neurol. 11:574694, 2020.
15. Greenhalgh T et al. Management of pos acute covid-19 in primary care. BMJ, 3026, 2020.
16. Guedj E, Million M, Dudouet P, Tissot-Dupont H, Bregeon F, Cammilleri S, Raoult D. ^{18}F-FDG brain PET hypometabolism in post-SARS-CoV-2 infection: substrate for persistent/delayed disorders? Eur J Nucl Med Mol Imaging. 48(2):592-595, 2021.
17. Guilmot A, Maldonado Slootjes S, Sellimi A et al. Immune-mediated neurological syndromes in SARS-CoV-2-infected patients. J Neurol 2020, in press.

18. https://www.england.nhs.uk/coronavirus/wp-content/uploads/ sites/52/2020/10/C0840_PostCOVID_assessment_clinic_guida nce_5_Nov_2020.pdf - Last Accessed 23/11/20
19. https://www.nice.org.uk/guidance/cg53/chapter/1-Guida nce#diagnosis – Last Accessed 17/11/2020
20. Iadecola C, Anrather J, Kamel H. Effects of COVID-19 on the Nervous System. Cell.183, 16–27. e11, 2020.
21. Komaroff AL, Bateman L. Will COVID-19 Lead to Myalgic Encephalomyelitis / Chronic Fatigue Syndrome? Frontiers in Medicine, 7, 2021.
22. Lee JC, Nallani R, Cass L, Bhalla V, Chiu AG, Villwock JA. A Systematic Review of the Neuropathologic Findings of Post-Viral Olfactory Dysfunction: Implications and Novel Insight for the COVID-19 Pandemic. Am J Rhinol Allergy. 35(3):323-333, 2021.
23. Li YC, Bai WZ, Hashikawa T. The neuroinvasive potential of SARS-CoV2 may play a role in the respiratory failure of COVID-19 patients. J. Med. Virol, 92, 552–555, 2020.
24. Li W, Moore MJ, Vasilieva N et al. Angiotensin-convert- ing enzyme 2 is a functional receptor for the SARS coro- navirus. Nature. 426(6965):450–454, 2003.
25. Lo YL. COVID-19, fatigue, and dysautonomia. J Med Virol, 93(3):1213, 2021.
26. Lukiw WJ, Pogue A, Hill JM. SARS-CoV-2 infectivity and neurological targets in the brain. Cell Mol Neurobiol, 25: 1–8, 2020.
27. Mahase E. COVID-19: What do we know about "long covid"? BMJ,14:370, 2020.
28. Mao L, Jin H, Wang M, Hu Y, Chen S, He Q, Chang J, Hong C, Zhou Y, Wang D et al. Neurologic Manifestations of Hospitalized Patients with Coronavirus Disease 2019 in Wuhan, China. JAMA Neurol, 77, 683–690, 2020.
29. Mendelson M, Nel J, Blumberg L, Madhi SA, Dryden M, Stevens W, Venter FWD. Long-COVID: An evolving problem with an extensive impact. S Afr Med J. 111(1):10-12, 2020.
30. Moher D, Liberati A, Tetzlaff J, Altman DG, PRISMA Group. Preferred reporting items for systematic reviews and meta-analyses: the PRISMA statement. BMJ. 2009;339:b2535.
31. Moreno-Pérez O, Merino E, Leon-Ramirez J.-M, Andres MJM, Arenas-Jiménez J, Asensio, S, Sanchez R, Ruiz-Torregrosa P, Galan, I et al. Post-Acute COVID-19 Syndrome. Incidence and Risk Factors: A Mediterranean Cohort Study. J. Infect. 2021.
32. Nath A, Bryan S. Neurological issue during COVID-19: an overview. Neuroscience Letters, 1-3, 2020.
33. Politi LS, Salsano E, Grimaldi M. Magnetic resonance imaging alteration of the brain in a patient with coronavirus disease 2019 (COVID-19) and anosmia. JAMA Neurol. 2020.
34. Ruzieh M, Batizy L, Dasa O et al. The role of autoantibodies in the syndromes of orthostatic intolerance: a systematic review. Scand Cardiovasc J, 2017;51:243–7.
35. Sharifian-Dorche M et al. Neurological complications of coronavirus infection; a comparative review and lessons learned during the COVID-19 pandemic. Journal of Neurological Science, 417: 1-18, 2020.
36. Shehata G, Lord K, Grudzinski M, Elsayed M, Abdelnaby R, Elshabrawy H. Neurological Complications of COVID-19: Underlying Mehanisms and Management. Int J Mol Sci, 22:4081, 2021.
37. Shitiz S et al. COVID-19 and neuroinflammation: a literature review of relevant neuroimaging and CFS markers in centralnervous system inflammatory disorders from SARS-COV2. Journal of Neurology, 2021.
38. Song WJ, Hui CKM, Hull JH, Birring SS, McGarvey L, Mazzone SB, Chung KF. Confronting COVID-19-associated cough and the post-COVID syndrome: role of viral neurotropism, neuroinflammation, and neuroimmune responses. Lancet Respir Med. 9(5):533-544, 2021.
39. Sudre CH, Murray B, Varsavsky T et al. Attributes and predictors of Long-COVID: Analysis of COVID cases and their symptoms collected by the COVID Symptoms Study App. medRxiv 2020.
40. Sykes DL, Holdsworth L, Jawad N, Gunasekera P, Morice AH, Crooks MG. Post-COVID-19 Symptom Burden: What is Long-COVID and How Should We Manage It? Lung. 199(2):113-119, 2021.

41. Vehar S, Boushra M, Ntiamoah P, Biehl M. Post-acute sequelae of SARS-CoV-2 infection: Caring for the 'long-haulers'. Cleve Clin J Med. 3;88(5):267-272, 2021.
42. Wang F, Kream RM, Stefano GB. Long term respiratory and Neurological Sequelae of COVID-19. Med Sci Monit, 26: e928996, 2020.
43. Wood E, Hall K, Tate W. Role of mitochordria, oxidative estresse and the response to antioxidants in myalgic encephalomyeliyis / chronic fatigue syndrome: A possible approach to SARS CoV-2 long – haulers? Chronic Disease and Translational Medicine, 7: 14-26, 2021.
44. Wostyn P. COVID-19 and chronic fatigue syndrome: Is the worst yet to come? Medical Hypotheses, 146, 2021.
45. Yuki K, Fujiogi M, Koutsogiannaki S. COVID-19 Pathophysiology: A Review. Clin. Immunol. 215,108427, 2020.
46. Zhao K, J Huang D, Liu F, Nie S. Acute myelitis after SARS-CoV-2 infection: a case report, medRxiv. 2020, https://doi.org/10.1101/2020.03. 16.20035105.
47. Zubair AS, McAlpine LS, Gardin T, Farhadian S, Kuruvilla D, Spudich S. Neuropathogenesis and Neurologic Manifestations of the Coronaviruses in the Age of Coronavirus Disease 2019: A Review, JAMA Neurol, 5: 1-12, 2020.

Fadiga Crônica na Síndrome Pós-COVID-19 pela Medicina Tradicional Chinesa

10

Ricardo Morad Bassetto, Lourdes Teixeira Henriques

▶ Introdução

Dentre as condições que persistem, após infecção aguda pelo vírus SARS-CoV-2, a fadiga é a mais prevalente, 87,4% reportaram a persistência de pelo menos um sintoma, particularmente fadiga e dispneia,[1] e mais da metade dos pacientes que se recuperam da COVID-19 experimentam fadiga.[2]

Portanto, pelo impacto sobre a qualidade de vida dos indivíduos acometidos, incluídas aqui a produtividade laboral, vida social, afetiva e sensação subjetiva de bem-estar, encontrar caminhos terapêuticos para alívio e/ou controle dessa condição adquire importância adicional.

▶ Conceito

Fadiga é definida como uma sensação debilitante, duradoura, de cansaço físico e mental, ou exaustão caracterizada por diminuição da energia, cansaço muscular, reações lentas, sonolência e déficit de concentração.[2]

Contudo, o conceito de "fadiga pós-viral" é controverso, visto que a fadiga prolongada após infecção pode ser consequência de fatores que vão além da ação dos agentes biológicos, passando por questões comportamentais e do meio ambiente.

Levar em conta esses e outros fatores na conceituação da fadiga pós-COVID-19, vai de encontro à visão holística proposta pela Medicina Tradicional Chinesa (MTC), que busca um entendimento integral e integrado dos fenômenos.

Nesse sentido, considerando os fatores contributivos para o desenvolvimento da fadiga prolongada após a fase aguda da infecção pelo SARS-CoV-2, podemos conceituar essa condição como uma diminuição na performance física e/ou mental, resultantes de modificações centrais, neuropsicológicas e neurofisiológicas, e/ou fatores periféricos relacionados direta ou indiretamente à COVID-19.[2,3]

▶ Fisiopatologia

A despeito dos esforços para explicar os mecanismos envolvidos no desenvolvimento da fadiga crônica pós-COVID-19, o conhecimento atual ainda é limitado, provavelmente por não podermos relaciona-la a uma única origem ou condicionante.

Contudo, existem alguns fatores condicionantes reconhecíveis:
1. Constitucionais (capacidade física e mental), que podem ser agravados por doenças preexistentes ou adquiridas – enfermidades neuromusculares, acidente vascular cerebral (AVC), Miastenia Gravis;
2. Mudanças integradas de fatores centrais, neurofisiológicos e/ou neuropsicológicos (níveis de neurotransmissores, excitabilidade neuronal intrínseca, inflamação e desmielinização, ansiedade, medo, estresse, distúrbios do sono), e periféricos (suscetibilidade do tecido muscular ao vírus, miopatias, disponibilidade de substrato energético, suscetibilidade às condições ambientais como o isolamento autoimposto, *lockdown*, distanciamento social, temperatura e umidade).[3]

Embora Townsed et al.[4] não tenham encontrado relação entre a gravidade dos sintomas agudos e a prevalência da fadiga persistente, a infecção direta e/ou via hematogênica e/ou retrogradamente via nervo olfatório, junto a inflamação intensa, "tempestade de citocinas" (IL6), afetando os sistemas dopaminérgico, serotoninérgico e gabaérgico, são importantes na gênese da fadiga, sensação de prazer e motivação alteradas, apatia, distúrbios do humor e capacidade de ação.[2]

É interessante notar como teorias que nascem da observação e integração de informações, podem gerar descrições que se assemelham em algum ponto.

Peter Wostyn levantou uma hipótese integrando informações relacionadas ao sistema linfático e o fluxo de líquido cefalorraquidiano (LCR), com achados em pacientes de fadiga crônica, hipertensão intracraniana idiopática e COVID-19.[5]

De acordo com sua teoria, a síndrome de fadiga crônica pós-COVID-19 pode resultar da infeção de neurônios sensoriais olfatórios que atinge, via placa cribiforme, o bulbo olfatório, afeta o fluxo de LCR, provocando congestão no sistema linfático e acúmulos de resíduos metabólicos e da inflamação no sistema nervoso central (SNC).

Semelhantemente, as teorias etiopatogênicas da MTC consideram que a obstrução ou dificuldade de fluxo das "substâncias fundamentais" (Qi – Xue – Jin Ye – Jing) pelos Jing Luo (meridianos e colaterais) são importantes na gênese de diversos sintomas e padrões de adoecimento, por afetarem a integração funcional do organismo, bem como a nutrição e hidratação dos tecidos.

A fadiga é manifestação (Biao no conceito de Biao Ben – manifestação e raiz) em muitas síndromes ou padrões de adoecimento descritos ao longo da história e evolução da MTC.

Com relação à COVID-19 diz respeito ao Xie Qi, "fator epidêmico", que invade o organismo, sobretudo através do nariz e boca, e interioriza via quatro camadas (Wei – Qi – Ying – Xue) ou Triplo Aquecedor, afetando Qi, Xue, Jin Ye, Jing, Zang Fu e Shen (mente), gerando produtos patogênicos no interior, como calor, fogo, mucosidade, estagnação de Qi e/ou Xue, com potencial de "lesar" as substâncias do espectro Yin, afetar a formação, armazenamento e circulação de substâncias de nutrição, hidratação, e impulso a atividade, ou seja, funções de Zang Fu.

Tratamento pela Medicina Tradicional Chinesa/Acupuntura

É conhecida a ação da acupuntura nos sistemas gabaérgico, serotoninérgico, dopaminérgico e noradrenérgico. Contudo, frente a limitação do conhecimento de mecanismos, vias de ação e especificidades, estudados e descritos para cada ponto de acupuntura e, também, pela densidade de informações acumuladas ao longo de mais de dois mil anos de história, observação e prática clínica, os fundamentos da MTC tem grande influência na prescrição dos tratamentos.

Portanto, o diagnóstico das síndromes ou padrões de adoecimento e o conhecimento das indicações clássicas dos pontos têm importância considerável.

Dessa maneira, a prescrição da acupuntura para tratar a fadiga pós-COVID-19, pode e deve basear-se nas informações já consolidadas sobre as respostas biológicas de um tipo de estímulo em um determinado ponto e seu potencial para agir no processo fisiopatológico e, também, nas indicações tradicionais da medicina chinesa que relacionam a função do ponto à síndrome envolvida em um determinado momento de evolução da doença.

Como exemplo, descreverei com certo destaque as indicações múltiplas do ponto Zu San Li (ST36) que o tornam prescrição necessária, quase obrigatória, na imensa maioria de pacientes com fadiga pós-COVID-19.

Em geral, os livros de acupuntura perfilam, em relação ao ST36, uma miríade de indicações nosológicas e sintomáticas específicas, díspares em suas características fisiopatológicas.

No entanto, pela MTC, a ação ao longo do trajeto do meridiano Yang Ming e/ou relacionada ao interior fundamentam sua indicação para condições como paraplegia, flacidez, dor e edema, visão turva, ressecamento e obstrução nasal, surdez, zumbido, paralisia facial, dor de garganta, cefaleia, epigastralgia, plenitude abdominal, vômito, soluço, borborigmos, diarreia, dispepsia, palpitação, opressão torácica, precordialgia, tosse, asma, expectoração abundante, transtorno bipolar, dermatoses, fraqueza, emagrecimento, diminuição do apetite, hipertensão arterial.[6]

Do ponto de vista de ação interna, sistêmica, a amplitude de efeitos possíveis do ST36 também é sustentada por sua capacidade de "tonificar" e "nutrir" todas as substâncias fundamentais (Qi – Xue - Jin Ye – Jing) e, particularmente, de tonificar o Qi do aquecedor mediano (Wei e Pi), interferindo na gênese e movimentos do Qi e demais substâncias, eliminando estagnações, acúmulos de produtos patogênicos e auxiliando também na dispersão do Xie Qi exterior, como o frio e umidade.[6-9]

Do ponto de vista biológico, a estimulação do ST36 age no sistema neurovegetativo, promovendo modulação vagal, no núcleo paraventricular do hipotálamo (PVH) e ampla área correspondente às matrizes da dor e do estresse crônicos, com consequente ação anti-inflamatória, modulatória imunológica e proteção contra sepses.[10,11]

Aqueles pacientes que apresentam junto à fadiga, respiração curta e fraca, chegando a ter indisposição para falar, voz fraca, tosse fraca, languidez, vertigem, visão turva, transpiração espontânea e pulso fraco, podemos abordar com LU9 + BL13 + ST36 + CV17 + CV6, considerando a indicação de moxa, cujas ações concorrem para tonificação do Qi, particularmente o Qi do Fei (pulmão).[9]

Na vigência de sensação de plenitude e distensão, dor em distensão, comumente na região dos hipocôndrios, labilidade emocional, distimia, suspiros frequentes, eructação, denotando uma síndrome de estagnação do Qi, pontos que restabeleçam os movimentos fisiológicos do Qi (Qi de Gan), estão indicados: PC6 + LR3 + BL18 + LR14 + CV6 + GB34.[9]

É importante considerar que estados de estagnação do Qi podem decorrer da deficiência de Qi e, havendo sintomas indicativos dessa deficiência, pontos e procedimentos para tonificação devem ser elegidos.

Em quadros clínicos onde a compleição pálida, opaca ou amarelada, de aspecto doentio, lábios pálidos, aparecem associados à vertigem, visão turva, palpitação, insônia, sobretudo sono interrompido ou com excesso de sonhos, dormência em membros, atraso menstrual, fluxo diminuído ou amenorreia, língua pálida e pulso filiforme e fraco, devemos avaliar se a deficiência de Xue é em decorrência de perdas sanguíneas ou por falhas na produção de Qi e Xue por deficiência de Pi e Wei.

De qualquer modo, o princípio terapêutico envolve a tonificação/nutrição do Xue por meio da orientação nutricional, fitoterapia e acupuntura em pontos como BL17 + BL20 + SP6 + SP10 + CV12 + CV6 + CV4 + ST36.[9]

Contudo, é importante ter informação sobre o uso de anticoagulantes como a enoxaparina, durante e pós-fase aguda da COVID-19, com possíveis perdas sanguíneas, ou outras causas para essa perda, no intuito de instituir procedimentos que minimizem as causas da deficiência de Xue e suas consequências.

As estagnações conjuntas de Qi e Xue são frequentes. Em geral decorrem da deficiência de Qi ou estagnação prévia do Qi por fatores patogênicos interiores (emocionais) com Qi de Gan disfuncional.

Aquelas relacionadas à estagnação prévia do Qi de Gan, transcorrem com dor em distensão e sensação de plenitude, dor em distensão no tórax e hipocôndrios, irritabilidade, presença de massas palpáveis cuja dor agrava com a palpação, amenorreia, dismenorreia ou fluxo menstrual de cor púrpura escura com coágulos. A língua tende a ser púrpura escura com petéquias ou pontos equimóticos e o pulso áspero. O princípio de tratamento é promover a circulação de Qi e Xue.

Pontos e/ou associações: BL18 + BL17 + LR3 + LR8 + SP6 + SP8 + SP10 + ST36 + CV6.[12]

Por outro lado, as estagnações de Xue por deficiência de Qi se manifestam com compleição pálida e escura, fadiga, respiração curta e cansada, indisposição para falar, dor fixa e lancinante (geralmente no tórax e hipocôndrios) sensível à pressão, língua púrpura com petéquias, pulso profundo e áspero. O princípio terapêutico é tonificar o Qi e promover a circulação de Xue. Pontos e/ou associações: CV17 + CV12 + CV6 + ST36 + BL17 + BL18 + LR3 + SP10.[9]

Alguns pacientes deficientes desenvolvem apatia, palidez, frio e intolerância ao frio, membros frios, dor abdominal com evacuações de fezes amolecidas, eventualmente diarreia durante a madrugada com alimentos não digeridos, urina clara e profusa, respiração fraca, transpiração espontânea que pode se apresentar fria, pulso profundo, lento e fraco, com indicação precisa de tonificar o Yang do Shen (rim) e Pi (baço) com acupuntura e/ou moxa nos pontos, isoladamente ou em associação: GV4 + BL23 + BL20 + CV6 + CV4 + ST36 + KI2 + KI3 + KI7.[12]

Em outro tipo de deficiência, deficiência de Yin, que também pode decorrer da evolução da COVID-19 e estar relacionada à fadiga crônica, podem surgir sintomas indicativos de calor interior e perdas substanciais com emagrecimento, calor nos cinco Xin ou centros, transpiração noturna, rubor malar, boca e/ou garganta secas, sede aumentada, urina concentrada, língua vermelha com revestimento escasso ou ausente e pulso filiforme e rápido, cujo tratamento é nutrir o Yin por meio da dieta, fitoterapia e acupuntura. A moxa está contraindicada. Pontos: BL23 + KI3 + ST36 + SP6 + CV4.

As deficiências de Yin e/ou Xue frequentemente aparecem associadas à deficiência de Qi. Reconhecidos os sintomas relacionados a essa associação, utilizar também pontos para tonificar o Qi.

Descritas as síndromes de deficiência basais mais frequentemente relacionadas à síndrome de fadiga pós-COVID-19, é preciso considerar que esses pacientes podem evoluir com síndromes complexas, imbricadas, e com fatores patogênicos residuais e/ou produtos patogênicos como calor, fogo, vento e mucosidade, isolados ou associados.

Para o calor interior LI4 e/ou LI11 podem ser utilizados, em sedação. No caso de fogo SP10 e GV14 podem ser acrescidos. O vento interior pode ser controlado com os pontos que tonificam Yin e Xue e controlado por meio da aplicação no GB20 e a mucosidade tratada com ST36 + ST40.

Alguns pontos podem ser indicados no controle de sintomas que denotam o Shen (mente) afetado. EXHN1 pode ser muito útil na abordagem da depressão associada à fadiga. Yin Tang (EXHN3) bem indicado na ansiedade e distúrbios do sono.

A auriculoacupuntura, seja a chinesa ou a francesa, podem trazer benefícios.

Por último, vale considerar o uso da eletroacupuntura (EA) em frequências baixas nesses casos de fadiga.

Conclusão

Temos como atuar na fadiga crônica pós-COVID-19 com acupuntura escolhendo procedimentos por seus efeitos biológicos já conhecidos ou pelas indicações clássicas, que requerem o diagnóstico preciso das síndromes da MTC envolvidas ou, melhor, fazendo as duas coisas juntas.

Referências Bibliográficas

1. Carfi A, Bernabei R, Landi F. Persistent symptoms in patients after acute COVID-19. JAMA. 2020 Aug 11; 324(6): 603-605.
2. Ortelli P, Ferrazzoli D, Sebastianelli L, Engl M, Romanello R, Nardone R, Bonini I, Koch G, Saltuari L, Quartarone A, Oliviero A, Kofler M, Versace V. Neuropsychological and neurophysiological correlates of fatigue in post-acute patients with neurological manifestations of COVID-19: Insights into a challenging symptom. J Neurol Sci. 2021 Jan 15; 420 Dec 14.
3. Rudroff T, Fietsam A.C, Deters J.R, Bryant A.D, Kamholz J. Post-COVID-19 fatigue: Potential contributing factors. Brain Sci. 2020 Dec; 10(12): 1012.
4. Townsed L, Dyer A.H,, Jones K, Dunne J, Kiersey R, Gaffney F, O'Connor L, Leavy D, O'Brian K, Dowds J et al. Persistent fatigue following SARS-CoV-2 infection is common and independent of severity of initial infection. PLoS ONE. 2020; 15:e0240784.
5. Wostyn P. COVID-19 and chronic fadigue syndrome: Is the worst yet to come? Med Hypotheses. 2021 Jan; 146: 110469.
6. Gongwang L. Tratado contemporâneo de acupuntura e moxibustão: Pontos e meridianos, 1º edição revisada. São Paulo, CEIMEC: 316-318, 2020.
7. Wen T.S. Manual terapêutico de acupuntura. 1º ed. Barueri, SP, Manole: 56-57. 2008.
8. Focks C. Atlas de acupuntura. Barueri, SP: Manole, 2005.
9. Wang L.G.Tratado contemporâneo de acupuntura e moxibustão. São Paulo, CEIMEC: 2005.
10. Liu S, Wang Z-F, Su Y-S, Ray R.S, Jing X-H, Wang Y-Q, Ma Q. Somatotopic organization and intensity dependence in driving distinct NPY-expressing sympathetic pathways by electroacupuncture. NEURON. 2020 nov; 108, 1-15.
11. Ulloa L, Quiroz-Gonzalez S, Torres-Rosas R. Nerve stimulation: Immunomodulation and control of inflammation. Trends in Molecular Medicine, 2017 dec, Vol.23, No.12.
12. Xuezhong S. Fundamentals of traditional Chinese medicine. 2º ed. Beijing, Foreign Languages Press: 1992.

Cefaleia na Síndrome Pós-COVID-19 pela Medicina Tradicional Chinesa

11

Helio Widson Alves Pinheiro, Adriano Höhl,
Luciano Ricardo Curuci de Souza, Armando Oscar de Freitas

▸ Introdução

Dor de cabeça vem sendo uma queixa recorrente entre os pacientes acometidos pelo SARS-CoV-2, tendo uma prevalência global estimada de mais de 25% dentre os casos confirmados de COVID-19, colocando-a como um dos principais sintomas neurológicos da infecção aguda por SARS-CoV-2, sendo um sintoma significativamente mais prevalente (aproximadamente 2,2 vezes maior) que em outras infecções virais respiratórias. Esse tipo de dor de cabeça é classificado como "Dor de cabeça atribuída a infecção viral sistêmica", um tipo de cefaleia secundária incluída na 3ª edição da Classificação Internacional das Cefaleias (ICHD-3).[1-3]

Estudo prospectivo recente observou que após seis semanas de convalescença pela COVID-19, de 74 pacientes acompanhados com cefaleia na fase aguda da doença, 37,8% (28/74) apresentavam cefaleia persistente e que não respondiam ao tratamento abortivo padrão (AINEs, analgésicos comuns, triptanos, derivados de ergotamina, antieméticos). Desses, 50% (14/28) não tinham história prévia de cefaleia, além disso, a maioria dos pacientes, com cefaleias preexistentes notou facilmente que esse era um problema diferente, quando tiveram cefaleia relacionada à COVID-19, de acordo com outro estudo de pesquisa.[4,5]

Dor de cabeça foi o sintoma prodrômico de COVID-19 em 21,4% dos pacientes com dor de cabeça persistente. A dor de cabeça persistente associada à síndrome pós-COVID-19 se classifica na ICHD-3 como "cefaleia persistente e diária desde o início (CPDI)" a qual já foi previamente relacionada a outros quadros infecciosos por agentes virais.[4]

▸ Fisiopatologia

Apesar de ainda incipientes, os estudos sobre a fisiopatologia do SARS-CoV-2 propõem que a ativação de terminações nervosas trigeminais na periferia seguida pela sensibilização de vários locais no cérebro (córtex motor primário, córtex somatossensitivo, córtex retrosplenial, córtex auditivo e córtex visual) é um dos principais mecanismos fisiopatológicos envolvidos na origem da dor de cabeça nesses pacientes, sendo que estudos prévios sobre a fisiopatologia das cefaleias demonstraram que o ramo oftálmico, por sua área mais ampla de inervação das meninges e vasos sanguíneos cerebrais, parece ser o mais envolvido na estimulação de processos nociceptivos em estruturas meníngeas do que os outros dois ramos do trigêmeo.[6]

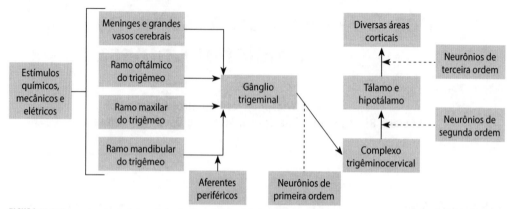

FIGURA 11.1. Via proposta da fisiopatologia da cefaleia. A informação nociceptiva proveniente de redes periféricas é transmitida ao gânglio trigeminal, atuando como um *hub* central entre os sistemas nervosos periférico e central. Em seguida, essa informação é enviada ao complexo trigeminocervical (CTC) localizado no tronco cerebral, transmitida às estruturas do diencéfalo e finalizada em várias áreas do córtex. A transmissão nessa via está ligada ao envolvimento central de neurotransmissores (p. ex., glutamato, GABA e serotonina) e neuropeptídeos nociceptivos (p. ex., CGRP, substância P e PACAP) liberados de sinapses de fibras nervosas, particularmente fibras C nociceptivas e fibras Aδ. Os receptores dessas moléculas de sinalização são identificados em vasos sanguíneos periféricos, gânglio trigêmeo e estruturas centrais, como no líquido cefalorraquidiano e no CTC. Fonte: Adaptada de referência 2.

Vários mecanismos foram postulados para explicar como o sistema trigeminovascular é ativado pelo SARS-CoV-2.

A primeira possibilidade para mecanismos de cefaleia associados a COVID-19 pode ser uma invasão direta das terminações do nervo trigêmeo na cavidade nasal pelo SARS-CoV-2. No cérebro, a expressão de ECA2 é detectada principalmente em neurônios, além da conhecida expressão no sistema cardiovascular, a enzima é encontrada em regiões do SNC como córtex motor, caudado, putame, tálamo, núcleos da rafe, trato solitário e núcleo ambíguo. A produção de angiotensina II localmente nos neurônios de rato e gânglios da raiz dorsal humana (DRG) e sua colocalização com substância P e peptídeo relacionado ao gene da calcitonina (CGRP) pode indicar uma participação e função de angiotensina II na regulação da nocicepção. A presença do sistema de angiotensina no corpo humano e gânglios do trigêmeo de rato também suportam essa teoria. No entanto, a presença de ECA2 transmembrana como um componente necessário para a ligação do vírus não foi mostrada nas terminações periféricas do nervo trigêmeo ainda, embora a expressão de ECA2 seja detectada em outros nervos relacionados ao olfato e gustação. Além disso, angiotensina II aumenta os níveis circulantes de CGRP, que é um neuropeptídeo chave na enxaqueca, visto que o CGRP provoca dor de cabeça e seu antagonismo é eficaz no tratamento da enxaqueca.[2,7,8]

A hipótese de ataque do nervo trigêmeo pelo SARS-CoV-2 é também apoiada pelo fato de que a mucosa da nasofaringe é inervada pelo nervo trigêmeo sugerindo que a invasão da mucosa olfativa pelo vírus também pode induzir lesão inflamatória direta do V par.[4]

É hipotetizado que a dor de cabeça sofrida por pacientes com COVID-19 na fase posterior dessa infecção é induzida pela tempestade de citocinas. Essa noção foi apoiada pelo fato que citocinas pró-inflamatórias, como IL-1, IL-6 e TNF-α, terem sido associados à ativação do sistema trigeminovascular, que é responsável pelo surgimento e desenvolvimento de dor de cabeça por meio da modulação de CGRP.

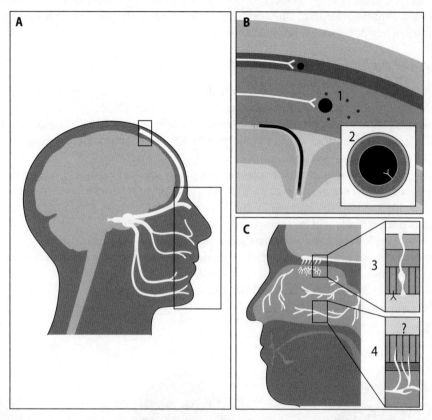

FIGURA 11.2. Possíveis mecanismos fisiopatológicos da cefaleia associada à COVID-19. **A** – Seção da cabeça representando a inervação trigeminal, incluindo meninges e cavidades nasais (áreas selecionadas que estão aumentadas em (b) e (c). **B** – Ao nível das meninges, os aferentes trigeminais (setas brancas) inervam os vasos meníngeos (representados em preto), criando o sistema trigeminovascular. Sua ativação pode ser devido a: i) inflamação sistêmica que pode facilitar a sensibilização meníngea levando a uma liberação local de peptídeos inflamatórios que estimula os terminais trigeminais; ii) ligação direta de SARS-CoV-2 da corrente sanguínea à ECA2, que é expressa pelo endotélio dos vasos meníngeos, causando endotelite e, portanto, inflamação. **C** – Nas cavidades nasais, tanto o epitélio olfativo especializado e o epitélio nasal estão presentes, esse último sendo inervado por aferentes do nervo trigêmeo. iii) As células de suporte do epitélio olfatório, no qual os neurônios olfatórios estão embutidos, expressa ACE2, onde o SARSCoV-2 pode se ligar, causando anosmia, um sintoma significativamente associado à presença de cefaleia. iv) Ao nível do epitélio nasal, o sistema trigeminal pode ser ativado perifericamente pela ação direta do SARS-CoV-2 no epitélio nasal ou nos ramos do trigêmeo, ou por uma via indireta, envolvendo as interações entre a inervação olfatória e trigeminal. Esses mecanismos devem ser mais bem estudados. Fonte: Extraído da referência 4.

Independentemente de haver invasão direta do nervo ou inflamação secundária na área de inervação do trigêmeo devido à COVID-19, é factível ocorrer um aumento do tônus da musculatura mastigatória causado pela hiperativação de nociceptores trigeminais devido à doença[9,10] e possível ativação de pontos-gatilho miofasciais devido à sobrecarga muscular súbita e incomum.[11]

Mais estudos são necessários para melhorar nossa compreensão sobre a fisiopatologia da cefaleia associada à síndrome pós-COVID-19, mas os achados preliminares nos dão uma base de raciocínio para propostas terapêuticas interessantes no tratamento desse sintoma, com técnicas da acupunturiatria além da abordagem clássica guiada pela MTC, o agulhamento seco ou infiltração medicamentosa de pontos-gatilho, a auriculoterapia e a estimulação elétrica transcutânea/percutânea dos ramos oftálmicos do trigêmeo ou outras estruturas neuromusculares de interesse terapêutico.

Apresentação Clínica da Cefaleia Associada à COVID-19

A pandemia de COVID-19 parece ter um efeito particular nas características e no curso das cefaleias em indivíduos com diagnóstico de COVID-19. Dados na literatura apontam que sexo masculino, cefaleias bilaterais de longa duração e resistência a analgésicos foram mais frequentes em pessoas com infecção por SARS-COV-2 em conjunto com anosmia/ageusia e queixas gastrointestinais, além de outros achados da infecção.

Outro problema importante é a situação dos pacientes com cefaleias graves anteriores, como enxaqueca, na era pandêmica da COVID-19. O próprio SARS-CoV-2 ou seus efeitos psicossociológicos podem causar mais dor de cabeça, junto com os problemas de quarentena, e esses pontos ainda não foram investigados completamente.

Em observações clínicas e pequenas séries de casos, a cefaleia relacionada a COVID-19 foi descrita como de início agudo e geralmente ocorrendo em um caráter diferente das cefaleias preexistentes.[5]

Na Figura 11.3, vemos as características da cefaleia persistente após seis semanas nos pacientes com síndrome pós-COVID-19.

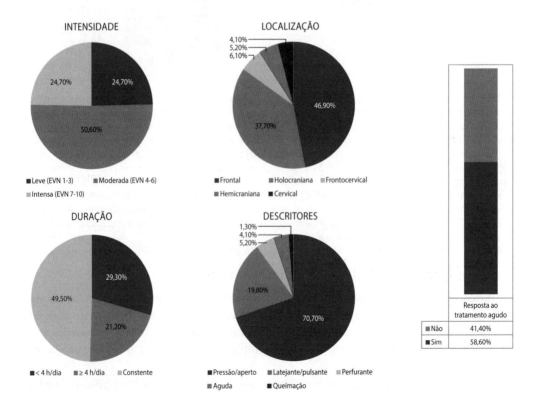

FIGURA 11.3. Características da dor de cabeça associada à COVID-19.[4]

Em outra série de pacientes, foi constatado que a maioria dos pacientes (70,8%) relatou piora da cefaleia com atividade física de rotina ou tosse.[8]

Na Figura 11.4, os gatilhos da cefaleia relatados são mostrados comparativamente nos casos de paciente com resultados de Rt-PCR positivos e negativos de COVID-19; a segunda parte dessa figura mostra os gatilhos relatados pelos profissionais de saúde em comparação com as demais profissões.

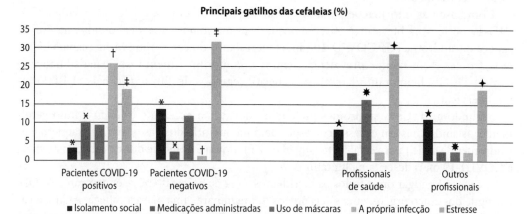

FIGURA 11.4. Os gatilhos relatados para dor de cabeça foram mostrados comparativamente em casos positivos e negativos de COVID-19. A segunda parte da figura mostra os gatilhos relatados por profissionais de saúde, em comparação com outros profissionais no grupo COVID-19 negativos. Fonte: Adaptada de referência 5.

A cefaleia foi desencadeada com mais frequência por estresse e isolamento social em pacientes sem COVID-19, enquanto os pacientes com diagnóstico de COVID-19 relataram, também, a própria infecção e os medicamentos como desencadeadores da cefaleia. Além disso, o uso de máscaras e o estresse foram os principais desencadeadores de cefaleia e foram relatados, com mais frequência, pelos profissionais de saúde, do que pelos demais.

Com base nos achados disponíveis na literatura avaliada, observamos uma maior prevalência de cefaleias de localização frontal, seguida de dor holocraniana, de intensidade moderada, com dor constante e descrito como dor em pressão/aperto pela maioria dos pacientes, havendo características de cefaleia tipo tensional e com alta refratariedade ao tratamento agudo padrão. O principal gatilho para crises de cefaleia referidos pelos pacientes com COVID-19 foi a própria infecção, seguida pelo estresse emocional e as medicações administradas durante o curso da doença.

Com relação à cefaleia tensional sabemos que pode estar associada à presença de pontos gatilhos, reforçando a hipótese do mecanismo periférico em sua fisiopatologia.[12]

Abordagem pela Medicina Tradicional Chinesa

A acupuntura tem uma longa tradição de uso para o tratamento da dor de cabeça. Sua eficácia foi estudada principalmente para dores de cabeça primárias, particularmente para enxaqueca e cefaleia do tipo tensional (CTT), com melhora nos resultados comparadas a outros métodos de tratamento, tanto no âmbito profilático, como no terapêutico, tendo como benefício não haver efeitos adversos.[13-21]

Estudo neurofisiológico utilizando espectroscopia por ressonância magnética nuclear (RMN), mostrou aumento do metabolismo cerebral a nível de tálamo e no córtex cingulado anterior, após tratamento por acupuntura em pacientes com migrânea sem aura e cefaleia cervicogênica, confirmando seus efeitos biológicos e demonstrando o forte potencial neuromodulatório da acupuntura.[22]

A Medicina Tradicional Chinesa (MTC) tem dois modelos de diagnóstico para dores de cabeça: diagnósticos por meridianos, com base na localização da dor e nos meridianos que por ali trafegam; diagnósticos sindrômicos, dependente de fatores externos ou internos e das características da dor.

Com base nas informações sobre as características da dor de cabeça associada à COVID-19 obtidas na literatura, observamos que os meridianos mais envolvidos na dor de cabeça da síndrome pós-COVID-19 são os meridianos do canal Yang Ming (canais LI-ST, testa/fronte) e em menor prevalência vemos o comprometimento dos canais Shaoyang (canais TE-GB, hemicrânio/laterais da cabeça), seguidos de Taiyang (canais SI-BL, occipital/cervical).

Segundo a MTC, as síndromes podem ser devido ao excesso ou déficit. Muito geralmente, as síndromes em excesso correspondem na, maioria dos casos, para enxaqueca e as síndromes de déficit para cefaleia tensional (CTT), a qual é o tipo de dor de cabeça associada à COVID-19 mais descrita na literatura.

A cabeça é o lugar onde todos os meridianos Yang da mão e do pé se encontram, e o Qi e o sangue dos cinco órgãos zang e seis órgãos fu fluem para cima, para a cabeça. Assim, a cabeça é a área de potencial máximo de Qi estando sujeita às elevações de energia pelos fatores patogênicos externos e internos ou à falha dessa ascensão de energia pela obstrução do fluxo pela umidade ou mucosidade. Ataques de fatores endógenos e exógenos pode causar dores de cabeça devido à perturbação do Qi e do sangue na cabeça e retardo da circulação do Qi nos meridianos que atravessam a cabeça.[23]

Nas síndromes de deficiência do Qi, a dor de cabeça é caracterizada como uma dor maçante e constante em "capacete" que dura muito tempo, até dias, começando pela manhã ou aparecendo durante o dia devido à fadiga psicofísica. A localização é frontal ou estendida por toda a cabeça.

No caso dos pacientes com dor de cabeça persistente, observamos comprometimento frequente do fígado com alta prevalência de cefaleia contínua e alternância de frio e calor, padrões de estagnação de Qi do fígado e presença de patógeno preso no Shao Yang. De modo complementar, o rim também pode estar comprometido, se o quadro estiver associado a padrões de deficiência de Qi e Yin do rim (zumbido, queda de cabelo, fadiga e dor nas articulações).

A deficiência de Qi do pulmão (metal) com baixa dominância do fígado (madeira) permitiria que o Yang desse último ascendesse originando a cefaleia.

A deficiência de Qi e Yin do rim (água), que pelo ciclo da geração mãe fraca, filho fraco, se acompanharia da deficiência de Yin do fígado, gerando aumento do Yang desse, que ascenderia até as partes altas, causando, entre outros sintomas, a cefaleia.

Na síndrome pós-COVID-19 temos uma deficiência de Qi e Yin geral, que leva à estase de sangue, conhecida como Xueyu. No estágio posterior, o corpo é danificado pelo consumo de líquidos e é deficiente em Qi e Yin.[16]

A restrição crônica de Qi, pode levar à estase de sangue, deficiência de Yin com Yang ascendente e vento do fígado, além de enfraquecer o baço e causar deficiência de Qi e sangue desse com formação de umidade e fleuma. Como possibilidades temos a deficiência de Qi Fei pulmão (metal) pela baixa dominância do fígado (madeira) permite que o Yang desse último ascenda originando a cefaleia. Ou a deficiência de Qi e Yin do rim (água), que pelo ciclo da geração pode se acompanhar de deficiência de Yin do fígado, gerando aumento do Yang que ascende.

A restrição prolongada de Qi também contribui para a tensão muscular crônica na parte superior das costas e pescoço, que leva ao desenvolvimento de pontos-gatilho. Os pontos gatilho podem ocorrer por uma associação do estresse mecânico levando a uma síndrome Bi, sendo que as desarmonias do fígado (restrição de Qi, Yang ascendente e vento) e padrões de deficiência de Yin e sangue, predispõem os pacientes à sua formação. Os pontos-gatilho resultantes tornam-se então uma fonte de dor na cabeça, e padrões sobrepostos de dor podem surgir.

Pela racionalidade ocidental podem ser ocasionados pela sobrecarga súbita e incomum de um músculo, lesão traumática, atividade repetitiva ou estresse postural. Estresses mecânicos que especificamente dão origem a dores de cabeça incluem estresse postural associado a móveis mal projetados, sentar-se curvado por horas na frente de um computador, uma posição apertada para dormir, um travesseiro excessivamente macio ou alto e duro ou extensão prolongada da cabeça enquanto envolvido em uma tarefa prolongada, o que condiz com os estados de repouso pelo adoecimento e também pelos improvisos da implantação de urgência de *home office*, devido ao isolamento social implantado. Segundo Travell, pontos localizados no terço superior do músculo esternocleidomastoideo podem dar dor referida na região frontal. O mesmo pode ocorrer com pontos no músculo temporal e occipitofrontal, não podendo deixar de ser avaliados os músculos suboccipitais, retos posteriores maior e menor da cabeça e músculos oblíquos inferior e superior cujos pontos podem dar dor referida na região temporal homolateral.[11]

Tratamento

Por se tratar de uma entidade nosológica recente e ainda pouco estudada, não dispomos de literatura com comprovação de eficácia específica para a cefaleia associada à síndrome pós-COVID-19, portanto, além de um acolhimento inicial ao paciente, exame clínico detalhado e avaliação diagnóstica complementar sempre que cabível, suporte medicamentoso com oferta de analgesia individualizada, propomos as seguintes opções terapêuticas no âmbito da acupuntura com base na literatura disponível para tratamento das cefaleias primárias e no diagnóstico pela MTC.

– Acupuntura manual

Por meio de mineração de dados na literatura, foi realizado um levantamento dos pontos mais utilizados para tratar dores de cabeça do tipo tensional, sendo encontrados os seguintes pontos, que podem constituir uma prescrição razoável na prática clínica, para tratamento de dores com características de CTT.[25]

Fengchi (GB20), Baihui (GV20), Taiyang (EX-HN5), Hegu (LI4) e Taichong (LR3).

Pela abordagem do tratamento dos meridianos as opções de tratamento abaixo são amplamente utilizadas na prática clínica:

Cefaleia frontal

Pontos locais: EXHN3 (Yintang) e ST8 (Touwei).[26]
Pontos distais: ST41 (Jiexi), ST45 (Lidui), LI4 (Hegu) e SI8 (Quanliao).[26]

Cefaleia hemicraniana

Pontos locais: EXHN5 (Taiyang), GB20 (Fengchi), TE17 (Yifen) e GV20 (Baihui).[26]

Pontos distais: LR3 (Taichong), LI4 (Hegu), TE5 (Waiguan), GV16 (Feng.fu), BL10 (Tianzhu), GB34 (Yanglingquan), LU7 (Ueque), GB41 (Unqi), GB43 (Xiaxi), KI3 (Taixi) e BL23 (Shenshu).[26]

Na abordagem sindrômica, observamos a predominância de deficiência de Qi na síndrome pós-COVID-19, podendo ser utilizada a seguinte sugestão de pontos:

SP10 (Xuehai); GV23 (Shangxing), SP6 (Sanyinjiao), ST36 (Zusanli), LR14 (Qimen), LR13 (Zhangmen), GB25 (Jingmen), CV6 (Qihai), CV4 (Guanyuan), GV20 (Baihui), EXHN3 (Yintang) e EXHN5 (Taiyang).[26]

– Eletroacupuntura

A eletroacupuntura (estimulação elétrica percutânea) ou a estimulação elétrica semelhante à acupuntura (Acu-TENS) pode ter alguns efeitos promissores tanto na cefaleia do tipo tensional quanto na migrânea, de maneira importante, parece reduzir o uso de agentes analgésicos em pessoas com CTT ou migrânea primárias.[24,27,28]

Além disso, há evidências fortes que suportam o uso da neuromodulação do nervo occipital maior (NOM) nas migrâneas e nas algias craniofaciais. Por meio da estimulação do NOM (o qual trafega junto o ponto GB20), a atividade metabólica aumenta no corno dorsal da medula em C1 e C2, e no núcleo caudal do trigêmeo que compõem o complexo trigeminocervical (CTC).[24]

Esquema de pontos sugeridos:

Yuyao (EXHN4; suprido pelos ramos supratrocleares e supraorbitais de V1); Taiyang (EXHN5; suprido pelo ramo temporal do nervo zigomático, ramo de V2), GB20 (Fengchi, tem aferências para o CTC a nível de C1 e C2) bilateralmente, podendo ser estimulados por eletrodos transcutâneos, pointer ou por estimulação percutânea (clipagem das agulhas com cabos tipo jacaré). Parâmetros de estimulação sugeridos: onda densa/dispersa 2 Hz/100 Hz. Duração de 20 minutos de estímulo.[27,28]

– Auriculoterapia

Auriculoterapia tem sido usada ao longo do tempo, fazendo parte da cultura da Medicina Tradicional Chinesa. Consiste na estimulação do pavilhão auditivo externo para o alívio de situações patológicas no corpo, possuindo hoje duas linhas de trabalho. A chinesa e a francesa, criada por Paul Nogier, em 1957, na França. No pavilhão auditivo é esquematizado um feto invertido, como um mapa somatotópico representando partes reflexas de estimulação ao corpo. Baseia-se no princípio de que a orelha é uma das poucas estruturas anatômicas formadas pelos três folhetos embrionários (endoderma, mesoderma e ectoderma) podendo, hipoteticamente, ter a representatividade de todas as partes do corpo, tendo demonstrado efeitos positivos, quando associada aos convencionais das dores dor crônica e aguda, dentre outras alterações.[29]

Sua ação se dá por estímulos nas terminações nervosas do pavilhão auricular por meio de sementes, ou agulhas, ou laser, relacionando-se com o sistema nervoso central por meio dos nervos auriculotemporal, vago, glossofaríngeo, auricular maior e occipital menor. Por meio do vago, se relaciona também com o sistema neurovegetativo.

Na MTC, a escolha dos pontos se faz seguindo a lógica do diagnóstico da medicina chinesa, estimulando-se pontos previamente catalogados ao longo do tempo e relacionados com as desarmonias e os órgãos. Já na francesa, além dos pontos cartográficas, a escolha dos pontos se dá pela medida da diferença de impedância entre os pontos, que serão correlacionados com o diagnóstico da racionalidade ocidental.

Uma revisão sistemática com metanálise concluiu que a AT pode ser eficaz para o alívio de dores agudas e crônicas, com redução de sua intensidade já nas primeiras 48 horas de início do tratamento, além de ser um recurso seguro.[30]

Para as cefaleias e doenças correlatas, neuralgia do trigêmeo e dor retroauricular por paralisia facial, foram encontradas redução da dor com a associação de acupuntura tradicional com a auriculoterapia, sendo o efeito significativamente diferente após a quinta ou sexta sessão, e o efeito da acupuntura na dor de cabeça mais significativo, em comparação com outras doenças.[31]

Sugestão de pontos

Shen Men; ciático; rim; frontal; temporal; occipital e cérebro.[31,32]

Conclusão

Ainda não existem trabalhos com dados que possamos aplicar aos resultados da acupuntura no tratamento específico da cefaleia pós-COVID-19. De maneira geral, aconselha-se uma abordagem que deverá ser individual, sendo o método escolhido o de maior experiência e familiaridade pelo médico assistente, fortalecido pela interação médico-paciente, que deve sempre estar em primeiro lugar, no tratamento.

O que temos no momento, são os tratamentos clássicos para todos os tipos de cefaleia, preconizados nos tratados de MTC, os quais, poderão trazer alívio dos sintomas e com os estudos, a serem feitos, poderão ser aprimorados para protocolos mais específicos

Referências Bibliográficas

1. Headache Classification Committee of the International Headache Society (IHS) The International Classification of Headache Disorders, 3rd edition. Cephalalgia. 2018 Jan;38(1):1-211. doi: 10.1177/0333102417738202. PMID: 29368949.
2. Mutiawati, Endang; Syahrul, Syahrul; Fahriani, Marhami; Fajar, Jonny Karunia; Mamada, Sukamto S.; Maliga, Helnida Anggun; Samsu, Nur; Ilmawan, Muhammad; Purnamasari, Yeni; Asmiragani, Annisa Ayu. Global prevalence and pathogenesis of headache in COVID-19: a systematic review and meta-analysis. F1000Research, [S.L.], v. 9, p. 1316, 10 mar. 2021. F1000 Research Ltd. http://dx.doi.org/10.12688/f1000research.27334.2.
3. Raveendran, A.V.; Jayadevan, Rajeev; Sashidharan, S. Long. COVID: an overview. Diabetes & Metabolic Syndrome: Clinical Research & Reviews, [S.L.], v. 15, n. 3, p. 869-875, maio 2021. Elsevier BV. http://dx.doi.org/10.1016/j.dsx.2021.04.007.
4. Caronna, Edoardo; Ballvé, Alejandro; Lauradó, Arnau; Gallardo, Victor José; Ariton, Diana María; Lallana, Sofia; Maza, Samuel López; Gadea, Marta Olivé; Quibus, Laura; Restrepo, Juan Luis. Headache: a striking prodromal and persistent symptom, predictive of covid-19 clinical evolution. Cephalalgia, [S.L.], v. 40, n. 13, p. 1410-1421, nov. 2020. SAGE Publications. http://dx.doi.org/10.1177/0333102420965157.
5. Uygun, Ö., Ertaş, M., Ekizoğlu, E. et al. Headache characteristics in COVID-19 pandemic-a survey study. J Headache Pain 21, 121 (2020). https://doi.org/10.1186/s10194-020-01188-1.
6. Edvinsson, J.C.A., Viganò, A., Alekseeva, A. et al. The fifth cranial nerve in headaches. J Headache Pain 21, 65 (2020). https://doi.org/10.1186/s10194-020-01134-1doi:10.1111/head.13856.
7. Dos Anjos de Paula RC, de Maria Frota Vasconcelos T, da Costa FBS, de Brito LA, Torres DM, Moura AEF, Oliveira DN, de Lima Henn GA, Rodrigues PGB, de Sousa Pereira I, Braga ILS,

Rocha FA, Frota NAF, Carvalho FMM, Pitombeira MS, Tavares-Junior JWL, Montenegro RC, Braga-Neto P, Nóbrega PR, Sobreira-Neto MA. Characterization of Headache in COVID-19: a Retrospective Multicenter Study. Mol Neurobiol. 2021 May 25:1–8. doi: 10.1007/s12035-021-02430-w. Epub ahead of print. PMID: 34036488; PMCID: PMC8148871.
8. Yu X-M, Sessle BJ, Vernon H, Hu JW. Effects of inflammatory irritant application to the rat temporomandibular joint on jaw and neck muscle activity. Pain, [S.L.], v. 60, n. 2, p. 143-149, fev. 1995. Ovid Technologies (Wolters Kluwer Health). http://dx.doi.org/10.1016/0304-3959(94)00104-m.
9. Imbe H, Iwata K, Zhou QQ, Zou S, Dubner R, Ren K. Orofacial deep and cutaneous tissue inflammation and trigeminal neuronal activation. Implications for persistent temporomandibular pain. Cells Tissues Organs. 2001;169(3):238-47. doi: 10.1159/000047887. PMID: 11455119.
10. Simons D, Travell J. Travell & Simons 'myofascial pain and dysfunction: the trigger point manual. Baltimore: Williams & Wilkins; 1999
11. Do TP, Heldarskard GF, Kolding LT, Hvedstrup J, Schytz HW. Myofascial trigger points in migraine and tension-type headache. J Headache Pain. 2018 Sep 10;19(1):84. Doi: 10.1186/s10194-018-0913-8. PMID: 30203398; PMCID: PMC6134706
12. Linde K, Allais G, Brinkhaus B, Fei Y, Mehring M, Shin BC, Vickers A, White AR. Acupuncture for the prevention of tension-type headache. Cochrane Database Syst Rev. 2016 Apr 19;4:CD007587. doi: 10.1002/14651858.CD007587.pub2. PMID: 27092807; PMCID: PMC4955729.
13. Carlsson J, Augustinsson LE, Blomstrand C, Sullivan M. Health status in patients with tension headache treated with acupuncture or physiotherapy. Headache. 1990 Sep;30(9):593-9. doi: 10.1111/j.1526-4610.1990.hed3009593.x. PMID: 2262314.
14. Jena S, Witt CM, Brinkhaus B, Wegscheider K, Willich SN. Acupuncture in patients with headache. Cephalalgia. 2008 Sep;28(9):969-79. doi: 10.1111/j.1468-2982.2008.01640.x. Epub 2008 Jul 8. PMID: 18624803.
15. Kwak BM, Kim MJ, Kim YM, Lee JM, Park YC, Jo JH. Persistent effects of acupuncture method for chronic tension-type headache; a randomized clinical trial. Journal of the Korean Society of Acupuncture and Moxibustion [taehan chimgu hakhoe chi] 2008; 25: 165-77.
16. Linde K, Allais G, Brinkhaus B et al. Acupuncture for migraine prophylaxis. Cochrane Database Syst Rev. 2009; 1: CD001218.
17. Allais G, De Lorenzo C, Quirico PE et al. Acupuncture in the prophylactic treatment of migraine without aura: a comparison with flunarizine. Headache. 2002; 42 (9): 855-861.
18. Sun Y, Gan TJ. Acupuncture in the treatment of chronic headache: a systematic review. Anaesth Analg. 2008; 107 (6): 2038–2047.
19. Li Y, Liang F, Yang X et al. Acupuncture for the treatment of acute migraine attacks: a randomized clinical trial. Headache. 2009; 49 (6): 805–816.
20. Vickers AJ, Rees RW, Zollman CE et al. Acupuncture for chronic headache in primary care: a large, pragmatic, randomized trial. BMJ. 2004; 328 (7442): 744.
21. Gu T, Lin L, Jiang Y, Chen J, D'Arcy RC, Chen M, Song X. Acupuncture therapy in treating migraine: results of a magnetic resonance spectroscopy imaging study. J Pain Res. 2018 Apr 27;11:889-900. doi: 10.2147/JPR.S162696. PMID: 29740217; PMCID: PMC5931197.
22. Cheng Xinnong, Ed. Chinese Acupuncture and Moxibustion, Revised Edition. Beijing: Foreign Languages Press, 1999.
23. Antony AB, Mazzola AJ, Dhaliwal GS, Hunter CW. Neurostimulation for the Treatment of Chronic Head and Facial Pain: A Literature Review. Pain Physician. 2019 Sep;22(5):447-477. PMID: 31561646.
24. Lu, Lingyun; Wen, Qian; Hao, Xinyu; Zheng, Qianhua; LI, Ying; LI, Ning. Acupoints for Tension-Type Headache: a literature study based on data mining technology. Evidence-Based Complementary And Alternative Medicine, [S.L.], v. 2021, p. 1-10, 12 mar. 2021. Hindawi Limited. http://dx.doi.org/10.1155/2021/5567697.
25. Yamamura Y. Acupuntura: a arte de inserir. 2ed. São Paulo: Roca; 2001.

26. Hayhoe S. Acupuncture for episodic cluster headache: a trigeminal approach. BMJ Case Rep. 2015 Sep 10;2015:bcr2015211984. doi: 10.1136/bcr-2015-211984. PMID: 26359462; PMCID: PMC4567725.
27. Wang K, Svensson P, Arendt-Nielsen L. Effect of acupuncture-like electrical stimulation on chronic tension-type headache: a randomized, double-blinded, placebo-controlled trial. Clin J Pain. 2007 May;23(4):316-22. doi: 10.1097/AJP.0b013e318030c904. PMID: 17449992.
28. Vieira A, Reis AM, Matos LC, Machado J, Moreira A. Does auriculotherapy have therapeutic effectiveness? An overview of systematic reviews. Complement Ther Clin Pract. 2018 Nov;33:61-70. doi: 10.1016/j.ctcp.2018.08.005. Epub 2018 Aug 23. PMID: 30396628.
29. Murakami M, Fox L, Dijkers MP. Ear Acupuncture for Immediate Pain Relief-A Systematic Review and Meta-Analysis of Randomized Controlled Trials. Pain Med. 2017 Mar 1;18(3):551-564. doi: 10.1093/pm/pnw215. PMID: 28395101.
30. Ahn CB, Lee SJ, Lee JC, Fossion JP, Sant'Ana A. A clinical pilot study comparing traditional acupuncture to combined acupuncture for treating headache, trigeminal neuralgia and retro-auricular pain in facial palsy. J Acupunct Meridian Stud. 2011 Mar;4(1):29-43. doi: 10.1016/S2005-2901(11)60005-8. PMID: 21440878.).
31. Artioli, Dérrick Patrick, Tavares, Alana Ludemila de Freitas and Bertolini, Gladson Ricardo Flor. Auriculotherapy: neurophysiology, points to choose, indications and results on musculoskeletal pain conditions: a systematic review of reviews. BrJP [online]. 2019, v. 2, n. 4 [Accessed 11 June 2021], pp. 356-361. Available from: <https://doi.org/10.5935/2595-0118.20190065>. Epub 02 Dec 2019. ISSN 2595-3192. https://doi.org/10.5935/2595-0118.20190065.
32. Allais, Gianni; Romoli, Marco; Rolando, Sara; Airola, Gisella; Gabellari, Ilaria Castagnoli; Allais, Rita; Benedetto, Chiara. Ear acupuncture in the treatment of migraine attacks: a randomized trial on the efficacy of appropriate versus inappropriate acupoints. Neurological Sciences, [S.L.], v. 32, n. 1, p. 173-175, 30 abr. 2011. Springer Science and Business Media LLC. http://dx.doi.org/10.1007/s10072-011-0525-4.

Afecções Neurológicas na Síndrome Pós-COVID-19 pela Medicina Tradicional Chinesa

12

Hong Jin Pai, Marcus Yu Bin Pai

▸ Introdução

A síndrome pós-COVID-19 é uma doença multissistêmica, ocorrendo mesmo após uma síndrome viral leve, e envolve diversos sintomas interligados. É importante tratar e melhorar a qualidade de vida do paciente, e em seguida tratar a queixa principal e secundária. Os sintomas podem persistir após a infecção viral aguda, ou surgir após no mínimo um mês da cura clínica e virológica.[1]

Estudos preliminares indicam que as vias terapêuticas primárias da acupuntura, no tratamento da síndrome pós-COVID-19, incluem seus efeitos anti-inflamatórios, ativadores da imunidade e neuromodulatórios. A acupuntura pode ser um tratamento complementar importante para COVID-19 e fornece novas opções para a luta global contra a epidemia.[2]

▸ Manifestações Neurológicas

As manifestações neurológicas no SARS-CoV-2 são diversas e heterogêneas, variando de sintomas leves, como anosmia e hipogeusia/ageusia, a quadros mais graves, como acidente vascular cerebral, convulsões, ataxia, polirradiculoneuropatia, encefalopatia e distúrbios do movimento.

A proposta dos autores consiste em realizar o tratamento conforme o diagnóstico neurológico. A acupuntura é usada clinicamente para tratar várias doenças e exerce efeitos locais e sistêmicos positivos em várias patologias do sistema nervoso. Em um artigo de revisão, os pontos de acupuntura mais comuns para o alívio de distúrbios do sistema nervoso, incluíram GV20, GV14, ST36, ST37 e LI4.[3]

Há diversos raciocínios de tratamento. Os distúrbios neurológicos devem ser melhor gerenciados individualizados de acordo com as recomendações disponíveis para qualquer doença.

A Medicina Tradicional Chinesa (MTC) fornece uma opção complementar ao tratamento convencional de reabilitação para lidar com sequelas psicológicas e neuropsiquiátricas da síndrome pós-COVID-19, e tem um longo histórico no tratamento de condições semelhantes de síndromes pós-virais.

Neste capítulo, seguiremos a linha mais aceita da MTC:
- Distúrbio psíquicos e neurológicos: GV20, GV23, EXHN3 (Yintang), GB20.
- Distúrbios de Zang Fu: CV21, CV17, CV4, LI4.
- Pontos de reforço: ST36, SP9, SP6.
Se tiver náuseas: P6
Fadiga: CV6 e KI3
Cefaleias: ST7, EXHN5 (Taiyang)
Mialgia: SI3, GB34 e LR3.
Dispneia: BL13 e BL15.
Anosmia: LI20, SI18, GB12 → TE17.

Pontos de acupuntura para tratamento sintomático:
1. Para febre, garganta seca e tosse seca, são adicionados GV14, CV22 e LU6.
2. Para náuseas, vômitos, fezes moles, língua inchada com revestimento pegajoso e pulso empapado, CV12, ST25 e ST40 são adicionados.
3. Para fadiga e anorexia, CV12 e os quatro pontos ao redor do umbigo 1 cun bilateral, diretamente acima e abaixo do centro do umbigo e BL20 podem ser adicionados.

Existem várias escolas na medicina chinesa:
a) Tratar as causas internas, a causa de formação de mucosidade, trata a formação de calor ou fogo, trata com objetivo de eliminar a estase de sangue.
   A tendência última: fluir o Qi, acalmar o vento de fígado, eliminar a estase e mucosidade.
   Na fase inicial:
   Se tiver tontura, hemiplegia, parestesia:
   GV23, GV20, EXHN3, LI14, LI11, ST36, GB34
   Se tiver tontura: GB20
   Insônia: EXHN1, HT7,
   Angústia: LR3, LI4.
b) Afetando o meridiano e seus colaterais.
   Com a dificuldade de fala, desvio da face, hemiplegia:
   P6, GV26, SP6, HT1, LU5, BL40.
   Mãos em garra: LI4, EXUE9 (Baxie).
   Dificuldade em extensão do MS: LI11.
c) Afetando o Zang Fu.
   Perda de consciência, dispneia, rosto avermelhado, olho aberto e boca fechada, as duas mãos fechadas, perda de controle urinário e fecal, a língua retraída, barulho na garganta, distensão abdominal, cefaleia, rigidez cervical e febre.
   - PC6, GV26.
   - Sangria nos EXUE11 (Shixuan).
   - GV16.
   Em situações mais graves: perda de consciência, pupila dilatada, ou assimetria de tamanho de pupilas, rosto pálido, sudorese, perda de controle urinário e fecal com a respiração fraca.
   - PC6, GV26.
   - CV4, CV6, moxa em CV8
   - LR3, ST44, LI11.

Sequelas: em geral, pode-se usar os pontos locais e distantes dos meridianos que passam no local afetado.

Acupuntura e Perda de Equilíbrio

Evidências recentes indicam que a síndrome pós-COVID-19 pode resultar em lesões neurológicas e alterações no equilíbrio, já que capacidades neurotróficas e neuroinvasivas são típicas de alguns coronavírus.[4] Estudos anteriores em outras infecções por coronavírus mostraram um envolvimento do cérebro, focando a atenção no possível comprometimento neuroauditivo após essa infecção.[5]

Alterações auditivas e distúrbios de equilíbrio podem ser dependentes de danos vasculares, pois as estruturas do ouvido interno podem ser suscetíveis à microisquemia local devido à vasculatura terminal e alta necessidades energéticas.

Relatos de casos indicam vertigem paroxística benigna em alguns pacientes. O início da vertigem pode ser devido à fatores como flutuação na emoção, envelhecimento e deficiências do Yin do rim, após uma doença grave, alterações na dieta e estase de Xue devido a lesões.

Sugestão de tratamento em lesões cerebrais: GV20, GV23, GB20, LI4, TE4, CV6, ST36, ST37, GB39, LR3, ou GV20, GV14, BL11, BL13, BL15, BL18, BL23.

No tratamento da vertigem, pontos iniciais incluem ST36, P6 e LR3.

Acupuntura em Anosmia e Disosmia

Alterações olfatórias são comuns na COVID-19 em fase aguda e persistem na síndrome pós-COVID-19. Pacientes com COVID-19 apresentam comumente diminuição no olfato, com um retorno médio dos sentidos do paladar e do olfato em poucas semanas. No entanto, impactos de longo prazo no paladar e olfato foram relatados em casos de síndrome pós-COVID-19.[6]

Tratamento:

LI4, LI20, GB20 → TE17 (técnica de transfixação), SI18

O tratamento da função olfatória pode ser demorado. Em 2010, Vent *et al.* Avaliariam o uso da acupuntura no tratamento de disosmia pós-viral em 15 pacientes. Encontrou-se que a função olfatória apresentou melhora em oito desses, após dez semanas de tratamentos semanais (30 minutos cada). No estudo, os seguintes pontos foram utilizados: GV16, GV20, LI20, LU7, LU9, ST36, KD3.[7]

Acupuntura e Déficit Cognitivo

Distúrbios de atenção em foram relatados em até um terço dos pacientes pós-COVID-19.[8] A acupuntura pode ser considerada como uma opção para o tratamento de comprometimento cognitivo leve. No livro de "*Etiopatogenia das Doenças*", o Qi perverso externo afeta o Qi e Xue, causaria a desarmonia de Yin e Yang, teria os fenômenos intermitentes de excesso e deficiência, distúrbio de Shen do coração que afeta a memória e cognição.

Em geral, há predomínio de síndrome de deficiência que afete o Xin, Pi e Shen (rim) principalmente.

Sugestão de tratamento inclui os pontos: GV20, BL15, BL20 e BL23.

Acupuntura e Zumbido

Existem várias causas possíveis para o zumbido. O zumbido é um sintoma de outras condições, anormalidades ou lesões no sistema auditivo. Um estudo, publicado no International Journal of Audiology, revisou dados de 28 estudos diferentes sobre a ligação entre COVID-19 e problemas auditivos. Os pesquisadores estimaram que, quase 15% das pessoas infectadas, apresentaram zumbido após a COVID-19.[9]

Realmente, é difícil na prática, em geral, os pacientes querem resultados imediatos, porém, esse sintoma pode envolver diversas patologias, com tratamento complexo e insatisfatório.

A acupuntura pode ajudar no alívio sintomático. Pela experiência dos autores, a acupuntura pode ajudar minimamente na redução da intensidade dos zumbidos. Sugerimos que os pacientes sejam questionados sobre perda auditiva e outras causas de zumbidos. Em caso de perda auditiva aguda, deve ser encaminhado à otorrinolaringologia em caráter de emergência.

Sugestões de pontos incluem: TE3, LI4, GB2, GB20, ST7, TE21.

Conclusão

Pacientes com COVID-19 necessitam de acompanhamento a longo prazo, mesmo após a recuperação, para observação e controle de sua sintomatologia pós-COVID-19. A acupuntura pode ser utilizada como tratamento complementar no alívio sintomático de diversas sequelas neurológicas na experiência clínica dos autores, embora as evidências clínicas específicas ainda sejam escassas.

Referências Bibliográficas

1. Ye L, Sun P, Wang T. Acupuncture Strategies to Tackle Post COVID-19 Psychological and Neuropsychiatric Disorders. Journal of Chinese Medicine. 2020 Oct 1(124).
2. Chen Y. The role of acupuncture during the COVID-19 pandemic: From the historical perspective to practical application. Traditional Medicine and Modern Medicine. 2020 Mar 4;3(01):27-35.
3. Wei TH, Hsieh CL. Effect of Acupuncture on the p38 Signaling Pathway in Several Nervous System Diseases: A Systematic Review. International Journal of Molecular Sciences. 2020 Jan;21(13):4693.
4. Viola P, Ralli M, Pisani D, Malanga D, Sculco D, Messina L, Laria C, Aragona T, Leopardi G, Ursini F, Scarpa A. Tinnitus and equilibrium disorders in COVID-19 patients: preliminary results. European Archives of Oto-Rhino-Laryngology. 2020 Oct 23:1-6.
5. Liang Y, Xu J, Chu M, Mai J, Lai N, Tang W, Yang T, Zhang S, Guan C, Zhong F, Yang L. Neurosensory dysfunction: a diagnostic marker of early COVID-19. International Journal of Infectious Diseases. 2020 Sep 1;98:347-52.
6. Izquierdo-Dominguez A, Rojas-Lechuga MJ, Mullol J, Alobid I. Olfactory dysfunction in the COVID-19 outbreak. J Investig Allergol Clin Immunol. 2020 Jan 1;30(5):317-26.
7. Vent J, Wang DW, Damm M. Effects of traditional Chinese acupuncture in post-viral olfactory dysfunction. Otolaryngology--Head and Neck Surgery. 2010 Apr;142(4):505-9.
8. Beaud V, Crottaz-Herbette S, Dunet V, Vaucher J, Bernard-Valnet R, Du Pasquier R, Bart PA, Clarke S. Pattern of cognitive deficits in severe COVID-19. Journal of Neurology, Neurosurgery & Psychiatry. 2021 May 1;92(5):567-8.
9. Almufarrij I, Munro KJ. One year on: an updated systematic review of SARS-CoV-2, COVID-19 and audio-vestibular symptoms. International Journal of Audiology. 2021 Mar 2:1-1.

Síndrome Pós-COVID-19 na Cardiologia

13

Fábio de Freitas Guimarães Guerra

▸ Introdução

A pandemia causada pela COVID-19 demonstrou um amplo espectro de apresentações, desde formas assintomáticas até quadros de insuficiência respiratória aguda, injúria miocárdica, insuficiência renal e morte.

Cerca de 20% a 30% dos pacientes que necessitam hospitalização devido à COVID-19 possuem evidência de envolvimento miocárdico manifestado pela elevação dos níveis de troponina. A injúria pode se apresentar de diversas maneiras, tais como infarto do miocárdio, miocardite, vasculite e ocorre por meio de mecanismos como inflamação, trombose ou estresse.

Em pacientes com COVID-19, é plausível que o envolvimento miocárdico possa ser iniciado por via inflamatória e posterior fibrose e, dependendo da extensão e localização dessa fibrose, produzir anormalidades eletrofisiológicas, predispondo à fibrilação atrial e arritmias ventriculares. Pacientes assintomáticos, mas com evidência de doença cardíaca devem ser identificados, pois apresentam risco de desenvolverem arritmias, sendo racional nesses casos a terapia com medicamentos com ação cardioprotetora, visto não termos dados até o momento para afirmarmos até quando esses pacientes ainda podem apresentar e ou manter complicações.

▸ Complicações Cardiovasculares da COVID-19

O SARS-CoV-2 causou uma pandemia global COVID-19 com infecções graves e morbidade e mortalidade.[1-3] Alguns estudos sugerem que a lesão ao sistema cardiovascular secundária ao vírus possa estar ligada à enzima de conversão da angiotensina II (ECA2). A ECA2 está relacionada ao sistema imune e presente em alta concentração no pulmão e no coração. A ECA2 regula negativamente o sistema renina angiotensina pela inativação da angiotensina-2 e provavelmente tem um papel protetor contra o desenvolvimento de insuficiência respiratória e sua progressão. O SARS-CoV-2 contém quatro proteínas estruturais principais: a proteína *spike* (S), a proteína nucleocapsídeo (N), a proteína membrana (M) e o envelope proteico (E). O vírus liga-se por meio da proteína *spike* ao receptor da ECA2 e, por meio dessa ligação, entra na célula hospedeira, onde ocorre a inativação da ECA2, o que favorece a lesão pulmonar. Como a ECA2 apresenta concentrações elevadas no coração, lesões potencialmente graves ao sistema cardiovascular podem ocorrer.

Uma comparação da COVID-19 (causada pelo SARS-CoV-2) com outras infecções por coronavírus mostra semelhança com o SARS-CoV original. Dados experimentais mostram que o SARS-CoV também pode causar lesão miocárdica dependente de ECA2.[4] Além disso, amostras de autópsias na epidemia de SARS, em Toronto, demonstraram SARS-CoV RNA em 35% dos corações nos pacientes falecidos, revelando que o vírus tem tropismo pela célula miocárdica.[5] Embora a presença de SARS-CoV RNA não signifique automaticamente que houve lesão do miocárdio, nessa pequena série de casos por Oudit et al.,[5] todos os pacientes com genoma SARS-CoV detectável tiveram maior inflamação miocárdica, incluindo infiltração de macrófagos. Isso sugere um efeito causal direto da infiltração viral e da inflamação associada. Também foi observado nesse estudo que pacientes com infecção por SARS-CoV no coração, sofriam de uma doença significativamente mais agressiva e tinham mortes precoces, em comparação com aqueles com SARS-CoV sem infiltração miocárdica.[5]

O dano ao sistema cardiovascular é provavelmente multifatorial e pode resultar, tanto de um desequilíbrio entre alta demanda metabólica e baixa reserva cardíaca, quanto de inflamação sistêmica e trombogênese, podendo ainda ocorrer por lesão direta cardíaca pelo vírus.[6] Esse dano ao sistema cardiovascular em decorrência da COVID-19 ocorre principalmente nos pacientes com fatores de risco cardiovascular (idade avançada, hipertensão e diabetes) ou com doença cardiovascular (DCV) prévia.[7,8] A Figura 13.1 sumariza a resposta inflamatória gerada a partir da infecção viral que leva à lesão do sistema cardiovascular e dos

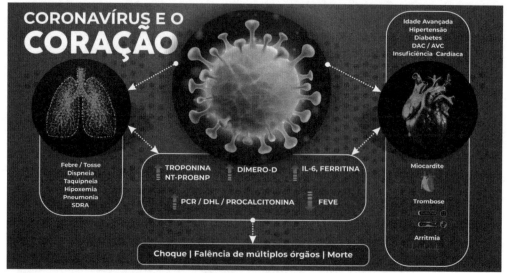

FIGURA 13.1. Coronavírus e o coração. Os pacientes com fatores de risco e/ou doença cardiovascular são mais propensos a desenvolver formas graves e complicações relacionadas a COVID-19. O quadro pulmonar manifesta-se inicialmente por síndrome gripal (com tosse e febre), evolui para pneumonia (dispneia, hipoxemia, taquipneia) e, em alguns casos, para síndrome do desconforto respiratório agudo. A resposta do organismo ao vírus leva a um quadro de inflamação sistêmica, na qual se observa elevação de marcadores inflamatórios (PCR, procalcitonina, dímero-D, IL-6, ferritina, DHL) e de injúria miocárdica/disfunção cardíaca (troponina/NT-proBNP), que predispõe a insuficiência cardíaca aguda, miocardite, trombose e arritmias. As complicações cardiovasculares pioram a resposta do organismo ao vírus, levando a choque, falência de múltiplos órgãos e morte.[29] AVC = acidente vascular cerebral; DAC = doença arterial coronária; DHL = desidrogenase láctica; FEVE = fração de ejeção do ventrículo esquerdo; PCR = proteína C-reativa; IL-6 = interleucina-6; SDRA = síndrome do desconforto respiratório agudo.

pulmões, com elevação de dímero-D, procalcitonina, proteína C-reativa, ferritina, troponina e NT-proBNP, e que culmina em complicações cardiovasculares e óbito.

Na resposta inflamatória sistêmica provocada pela COVID-19, observam-se concentrações mais altas de citocinas que estão relacionadas à injúria do sistema cardiovascular.[9] O aumento de troponina é acompanhado de elevação de outros marcadores inflamatórios, como dímero-D, ferritina, interleucina-6 (IL-6), desidrogenase láctica (DHL), proteína C-reativa, procalcitonina e contagem de leucócitos. Zhou *et al.* mostraram que os pacientes que evoluíram a óbito apresentaram níveis mais altos de dímero-D, IL-6, ferritina e DHL, além de linfopenia, sugerindo que esses marcadores inflamatórios possam ter implicações prognósticas. Dímero-D na admissão maior que 1 µg/mL foi preditor independente de mortalidade nessa população.[10] Além da elevação dos marcadores inflamatórios, nos pacientes com COVID-19 também se observa aumento nos níveis de BNP ou NT-proBNP, marcadores de disfunção miocárdica. Pacientes com injúria miocárdica tiveram níveis mais altos de NT-proBNP, com correlação linear positiva.[7,8] Esse achado reforça que aqueles que apresentam injúria miocárdica estão mais propensos a desenvolver comprometimento da função cardíaca.[7]

Até 20%-30% dos pacientes internados com COVID-19 têm evidências de envolvimento do miocárdio manifestado por níveis elevados de troponina, o que está associado a piores desfechos de curto prazo. Em uma série de casos de 187 pacientes com COVID-19, níveis elevados de troponina, com ou sem histórico de doenças cardiovasculares, foram associados a arritmias malignas, insuficiência respiratória aguda e maior mortalidade. Curiosamente, pacientes com doenças cardiovasculares conhecidas, mas sem níveis elevados de troponina, apresentaram um desfecho mais favorável.[7] A lesão cardíaca aguda tende a um prognóstico pior, maior necessidade de ventilação mecânica e maior mortalidade. Shi *et al.*[7] relatou que a lesão cardíaca estava associada à síndrome de angústia respiratória aguda, lesão renal aguda e distúrbios de coagulação. Outros mecanismos de lesão cardíaca, incluem infarto agudo do miocárdio com supradesnivelamento do segmento ST, infarto agudo do miocárdio tipo 2 devido ao desequilíbrio entre oferta e consumo de oxigênio, lesão endotelial vascular, microtrombose/embolia e estado hiperinflamatório sistêmico que leva à síndrome da tempestade de citocinas.[9]

A fisiopatologia da miocardite aguda pode estar relacionada à infecção viral direta e/ou resposta hiperinflamatória. Acredita-se que a resposta hiperinflamatória sistêmica seja o terceiro estágio da infecção em um modelo teórico proposto por Atri *et al.*[12]

Há evidências de disfunção endotelial causada pelo SARS-CoV-2, sendo o principal fator de disfunção microvascular, caracterizada pela vasoconstrição e consequente isquemia de órgãos, inflamação associada ao edema tecidual e estado pró-coagulante.

O risco de arritmia em pacientes com COVID-19 é provavelmente multifatorial relacionado à infecção viral, gravidade da doença, gravidade da lesão cardíaca, inflamação e tratamento medicamentoso com drogas que podem prolongar o intervalo QT. No entanto, a presença de arritmias ventriculares é maior em pacientes com níveis elevados de troponina, até 17% em uma série em comparação com 1,2% em pacientes sem níveis elevados de troponina.[7] Lazzerini *et al.*[13] demonstrou o efeito direto que as citocinas inflamatórias, incluindo a interleucina-6, têm nos canais de potássio IKr (hERG), que prolonga a duração potencial da ação ventricular, levando a arritmias ventriculares letais.

Dada a alta prevalência de lesões cardíacas, é razoável esperar que um amplo espectro de anormalidades residuais pós-cardite esteja presente. De fato, relatórios recentes já sugeriram que alguns pacientes apresentam quadros de cardiomiopatia durante a fase convalescente da infecção pela COVID-19.

Sequelas

Como ainda não há dados de longo prazo sobre complicações cardiovasculares da COVID-19, seria instrutivo rever a recuperação de outros tipos de lesão miocárdicas. Para pacientes com síndrome coronariana aguda ou infarto agudo do miocárdio tipo 1, o acompanhamento padrão e o cuidado são bem conhecidos. Chapman *et al.*[14] estudou pacientes com níveis elevados de troponina. Pacientes com infarto agudo do miocárdio tipo 2 (desequilíbrio entre oferta/demanda de oxigênio com evidências de isquemia) e lesão cardíaca (níveis elevados de troponina e sem evidência de isquemia) foram comparados com pacientes com infarto do miocárdio tipo 1, durante cinco anos de acompanhamento. Pacientes com o tipo 2 e/ou lesão cardíaca apresentaram taxas significativamente maiores de eventos cardiovasculares importantes e maiores taxas de morte não cardiovascular.[14] Esses dados seriam relevantes para pacientes recuperados de lesão cardíaca associada à COVID-19.

Para pacientes com lesão miocárdica induzida pelo estresse, o acompanhamento a longo prazo de pacientes com cardiomiopatia de Takotsubo pode ser relevante. Em um pequeno estudo recente, pacientes que se recuperaram da cardiomiopatia de Takotsubo demonstraram comprometimento sintomático e funcional a longo prazo, apesar da fração de ejeção normalizada.[15] Embora as arritmias atrial e ventricular sejam comuns durante a fase aguda, não parece haver um risco significativo de arritmias ventriculares na fase convalescente após a recuperação da cardiomiopatia de Takotsubo.[16]

A disfunção coronária microembólica e/ou microvascular foi postulada como um dos mecanismos de lesão coronariana aguda durante a COVID-19. Estudos pré-clínicos sobre microembolismo demonstraram vasoconstrição e inflamação, com aumento no fator de necrose tumoral alfa. Microembolismos foram descritos durante intervenções coronárias percutâneas agudas e podem levar a disfunção e insuficiência cardíaca.[17]

Estudos de longo prazo em pacientes com miocardite viral também podem ser relevantes para pacientes com miocardite por COVID-19 e/ou fibrose devido à inflamação (regional ou local) associada à sua doença aguda. Em um estudo de 502 pacientes com miocardite inflamatória comprovada por biópsia, até 6,6% dos pacientes tiveram morte súbita abortada com choques apropriados de cardiodesfibriladores implantáveis (CDI).[18] Em estudo recente em pacientes internados com miocardite ativa ou prévia, houve aumento da prevalência de arritmias atrial e ventricular.[19] Além disso, a carga arrítmica não foi diferente entre os pacientes com miocardite ativa e prévia, embora o tipo de arritmias tenha sido diferente. Nos 62 pacientes com miocardite anterior com uma fração média de ejeção de 47% ± 14%, a fibrilação atrial esteve presente em 34% e a taquicardia ventricular esteve presente em 47%. Arritmias ventriculares ocorreram mesmo em pacientes com uma fração de ejeção ventricular esquerda de > 50%.[19]

Em um estudo de acompanhamento de longo prazo de 1.142 pacientes que se recuperaram de miocardite aguda (idade média de 40,2 anos), os autores observaram internações por insuficiência cardíaca entre 6% e 8%.[20]

Atualmente, não há estudos que tenham avaliado especificamente a carga de arritmias pós-cardite durante o acompanhamento, particularmente em pacientes cuja função ventricular tenha se recuperado. Em outro estudo sobre sobrevida a longo prazo de 112 pacientes com miocardite comprovada por biópsia, uma fração de ejeção de ≤ 40% foi apenas um preditor limítrofe de mortalidade (P = 0,052), sugerindo que um número substancial de pacientes com função ventricular esquerda preservada morreu durante o seguimento.[21] Outras séries de pacientes com miocardite também mostram menor sobrevida e morte cardíaca súbita.[22] Um relato de caso descreve um paciente com miocardite que teve um evento de fibrilação ventricular monitorada dois meses depois, quando a função ventricular esquerda estava normal.[23] Série de autópsias[24] de pacientes com morte súbita identificaram a miocardite como uma explicação potencial em um número significativo de casos, mesmo com um coração aparecendo grosseiramente normal. A constatação da miocardite como uma causa significativa de morte súbita no jovem é notável e relevante para os sobreviventes da COVID-19.[24]

Enquanto a miocardite é tipicamente considerada por suas manifestações no ventrículo, o átrio também está envolvido. Biópsias endomiocárdicas em pacientes com fibrilação atrial "idiopática" mostraram alta incidência de miocardite em amostras de biópsia septal atrial e ventricular direita.[25] Estudo taiwanês encontrou uma razão de chance ajustada de 1,182 (P = 0,03) para o desenvolvimento de fibrilação atrial em indivíduos que tiveram influenza *versus* aqueles que não tiveram.[26]

Observou-se que a obesidade é um fator de risco para piores desfechos durante a infecção pela COVID-19. A ECA2 também é expressa em tecido adiposo. Publicações recentes apontam para uma ligação fisiopatológica entre COVID-19 e obesidade.[27] A obesidade modula a resposta inflamatória por meio da secreção de adipocinas pró e anti-inflamatórias, modulação da interleucina-6; portanto, a infecção pela COVID-19 e sua interação com adipócitos podem contribuir para desfechos deletérios.[27] A inflamação envolvendo o tecido epicárdico pode ser afetada pela miocardite devido à contiguidade do miocárdio e tecido adiposo epicárdico. A gordura epicárdica tem sido associada à fibrilação atrial e à doença arterial coronariana. Assim, a interação da COVID-19 com gordura epicárdica pode fornecer uma ligação plausível com fibrilação atrial aguda ou de longo prazo e doença arterial coronariana.

Conclusões

Há muita incógnita sobre a infecção pela COVID-19. Assim como outras entidades com lesão cardíaca aguda, é provável que haja uma resposta diversificada, dependendo do mecanismo de lesão do miocárdio, gravidade da doença aguda, terapia adotada, resposta hemodinâmica, fatores do hospedeiro, fatores imunológicos e cuidados no acompanhamento pós-fase aguda. Com base em outros estudos de pacientes com miocardite recuperada, infarto do miocárdio tipo 2 ou outra lesão cardíaca, espera-se que alguns pacientes tenham anormalidades cardiovasculares subclínicas. Pacientes com função cardíaca recuperada ainda podem estar em risco de doença arterial coronariana, fibrilação atrial ou arritmias ventriculares.

Embora os paradigmas atuais para o tratamento se concentrem adequadamente na recuperação aguda, não se sabe se o tratamento dado durante a doença aguda pode afetar futuras anormalidades cardiovasculares. Dado o tamanho da pandemia, é importante determinar se o uso agudo de terapia antifibrótica, anti-inflamatória, terapia baseada em células ou terapia antiviral afeta os resultados a longo prazo e de curto prazo.

A triagem ideal para pacientes após a recuperação da COVID-19 é desconhecida. Um paradigma (Figura 13.2) seria definir a população de maior risco identificando pacientes com infecção da COVID-19 e níveis elevados de troponina de alta sensibilidade e/ou peptídeos natriuréticos cerebrais, pois isso já foi mostrado para fornecer informações prognósticas importantes de curto prazo. Esses pacientes devem ser acompanhados para monitorar e avaliar o efeito prognóstico de longo prazo do envolvimento do miocárdio com a COVID-19.

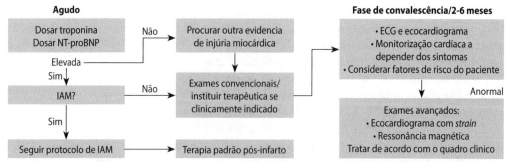

FIGURA 13.2. Fluxograma com recomendações para identificar pacientes com lesão cardíaca durante a fase aguda – obter troponina e N-terminal pró-peptídeo natriurético tipo-B (NT-proBNP). Após a identificação de pacientes com lesão cardíaca potencial, a recomendação é fazer a triagem de pacientes com eletrocardiograma (ECG) e ecocardiograma. Dependendo dos sintomas, monitorização cardíaca pode ser considerado. Outros testes e tratamentos seriam guiados pelos sintomas do paciente, fatores de risco cardíaco e achados a partir de testes iniciais. IAM = Infarto agudo do miocárdio.[28]

Referências Bibliográficas

1. Zheng Y.-Y., Ma Y.-T., Zhang J.-Y., Xie X. COVID-19 and the cardiovascular system. Nat Rev Cardiol. 2020; 17:259–260.
2. Bhatraju P.K., Ghassemieh B.J., Nichols M. COVID-19 in critically Ill patients in the Seattle region—case series. N Engl J Med. 2020; 382:2012–2022.
3. Siripanthong B., Nazarian S., Muser D. Recognizing COVID-19-related myocarditis: the possible pathophysiology and proposed guideline for diagnosis and management. Heart Rhythm. May 5, 2020.
4. Akhmerov A., Marbán E. COVID-19 and the heart. Circ Res. 2020; 126:1443–1455.
5. Oudit G.Y., Kassiri Z., Jiang C. SARS-coronavirus modulation of myocardial ACE2 expression and inflammation in patients with SARS. Eur J Clin Invest. 2009; 39:618–625.
6. Xiong TY, Redwood S, Prendergast B, Chen M. Coronaviruses and the cardiovascular system: acute and long-term implications. Eur Heart J. 2020 Mar 18.
7. Guo T, Fan Y, Chen M, Wu X, Zhang L, He T et al. Cardiovascular implications of fatal outcomes of patients with coronavirus disease 2019 (COVID-19). JAMA Cardiol. 2020 Mar 27.
8. Shi S, Qin M, Shen B, Cai Y, Liu T, Yang F et al. Association of cardiac injury with mortality in hospitalized patients with COVID-19 in Wuhan, China. JAMA Cardiol. 2020 Mar 25.
9. Zheng YY, Ma YT, Zhang JY, Xie X. COVID-19 and the cardiovascular system. Nat Rev Cardiol. 2020 Mar 5.
10. Zhou F, Yu T, Du R, Fan G, Liu Y, Liu Z et al. Clinical course and risk factors for mortality of adult inpatients with COVID-19 in Wuhan, China: a retrospective cohort study. Lancet. 2020;395(10229):1054-62.
11. Liu P.P., Blet A., Smyth D., Li H. The science underlying COVID-19: implications for the cardiovascular system. Circulation. 2020; 142:68–78.
12. Atri D., SiddiQi H.K., Lang J., Nauffal V., Morrow D.A., Bohula E.A. COVID-19 for the cardiologist: a current review of the virology, clinical epidemiology, cardiac and other clinical manifestations and potential therapeutic strategies. JACC Basic Transl Sci. 2020; 5:518–536.
13. Capecchi P.L., Laghi-Pasini F., El-Sherif N., Qu Y., Boutjdir M., Lazzerini P.E. Autoimmune and inflammatory K$^+$ channelopathies in cardiac arrhythmias: clinical evidence and molecular mechanisms. Heart Rhythm. 2019; 16:1273–1280.
14. Chapman A.R., Shah A.S.V., Lee K.K. Long-term outcomes in patients with type 2 myocardial infarction and myocardial injury. Circulation. 2018; 137:1236–1245.

15. Scally C., Rudd A., Mezincescu A. Persistent long-term structural, functional, and metabolic changes after stress-induced (takotsubo) cardiomyopathy. Circulation. 2018; 137:1039–1048.
16. Jesel L., Berthon C., Messas N. Ventricular arrhythmias and sudden cardiac arrest in Takotsubo cardiomyopathy: incidence, predictive factors, and clinical implications. Heart Rhythm. 2018; 15:1171–1178.
17. Heusch G., Skyschally A., Kleinbongard P. Coronary microembolization and microvascular dysfunction. Int J Cardiol. 2018; 258:17–23.
18. Marc-Alexander O., Christoph M., Chen T.-H. Predictors of long-term outcome in patients with biopsy proven inflammatory cardiomyopathy. J Geriatr Cardiol. 2018; 15:363–371.
19. Peretto G., Sala S., Rizzo S. Ventricular arrhythmias in myocarditis: characterization and relationships with myocardial inflammation. J Am Coll Cardiol. 2020; 75:1046–1057.
20. Chang J.-J., Lin M.-S., Chen T.-H. Heart failure and mortality of adult survivors from acute myocarditis requiring intensive care treatment—a nationwide cohort study. Int J Med Sci. 2017; 14:1241–1250.
21. Magnani J.W., Danik H.J., Dec G.W., Jr., DiSalvo T.G. Survival in biopsy-proven myocarditis: a long-term retrospective analysis of the histopathologic, clinical, and hemodynamic predictors. Am Heart J. 2006; 151:463–470.
22. Anzini M., Merlo M., Sabbadini G. Long-term evolution and prognostic stratification of biopsy-proven active myocarditis. Circulation. 2013; 128:2384–2394.
23. Prochnau D., Surber R., Kuehnert H. Successful use of a wearable cardioverter-defibrillator in myocarditis with normal ejection fraction. Clin Res Cardiol. 2010; 99:129–131.
24. Tseng Z.H., Olgin J.E., Vittinghoff E. Prospective countywide surveillance and autopsy characterization of sudden cardiac death: POST SCD study. Circulation. 2018; 137:2689–2700.
25. Blagova O.V., Nedostup A.V., Kogan E.A. Myocardial biopsy in "idiopathic" atrial fibrillation and other arrhythmias: nosological diagnosis, clinical and morphological parallels, and treatment. J Atr Fibrillation. 2016; 9:1414.
26. Chang T.-Y., Chao T.-F., Liu C.-J. The association between influenza infection, vaccination, and atrial fibrillation: a nationwide case-control study. Heart Rhythm. 2016; 13:1189–1194.
27. Malavazos A.E., Marco Corsi Romanelli M., Bandera F., Iacobellis G. Targeting the adipose tissue in COVID-19. Obesity. 2020; 28:1178–1179.
28. Mitrani RD, Dabas N, Goldberger JJ. COVID-19 cardiac injury: Implications for long-term surveillance and outcomes in survivors. Heart Rhythm. 2020 Nov;17(11):1984-1990.
29. Isabela Bispo Santos da Silva Costa, Roberto Kalil Filho, Ludhmila Abrahão Hajjar et al. The Heart and COVID-19: What Cardiologists Need to Know. Arq Bras Cardiol. 2020; 114(5):805-816.

Tratamento da Arritmia e Palpitação na Síndrome Pós-COVID-19 pela Medicina Tradicional Chinesa

14

Eliane Aboud, Ricardo Morad Bassetto

Introdução

O grande desafio desse século é manusear pacientes pós-COVID-19 e isso requer compreender um pouco mais do que leva os doentes a desenvolverem complicações tardias.

Além de promover respostas inflamatórias e lesão miocárdica, COVID-19 também aumenta o risco de síndrome coronariana aguda, insuficiência cardíaca e arritmias. As arritmias cardíacas são as complicações mais ameaçadoras das doenças cardíacas e causam a morte de um grande número de pacientes.

São mais comuns em pacientes com COVID-19 gravemente enfermos. Os mecanismos que potencialmente podem resultar em arritmogênese, entre pacientes com COVID-19, decorrem principalmente da resposta inflamatória exacerbada (tempestade de citocinas), hipóxia, miocardite, resposta imune do hospedeiro anormal, isquemia miocárdica, tensão miocárdica, desarranjos eletrolíticos, desequilíbrios do volume intravascular e efeitos colaterais de medicamentos. Para controlar essas arritmias, é imperativo aumentar a conscientização sobre potenciais interações medicamentosas, monitorar o prolongamento do QTc durante o tratamento com COVID-19, fornecer considerações especiais para pacientes com síndromes de arritmia hereditária e pacientes portadores de arritmias prévias. Também é crucial minimizar a exposição à infecção por COVID-19, estratificando a necessidade de intervenção e usando telemedicina como ferramenta auxiliar. Como a infecção por COVID-19 continua prevalecendo com potencial para surtos futuros, mais dados são necessários para entender melhor a fisiopatologia e validar as estratégias de tratamento.[1]

Sua incidência varia significativamente entre as populações de vários estudos, com arritmia reconhecida como segunda complicação mais comum após a síndrome do desconforto respiratório agudo (SDRA). Enquanto 7,3% dos pacientes de Wuhan apresentavam palpitações, a arritmia foi estabelecida em 44% das admissões à unidade de terapia intensiva (UTI), sugerindo que elas estão associadas a doença grave.[2] Pacientes que apresentam essa complicação necessitam de um acompanhamento com monitorização por meio de holters e ecocardiogramas a longo prazo.

A acupuntura é uma parte importante da medicina chinesa que tem sido amplamente utilizada no tratamento de doenças inflamatórias. Durante a epidemia de coronavírus (COVID-19), tem sido usada como um tratamento complementar na China.[3] Quando se diminui o processo inflamatório, diminui-se também a hipoxemia e a liberação de interleucina-6.

Por outro lado, um número crescente de estudos sugere que muitos sobreviventes de COVID-19 experimentam algum tipo de dano cardíaco, mesmo que não tenham uma doença cardíaca subjacente e não estejam doentes o suficiente para serem hospitalizados. Esse último surto preocupou os especialistas em saúde, com o potencial aumento da insuficiência cardíaca e arritmias a longo prazo.

Fisiopatologia das Arritmias

Os mecanismos que perpetuam as sequelas cardiovasculares na COVID-19 pós-aguda incluem invasão viral direta, regulação negativa da ECA2, inflamação e resposta imunológica que afetam a integridade estrutural do miocárdio, pericárdio e sistema de condução. Estudos de autópsia em 39 casos de COVID-19 detectaram vírus no tecido cardíaco de 62,5% dos pacientes.[4] A resposta inflamatória subsequente pode levar à morte de cardiomiócitos e deslocamento fibro-gorduroso de proteínas importantes para a aderência célula a célula.

Pacientes recuperados podem ter aumento persistente da demanda cardiometabólica, conforme observado na avaliação em longo prazo de sobreviventes da doença.[5] Isso pode estar associado à redução da reserva cardíaca, uso de corticosteroides e desregulação do sistema renina-angiotensina-aldosterona (SRAA). A fibrose miocárdica ou cicatriz e a cardiomiopatia resultante de infecção viral podem levar a arritmias de reentrada.[6] A COVID-19 também pode perpetuar arritmias devido a um estado catecolaminérgico elevado devido à citocinas como IL-6, IL-1 e fator de necrose tumoral alfa, que pode prolongar os potenciais de ação ventricular modulando a expressão do canal iônico dos cardiomiócitos.[7] Disfunção autonômica após doença viral, resultando em síndrome de taquicardia ortostática postural e taquicardia sinusal foi relatada anteriormente como resultado da modulação adrenérgica.[8]

Desde o início da pandemia COVID-19, os médicos nos Estados Unidos relatam ter visto um aumento na cardiomiopatia induzida por estresse - também conhecida como síndrome do coração partido – de acordo com um estudo publicado no Journal of The American Medical Association, em julho de 2020. O aumento da taxa de problemas cardíacos, dizem os médicos, é devido a fatores econômicos, físicos e sociais estressantes.

Purvi Parwani, MD, especialista em doenças cardiovasculares do Loma Linda University International Heart Institute, diz que a COVID-19 tem causado estresse emocional, físico e financeiro em vidas em todo o mundo.

"A solidão e o isolamento durante uma pandemia, juntamente com vários níveis de tarefas em casa e um fardo econômico adicional, preocupam nossos pacientes", disse Parwani.

Isso pode se traduzir como palpitação sendo o coração o local onde essas emoções se tornam problemas reais.

A cardiomiopatia induzida por estresse pode ocorrer em resposta ao estado emocional ou físico, que pode impedir o músculo cardíaco de bombear. Quando isso acontece, os pacientes podem apresentar sintomas semelhantes aos de um ataque cardíaco, como falta de ar, dor no peito ou palpitações. No entanto, esse tipo de estresse geralmente não chega a produzir um bloqueio agudo das artérias, apenas uma sensação acentuada de palpitação pela liberação exacerbada de adrenalina.

Esses pacientes quando chegam ao consultório do médico acupunturista demonstram sinais claros de palpitação, medo e angústia.

Acupuntura e o Coração

A acupuntura ajuda no tratamento de arritmias cardíacas, aumentando os níveis de alfa-endorfinas e dinorfinas no cérebro. Em resposta, a liberação cerebral de norepinefrina e dopamina é diminuída reduzindo a estimulação simpática do coração.

A acupuntura, está se tornando cada vez mais popular na medicina ocidental e na prática médica.[9]

– Fisiopatogenia e tratamento

O elemento fogo na Medicina Tradicional Chinesa (MTC) é governado pelo coração e pelo intestino delgado. Algumas das funções do coração estão intimamente relacionadas ao pensamento da medicina ocidental, em que ela controla e regula o fluxo de sangue por todo o corpo, cria um tecido saudável por meio do fluxo sanguíneo, um corpo aquecido e um pulso regular. Também nos fornece vitalidade e vigor. Textos antigos também afirmam que o coração abriga o Shen. O Shen, de acordo com o MTC, é conhecido como mente ou espírito. O coração é a residência da mente. O Shen equilibrado proporciona brilho, bom humor e alegria. Quando Shen está desequilibrado, a atividade mental, a consciência, a memória, o pensamento e o sono são afetados.

A acupuntura tem sido usada com sucesso e com resultados de longo prazo no equilíbrio da hipertensão, e também pode ser benéfica na redução da atividade simpática. A integração de modalidades naturais incorpora pontos de acupuntura, meridianos, alimentos, óleos essenciais, chás, exercícios o que irá beneficiar qualquer pessoa com um diagnóstico ocidental de: insuficiência cardíaca, arritmia ou depressão reativa, que são padrões de deficiência do Qi do coração na MTC.[10]

Deficiência do Qi do Coração

O Qi deficiente perde a capacidade de promover a circulação de Xue nos vasos e até de produzi-lo, desse modo não consegue nutrir o Xin, que pode afetar a mente e produzir palpitação.[11]

Principais sintomas: palpitações com respiração fraca, fadiga respiratória, tontura com fraqueza; e sudorese espontânea. Agrava com a atividade e o esforço físico. A língua é pálida com revestimento fino e branco. O pulso é filiforme e fraco.

Princípio terapêutico: tonificar o Qi do coração e acalmar a mente.

Seleção de pontos: PC5 (Jian Shi), HT7 (Shen Men), BL15 (Shin Shu) e CV14 (Ju Que).

Deficiência do Xue do Coração

Doença crônica, constituição fraca, excesso de preocupação, consumo interno do Xue ou hemorragia, exaure o Xue dos vasos e consequentemente o Xin não é nutrido levando a palpitação.[11]

Principais sintomas: palpitações com medo; inquietação com sonhos abundantes e dor precordial. A língua é pálida e pouco avermelhada. O pulso é filiforme e rápido.

Princípio terapêutico: tonificar o Xue, acalmar o coração e a mente.

Seleção de pontos: BL17 (Ge Shu), HT5 (Tong Li), BL20 (Pi Shu) e ST36 (Zu San Li).

Mucosidade Fogo

Deficiência de Pi e dieta desregrada prejudicam a função de transporte e transformação do BP, produzindo mucosidade. A retenção prolongada de mucosidade pode gerar fogo que, juntos, afetam o Xin, desencadeando a palpitação.

Principais sintomas: palpitações, insônia, aperto no peito, inquietação, boca seca e amarga, saburra amarela e oleosa. O pulso é rápido e escorregadio.

Princípio terapêutico: eliminar calor, dissipar a mucosidade, acalmar o coração e tranquilizar a mente.

Seleção de pontos: LU5 (Chi Ze), LU10 (Yu Ji), ST40 (Feng Long), HT4 (Ling Dao) e PC4 (Xi Men).

Estase de Xue

A síndrome Bi prolongada, com ascensão do Yin patogênico, bloqueia o Yang do Xin ou provoca sua deficiência, levando a perda da capacidade de manter o fluxo de Xue nos vasos, obstrução desses no coração e, consequentemente, palpitação.

Principais sintomas: palpitação; precordialgia, falta de ar com respiração ofegante e aperto no peito; cianose labial e ungueal. A língua é púrpura escura ou tem petéquias. O pulso é turbulento e intermitente (arrítmico).

Princípio terapêutico: promover a circulação de Xue e tonificar o Xin.

Seleção de pontos: PC3 (Qu Ze), HT3 (Shao Hai), CV6 (Qi Hai) com moxa e SP10 (Xue Hai).

Conclusão

Cabe ao médico acupunturista entender que o mecanismo básico das arritmias gerado pela COVID-19, tanto pode advir de um processo inflamatório como também de várias outras causas, inclusive as psicogênicas, geradas pelo estresse. Como consequência pode levar a um desequilíbrio de todo o sistema Yin e Yang levando a síndrome tanto de excesso ou deficiência de diferentes órgãos de acordo com a MTC.

A acupuntura permanece como um importante tratamento coadjuvante, que age tanto no processo inflamatório, na regulação metabólica como também ajuda no equilíbrio emocional, podendo quando bem compreendida e empregada diminuir consideravelmente o uso de fármacos e proporcionar uma recuperação mais rápida sempre que isso for possível.

Referências Bibliográficas

1. Ece, İbrahim et al. "Assessment of cardiac arrhythmic risk in children with COVID-19 infection." Pediatric cardiology 42.2 (2021): 264-268.
2. Dherange, Parinita et al. "Arrhythmias and COVID-19: A review." JACC: Clinical Electrophysiology (2020).
3. Zhao, Yu-Hao et al. "Cardiovascular complications of SARS-CoV-2 infection (COVID-19): a systematic review and meta-analysis." Reviews in cardiovascular medicine 22.1 (2021): 159-165.
4. Han, Zhenzhen et al. "Is acupuncture effective in the treatment of COVID-19 related symptoms? Based on bioinformatics/network topology strategy." Briefings in Bioinformatics (2021).
5. Lindner, D. et al. Association of cardiac infection with SARS-CoV-2 in confirmed COVID-19 autopsy cases. JAMA Cardiol. 5, 1281–1285 (2020).
6. Liu, P. P., Blet, A., Smyth, D. & Li, H. The science underlying COVID-19: implications for the cardiovascular system. Circulation 142, 68–78 (2020).
7. Azzerini, P. E., Laghi-Pasini, F., Boutjdir, M. & Capecchi, P. L. Cardioimmunology of arrhythmias: the role of autoimmune and inflammatory cardiac channelopathies. Nat. Rev. Immunol. 19, 63–64 (2019).
8. Nalbandian, A., Sehgal, K., Gupta, A. et al. Post-acute COVID-19 syndrome. Nat Med 27, 601–615 (2021).

9. VanWormer, Arin M., Ruth Lindquist, and Susan E. Sendelbach. "The effects of acupuncture on cardiac arrhythmias: a literature review." Heart & Lung 37.6 (2008): 425-431.
10. Integrative Views of the Heart in Chinese and Western Medicinehttps://www.karger.com › Full text de B Liu 2017.
11. Pai, Hong J, Tratado Contemporâneo de Acupuntura e Moxibustão. Palpitação:433-437. CEIMEC 2005.

Síndrome Pós-COVID-19 no Sistema Digestório

15

Katia Ferreira Güenaga

▶ Introdução

A nenhuma especialidade médica esquivou-se o contato com pacientes infectados pelo vírus SARS-CoV-2, agente causador da COVID-19. Esse novo coronavírus, junto com o coronavírus da síndrome respiratória aguda grave (SARS-CoV) e o coronavírus da síndrome respiratória do Oriente Médio (MERS-CoV), pertencem à linhagem do β-coronavírus 2b.[1] Embora o SARS-CoV-2 seja de fato uma entidade distinta, as semelhanças na sequência genética compartilham 70% e 40% com o SARS-CoV e o MERS-CoV, respectivamente.[2] Esse fato pode explicar em parte por que o SARS-CoV-2 possui algumas características epidemiológicas e clínicas comuns com os outros dois vírus.

Pesquisas anteriores mostraram que a enzima conversora de angiotensina II (ECA2) é o receptor funcional do SARS-CoV e é crítica para a sua entrada na célula. Vários estudos confirmam que o SARS-CoV-2 também aproveita o receptor ECA2 para ganhar entrada nas células-alvo.[3-5] Esse receptor é amplamente distribuído em vários órgãos humanos, incluindo a mucosa oral e nasal, nasofaringe, pulmão, intestino delgado, cólon, rim, baço, fígado e cérebro. Além disso, é relatado que a expressão de ECA2 é aproximadamente 100 vezes maior no sistema gastrointestinal (particularmente no cólon) do que no sistema respiratório. Portanto, não é surpreendente que esse sistema, com vários órgãos que expressam ECA2, apresentasse risco de ser invadido pelo SARS-CoV-2.[6] E assim, sintomas como diarreia, dor abdominal, disfagia, náuseas, vômitos e anorexia podem se fazer presentes antes dos sintomas respiratórios.[7-9]

Estudos demonstram que cerca de 2% a 79,1% dos pacientes apresentam sintomas gastrointestinais.[10] Esses, podem ocorrer durante os estágios iniciais da doença, conhecidos como fase viral, ou se manifestar como efeitos gastrointestinais adversos de longo prazo e, têm sido associados a comorbidades existentes em pacientes afetados pelo vírus como obesidade, idade avançada, diabetes, dieta nutricional e desnutrição.[11,12]

▶ Mecanismos Potenciais dos Distúrbios Gastrointestinais em COVID-19

Os distúrbios gastrointestinais em pacientes com COVID-19 podem ter alguns fatores etiológicos. A disfunção da ECA2, como mencionado anteriormente, é um deles.

A superfície viral possui glicoproteínas S (*spike*), que precisam ser separadas em domínios S1 e S2, para que o vírus consiga aderir à membrana celular. Furina e serina protease transmembrana (TMPRSS2), enzimas presentes nas células do intestino delgado, são substâncias que possibilitam essa separação. Assim, a S1 se liga ao receptor ECA2 e a S2 à membrana celular, possibilitando a entrada do vírus na célula por meio de endocitose. A infecção pelo SARS-CoV-2 altera a quantidade e bloqueia os receptores ECA2, causando deficiência de triptofano, responsável pela produção de peptídeos antimicrobianos, levando a alteração do microbioma intestinal e inflamação.[13,14] Outro fator etiológico estaria associado ao eixo pulmão-intestino-cérebro.

A microbiota intestinal é um ecossistema complexo e dinâmico que compreende trilhões de microrganismos, incluindo bactérias e vírus, com os quais o hospedeiro mantém uma relação simbiótica benéfica. Essa comunidade é extremamente importante na manutenção da homeostase, influenciando várias de suas funções fisiológicas, como produção de energia, manutenção da integridade intestinal, proteção contra organismos patogênicos e regulação da imunidade do hospedeiro. No entanto, esses mecanismos de homeostase podem ficar comprometidos em decorrência de alterações na composição ou funções normais da microbiota intestinal, condição conhecida como disbiose.

A microbiota intestinal é influenciada por diferentes fatores, tanto ambientais quanto intrínsecos ao hospedeiro, incluindo localização geográfica, dieta e nutrição, envelhecimento, ingestão de antibióticos, estresse, bem como estados de doença, dentre outros fatores. Mudanças na composição da microbiota intestinal em direção à disbiose afetarão e comprometerão as funções do hospedeiro nas quais está envolvida, incluindo a resposta do sistema imunológico contra infecções. Uma microbiota intestinal saudável aumenta a resposta antiviral dos pulmões, incluindo a produção de interferon e a função efetora das células T CD8+ (células do sistema imune adaptativo capazes de induzir a morte de células infectadas por mecanismos citotóxicos).

Como foi dito, o SARS-CoV-2 se replica no compartimento intestinal e diminui a expressão e a atividade da ACE2. Isso leva à disbiose intestinal e sintomas gastrointestinais. Enquanto isso, a infecção viral dos pulmões desencadeia a produção sistêmica de interferons e induz a perda de peso, os quais também desencadeiam disbiose intestinal. Mudanças na composição e atividade funcional da microbiota intestinal e comprometimento da função de barreira intestinal contribuem para os resultados da doença, incluindo a síndrome da angústia respiratória aguda, com uma tempestade de citocinas sistêmica e disfunção de múltiplos órgãos.[15] Junto à disfunção da ECA2 e disbiose intestinal, um outro mecanismo que pode estar implicado nos sintomas gastrointestinais em pacientes com COVID-19 está relacionado à hipóxia, sintoma clínico importante e conhecido por ser crítico na homeostase intestinal, incluindo a composição e função da microbiota.[16]

Com relação à importância do eixo intestino-cérebro é possível que o sistema nervoso entérico possa ser afetado por SARS-CoV-2, seja por infecção viral direta ou por meio da resposta imune induzida (p. ex., citocinas inflamatórias), amplificando a diarreia e possivelmente estimulando o nervo vago a promover vômitos.[15]

Sintomas Gastrointestinais

Os sintomas gastrointestinais mais comuns incluem diminuição do apetite, náuseas e vômitos, diarreia e dor abdominal; refluxo gastroesofágico e constipação também são descritos. Pacientes graves podem ter sangramento gastrointestinal. Com base na literatura e relatórios existentes, as manifestações gastrointestinais da SARS-CoV-2 ainda são emergentes e variantes, e não há sintomas e sinais específicos em pacientes com COVID-19. Lesão hepática com elevação de AST, ALT e bilirrubinas foi observada em uma proporção substancial de pacientes, sendo associada, em alguns trabalhos, com pior prognóstico. A etiologia da lesão hepática pode incluir lesão viral, lesão induzida por drogas, resposta inflamatória sistêmica, hepatite hipóxica e a exacerbação de doença hepática preexistente.[17]

Lesões pancreáticas ou mesmo pancreatite aguda podem se desenvolver durante a infecção por SARS-CoV-2, especialmente naqueles pacientes com diabetes melito preexistente, em razão da expressão de ECA2 no pâncreas, assim como por pancreatite induzida por medicamentos.[18] Além dos sintomas acima, alguns pacientes também apresentaram até mesmo isquemia/trombose mesentérica aguda. Contudo as taxas de incidência relatadas em diferentes centros possuem divergências importantes.[10]

Disfunção Gastrointestinal Pós-infecção

Dor e distensão abdominal crônicas, com quadros de diarreia e/ou constipação caracterizam a síndrome do intestino irritável, que é um dos diagnósticos mais comuns em gastroenterologia.[19] As evidências apoiam o desenvolvimento de distúrbios gastrointestinais funcionais após um surto de gastroenterite viral, bacteriana ou por protozoário. A síndrome do intestino irritável pós-infecção foi comprovada por estudos epidemiológicos conduzidos em diversos contextos geográficos e clínicos.[20,21]

Dados atuais sugerem que a resolução da infecção por SARS-CoV-2 promova infiltração da lâmina própria por células plasmáticas e linfócitos causando edema no estômago, duodeno e reto, além de manter a disbiose intestinal; esses fatores somados a um aumento da sensibilidade visceral ao nível dos órgãos do trato digestivo e do sistema nervoso central (o último sendo exagerado pelo estresse psicológico) podem contribuir para o desenvolvimento e persistência de um estado crônico de inflamação intestinal de baixo grau com aumento da permeabilidade, má absorção de ácido biliar, aumento da percepção sensorial e geração de sintomas nos pacientes em pós-infecção. Susceptibilidade individual para esse quadro envolve fatores genéticos e a presença de distúrbios psicológicos preexistentes, como ansiedade e/ou depressão.[22]

Conclusão

Segundo a Organização Mundial da Saúde (OMS), uma em cada quatro pessoas pode permanecer com sintomas da doença, entre quatro e cinco semanas depois de testar positivo para o SARS-CoV-2, e uma em cada dez pessoas, pode continuar com os sintomas depois de 12 semanas. Náuseas, anorexia, diarreia, disfagia e dor abdominal são os sintomas gastrointestinais comuns, embora a incidência relatada seja amplamente variável dentre os pacientes com COVID-19. Esses sintomas, como foi visto, podem se prolongar, mesmo após a resolução completa da infecção viral – síndrome pós-COVID-19, prejudicando as atividades diárias, afetando a vida pessoal e profissional de quem desenvolve essa síndrome.

Referências Bibliográficas

1. Wang D, Hu B, Hu C et al. Clinical characteristics of 138 hospitalized patients with 2019 novel coronavirus- infected pneumonia in Wuhan, China. JAMA 2020; e201585.

2. Chu DKW, Pan Y, Cheng SMS et al. Molecular diagnosis of a novel coronavirus (2019-nCoV) causing an outbreak of pneumonia. Clin Chem 2020;66(4):549–55.
3. Zhou P, Yang XL, Wang XG et al. A pneumonia outbreak associated with a new coronavirus of probable bat origin. Nature 2020;579(7798):270–3.
4. Hoffmann M, Kleine-Weber H, Kr¨uger N et al. The novel coronavírus 2019 (2019-nCoV) uses the SARS-coronavirus receptor ACE2 and the cellular protease TMPRSS2 for entry into target cells. bioRxiv. Published online February 04, 2020 (https://doi.org/10.1101/2020.01.31.929042).
5. Xu H, Zhong L, Deng J et al. High expression of ACE2 receptor of 2019-nCoV on the epithelial cells of oral mucosa. Int J Oral Sci 2020;12(1):8.
6. Hamming I, Timens W, Bulthuis ML et al. Tissue distribution of ACE2 protein, the functional receptor for SARS coronavirus: A first step in understanding SARS pathogenesis. J Pathol 2004;203(2):631–7.
7. Guan WJ, Ni ZY, Hu Y et al. Clinical characteristics of coronavírus disease 2019 in China. N Engl J Med 2020. Published online February 28,2020 (https://doi.org/10.1056/NEJMoa2002032).
8. Zhang JJ, Dong X, Cao YY et al. Clinical characteristics of 140 patients infected with SARS--CoV-2 in Wuhan, China. Allergy. Published online February 19, 2020 (https://doi.org/10.1111/all.14238).
9. Song Y, Liu P, Shi XL et al. SARS-CoV-2 induced diarrhoea as onset symptom in patient with COVID-19. Gut. Published online March 5, 2020 (https://doi.org/10.1136/gutjnl-2020-320891).
10. Wang MK, Yue HY, Cai J, Zhai YJ, Peng JH, Hui JF, Hou DY, Li WP, Yang JS. COVID-19 and the digestive system: A comprehensive review. World J Clin Cases 2021;9(16): 3796-3813.
11. Zhong, P.; Xu, J.; Yang, D.; Shen, Y.; Wang, L.; Feng, Y.; Du, C.; Song, Y.; Wu, C.; Hu, X.; et al. COVID-19-associated gastrointestinal and liver injury: Clinical features and potential mechanisms. Signal. Transduct. Target. Ther. 2020, 5, 256.
12. Villapol, S. Gastrointestinal symptoms associated with COVID-19: Impact on the gut microbiome. Transl. Res. 2020, 226, 57–69.
13. Ding S, Liang TJ. Is SARS-CoV-2 Also an enteric pathogen with potential fecaloral transmission: a covid-19 virological and clinical review. Gastroenterology. 2020;159153-61.
14. Monkemuller K, Fry L, Rickes S. COVID-19, coronavirus, SARS-CoV-2 and the small bowel. Rev Esp Enferm Dig. 2020;112(4):383–8. Review.
15. Trottein, F.; Sokol, H. Potential causes and consequences of gastrointestinal disorders during a sars-cov-2 infection. Cell Rep. 2020,32, 107915.
16. Singhal, R., and Shah, Y.M. (2020). Oxygen battle in the gut: hypoxia and hypoxia-inducible factors in metabolic and inflammatory responses in the intestine. J. Biol. Chem. Published online June 5, 2020 (https://doi.org/10.1074/jbc.REV120.011188).
17. Yang RX, Zheng RD, Fan JG. Etiology and management of liver injury in patients with COVID-19. World J Gastroenterol 2020; 26: 4753-4762.
18. Liu F, Long X, Zhang B, Zhang W, Chen X, Zhang Z. ACE2 Expression in Pancreas May Cause Pancreatic Damage After SARS-CoV-2 Infection. Clin Gastroenterol Hepatol 2020; 18: 2128-2130.
19. Berumen A, Edwinson AL, Grover M. Post-infection Irritable Bowel Syndrome. Gastroenterol Clin North Am. 2021 Jun;50(2):445-461.
20. Barbara G, Grover M, Bercik P et al. Rome Foundation Working Team report on post-infection irritable bowel syndrome. Gastroenterology 2019;156:46–58.e7.
21. Klem F, Wadhwa A, Prokop L et al. Prevalence, risk factors, and outcomes of irritable bowel syndrome after infectious enteritis: A systematic review and meta-analysis. Gastroenterology 2017;152:1042–1054.
22. Schmulson M, Ghoshal UC, Barbara G. Managing the Inevitable Surge of Post-COVID-19 Functional Gastrointestinal Disorders. Am J Gastroenterol. 2021 Jan 1;116(1):4-7.

Distúrbios Gastrointestinais da Síndrome Pós-COVID-19 pela Medicina Tradicional Chinesa

16

Ling Tung Yang

▶ Introdução

Uma das funções de baço-pâncreas (Pi) é de transportar e metabolizar nutrientes para o interior do corpo – que corresponde a função do trato gastrointestinal como boca, esôfago, estômago, alças intestinais, pâncreas e vias biliares na medicina ocidental, e a parte líquida segue para ser filtrado no pulmão (Fei). Tanto pulmão (Fei) e baço-pâncreas (Pi) são órgãos principais de produção do Qi adquirido ou pós-celestial, de modo que seu comprometimento resultará em síndromes de deficiências. Pulmão (Fei) e intestino grosso (Da Chang) são órgãos e vísceras acoplados pela Medicina Tradicional Chinesa (MTC) (relação Yin-Yang). Logo vemos importante ligação entre esses órgãos, e quando um é comprometido, logo a desarmonia provoca disfunção ou sobrecarga dos órgãos relacionados.

Por ser altamente infeccioso e envolver sintomas semelhantes durante o início da doença, COVID-19 pode ser classificado como peste (瘟疫 – Wen Yi) ou fator epidêmico (fator patogênico não interno e não externo), que propaga com a umidade do ar, e os sintomas variam de acordo com estagnação e calor no corpo, de acordo com teoria da MTC.[1,2]

▶ Acupuntura e Medicina Tradicional Chinesa no Sistema Gastrointestinal

Na fisiopatogenia da COVID-19, esse ataca pulmão inicialmente, diminuindo as funções fisiológicas causando sintoma de dispneia como o principal e depois, uma síndrome de deficiência do Fei. Conforme as desarmonias do indivíduo, essa deficiência do Fei desequilibra outros Zang. Pela relação do ciclo de geração e dominância, Pi (baço-pâncreas) é a mãe do Fei, logo nesse caso consome bastante Qi e Xue para apoiar Fei. Se Qi e Xue do PI não for suficiente, provocará deficiência de PI levando a anorexia, diarreia e outros sintomas assim como acúmulo de umidade levando a piora do quadro clinico.

Assim no cuidado do indivíduo com acupuntura portador de deficiência de PI, é necessário tonificar com pontos fontes (Yuan) SP3, harmonizar o Yin com SP6, harmonizar os Jin Ye (líquidos corpóreos) com SP9; melhorar Yang e sistema digestório com ST36, intestino com ST37 e ST39. Pontos abdominais com CV12, CV4, ST25, SP13, SP14 e

SP15, com método de tonificação ou uso concomitante de moxabustão estão recomendados. Assim podemos usar técnica de combinação de pontos Shu dorsal com Mu ventral: BL20 com LR13.

Com relação a COVID-19, vários estudos sugerem comprometimento do aparelho gastrointestinal,[1] pois esse vírus age por meio dos receptores do ACE2 nos colangiócitos.[2] ACE2 é conhecido por ser abundante no epitélio dos pulmões e intestinos em humanos, o que pode aumentar a evidência dessa possível via para COVID-19. No entanto, outros autores indicaram que a expressão de ACE2 está localizada principalmente na superfície luminal de células epiteliais diferenciadas do intestino delgado, enquanto uma expressão mais baixa foi observada nas células da cripta e no cólon.[3] Eles também ligaram a função de transporte de aminoácidos de ACE2 à ecologia microbiana no trato gastrointestinal em que mutantes ACE2 exibem expressão diminuída de peptídeos antimicrobianos e apresentam composição microbiana intestinal alterada. Portanto, especulamos que COVID-19 pode, em certa medida, estar relacionado à alteração da microbiota intestinal.

É bem conhecido que o trato respiratório abriga sua própria microbiota, mas os pacientes com infecções respiratórias geralmente apresentam disfunção intestinal ou complicações secundárias de disfunção intestinal, que estão relacionadas a um curso clínico mais grave da doença, indicando, portanto, interação pulmão-intestino. Esse fenômeno também pode ser observado nos pacientes com COVID-19. Numerosos estudos demonstraram que a modulação da microbiota intestinal pode reduzir a enterite e a pneumonia associada à ventilação mecânica e pode reverter certos efeitos colaterais dos antibióticos para evitar a replicação precoce do vírus da influenza nos epitélios pulmonares.[4] Atualmente, não há evidência clínica direta de que a modulação do intestino desempenha um papel terapêutico no tratamento de COVID-19, mas especulamos que alvejar a microbiota intestinal pode ser uma nova opção terapêutica ou pelo menos uma escolha terapêutica adjuvante. Os probióticos podem ser usados para manter o equilíbrio da microecologia intestinal e prevenir a infecção bacteriana secundária.[5]

A combinação de Medicina Tradicional Chinesa e medicação ocidental parece ser a estratégia de tratamento mais eficaz para pacientes com COVID-19 na China. Os dados disponíveis sugerem que a disbiose da microbiota intestinal (MI) ocorreu em pacientes com COVID-19, e a intervenção de MI poderia melhorar a condição clínica dos pacientes com COVID-19. Além disso, MTC (p. ex., grânulo Jin Hua Qing Gan (金花清感颗粒), cápsula Lian Hua Qing Wen (連花清瘟膠囊), decocção Qing Fei Pai Du (清肺排毒湯), cápsula Shu Feng Jie Du (疏風解毒), decocção Qing Jin Jiang Huo (清金降火湯), grânulos Tou Jie Qu Wen (透解祛瘟) e Ma Xing Shi Gan (麻杏石甘散) provaram ser seguros e eficazes para o tratamento de COVID-19 em ensaios clínicos chineses. Dentre elas, *Ephedra sinica*, *Glycyrrhiza uralensis*, *Bupleurum chinense*, *Lonicera japonica*, *Scutellaria baicalensi* e *Astragalus membranaceus* são ervas comuns e têm uma certa regulação sobre MI, imunidade e enzima conversora de angiotensina II (ACE2). Notavelmente, a decocção Qing Fei Pai Du e o Ma Xing Shi Gan demonstraram modular a MI.[6]

Em 2021, temos vários trabalhos de identificação de potenciais componentes farmacológicos anti-COVID-19 da cápsula de Lian Hua Qing Wen Jiao Nang – (连花清瘟胶囊) com base na exposição humana e triagem de biocromatografia ACE2.[7]

Os sintomas mais comuns de anorexia, náusea, vômito, dores abdominais e principalmente diarreia que representa o aspecto clínico mais relevante de envolvimento gastrointestinal. A prevalência da diarreia relatado em três estudos variou de 11% a 17%,[1-3] mas chegou a 31%

em um grupo de profissionais de saúde com pneumonia induzida por SARS-CoV-2.[8] Indicam comprometimento do baço-pâncreas na capacidade de metabolizar os nutrientes na consequência de não geração de Qi, Xue e Jin Ye gerando umidade interior e depois mucosidade.

No uso de acupuntura, temos várias evidências científicas de ação anti-inflamatório para sepses. Em 2014, Torres-Rosas *et al.* relataram que, quando a eletroacupuntura (EA) foi aplicada a camundongos com sepse, as citocinas que ajudam a limitar a inflamação foram estimuladas conforme o previsto. Eles observaram que a EA no Zusanli (ST36) dos camundongos reduziu os níveis séricos induzidos por lipopolissacarídeos de todas as citocinas analisadas, incluindo TNF, proteína quimiotática de monócitos-1 (MCP1), IL-6 e interferon-gama (IFN-γ). Esses resultados indicaram que a EA teve um efeito de inibição e não apenas atrasou a produção de citocinas. Também foi descoberto que a remoção cirúrgica do nervo ciático (não o nervo fibular comum ou tibial) pode reduzir o potencial anti-inflamatório da EA. Isso sugere que os nervos fibular comum e tibial contribuem para o potencial anti-inflamatório da EA ao ativar o nervo ciático e demonstrou, pela primeira vez, a capacidade do nervo ciático de controlar a inflamação sistêmica na sepse.[9]

Outros pesquisadores também observaram que EA em Zusanli (ST36) e Guanyuan (CV4) de camundongos (5-8 mm e 3-5 mm de profundidade, respectivamente, retêm a agulha por 30 minutos com onda contínua de 3 Hz, 1 vez a cada 12 horas, por um total de 3 vezes) pode aumentar a síntese e a liberação de peptídeo intestinal vasoativo na hipófise e no sangue periférico de ratos com sepse e inibir a apoptose de timócitos por meio da regulação neuroimune.[10] Além disso, a EA em Zusanli (ST36), Tianshu (ST25), Shangjuxu (ST37) e Xiajuxu (ST39) poderia melhorar significativamente o nível de CD14 + HLA-DR (antígeno leucocitário humano DR) e imunossupressão em pacientes com sepse por EA (onda contínua, frequência 4 Hz, 60 min/vez, 2 vezes/dia por 3 dias).[11] CD14 + HLA-DR é a expressão do antígeno na superfície do monócito/macrófago e sua diminuição está intimamente relacionada ao grau de imunossupressão na sepse.

Há estudo que também demonstra o uso de EA no LI11 para promover motilidade jejunal.[12]

Conclusão

O surto da COVID-19 sublinhou a necessidade urgente de aliviar a tempestade de citocinas [13,14]. Propomos aqui que a ativação da via anti-inflamatória colinérgica (VAC) é uma estratégia terapêutica potencial. Como o nervo vago afeta tanto a inflamação quanto a resposta imune específica, propomos que a estimulação do nervo vago por dispositivos invasivos ou não invasivos e acupuntura em ST36, PC6 ou GV20 também são abordagens viáveis para ativar o VAC e controlar a COVID-19. Vale a pena investigar a eficácia e segurança da estratégia em pacientes com COVID-19.[15]

Importante saber que baço-pâncreas comanda não só a digestão, como também a produção de Qi e Xue, e mantem ele nos vasos, assim ao equilibrar com MTC, temos que ver as várias funções desse Zang, nos aspectos fisiológicas e emocionais.

Referências Bibliográficas

1. QY Gao, YX Chen, JY Fang - Journal of digestive diseases, 2020 - Wiley Online Library 2019 Novel coronavirus infection and gastrointestinal tract.
2. Chai Z, Hu L, Zhang Y et al. Specific ACE2 expression in cholangiocytes may cause liver damage after 2019-nCoV infection [Epub on www.biorxiv.org February 04, 2020]. Available from: https://www.biorxiv.org/content/10.1101/2020.02.03.931766v1.

3. Hashimoto T, Perlot T, Rehman A et al. ACE2 links amino acid malnutrition to microbial ecology and intestinal inflammation. Nature. 2012; *487*(7408): 477- 481.
4. Bradley KC, Finsterbusch K, Schnepf D et al. Microbiota-driven tonic interferon signals in lung stromal cells protect from influenza virus infection. Cell Rep. 2019; *28*(1): 245- 256.e4.
5. National Health Committee of the People's Republic of China, National Administration of Traditional Chinese Medicine. Diagnostic and therapeutic guidance for 2019 novel coronavirus disease (version 5).
6. Qiao Zhang, Shijun Yue, Wenxiao Wang, Yanyan Chen, Chongbo Zhao, Yijun Song, Dan Yan, Li Zhang and Yuping Tang. Potential Role of Gut Microbiota in Traditional Chinese Medicine against COVID-19. The American Journal of Chinese Medicine Pages:785–803.
7. X Chen, Y Wu, C Chen, Y Gu, C Zhu, S Wang. Identifying potential anti-COVID-19 pharmacological components of traditional Chinese medicine Lianhuaqingwen capsule based on human exposure and ACE2 biochromatography screening. Pharmaceutica Sinica B, 2021 – Elsevier.
8. Wei XS, Wang X, Niu YR, Ye LL, Peng WB, Wang ZH et al. Diarrhea is associated with prolonged symptoms and viral carriage in COVID-19. Clin Gastroenterol Hepatol. 2020 Apr.
9. Torres-Rosas R, Yehia G, Peña G, Mishra P, del Rocio Thompson-Bonilla M, Moreno-Eutimio MA et al. Dopamine mediates vagal modulation of the immune system by electro-acupuncture. Nat Med 2014;20:291-5.
10. Guo XW, Zhu MF, Xu YG, Lei S. Effect of acupuncture at Zusanli ST36 and Guanyuan CV4 acupoints on thymocyte apoptosis in septic rats. J Emerg Trad Chin Med 2010;3:475-7.
11. Wu JN, Wu W, Zhu MF, Lei S. Effect of electro-acupuncture on immune function of patients with sepsis. J Zhejiang Univ Trad Chin Med 2013;6:768-7.
12. X Hu, M Yuan, Y Yin, Y Wang. Electroacupuncture at LI11 promotes jejunal motility via the parasympathetic pathway. BMC. 2017 - bmccomplementmedtherapies.
13. Huan-Tian Cui, Yu-Ting Li, Li-Ying Guo, Xiang-Guo Liu, Lu-Shan Wang, Jian-Wei Jia, Jia-Bao Liao, Jing Miao, Zhai-Yi Zhang, Li Wang, Hong-Wu Wang, Wei-Bo Wen. Traditional Chinese Medicine Traditional Chinese medicine for treatment of coronavirus disease 2019: a review. 2020 - jadescreen.co.uk.
14. H Luo, Y Gao, J Zou, S Zhang, H Chen, Q Liu, D Tan. Reflections on treatment of COVID-19 with traditional Chinese medicine. Chinese Medicine, 2020 – Springer.
15. Z Qin, K Xiang, DF Su, Y Sun, X Liu. Activation of the cholinergic anti-inflammatory pathway as a novel therapeutic strategy for COVID-19. Frontiers in immunology, 2021 - frontiersin.org.

O Impacto da COVID-19 nos Rins

17

Lourdes Teixeira Henriques

▶ Introdução

Doenças respiratórias superiores e pulmonares são as manifestações primárias da doença coronavírus 2019 (COVID-19). Contudo, o envolvimento renal também foi reconhecido e amplamente descrito.

A insuficiência renal aguda (IRA) é uma complicação grave e comum em doenças severas. Está associada a maior mortalidade, internação prolongada e complicações cardiovasculares em pacientes hospitalizados.

O comprometimento renal em pacientes hospitalizados com infecção por SARS-CoV-2 está associado ao aumento da mortalidade hospitalar e pior evolução clínica, levantando preocupações quanto aos desfechos clínicos e prognóstico de pacientes com comorbidades preexistentes tais como doença renal crônica (DRC), doença renal em estágio terminal e receptores de transplante renal sob terapia de imunossupressão.

▶ Fisiopatologia

De uma perspectiva fisiopatológica, a COVID-19 é caracterizada por uma superprodução de citocinas inflamatórias[1,2] causando inflamação sistêmica e hipercoagulabilidade,[2] ocasionando disfunção de múltiplos órgãos. A disfunção renal, comum entre pacientes hospitalizados com COVID-19, pode variar desde a presença de proteinúria e/ou hematúria isoladas,[3] até lesão renal aguda total que requer terapia de substituição renal.

A lesão renal aguda severa que requer terapia de substituição renal ocorre em 5% de todos os pacientes hospitalizados e 20%-31% dos pacientes gravemente enfermos com a COVID-19 aguda, particularmente entre aqueles com infecção grave que requerem ventilação mecânica.[4]

Com a variante P1, há uma percepção de que os casos passaram a ocorrer com mais frequência, aparentemente é uma doença mais grave, que evolui rapidamente e dá mais insuficiência renal. Definitivamente é uma cepa mais grave, entre 35% a 40% dos pacientes em unidades de terapia intensiva (UTI) necessitam fazer diálise.

O receptor da enzima conversora de angiotensina humana 2 (ACE2) foi identificado como o receptor funcional para SARS-CoV-2 e é altamente expresso nos rins.[5]

Não é de estranhar o desenvolvimento de IRA em pacientes com o extenso dano pulmonar que caracteriza as formas graves de COVID-19 e com os efeitos adversos renais do suporte ventilatório altamente complexo que esses pacientes necessitam.

Existe ampla literatura sobre a associação de síndrome do desconforto respiratório aguda (SDRA) com IRA, dentro do modelo fisiopatológico das linhas cruzadas (*cross-talk*) entre os órgãos (pulmão-rim), na qual a síndrome respiratória aguda causada pelo SARS-COV-2 ocasiona lesão no rim.[6]

Em alguns casos, a evolução é bem mais severa, com hiperinflamação e, muitas vezes, com injúria cardíaca aguda associada. A característica marcante desses casos é a significativa elevação plasmática de citocinas inflamatórias, notadamente IL-6, IL-18 e IFN-γ e de outros marcadores como troponina, ferritina e dímero-D. Esses pacientes têm prognóstico reservado e evidentemente cursam com IRA de difícil manejo.

Em estudos de necropsia, observou-se necrose tubular grave, associada à nefrite tubulointersticial linfocitária, com presença de macrófagos e deposição tubular do complexo de ataque de membrana do complemento. A imuno-histoquímica demonstrou infecção renal direta por SARS-CoV-2, provavelmente devido à elevada expressão do receptor ACE2 no epitélio tubular renal.[5]

Esses dados sugerem que o rim pode ser um alvo desse SARS-CoV-2, conforme destacado em exames anatomopatológicos.

Diferentes séries de biópsias renais e relatórios de autópsia de pacientes com IRA relacionada a COVID-19 apoiam o conceito de que a lesão renal ocorre como resultado de causas múltiplas.

Lesão tubular aguda, infiltrados inflamatórios no espaço intersticial, dano endotelial e glomeruloesclerose segmentar focal colapsante estão entre as características frequentemente vistas nas séries de biópsias renais disponíveis para essa população de pacientes

Em geral, a patogênese da IRA por COVID-19 inclui duas causas principais:[7]

- Lesão indireta resultante das alterações inflamatórias e hemodinâmicas durante a COVID-19.
- Lesão direta induzida ao órgão pela SARS-CoV-2.

Causas Indiretas

Como visto em outras doenças infecciosas que progridem para a síndrome da resposta inflamatória sistêmica, disfunção endotelial e choque, a descompensação hemodinâmica súbita alinhada à descompensação respiratória e síndrome do desconforto respiratório agudo, exibem assim, um curso clínico muito sugestivo de uma forma isquêmica de IRA.

A ventilação mecânica com pressão positiva, frequentemente utilizada nesse cenário, também foi identificado como um fator de risco independente para IRA.

Como visto em outras infecções virais, a evidência de rabdomiólise foi relatada em uma pequena fração dos casos de COVID-19. Além disso, esses pacientes gravemente enfermos são ocasionalmente expostos à antibióticos nefrotóxicos.

Portanto, lesão tubular aguda tóxica, pode ser o insulto predominante na IRA ou coexistir com um insulto tubular agudo isquêmico.

Causas Diretas

Embora a maioria dos casos de IRA pareça corresponder a formas de insuficiência tubular aguda, uma síndrome caracterizada por proteinúria nefrótica causando lesão glomerular, foi descrita em indivíduos suscetíveis de ascendência africana e portadores do genótipo de apolipoproteína L1 de alto risco (APOL1).[7,8]

Parece assemelhar-se ao modelo de glomerulopatia descrita em outras infecções virais, como o vírus humano da imunodeficiência (HIV) e o parvovírus B19 (PVB19), entre outros.

Embora a proteinúria de início recente possa se desenvolver durante o curso de COVID-19, é aconselhável investigar a documentação prévia de proteinúria, particularmente em pacientes que apresentam Doença Renal Crônica preexistente, para evitar afirmações incorretas sobre o início preciso da proteinúria.[8-11]

Em resumo, as duas síndromes dominantes de IRA em COVID-19 são uma forma de insuficiência tubular aguda e uma glomerulopatia distinta.

Os efeitos diretos e indiretos da C-19 na saúde dos rins são expressivos nesse momento e, provavelmente, vamos viver um aumento de demanda por cuidados e tratamentos muito tempo depois do controle da pandemia.

Huang *et al.* avaliaram as sequelas das manifestações extrapulmonares da COVID-19.[12] Inesperadamente, pacientes que não desenvolveram lesão renal aguda durante a internação e apresentaram função renal normal, com base na taxa de filtração glomerular estimada (eTFG) durante a fase aguda, exibiram um declínio na eTFG (< 90 mL/min por 1,73 m^2) no acompanhamento.

Esse achado deve ser interpretado com cautela. Como a medição repetida da TFG usando uma técnica padrão-ouro – como a depuração plasmática de iohexol ou iotalamato – provavelmente teria sido inviável em uma coorte tão grande de pacientes, as equações de estimativa da TFG, como a usada no presente estudo, não permitem uma avaliação sólida da função renal, que pode ser superestimada ou subestimada em comparação com a TFG medida.[13,14]

Conclusão

Finalmente, ainda é muito cedo para entender o efeito do grande número de pacientes com LRA associada à COVID-19 na futura epidemiologia da doença renal.[15] Há uma necessidade urgente de acompanhamento sistemático dos pacientes que sobrevivem a IRA associada à COVID-19 para compreender suas consequências de longo prazo na saúde renal.

Os rins são órgãos vitais, mantêm o equilíbrio hídrico, são importantes para a saúde óssea e produzem hormônios que estimulam a medula óssea a produzir os glóbulos vermelhos.

Um ano após o início dessa pandemia, a importância e a vitalidade da nefrologia tornaram-se evidentes.[16] Embora tenhamos aprendido muito sobre a SARS-CoV-2 e os rins, ainda há muito a ser aprendido.

Referências Bibliográficas

1. Amann K et al. COVID-19 effects on the kidney. Der Pathologe 2021; https://doi.org/10.1007/s00292-020-00900-x.
2. Silver AS et al. The Prevalence of Acute Kidney Injury in Patients Hospitalized With COVID-19 Infection: A Systematic Review and Meta-analysis. Kidney Med.2020; 3(1):83-98. https://doi: 10.1016/ j.xkme.2020.11.008.
3. Palevsky PM. COVID-19 and AKI: Where Do We Stand? JASN 2021. 32(5) 1029-1032.https://doi.org/10.1681/ASN.2020121768.
4. Nalbandian A et al. Post-acute COVID-19 Syndrome. Nature Medicine.2021;27:601–615. https://doi.org/10.1038/s41591-021-01283-z.

5. Armaly, Z.; Kinaneh, S.; Skorecki, K. Renal Manifestations of COVID-19: Physiology and Pathophysiology. J. Clin. Med. 2021;10;1216. https://doi.org/10.3390/ jcm10061216.
6. Suassuna JHR et al. Nota técnica e orientações clínicas sobre a Injúria Renal Aguda (IRA) em pacientes com COVID-19: Sociedade Brasileira de Nefrologia e Associação de Medicina Intensiva Brasileira. Braz.J.Nephrol.2020;42(2):22-31. https://doi.org/10.1590/2175-8239-jbn-2020-s107.
7. Sanchez-Russo, L.; Billah, M.; Chancay, J.; Hindi, J.; Cravedi, P. COVID-19 and the Kidney: A Worrisome Scenario of Acute and Chronic Consequences. J. Clin. Med. 2021;10;900.https://doi.org/ 10.3390/jcm10050900.
8. Mohamed MMB, Velez JCQ. Proteinuria in COVID-19. Clinical Kidney Journal, 2021;14(1):40–47. https://doi.org/10.1093/ckj/sfab036.
9. Ouahmi H et al. Proteinuria as a Biomarker for COVID-19 Severity. Frontiers in Physiology 2021;12. https://doi.org/10.3389.611772.
10. Karras A et al. Proteinuria and Clinical Outcomes in Hospitalized COVID-19 Patients A Retrospective Single-Center Study. CJASN 2021;16:514-521.https://doi.org/10.2215/CJN.09130620.
11. Akilesh S et al. Multicenter Clinicopathologic Correlation of Kidney Biopsies Performed in COVID-19 Patients Presenting With Acute Kidney Injury or Proteinuria. Am J Kidney Dis. 2020;77(1):82-93. https://doi.org/10.1053/ j.ajkd.2020.10.001.
12. Cortinovis M, Perico N, Remuzzi G. Long-term follow-up of recovered patients with COVID-19. The Lancet 2021;397. https://doi.org/10.1016/S0140-6736(21)00039-8.
13. Shetty AA et al. COVID-19–Associated Glomerular Disease. JASN 2021;32: 33–40.https://doi.org/10.1681/ASN.2020060804.
14. Ferlicot S et al. The spectrum of kidney biopsies in hospitalized patients with COVID-19, acute kidney injury and/or proteinuria. Nephrol Dial Transplant. 2021:1–10. https://doi.org/10.1093/ndt/gfab042.
15. Soler MJ, Batlle D. COVID-19 and its impact on the kidney and the nephrology community. Clinical Kidney Journal. 2021;14(1):i1–i5. https://doi.org/10.1093/ckj/sfab039.
16. Han X, Ye Q. Kidney involvement in COVID-19 and its treatments. J Med Virol. 2021;93:1387–1395. https://doi.org/10.1002/jmv.26653.

Síndrome Pós-COVID-19 no Sistema Vascular

18

Mariano Gomes

▸ Introdução

Com mais de onze milhões de indivíduos já recuperados da COVID-19 no Brasil, desde o início da pandemia em março de 2020, e ainda com muita preocupação a respeito dos novos casos, e das reinfecções por essa nova doença, na prática diária e nas mais diversas especialidades, a crescente procura por atendimento médico generalista ou especialista, de pacientes com sintomas os quais temem estar associados à COVID-19, vem se fazendo notar.

Sendo inicialmente vista como uma infecção respiratória aguda e grave, causadora de pneumonia atípica, e manifestações de infecções respiratórias de natureza viral. Hoje temos a certeza de que essa infecção viral não se trata somente de um acometimento local, mas que pode levar a acometimentos em vários órgãos à distância e por tempo variável.

▸ COVID-19 e o Sistema Vascular

A COVID-19 é apontada por alguns autores também como uma doença vascular, como no trabalho de Siddiqi, do Departamento de Medicina da Escola de Medicina de Harvard.[1]

O endotélio vascular mantém a homeostase por meio da regulação da competência imune, o equilíbrio inflamatório, as barreiras juncionais, a estabilidade hemodinâmica e o equilíbrio da balança trombótica e fibrinolítica.

As rápidas e severas alterações observadas na COVID-19, levam a alteração no sistema renina angiotensina aldosterona, alteração na balança trombótica, tendo o endotélio como via comum.

A SARS-CoV-2 se utiliza da enzima conversora da angiotensina (ECA) para facilitar sua entrada nas células e iniciar a infeção. As células endoteliais apresentam abundante ECA, tornando-as então células alvo para a infecção pelo SARS-CoV-2. Estudos da vasculatura pulmonar em pacientes com SARS-CoV-2 comparados com pacientes controle e com influenza, mostraram trombose difusa, microangiopatia, ativação endotelial e expressiva angiogênese.[2] Por isso, foi chamada no trabalho de Libby, com sendo no final, uma doença endotelial.[3]

Relatos de pacientes hospitalizados com COVID-19 mostram ativação do sistema imune levando a tempestade de citocinas, síndrome de ativação de macrófagos e exaustão imune, de forma mais severa nos pacientes mais graves.[4] Esse estado hiperinflamatório leva a efeitos deletérios ao sistema vascular e a função endotelial. Os complexos mecanismos imuno mediados, por interleucinas, p. ex., são discutidos em literatura apropriada, que não são o objetivo deste artigo.

Porém é importante salientarmos, que nessa condição de estresse, a delicada balança que equilibra os fatores pró trombóticos e fibrinolíticos, potencializa a resposta trombótica, levando a doença trombótica difusa de aspecto tanto microvascular quanto macrovascular.[5]

Estudos de necropsia mostraram que a lesão endotelial leva a esse comprometimento panvascular na COVID-19, com séries de trabalhos mostrando, tanto a alta incidência de trombose venosa profunda (TVP), quanto trombose *in situ* da circulação arterial pulmonar.[2,6]

Vários estudos e revisões sistemáticas mostraram de maneira significativa a presença de tromboembolismo venoso (TEV) em pacientes com COVID-19, com incidência de 25% de TEV e 20% de trombo embolismo pulmonar (TEP) em pacientes hospitalizados, principalmente aqueles com doença de apresentação mais severa, necessitando de cuidados intensivos e aqueles os quais não foram submetidos a esquemas profiláticos ou terapêuticos de anticoagulação.[7]

Estudos encontraram resultados de testes laboratoriais patológicos em pacientes com COVID-19, especialmente naqueles com COVID-19 grave, como contagens elevadas de leucócitos, contagens reduzidas de linfócitos e níveis elevados de proteína C-reativa, níveis de dímero-D, ferritina e lactato desidrogenase, indicando hipercoagulabilidade que poderia provocar a oclusão do vaso e embolia.[8,9]

Em um estudo descritivo (n = 1.591) pacientes com COVID-19 tratados em UTI, doença vascular preexistente foi associada à COVID-19 grave, em 21% dos pacientes foi a segunda comorbidade mais frequente depois da hipertensão arterial (49%).[10]

Além disso, o *lockdown*, o distanciamento social e a desaceleração econômica estão potencialmente mudando estilos de vida, hábitos alimentares e de fumo, reduzindo a atividade física e aumentando a obesidade e os problemas de saúde física e mental. Essas mudanças impactam o perfil de risco vascular em algumas pessoas.

A relação entre eventos vasculares, doença vascular, fatores de risco vascular e COVID-19 está fortemente interligada. Existe um sinergismo entre o que é saudável e o que nos torna menos vulneráveis a contrair COVID-19 e o que aumenta o risco de ter COVID-19 grave e mau resultado. Não apenas a prevenção vascular secundaria ideal, mas também a prevenção vascular primaria pode reduzir a carga de COVID-19 em nossas populações de maior faixa etária.

COVID-19 e Trombose Venosa Profunda

O estado de hipercoagulabilidade que pode estar presente durante COVID-19, e suas alterações hematológicas têm sido observadas em até um terço dos pacientes, sendo o nível de dímero-D sérico elevado um importante marcador de desfecho desfavorável. Trabalhos retrospectivos sobre a frequência de TEV em pacientes com COVID-19, relataram sua presença em até 40% dos pacientes. Quando realizada busca ativa por intermédio de eco doppler colorido venoso dos membros inferiores, essa taxa pode chegar a 70% dos pacientes internados em UTI.

Nos pacientes em curso de COVID-19, recomenda-se reforçar as medidas indicadas para doenças com elevado risco trombótico, como realizar tromboprofilaxia habitual em todos os pacientes hospitalizados, aumentar a vigilância e a suspeita clínica, principalmente nos pacientes com alterações de trocas gasosas desproporcionais aos achados radiológicos e inflamação sistêmica. Ainda se faz necessária atenção maior para fatores de risco adicionais como o uso de ventilação mecânica.[12]

Recentemente, Cui *et al*., relataram retrospectivamente uma incidência de TEV em membros inferiores de 25% (20/81) com uma mortalidade de 40% (8/20) entre os 81 pacientes com diagnóstico de pneumonia e COVID-19 grave. Klok *et al*. relataram uma taxa de mortalidade de 13% entre 184 pacientes de unidades de terapia intensiva (UTI) infectados com COVID-19, com 3,7% tendo eventos trombóticos arteriais e 27% com TEVs confirmados por imagem, apesar do uso de tromboprofilaxia de dose padrão. Além disso, Llitjos *et al*. relataram uma incidência de 69% de eventos de TEV entre pacientes com COVID-19 na UTI. Além disso, embolia pulmonar (EP) foi relatada em 23% dos pacientes de UTI COVID-19 positivos durante a tromboprofilaxia. Embora os dados recentes demonstrem uma alta incidência de complicações tromboembólicas, especialmente complicações de TEV, em pacientes hospitalizados com COVID-19 na UTI com insuficiência respiratória, até o momento, a literatura de complicações de TEV em enfermarias médicas ou pacientes ambulatoriais com COVID-19 permanece esparsa.[14-17]

Vale lembrar o risco de desenvolvimento tardio de insuficiência venosa crônica (IVC). Dá-se o nome de insuficiência venosa crônica ao conjunto de alterações que ocorrem na pele e subcutâneo, principalmente dos membros inferiores, resultantes de hipertensão venosa de longa duração, causada por insuficiência valvular ou hipertensão venosa de longa duração, causada por insuficiência valvular e ou obstrução venosa.[24]

Essas alterações são edema, lipodermatoesclerose, dermatoesclerose ou hipodermite, atrofia branca, hiperpigmentção ou dermatite ocre, eczema venoso e úlcera venosa na extremidade inferior.

A insuficiência venosa crônica (IVC) ou doença venosa crônica (DVC), pode ser uma consequência de TVP prévia. Atualmente não utilizamos mais a denominação síndrome pós-flebítica.

Todas essas alterações listadas influenciam negativamente na qualidade de vida do paciente acometido e também aumentam sua comorbidade. Além das manifestações clínicas presentes, são muito comuns estarem associadas queixas de redução significativa de qualidade de vida, limitação de convívio social, limitação de realização de atividades físicas, limitação do tempo em ortostase, por exemplo.

Com isso, reforça-se a importância do reconhecimento precoce do evento trombose venosa, do tratamento precoce da TVP, a fim de tentar se limitar o surgimento futuro dessas manifestações, já que o tempo de intervalo decorrido entre o episódio trombo embólico e o surgimento dos sintomas pode ser até superior há dez anos.

Dímero-D

É um produto da degradação de fibrina, que se apresenta elevado por ativação simultânea da fibrinólise durante a formação dos trombos. Não é específico, e está aumentado em uma variedade de situações clínicas como na presença de neoplasias, em pós-operatórios, na gravidez ou na ocorrência de infecções. Está elevado de maneira comum na COVID-19, dificultando sua investigação de TVP. A dosagem de dímero-D é pouco útil na determinação diagnóstica quando avaliado isoladamente, principalmente em pacientes de alto risco para TVP e TEV, pois o valor preditivo positivo é baixo. Principalmente em pacientes sob cuidados de terapia intensiva e com elevada resposta inflamatória. Porém para pacientes com maior probabilidade clínica, que apresente piora da hipoxemia, a avaliação quantitativa do teste pode ter utilidade.[12] Suh YJ et al. em sua revisão sistemática e metanálise publicada em dezembro de 2020, cita em uma de suas conclusões que os parâmetros de dímero-D utilizados para excluir embolia pulmonar (EP) nos *guidelines* preexistentes parecem ter aplicabilidade em pacientes com COVID-19.[13]

COVID-19 e Obstrução Arterial Aguda da Extremidade Inferior

A obstrução arterial aguda é evento grave e necessita diagnóstico preciso, rápido e pronta resolução. As oclusões arteriais agudas são acompanhadas de consideráveis morbidade e mortalidade. Em sua história natural, frequentemente indicam a presença de doença arterial previamente não diagnosticada. Sua principal etiologia é aterosclerótica, degenerativa, com incidência de 17 casos para 1 milhão habitantes/ano.[23] A oclusão súbita de uma artéria, leva a descompensação no território por ela irrigado, dano tecidual muscular, com liberação de proteínas, macromoléculas, produtos de degradação muscular, elevação de CPK, e mais tardiamente lesão no tecido nervoso do membro. A ameaça a viabilidade do membro é maior quanto maior tempo decorrido do diagnóstico ao tratamento adequado. A embolia, principalmente de origem cardíaca, a trombose e o trauma são as causas mais frequentes em condições habituais.

Com o advento da COVID-19, surgiram vários relatos indicando associação entre a oclusão de grandes vasos no desenrolar da pandemia. Em pesquisa realizada, de fevereiro a abril de 2020, na cidade de Nova York, pacientes que apresentavam marcadores inflamatórios elevados, incluindo ferritina, proteína C-reativa e dímero-D elevados, poderiam apresentar risco elevado de oclusão de grandes vasos periféricos.[19]

A trombose macrovascular tem sido descrito na síndrome, porém, a maioria dos trabalhos foca na trombose venosa, e há muitos mais eventos relatados na circulação pulmonar em comparação aos membros superiores e inferiores.

A trombose arterial tem recebido menor atenção. Alguns estudos recentes não relatam a incidência de infarto do miocárdio, evento isquêmico cerebral ou embolização periférica. Alguns poucos estudos relatam a incidência de 2% a 5%.

Fournier estudou a incidência de eventos trombóticos arteriais em pacientes hospitalizados com COVID-19, relatando 5,6% de evento arterial trombótico, incluindo IAM 9 de 531 pacientes, AVC 8 e isquemia aguda ou subaguda de extremidade em 6, dos mesmos 531 pacientes. Houve uma minoria de eventos de localização atípica como trombose de aorta, artérias esplênicas e renais, ou ainda pequenos vasos cerebrais. As taxas de mortalidade foram três vezes maior em comparação com pacientes com COVID-19 sem trombose arterial, e mais de dez vezes maior em comparação a pacientes com outra trombose, mas sem COVID-19.[20]

Piazza, reforça em seu trabalho que, pacientes com COVID-19, diagnosticados com trombose arterial ou venosa, devam ser tratados de acordo com as recomendações existentes, reconhecendo as vantagens práticas da heparina de baixo peso molecular para o paciente internado e o uso dos anticoagulantes orais diretos, DOACs após a alta hospitalar.[21]

Ehsan, em seu recente trabalho, de março de 2021, com o objetivo de examinar a ocorrência de trombose arterial levando a isquemia com risco ao membro, ressalta que se trata de uma emergência vascular, que necessita de diagnóstico precoce, pronta resolução, visando salvar o membro inferior desses pacientes.[22]

As Figuras 18.1 a 18.4, ilustram casos de arquivo pessoal e apresentações de obstrução arterial aguda com grave repercussão tecidual, em pacientes portadores de COVID-19 grave.

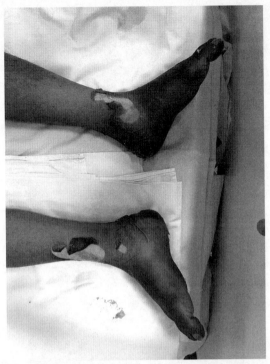

FIGURA 18.1. Obstrução arterial aguda e isquemia grave da extremidade em paciente com COVID-19. Fonte: Acervo do autor.

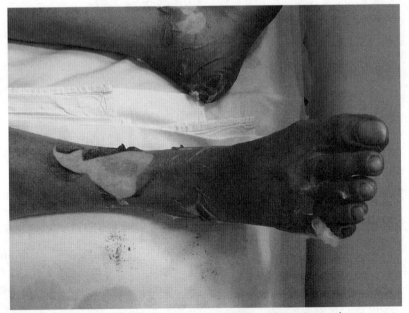

FIGURA 18.2. Isquemia grave da extremidade em paciente com COVID-19. Fonte: Acervo do autor.

As Figuras 18.3 e 18.4 mostram imagem de intraoperatório, onde foi realizada tromboembolectomia com cateter de Fogarty, para remoção de trombos da luz arterial.

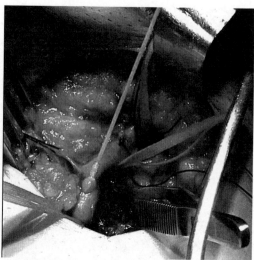

FIGURA 18.3. Início de tromboembolectomia em extremidade isquêmica. Fonte: Acervo do autor.

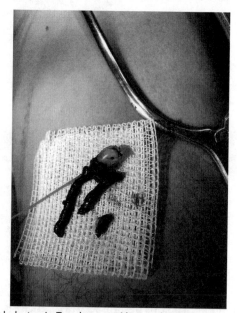

FIGURA 18.4. Final de tromboembolectomia. Trombos extraídos em destaque. Fonte: Acervo do autor.

Terapia Antitrombótica e Anticoagulante na COVID-19

Uma mortalidade relativamente alta da COVID-19 é preocupante e a administração de heparina tem sido recomendada, pelo risco de coagulação intravascular disseminada (CIVD) e Trombo Embolismo Venoso (TEV) nos pacientes acometidos por essa síndrome. Já em maio de 2000, Tang N, publicou no Journal of Thrombosis and Haemostasis, trabalho, onde o tratamento anticoagulante está associado com decréscimo de mortalidade em pacientes com doença severa. Sua observação de 449 pacientes com apresentação grave da COVID-19, concluiu que a terapia anticoagulante, principalmente com heparina, já parecia estar associada com melhor prognóstico na forma severa da COVID-19.

A terapia antitrombótica e anticoagulante pode atenuar o risco trombótico na COVID-19. Embora qualquer decisão sobre a escolha e dosagem de agentes antitrombóticos ou anticoagulantes deva ser acompanhada por uma avaliação de risco individualizada do perfil de sangramento, a alta prevalência relatada de complicações trombóticas em pacientes com COVID-19 destaca o benefício potencial desses agentes. Esse conceito deriva de um estudo observacional recente em um único centro que mostrou mortalidade e risco de intubação significativamente mais baixos em 4.389 pacientes com COVID-19 hospitalizados tratados com anticoagulação, sem nenhum benefício incremental da dosagem terapêutica em relação à profilática. A anticoagulação em dose terapêutica foi associada a um risco aumentado de sangramento em comparação com a dosagem profilática. A variedade de opções medicamentosas, hoje presentes, para a prevenção da doença tromboembólica na infecção por SARS-CoV-2 inclui agentes antitrombóticos, como aspirina, dipiridamol e inibidores do receptor P2Y12, bem como anticoagulantes, como heparina, inibidores diretos da trombina e os anticoagulantes orais diretos. Com relatos de trombose persistente, apesar da anticoagulação profilática, a dosagem ideal e os medicamentos mais eficazes a serem utilizados na COVID-19 ainda necessitam mais estudos.[1]

Os objetivos do tratamento antitrombótico em pacientes com doença vascular e a presença de fatores de risco cardiovascular durante a infecção com SARS-CoV-19 e COVID-19 são a prevenção e tratamento de coagulação intravascular pulmonar e coagulação intravascular disseminada, prevenção e tratamento de TEV, prevenção de recorrência de trombose arterial e prevenção do agravamento da doença.

As doses de heparina de baixo peso molecular e rivaroxabana, adaptadas conforme a função renal, são mostradas na Tabela 18.1.[18]

TABELA 18.1

Clearance de creatinina	Enoxaparina terapêutica	Enoxaparina profilática	Rivaroxabana terapêutica	Rivaroxabana profilática
> 50	100 UI/kg 12/12 h ou 150 UI/kg SC ao dia	4.000 UI SC ao dia	15 mg de 12/12 h por 21 dias, seguido de 20 mg ao dia	10 mg uma vez ao dia
30-50	Sem ajuste de dose	Sem ajuste de dose	–	10 mg uma vez ao dia
20-30	100 UI/kg ao dia, e monitorização laboratorial	2.000 UI ao dia e monitorização laboratorial	15 mg ao dia	Não recomendado
< 20	Não recomendado	Não recomendado	Não recomendado	Não recomendado

Em contrapartida, em publicação dos pesquisadores da coalizão Ação Brasil COVID-19, ACC21, selo do American College of Cardiology, analisando pacientes internados e com dímero-D elevado, a terapia anticoagulante com rivaroxabana uma vez ao dia, em pacientes estáveis e enoxaparina para pacientes instáveis, seguido do uso de rivaroxabana por 30 dias, não promoveu melhora no desfecho clínico, houve aumento do sangramento, comparado com o uso de anticoagulação profilática intra-hospitalar.[25]

Conclusões

O risco de tromboembolismo venoso persiste após a alta hospitalar de pacientes de alto risco, hospitalizados devido à COVID-19. O American College of Chest Phisicians (ACCP) não recomenda a tromboprofilaxia após a alta hospitalar. Ao contrário da ISTH, International Society of Thrombosis and Haemostasis, que recomenda a tromboprofilaxia pós-alta com heparina de baixo peso molecular (HBPM) ou um dos DOACs para todos pacientes de alto risco, internados por COVID-19, que tenham baixo risco de sangramento, o tempo de profilaxia sugerido foi de 14 a 30 dias.

Entende-se alto risco, pacientes com idade acima de 65 anos, doença crônica, câncer, tromboembolismo venoso prévio, trombofilia, imobilidade severa e dímero-D elevado (maior que duas vezes o limite superior normal).

Por isso, mesmo no período pós-alta hospitalar, o aparecimento mesmo de sintomas inespecíficos como edema de membro inferior, sensação de desconforto, peso ou cansaço no membro inferior, o médico que atende esse paciente, de qualquer especialidade ou generalista, tem que pensar na possibilidade de TVP, ainda que tardia e o eco doppler colorido venoso dos membros inferiores é método diagnóstico não invasivo com alta sensibilidade para o diagnóstico de TVP.

A tromboprofilaxia para pacientes os quais não foi necessária internação, atualmente não é recomendada. Porém, a critério clínico, devem-se observar as características individuais de cada paciente referente a mobilidade, limiar de dor e tolerância, a fim também de se prevenir o evento trombótico em domicílio.

A isquemia arterial aguda da extremidade inferior em pacientes com COVID-19 é uma emergência vascular, que pode resultar em incapacidade funcional futura do membro, perda do membro ou morte, se não diagnosticada precocemente e corrigida em regime de urgência. O diagnóstico precoce e o tratamento individualizado são necessários para salvar as extremidades desses pacientes. Mesmo após a alta hospitalar do paciente, esse deve ser acompanhado, atentando para suas queixas quanto à capacidade de deambulação, dores em grupos musculares específicos, distância de marcha e se necessária avaliação da árvore arterial dos membros inferiores, avaliando a presença e doença arterial obstrutiva periférica. Sabemos que na síndrome pós-COVID-19, principalmente naqueles pacientes acometidos pela forma mais grave da doença, a perda de massa muscular é importante, limitando sua deambulação, mas a presença de estenoses ou obstruções arteriais pode se exacerbar nesse período de convalescença. A tempestade de citocinas que ataca gravemente o endotélio pode deixar suas marcas.

A importância do rápido diagnóstico do evento tromboembólico, bem como do início precoce do tratamento visa não somente tentar prevenir a ocorrência de eventos agudos, como a Embolia Pulmonar, que pode chegar a ser fatal, mas também tentar prevenir a ocorrência de complicações tardias, como o surgimento de insuficiência venosa crônica e suas complicações para a extremidade inferior e a qualidade de vida do paciente.

▸ Referências Bibliográficas

1. Siddiq HK, Libby P, Ridker Pm; Frends in Cardiovascular Medicine, COVID-19 – Vascular liscase, Https//doiorg./10.1016/j-tcm.2020.1000j.
2. Ackermam M, Verledem SE, Kwejmel M, Hovenicl A, Welte, Larnger F, et. Al. Pulmonary vascular endothelial list thrombosis and angiologist COVID-19. 2020, JUL9;38312/123-8.
3. Libby P, luscher T. COVID-19 is, in the eno, an endothelial disease. Em Heart 1 2020 Serg 22:41(32): 3032-44.
4. Griamarellos – Bourbocelis EJ, Neta MG, Rovina N, Akimosoglou K, Antoniador, Antanakos N et al. Complex Immune Dysregulations in covid-19 patients adith severe respiratory failure, cell host microbe jun 2020;17(6): 992-1000. L3.
5. Colling ME, Kanthiy. COVID-19 Associated coagulation ou exploration of mecharins. Vase Med jun 19 2020: 1358863x22093269.

6. Lax SF, Skok K, Zechnen P, Kesler HH, Kafmamn, Joelblienger C, etal. Pulmonary arterial, thrombosis in covid-19 patients: a systematic review (patients) interract j med internet / jul 2220020. Http:// preprintes.omir.org/preprinr/22768/accepted.
7. Hellns J, Facquartd C, Severe F, Leonard – Lorant I, Ohana M. Etal; Crictris – Rersep Group (Clinical research in intensive care and sapstrial, group for global evaluaction and reserch in sepsis) Hing Mish of Thombosis in patientes with severe Sars cov - 2 infection: a multicenter prospective cohort study. Intense Care Med Jun 2020;46(6)1089-98.
8. Shis, Qin M, Shen B, Cai Y, Lim T, Yan F et al. Association of cardior injury with mortality in hospitalized patients with covid-19 in celular, clinical cardial jun 1 2020;5(7:802.
9. Bronis Ar, Revinos A, Eledisi MS. Vascular inflamation and the remia- angiotemsim system. ATMB Aug 2002;22(8): 1257-66.
10. Grasseli G, Zangrillo A, Zanella A, Antonelli M, Cabrim L, Castelli A, etal. Baseline Characteristes and outcomes of 1597 patients infected with gars- ov 2 edmited to ICV: of the Lombardy region, Italy. Jama 2020; 323:1574-81.
11. Sartelmic A. heedner M.R, Vascular Events, Vascular discar and vascular risck factores – Strongs Interwirced with COVID-19 Curi Frect Options Neurol 22,40(2020). https://dor.org/10.1007/11940020-00648-y.
12. Ramos RP, Clta Srakak JS, Trombose e anti coagulação na covid-19 J Bras Pneonal 46(04)2020 dor.org/1036416/18063756/e202003177 Editorial.
13. Suh YJ, Hong M, Ohana M, Bompad F, Revel M. Vallec, Servaise. Pumonary embolism and deep ven thrombosis in covid-19: a systematic review and meta sundsas Radiology Vol 298 N02. Dor.org/10.1148/radial.2020203557.
14. Cahoon KP Mahe G, Syropols A.C the irrecognized prothrombatic vascular diarease of COVID – 19 Res Pract Thomb Harmão 2020 Jul/ 4(J): 942-945
15. Cui S, Chen S, Li X, Liu S, Wang F. Prevalence of venous thromboembolism in patients with severe novel coronavirus pneumonia. J Thromb Haemost. 2020;18:1421–1424.
16. Klok FA, Kruip MJHA, van der Meer NJM, Arbous MS, Gommers DAMPJ, Kant KM et al. Incidence of thrombotic complications in critically ill ICU patients with COVID-19. Thromb Res. 2020;191:145–147.
17. Llitjos JF, Leclerc M, Chochois C, Monsallier JM, Ramakers M, Auvray M et al. High incidence of venous thromboembolic events in anticoagulated severe COVID-19 patients. J Thromb Haemost. 2020. 10.1111/jth.14869.
18. Gerotziafas GT et al. Guidance for the Management of Patients with Vascular Disease or Cardiovascular Risk Factors and COVID-19: Position Paper from VAS-European Independent Foundation in Angiology/Vascular Medicine Thromb Haemost 2020; 120(12) : 1597-1628.
19. Ogawa M, Doo FX, Somwaru AS, Roudenko A, Kamath A, Friedman B. Peripheral arterial occlusion due to COVID-19: CT angiography findings of nine patients. Clin Imaging. 2021;73:43-47. doi:10.1016/jclinimag.2020.11.023.
20. MacBane R D, Mayo Clin Proced 2021 Feb; 96(2):274-276. Doi: 10.1016/j.mayocp.2020.12.009.
21. Piazza G, Morrow DA Diagnosis, Management and Pathophysiology of Arterial and Venous Thrombosis in COVID-19. JAMA. 2020;324(24):2548-2549.doi>=:10.1001/jama.2020.2342.
22. Ehsan O, Khan M I, Raza M W. Management of COVID-19 related Arterial Thrombosis Leading to Acute Limb-threatening Ischemia. MedRxiv 2021.03.20.2152888. doi.org/10.1101/2021.03.20.21252888. Posted March 24, 2021.
23. Maffei FHA, Doenças Vasculares Periféricas, Cap 96. Oclusões Arteriais Agudas, pag1936.
24. Maffei FHA, Doenças Vasculares Periféricas, Cap 156 Insuficiência Venosa Crônica, pag 3279.
25. Lopes R D et al. Therapeutic versus prophylactic anticoagulation for patientes admitted to hospital with COVID-19 and elevated D-dimer concentration (ACTION): an open-label, multicentre, randomized, controlled trial. Published online June 4, 2021 https://doi.org/10.1016/S0140-673(21)01203-4.

Endocrinologia em Tempos de COVID-19

19

Abram Drewiacki, Erico Paulo Heilbrun

▸ Introdução

Várias doenças endócrino-metabólicas são importantes em relação à COVID-19, constituindo fatores de risco para a incidência, severidade e mortalidade. Algumas dessas doenças também continuam sendo motivo de atenção e controle na fase pós-COVID-19.[1-3]

▸ Diabetes Melito e Correlatos

Diabetes melito, obesidade e síndrome metabólica, cada um aumenta o risco de doença, gravidade, necessidade de ventilação mecânica e mortalidade na COVID-19, independente de associação com outras comorbidades.[2,3]

A obesidade tem sido um fator de risco isolado principalmente em jovens. Aumento de citocinas pró-inflamatórias e deficiências imunológicas são observadas em obesos sedentários, levando a maior proliferação viral e quadro inflamatório. Além disso, hipoventilação e apneia do sono contribuem para piorar a oxigenação.[3]

Síndrome metabólica contribui com dislipidemia, esteato-hepatite, disfunção endotelial e hipercoagulabilidade, além de hipovitaminose D, para o agravamento, complicações e óbito.[3]

Diabetes é, em todas as estatísticas, uma das três principais comorbidades para a COVID-19. A prevalência de diabetes chega a 30% dos pacientes internados por COVID-19, sendo a maioria, homens (63%). O SARS-CoV-2 agride diretamente as células beta além de provocar alterações inflamatórias, podendo levar a novos diagnósticos de diabetes, representando 10% dessa população.[4-7]

A falta de controle glicêmico adequado, tanto prévio, como durante a COVID-19, piora a evolução e o prognóstico. A cetoacidose diabética eleva a mortalidade para 50%, e o estado hiperglicêmico hiperosmolar eleva ainda mais a mortalidade.[2,4]

Apesar de receios iniciais quanto a algumas classes de medicamentos, não há mudança nas recomendações de tratamento para os diabéticos se afetados pela COVID-19. O tratamento vigente deve ser mantido se não houver indicação de internação, observando os cuidados habituais: suspender metformina se náusea, vômitos ou diarreia; risco de hipoglicemia por sulfonilureia se menor alimentação; risco de hipotensão e cetoacidose por SGTL2-i (gliflozinas) se redução da ingestão de líquidos, com piora do prognóstico. Em caso de internação, sempre suspender metformina, e geralmente administrar insulina.[5,8,9]

Todos os pacientes diabéticos devem ser acompanhados e ter seu controle glicêmico otimizado após a alta hospitalar. Nem sempre o tratamento anterior é suficiente, e alguns nem eram diabéticos antes da COVID-19.[9]

– Cálcio e vitamina D

Hipocalcemia é encontrada em 80% dos pacientes internados com COVID-19, sendo mais frequente em homens e idosos. É um parâmetro isolado preditivo de gravidade, UTI e mortalidade, portanto deve merecer atenção para seu adequado controle. Pacientes com hipoparatireoidismo prévio devem ter continuidade do seu tratamento.[11]

A deficiência de vitamina D é encontrada em 60% das internações por COVID-19. Quanto pior a deficiência, maior a gravidade do comprometimento pulmonar, e aumenta em até quatro vezes a mortalidade. Esses resultados são independentes das comorbidades associadas à deficiência da vitamina D. Há estudos sobre a vitamina D na prevenção da COVID-19, indicando melhor prevenção em níveis mais elevados, acima de 40 ng/mL; resultado animador, que aguarda confirmação.[12-14]

– Conclusão de diabetes melito e correlatos

O diabetes melito aumenta o risco, a severidade e a mortalidade da COVID-19. O bom controle glicêmico é essencial para melhorar a evolução e o prognóstico, e atenção especial deve ser dada para o possível desenvolvimento de cetoacidose e estado hiperosmolar hiperglicêmico. Alguns pacientes podem ter seu primeiro diagnóstico de diabetes durante o decurso da COVID-19.

Obesidade isolada é importante fator de gravidade, principalmente em pacientes mais jovens.

A deficiência da vitamina D aumenta o risco e a mortalidade da COVID-19.

▸ Tireoide

Ainda não há consenso sobre o nome desse quadro, nem em seus critérios de diagnóstico. Os termos de COVID-19 pós-aguda ou COVID-19 crônica, tem sido utilizado nos pacientes que mantêm os sintomas ou sinais de doença por três semanas a três meses após o início do episódio agudo, respectivamente,[15] e a especificidade dessas manifestações são de difíceis definições, uma vez que algumas manifestações se confundem com as da síndrome da fadiga pós-viral ou da síndrome pós-cuidados intensivos.[16]

O acometimento da tireoide durante a pandemia da COVID-19 deve ser avaliado com muita cautela, pois as alterações hormonais têm mostrado um comportamento semelhante aos presentes na síndrome do doente eutiroideano, ou seja, os níveis dos hormônios tireoidianos estão baixos (T3 reverso aumentado com FT_3, FT_4 baixos e TSH ligeiramente elevado, diferente do hipotireoidismo onde, na maioria das vezes, tende a ser mais elevado) não requerem nenhum tratamento. Isso ocorre provavelmente por ação das citocinas inflamatórias, dentre outros fatores já conhecidos dessa situação.[17]

Como sugerido no Estudo THYRCOV,[17] algumas vezes podem ocorrer um tireotoxicose por tireoidite destrutiva, e, portanto, esses pacientes devem ser avaliados 3 a 6 semanas pós--COVID-19, para avaliação do comprometimento final da função tireoidiana e eventualmente iniciar o tratamento do hipotireoidismo primário como de praxe, ressaltando que, na maioria das vezes, a tireotoxicose é leve, transitória e a tireoide se recupera completamente.

O primeiro caso de tireoidite subaguda foi publicado em julho de 2020[18] e houve remissão total após 40 dias e, no caso em questão, foi utilizada prednisona 25 mg/dia e após essa publicação diversos outros relatos foram feitos.[19-22]

Estudos recentes sugerem que a doença da tireoide não aumenta o risco de desenvolver COVID-19 e que não há associação entre a doença da tireoide e o prognóstico de curto prazo dos pacientes se eles desenvolverem COVID-19,[23] porém, como já sabido, em períodos de maior estresse social (como na guerra civil na ex-Iugoslavia entre 1992 e 1995 ou nos refugiados dos campos de concentração) existe um aumento das taxas de doenças autoimunes[24,25] e assim sendo, devemos avaliar a função tireoidiana no pós-COVID19, inclusive com dosagem de TRAb (anticorpos contra os receptores do TSH) para diagnosticarmos novos casos de doença de Basedow-Graves.

A tempestade tireoidiana que pode ocorrer em pacientes portadores de hipertireoidismo mal controlado ou não diagnosticados, deve ser tratada como recomendado pela American Thyroid Association (ATA) favorecendo o uso de propiltiouracil em relação ao metimazol, pois o propiltiouracil inibe a conversão de T4 em T3 nos tecidos periféricos, consequentemente reduzindo os efeitos do T3 nos tecidos-alvo e levando a melhora clínica mais rápida[26] e não encontramos relatos na literatura de tempestade tireoidiana na síndrome pós-COVID-19.

– Conclusão de tireoide

O acometimento da tireoide durante a pandemia da COVID-19 tem mostrado um comportamento semelhante ao que ocorre na síndrome do doente eutiroideano, e não requerem nenhum tratamento. O acompanhamento desses pode mostrar um quadro de hipotireoidismo após um quadro de tireotoxicose por tireoidite destrutiva, porém, na maioria das vezes, a tireotoxicose é leve, transitória e limitada, não necessitando de intervenção.

▸ Hipófise

A biópsia de células hipofisárias de pacientes com SARS-CoV-2, mostrou na coloração imuno-histoquímica, uma redução dos somatotróficos, tireotróficos e corticotróficos, enquanto o número de lactotróficos e gonadotróficos encontra-se aumentado e como já relatado na literatura chinesa, aumento de prolactina, hormônio luteinizante e hormônio folicular.[27] Os prováveis mecanismos de dano hipofisário pela COVID-19 são ação direta do vírus no eixo hipotálamo-hipofisário, hipofisite imunomediada e hipopituitarismo funcional mediado por aumento das citocinas, que podem fazer com que os pacientes desenvolvam hipocortisolismo transitório ou persistir por um prazo mais longo. Portanto, autores recomendam, que "esses pacientes recebam acompanhamento clínico considerando o risco potencial de insuficiência adrenal, tanto durante, como após o período mais crítico da infecção".[2]

O tratamento de tumores hipofisários sem efeitos de massa e sem hipersecreção hormonal pode ser adiado por vários meses e, se possível, todos os pacientes devem receber terapia médica. No caso de tumores hipofisários (exceto prolactinomas) com severa deterioração visual, a cirurgia é o tratamento de escolha, com avaliação prévia do *status* de COVID-19.

No período pós-COVID-19, em uma série de 71 pacientes após surto de SARS, 40% tinham evidência de hipocortisolismo central leve e 5% tinham, também, hipotireoidismo central.[28]

Especificamente, na COVID-19, como o hipotálamo e a hipófise expressam ACE2, podem ser alvos virais.[29] Atualmente, não temos esses dados na COVID-19, devido à alta frequência de sintomas neurológicos, podemos supor que o SARS-CoV-2 pode afetar o hipotálamo-hipófise também, diretamente ou por meio de hipofisite imunomediada.[30,31]

Como a oxitocina pode limitar as reações de estresse pró-inflamatório e oxidativo excessivas, que ocorrem nas fases iniciais de doença infecciosas, por meio da diminuição de interleucinas,[32] a ativação dos receptores da oxitocina na artéria pulmonar, pode levar a uma vasodilatação[33] e fazer com que a oxitocina possa vir a ter um papel terapêutico potencial.

– Conclusão de hipófise

Devemos ficar atentos a possível desenvolvimento de hipocortisolismo no pós-COVID-19, por ação direta do vírus nos corticotróficos. Já os pacientes que apresentam tumores hipofisários devem aguardar um momento mais propício para eventuais intervenções cirúrgicas, a menos que exista deterioração visual importante.

Adrenais (Suprarrenais)

Insuficiência adrenal e síndrome de Cushing são fatores de risco para a COVID-19.[2]

Pacientes com insuficiência adrenal em tratamento com glicocorticoides devem dobrar a dose aos primeiros sinais de possível infecção respiratória.[1-3]

Ding et al.[34] notaram infiltrados de monócitos e linfócitos, além de áreas focais de necrose em biópsias *post-mortem* na medula das suprarrenais de pacientes infectados por SARS-CoV-2.

Tem chamado a atenção que a sequência do genoma do SARS-CoV-2 foram detectados em diversas áreas cerebrais, em especial na hipófise e no córtex[35] podendo induzir a disfunções hipotálamo-hipófise. Nos pacientes que tiveram o eixo hipotálamo-hipófise-adrenal intacto estudado[28] no momento da infecção pelo coronavírus, apresentavam sintomas de insuficiência adrenal, como letargia, mal-estar, cansaço, fadiga, fraqueza, tontura ortostática, anorexia, apatia, ansiedade e depressão, mesmo após a recuperação.

Três meses após recuperação, 39,3% dos pacientes apresentavam hipocortisolismo, dos quais 83,3% apresentavam hipocortisolismo central (ACTH baixo).

Importante salientar que a maioria desses pacientes não haviam recebido nenhum glicocorticoide sistêmico como parte do tratamento para SARS-CoV-2, descartando a possibilidade de supressão do eixo HPA pelo uso de corticosteroide exógeno. O hipocortisolismo foi, no entanto, transitório e resolvido em 62,5% dos pacientes, dentro de um ano, com uma duração média de $5,9 \pm 3,1$ meses. Esses pacientes também relataram resolução dos sintomas, incluindo hipotensão ortostática, em comparação com o início do estudo. Seis pacientes (25%) continuaram com hipocortisolismo residual no acompanhamento de um ano e um deles ainda necessitou de reposição de hidrocortisona.[36] Esses pacientes devem receber atenção para evitar crise addisoniana.[38]

Baixos níveis de sulfato de dehidroepiandrosterona (DHEAS) também podem ocorrer e a reposição de DHEAS pode melhorar ainda mais os sintomas em pessoas com deficiência de DHEAS e também relataram resolução dos sintomas, incluindo hipotensão ortostática, em comparação com o início do estudo. Seis pacientes (25%) continuaram com hipocortisolismo residual no acompanhamento de um ano e um deles ainda necessitou de reposição de hidrocortisona. Pacientes sintomáticos com hipotensão ortostática podem requerer doses fisiológicas de reposição de hidrocortisona. Além disso, os pacientes com insuficiência adrenal ou com síndrome de Cushing apresentam risco aumentado de infecção por SARS-CoV-2 e devem aderir a medidas preventivas aprimoradas.[36]

Os homens apresentam uma maior suscetibilidade à infecção do vírus e têm piores resultados, quando comparados com as mulheres, em todas faixas etárias.[37,38]

A entrada do vírus SARS-CoV-2, requer duas proteínas hospedeiras; a enzima de conversão da angiotensina-2 (ACE2) e a protease transmembrana serina[35] (TMPRSS2).

A modulação da expressão de TMPRSS2 pela testosterona parece contribuir para a predominância masculina da infecção.³⁹ Uma vez que TMPRSS2 é expresso também em nível pulmonar, o uso de inibidores de TMPRSS2, como os usados para tratamento do câncer de próstata, podem no futuro serem usados para complicações pulmonares.⁴⁰

– Conclusão de adrenais (suprarrenais)

Tanto o excesso de glicocorticoide como a sua deficiência são fatores de risco para COVID-19, e no pós-COVID-19 as adrenais tem-se mostrado atrofiadas muito mais por diminuição de estímulo trófico (ACTH) do que por supressão do eixo devido ao uso prévio de glicocorticoide. A maior expressão de TMPRSS2 pela testosterona parece ter importância já que temos visto uma discreta predominância da infecção em homens e o vírus requer essa protease para entrar na célula, e, portanto, os inibidores dessa protease podem tem um futuro promissor no tratamento.

Referências Bibliográficas

1. Lundholm, M.D. et al. SARS-CoV-2 (COVID-19) and the Endocrine System. Journal of the Endocrine Society, 2020, Vol. 4, No. 11, 1–13.
2. Marazuela, M. et al. Endocrine and metabolic aspects of the COVID-19 pandemic. Reviews in Endocrine and Metabolic Disorders https://doi.org/10.1007/s11154-020-09569-2.
3. Chaterjee, S. et al. COVID-19: the endocrine opportunity in a pandemic. Minerva Endocrinologica 2020 September;45(3):204-27.
4. Virmani, S et al. Diabetes and COVID-19: Identifying diabetes-related predictors of severe infection. AACE 2021 Meeting.
5. Pal, R. et al. Clinical profile and outcomes in COVID-19 patients with diabetic ketoacidosis: A systematic review of literature. Diabetes & Metabolic Syndrome: Clinical Research & Reviews 14 (2020) 1563-1569.
6. Li J, Wang X, Chen J, Zuo X, Zhang H, Deng A. COVID-19 infection may cause ketosis and ketoacidosis [published online ahead of print, 2020 Apr 20]. Diabetes Obes Metab. 2020. https://doi.org/10.1111/dom.14057.
7. Chee YJ, Ng SJH, Yeoh E. Diabetic ketoacidosis precipitated by COVID-19 in a patient with newly diagnosed diabetes mellitus. Diabetes Res Clin Pract. 2020;164:108166. https://doi.org/10.1016/j.diabres.2020.108166.
8. Bornstein SR, Rubino F, Khunti K et al. Practical recommendations for the management of diabetes in patients with COVID-19. Lancet Diabetes Endocrinol. 2020;8(6):546–550.
9. Angelidi AM, Belanger MJ, Mantzoros CS. Commentary: COVID-19 and diabetes mellitus: what we know, how our patients should be treated now, and what should happen next. Metabolism. 2020;107:154245. https://doi.org/10.1016/j.metabol.2020.154245.
10. Akbas, E.M. COVID-19, adrenal gland, glucocorticoids, and adrenal insufficiency. Biomed Pap Med Fac Univ Palacky Olomouc Czech Repub. 2021 Mar; 165(1):1-7.
11. Aojula, N. et al Management of Parathyroid Disease during the COVID-19 Pandemic. J Clin Med. 2021 Mar; 10(5): 920.
12. Meltzer D.O. et al. Association of Vitamin D Status and Other Clinical Characteristics with COVID-19 Test Results. JAMA. 2020; 3(9):e2019722.
13. Meltzer D.O. et al. Association of Vitamin D Levels, Race/Ethnicity, and Clinical Characteristics With COVID-19 Test Results. JAMA Netw Open. 2021;4(3):e214117.
14. De Smet, D. et al. Serum 25(OH)D Level on Hospital Admission Associated With COVID-19 Stage and Mortality. American Journal of Clinical Pathology, Volume 155, Issue 3, March 2021, Pages 381–388.

15. Revista Española de Quimioterapia doi:10.37201/req/023.2021 - Advance Access published April 20, 2021.
16. (NIHR). NIoHR. Living with COVID-19. A dynamic rewiew of evidence around ongoing covid-19 symptoms (often called long COVID). https://evidencenihracuk/themedreview/living--with-covid19. 2020. DOI: 10.3310/themedreview_41169.
17. Lania A, Sandri MT, Cellini M, Mirani M, Lavezzi E, Mazziotti G. Thyrotoxicosis em pacientes com COVID-19: o estudo THYRCOV. Eur J Endocrinol. 2020; 183:381-7.
18. Brancatella A, Ricci D, Viola N, Sgrò D, Santini F, Latrofa F. Tireoidite subaguda após infecção por Sars-COV-2. J Clin Endocrinol Metab. 2020; 105 (7): dgaa276.
19. Asfuroglu Kalkan E, Ates I. Um caso de tireoidite subaguda associada à infecção por COVID-19. J Endocrinol Invest. 2020; 43:1173-4.
20. Ippolito S, Dentali F, Tanda ML. SARS-CoV-2: um potencial gatilho para tireoidite subaguda? Insights de um relato de caso. J Endocrinol Invest. 2020; 43:1171-2.
21. Brancatella A, Ricci D, Cappellani D, Viola N, Sgrò D, Santini F et al. A tireoidite subaguda é uma manifestação subestimada da infecção por SARS-CoV-2? Insights de uma série de casos [publicado online antes da impressão, em 11 de agosto de 2020]. J Clin Endocrinol Metab. 1 de outubro de 2020; 105 (10): dgaa537.
22. Ruggeri RM, Campennì A, Siracusa M, Frazzetto G, Gullo D. Tireoidite subaguda em um paciente infectado com SARS-COV-2: uma complicação endócrina ligada à pandemia de COVID-19. Hormônios (Atenas). 2020; 16:1-3.
23. British Thyroid Foundation. Doença da tireoide e coronavírus (COVID-19) 4 de maio de 2020. Disponível em: https://www.btf-thyroid.org/news/thyroid-disease-and-coronavirus-covid-19.
24. Paunkovic N, Paunkovic J, Pavlovic O, Paunovic Z. O aumento significativo na incidência da doença de Graves no leste da Sérvia durante a guerra civil na ex-Iugoslávia (1992 a 1995). Tireoide. 1998; 8:37-41.
25. Weiman SA. Incidência de tireotoxicose entre refugiados de campos de prisioneiros nazistas. Ann Intern Med. 1958; 48:747-52.
26. Ross DS, Burch HB, Cooper DS, Greenlee MC, Laurberg P, Maia AL et al. 2016 Diretrizes da American Thyroid Association para o diagnóstico e tratamento do hipertireoidismo e outras causas de tireotoxicose. Tireoide. 2016; 26:1343-421.
27. Wei L, Sun S, Zhang J et al. Endocrine cells of the adenohypophysis in severe acute respiratory syndrome (SARS). Biochem Cell Biol 2010;88:723-30.
28. Leow MK-S, Kwek DS-K, Ng AW-K, Ong K-C, Kaw GJ-L, Lee LS-U. Hypocortisolism in survivors of severe acute respiratory syndrome (SARS). Clin Endocrinol. 2005;63:197-202.
29. Pal R, Banerjee M. COVID-19 and the endocrine system: exploring the unexplored. J Endocrinol Invest [Internet]. 2020 [cited 2020 May 21]; Available from: http://link.springer.com/10.1007/s40618-020-01276-8.
30. Chiloiro S, Capoluongo ED, Tartaglione T, Giamietro A, Bianchi A, Giustina A et al. The changing clinical Spectrum of Hypophysitis. Trends Endocrinol Metab. 2019;30(9):590-602. https://doi.org/10.1016/j.tem.2019.06.004.
31. https://doi.org/10.1007/s11154-020-09569-2 Published online: 9 July 2020 Reviews in Endocrine and Metabolic Disorders (2020) 21:495-507.
32. Soumier A, Sirigu A. Oxytocin as a potential defence against COVID-19? Med Hypotheses. 2020;140:109785.
33. Wang P, Yang H-P, Tian S, Wang L, Wang SC, Zhang F et al. Oxytocin-secreting system: a major part of the neuroendocrine center regulating immunologic activity. J Neuroimmunol. 2015;289:152-61.
34. Ding Y, Wang H, Shen H et al. The clinical pathology of severe acute respiratory syndrome (SARS): a report from China. J Pathol 2003;200:282-9.
35. Gu J, Gong E, Zhang B et al. Multiple organ infection and the pathogenesis of SARS. J Exp Med 2005;202:415-24.

36. Agarwal S, Agarwal SK. Postgrad Med J 2020;96:412-416. doi:10.1136/postgradmedj-2020-137934.
37. Guan W, Ni Z, Hu Y, Liang W, Ou C, He J et al. Clinical Characteristics of Coronavirus Disease 2019 in China. N Engl J Med. 2020;NEJMoa2002032.
38. Chen N, Zhou M, Dong X, Qu J, Gong F, Han Y et al. Epidemiological and clinical characteristics of 99 cases of 2019 novel coronavirus pneumonia in Wuhan, China: a descriptive study. Lancet Lond Engl. 2020;395:507-13.
39. Stopsack KH, Mucci LA, Antonarakis ES, Nelson PS, Kantoff PW. TMPRSS2 and COVID-19: Serendipity or Opportunity for Intervention? Cancer Discov. 2020;candisc;2159-8290.CD-20-0451v3.
40. Hoffmann M, Kleine-Weber H, Schroeder S, Krüger N, Herrler T, Erichsen S et al. SARS-CoV-2 cell entry depends on ACE2 and TMPRSS2 and is blocked by a clinically proven protease inhibitor. Cell. 2020;181:271-280.e8.

Síndrome Pós-COVID-19 na Hematologia

20

Letícia Medeiros, Junia Rodrigues Brandão Franco

▸ Introdução

Evidências científicas e clínicas quanto a mortalidade e morbidade relacionadas à doença causada pelo novo coronavírus (COVID-19) estão evoluindo diariamente, não apenas quanto às características que iniciam a doença, mas também, quanto aos sintomas que persistem e surgem após a infecção aguda.

Greenhalgh et al.[1] propõe que o período pós-agudo para COVID-19 começa três semanas após o início dos sintomas, uma vez que a SARS-CoV-2 competente não foi isolada após esse período[2] e a definição de "COVID-19 crônico" seria a sintomatologia persistente além de doze semanas das primeiras manifestações.[1] Já os especialistas britânicos recomendam o uso do termo "síndrome pós-COVID-19" a partir de 12 semanas após a infecção.[3] Mas, como não existe evidência de qualquer mudança fisiológica que preveem cronicidade em 12 semanas,[4] e de acordo com outros especialistas, seria preferível usar o termo COVID-19 longo, para sintomas de qualquer duração além de quatro semanas.[3,4]

No intuito de organizar as características da doença, Amenta et al. caracteriza as manifestações pós-agudas em três categorias (1) sintomas residuais que persistem após a recuperação da infecção aguda, (2) disfunção orgânica que persiste após a recuperação inicial e (3) novas síndromes que se desenvolvem após infecção inicialmente assintomática ou leve.[5]

Em boletim epidemiológico publicado em junho de 2021, existem mais de 15 milhões de casos recuperados da fase aguda no Brasil.[6] Nesse grupo de paciente tem sido descrito que até 87% manteve-se com pelo menos um sintoma persistente.[5] Diante desse novo contexto de síndrome pós-COVID-19, uma melhor compreensão da história natural da patologia com objetivo de desenvolvimento de infraestrutura dos recursos e atendimento multiespecializado, voltado para a avaliação integral dos pacientes além da fase aguda,[7] este capítulo discorre sobre as desordens hematológicas associadas ao coronavírus, e o impacto significativo no sistema hematopoiético e na hemostasia.

▸ Desordens Hematológicas na Síndrome Pós-COVID-19

Os dados apresentados são limitados e tiveram como base estudos observacionais, de coortes prospectiva e retrospectiva, publicados entre os anos de 2020 e 2021, advindos

dos Estados Unidos, Europa, Brasil e China. Mas, independentemente da fonte, o dado que se repete é a alta incidência da persistência dos sintomas nos pacientes 10 a 14 semanas após início dos sintomas clínicos da COVID-19.

Com ênfase nas desordens hematológicas observadas, foi utilizado da divisão das manifestações clínicas e laboratoriais pós-COVID-19 conforme sugerido por Amenta et al.[5] para registro das evidências.

Sintomas Residuais que Persistem após a Recuperação da Infecção Aguda

Durante o processo agudo vários marcadores laboratoriais foram avaliados no propósito de definir parâmetros prognósticos e indicação terapêutica direcionada. No entanto, para a persistência de alterações, do ponto de vista laboratorial, observou-se que as dosagens dos biomarcadores e a contagem das células sanguíneas podem permanecer alteradas por tempo indeterminado.[8] No geral, há uma tendência de normalização ou redução dos valores alterados ainda na fase aguda.[8]

– Alteração na contagem das células sanguíneas

A COVID-19 é uma infecção sistêmica com impacto significativo no sistema hematopoiético. Dentre suas alterações a linfopenia (relativa e absoluta) pode ser um achado laboratorial clássico, com importante potencial prognóstico, encontrado principalmente após o quadro inicial da viremia.[8] O resultado de análises laboratoriais mais relevante foi do "nadir" (ponto mais baixo da curva de contagem de células sanguíneas) da neutropenia no sétimo dia de viremia[9] e permanência em 7,3% dos casos após 10 a 14 semanas do início dos sintomas.[10] Essa alteração laboratorial pode ser explicada pelo comprometimento de uma resposta imune celular incompleta ao vírus.

A SARS-CoV-2 usa dos receptores de enzima conversora da angiotensina II (ECA2), presentes em grandes quantidades nos linfócitos, em tecidos pulmonares, cardíaco e trato gastrointestinal, para entrada e ativação do processo inflamatório por diferentes vias. Com a infecção direta das células linfocitárias há lise e consequentemente redução de seu valor absoluto sistêmico.[10,11] No entanto, esse não é o único motivo conhecido para a linfopenia. Com a resposta inflamatória sustentada, há aumento de citocinas, caracterizadas por níveis elevados de interleucinas, principalmente IL-6, IL-2, IL-7, fator estimulador de colônias de granulócitos (G-CSF), interferon-gama (INF-γ) e fator de necrose tumoral alfa (TNF-α), todos capazes de promover apoptose linfocitária.[10,11] Adicionalmente, a ativação substancial de citocinas pode estar associada à atrofia dos órgãos linfoides, incluindo o baço, prejudicando ainda mais a renovação dos linfócitos.[10,11] Diante desse contexto, e da importância da análise quantitativa dessas células, Tan et al. propôs um modelo baseado em contagem de linfócitos em dois momentos, tendo como repercussão, que pacientes com contagem inferior a 20%, nos dias 10 a 12, desde o início dos sintomas e inferior a 5% nos dias 17 a 19 têm pior prognóstico.[12]

Dentre outros parâmetros de alterações hematimétricas cita-se a anemia na síndrome pós-COVID-19. Porém, não há estudos que inferem os valores de hemoglobina em relação às características clínicas ou prognósticas da doença. Hoje entende-se a definição e fisiopatologia da anemia de doença crônica como sendo um processo multifatorial. Nos pacientes que apresentam manutenção do processo inflamatório além das três primeiras semanas de sintomas da COVID-19, observa-se aumento dos valores séricos de interleucinas e hepcidina, com consequente inibição da absorção e da reciclagem do ferro.[13,14] Além disso, a eritropoiese é ineficaz em decorrência da produção diminuída de eritropoetina (EPO) devido disfunção renal. Nesse momento, os exames laboratoriais adequados para identificação de possível ferropenia são ferro sérico e transferrina que devem estar diminuídos, e a reposição do metal deve ser realizada de forma intravenosa.[13,14]

– Biomarcadores

Vários são os biomarcadores estudados na fase aguda da doença, sendo os mais relevantes: proteína C-reativa (PCR), ferritina, dímero-D, procalcitonina, velocidade de hemossedimentação (VHS) e a desidrogenase lática (DHL). Todos, marcadores de processos inflamatórios inespecíficos, encontrados em valores elevados nos pacientes com síndrome da "tempestade de citocinas" devido à infecção por COVID-19, em fase aguda da doença.

Dos biomarcadores mais relevantes na permanência de altos níveis destacam-se a ferritina e o dímero-D[15] correspondendo a 19,9% e 40,6%, respectivamente até 10 a 14 semanas após início dos sintomas.

A ferritina é uma proteína de armazenamento de ferro com o papel principal de regulação celular do metabolismo do oxigênio. É composta por duas subunidades diferentes, H e L, e estudos sugerem que a sua porção H atua como uma molécula imunomoduladora tanto para funções pró-inflamatórias quanto para imunossupressoras. Níveis elevados desse biomarcador pode ser indicativo de forte reação inflamatória e acompanha os aumentos da hepcidina (proteína hepática aumentada em quadros inflamatórios) e sugere-se a instituição de tratamento para a síndrome da "tempestade de citocinas".[16,17] Na fase inflamatória, intra-hospitalar, observou-se um valor de corte de ferritina maior que 700 ng/mL para aumento de mortalidade e de maior que 500 ng/mL quando o paciente se encontra em ventilação mecânica.[16] E esses valores podem se manter elevados até 2 a 4 meses após o início da COVID-19.[16,17] Considerando que os dados aqui apresentados são observacionais, não fornecem evidências de causalidade, e essas informações estabelecem uma recomendação de avaliação mecanicista adicional e um possível melhoramento da compreensão da patobiologia da COVID-19.[17]

O segundo biomarcador de relevância, dímero-D, será abordado junto aos distúrbios de coagulação.

▸ Disfunção Orgânica que Persiste após a Recuperação Inicial

O impacto da COVID-19 sobre o sistema hemostático é amplo. A disfunção endotelial, ativação plaquetária, hiperviscosidade e anormalidades do fluxo sanguíneo devido à hipóxia, reações imunes e hipercoagulabilidade levam à trombogênese.[14] Em contraponto, as manifestações hemorrágicas foram associadas em paciente com trombocitopenia clinicamente relevante, fibrinogênio reduzido e nos quadros de coagulação intravascular disseminada (CIVD).[18] Assim, o estabelecimento das complicações trombóticas e hemorrágicas como consequência da infecção pelo novo coronavírus é notável.[19]

– Alterações laboratoriais e valor prognóstico

Na quase totalidade dos estudos observacionais que avaliaram a hemostasia na COVID-19, tanto em sua fase aguda, como no pós-COVID-19, tiveram como parâmetros os valores laboratoriais de: tempo de protrombina (TP), tempo de tromboplastina parcial ativada (TTPA), níveis de dímero-D e outros produtos da degradação da fibrina (PDF).[14,20]

Em metanálise realizada por Taha M. et al., revisou-se 21 estudos com um total de 1.159 pacientes hospitalizados por COVID-19 e outros parâmetros da avaliação hemostática foram analisados: os anticorpos antifosfolípides (anticardiolipina IgM, IgG, IgA, anti-β2-glicoproteína, antifosfatidilserina e anticoagulante lúpico); e próximo da metade dos pacientes apresentaram um ou mais desses anticorpos, sendo o mais prevalente o anticorpo anticoagulante lúpico com taxa de 50,7% (IC 95%, 34,8% a 66,5%). No entanto, não houve associação entre a positividade dos anticorpos antifosfolípides e os desfechos avaliados, incluindo trombose, ventilação mecânica e mortalidade.[21] Os pacientes com COVID-19 e a presença do anticorpo anticoagulante lúpico apresentavam prolongamento do TTPA mas, no geral, não estavam associados a sangramentos.[22]

Quanto a análise dos valores de dímero-D, titulações superiores a 0,5 mg/L estão relacionadas à presença de comorbidades, gravidade de doença e aumento de mortalidade segundo Li et al.[23] Já He et al. em avaliação retrospectiva de 1.114 pacientes com infecção pelo novo coronavírus, descreveu a relação entre dímero-D e morte, sendo o valor de corte de dímero-D de 2,025 mg, e acima desse, uma maior probabilidade de óbito.[24]

No acompanhamento clínico pós-fase aguda, análises laboratoriais demonstram permanência de altos níveis de dímero-D em até 25% dos pacientes após 10 a 14 semanas.[15] Engelen et al.[20] analisou 102 pacientes após 44 dias da alta hospitalar por COVID-19 e os níveis médios de dímero-D foram significativamente mais baixos no acompanhamento (593 ng/mL) em comparação com o dia da alta (1101 ng/mL) e ao valor mais alto durante a hospitalização (2618 ng/mL). Não há relatos, até o momento, para o tempo de normalização dessa biomarcador, com tendência de redução dos valores durante o seguimento.

Na avaliação do desenvolvimento de síndrome pós-COVID-19, níveis aumentados de dímero-D como fator de risco isolado não evidenciou diferença estatisticamente significativa na população estudada de 277 pacientes seguidos por mediana de 77 dias após a alta hospitalar.[15] Em outro estudo observacional com acompanhamento de 384 pacientes em uma média de 54 dias após a alta hospitalar, 30,1% apresentaram valores de dímero-D elevados, mas o significado clínico desse aumento não foi estabelecido.[25]

Dessa maneira, até o momento, a dosagem rotineira de dímero-D no seguimento parece não trazer benefícios.[4,8,20]

– Complicações tromboembólicas e tratamento

As complicações trombóticas estão entre as principais causas de morbidade e mortalidade em pacientes com COVID-19,[26] além de apresentarem alta incidência durante a fase aguda, principalmente em pacientes críticos.[27]

Estudo retrospectivo francês de dois serviços de terapia intensiva com pacientes infectados por SARS-CoV-2, identificou 69% de pacientes com diagnóstico de tromboembolismo venoso (TEV), quando utilizada a estratégia de triagem sistemática de investigação de eventos trombóticos com exames de imagem.[28]

Segundo orientações das diretrizes do Chest, Moores et al. sugere o uso de heparina de baixo peso molecular (HBPM) ou fondaparinux em pacientes com COVID-19 hospitalizados com diagnóstico confirmado de TEV ou embolismo pulmonar (EP).[29] O tratamento é realizado preferencialmente com anticoagulante em dose terapêutica (enoxaparina 1 mg/kg a cada 12 horas por via subcutânea ou 1,5 mg/kg uma vez ao dia) durante a internação.[30]

Os eventos trombóticos, no contexto de COVID-19, são considerados como tendo um fator provocador e, portanto, o tratamento com anticoagulante deve ser mantido por no mínimo três meses.[30-32]

Após a alta hospitalar, preferencialmente deve ser mantida doses terapêuticas padrão de tratamento de tromboembolismo com o uso dos novos anticoagulantes (NOACs), na ausência de contraindicações.[30,31]

Nos pacientes com COVID-19 de evolução ambulatorial, o tratamento de eventos tromboembólicos não foi descrito e a abordagem deve ser feita seguindo diretrizes já existentes.[30]

Indicações de Tromboprofilaxia após a Alta Hospitalar

Com base nos conhecimentos atuais, o risco de eventos trombóticos a longo prazo nos pacientes diagnosticados com COVID-19 apresenta baixa incidência.

Uma coorte observacional de 163 pacientes, em seguimento por 30 dias após a alta, identificou uma incidência cumulativa de trombose, incluindo eventos arteriais e venosos, de 2,5% e de TEV de 0,6%.[33] Engelen et al. relatou incidência muito baixa de TEV (< 1%) em pacientes com COVID-19 após a desospitalização.[20] No geral, o risco trombótico aumentado parece estar associado à fase aguda, principalmente com doença grave.[20,33]

Roberts et al. analisaram 1.877 altas hospitalares associadas à COVID-19 e no seguimento foram avaliados novos diagnósticos de TEV, dando uma taxa pós-alta de 4,8 casos por 1.000 altas em 42 dias.[30] Em 2019, após acompanhamento de 18.159 altas associadas a outras causas médicas (não COVID); ocorreram 3,1 casos por 1.000 altas. Assim, hospitalização por COVID-19 parece não aumentar o risco de TEV após a alta, em comparação com a hospitalização por outras enfermidades agudas.[34] Diante desses dados de baixa incidência de eventos trombóticos no pós-COVID-19, não está indicada de maneira rotineira, a profilaxia com anticoagulantes de modo prolongado até o momento.[30,33-35]

Para conhecimento, publicações de instituições como NIH (Treatment Guidelines – National Institutes of Health),[35] ISTH[31] (International Society on Thrombosis and Haemostasis) e Chest[29] (American College of Chest) trazem orientações sobre tromboprofilaxia pós-alta a ser considerada para pacientes com COVID-19 que atendem aos critérios de alto risco de TEV.[29-31] Dentre os risco conhecidos, destacam idade avançada, permanência na UTI, câncer, história prévia de TEV, trombofilia grave, imobilidade, dímero-D elevado (maior que 2 vezes o valor de normalidade) ou uma pontuação do escore IMPROVE VTE ≥ 4.[31]

TABELA 20.1. IMPROVE (International Medical Prevention Registry on Venous Thromboembolism) ESCORE

Fator de risco para TEV	Pontuação de risco
TEV prévio	3
Trombofilia conhecida	2
Paralisia ou paresia de membro inferior atual	2
História de câncer	2
Imobilidade maior ou igual a sete dias	1
Unidade de cuidado intensivo	1
Idade maior que 60 anos	1

A tromboprofilaxia pode ser realizada com HBPM ou NOAC, por pelo menos 2 semanas e até 30 dias pós-hospitalar.[31] O FDA (Food and Drug Administration) aprovou o uso de rivaroxabana 10 mg por dia, durante 31 a 39 dias nesses pacientes[30,31,35] e Barnes et al. sugere o uso de enoxaparina por 6 a 14 dias.[36]

Em frente aos dados apresentados, a indicação da tromboprofilaxia prolongada permanece controversa. Ainda é uma área com muitas ressalvas para a análise dos dados publicados. A não padronização do diagnóstico de microtrombos, distintas técnicas com acurácias diferentes de diagnóstico e de rastreio de eventos tromboembólicos assintomáticos pós-alta e a ausência de grupos controle nos estudos, contribuem como vieses de informação. Sendo assim, dados apresentados de consensos e diretrizes são baseados em opiniões de especialistas e estudos não padronizados. Portanto, há uma limitação das informações disponíveis até o momento, e o julgamento clínico e a individualização dos pacientes, devem ser norteadores das condutas.

– Complicações hemorrágicas

A experiência até o momento sugere que a infecção por COVID-19 raramente causa sangramento, apesar dos parâmetros anormais de coagulação.[22] No entanto, as complicações hemorrágicas associadas ao uso de anticoagulante em pacientes críticos têm sido relatadas com uma maior frequência.

Fraissé et al.[37] avaliou 92 pacientes admitidos em terapia intensiva por infecção pela SARS-CoV-2 e relatou uma taxa de 21% de eventos hemorrágicos, sendo 84% ocorrendo em pacientes em anticoagulação dose plena. Godier et al.[38] descreveu 18% de sangramento grave em pacientes do mesmo perfil, em todos utilizado terapia com anticoagulantes. Patell et al.[33] em análise retrospectiva de 163 pacientes com COVID-19 que receberam alta hospitalar sem o uso de anticoagulante, apresentou incidência cumulativa de hemorragia de 3,7%, sendo de grandes sangramentos 0,7% em 30 dias de pós-alta.

Para o tratamento das complicações hemorrágicas, a terapia com hemocomponentes não deve ser instituída apenas com base nos resultados laboratoriais, mas reservada para aqueles que estão sangrando, que requerem um procedimento invasivo ou que apresentam alto risco de complicações hemorrágicas.[22] A eficácia hemostática do ácido tranexâmico (TXA) é desconhecida nesse cenário.[22]

▸ Novas Síndromes que se Destacam após Infecção Inicialmente Assintomática

No que se refere às alterações hematológicas quanto à síndrome pós-COVID-19, não há descrição de novas patologias com relação de causalidade à infecção viral inicial.

▸ Conclusão

Todos os achados, aqui apresentados, apoiam a necessidade de uma abordagem multidisciplinar para o cuidado dessa população vulnerável, para ajudar a definir melhor essa nova "síndrome pós-COVID-19" e estabelecer as bases para a realização eficiente de estudos de intervenção terapêutica e elaboração de planos de acompanhamento por longo prazo. Estudos observacionais longitudinais mais longos serão essenciais para elucidar as consequências para a saúde atribuíveis à COVID-19.

▸ Referências Bibliográficas

1. Greenhalgh T, Knight M, A'Court C, Buxton M, Husain L. Management of post-acute covid-19 in primary care. BMJ. 2020 Aug 11;370:m3026.
2. van Kampen JJA, van de Vijver DAMC, Fraaij PLA et al. Duration and key determinants of infectious virus shedding in hospitalized patients with coronavirus disease-2019 (COVID-19). Nat Commun. 2021 Jan 11;12(1):267.

3. COVID-19 rapid guideline: managing the long-term effects of COVID-19 - NICE guideline. 2020 Dec 18.
4. Kamps BS; Hoffmann C. COVID Reference. Sixth Edition 2021. Copy-Editor: Rob Camp. 2021 Feb 3, pag 331-339.
5. Amenta EM, Spallone A, Rodriguez-Barradas MC et al. Postacute COVID-19: An Overview and Approach to Classification. Open Forum Infect Dis. 2020 Oct 21;7(12):ofaa509.
6. Painel Coronavírus - 2021 Jun 08, Disponível em https://covid.saude.gov.br/. Acessado em 10 de junho de 2021.
7. Brigham E, O'Toole J, Kim SY et al. The Johns Hopkins Post-Acute COVID-19 Team (PACT): A Multidisciplinary, Collaborative, Ambulatory Framework Supporting COVID-19 Survivors. Am J Med. 2021 Jan 11:S0002-9343(20)31174-8.
8. Mandal S, Barnett J, Brill SE ARC Study Group et al. 'Long-COVID': a cross-sectional study of persisting symptoms, biomarker and imaging abnormalities following hospitalisation for COVID-19 Thorax 2021;76:396-398.
9. Terpos E, Ntanasis-Stathopoulos I, Elalamy I et al. Hematological findings and complications of COVID-19. Am J Hematol. 2020 Jul;95(7):834-847.
10. Reizine F, Lesouhaitier M, Gregoire M et al. SARS-CoV-2-Induced ARDS Associates with MDSC Expansion, Lymphocyte Dysfunction, and Arginine Shortage. J Clin Immunol. 2021 Apr;41(3):515-525.
11. Xu H, Zhong L, Deng J et al. High expression of ACE2 receptor of 2019-nCoV on the epithelial cells of oral mucosa. Int J Oral Sci. 2020 Feb 24;12(1):8.
12. Tan L, Wang Q, Zhang D et al. Lymphopenia predicts disease severity of COVID19: a descriptive and predictive study. Signal Transduct Target Ther 2020; 5: 33.
13. Bergamaschi, G, Borrelli de Andreis, F, Aronico, N. et al. Anemia in patients with COVID-19: pathogenesis and clinical significance. 2021.Clin Exp Med 21, 239–246.
14. Ahmed S, Zimba O, Gasparyan AY. Thrombosis in Coronavirus disease 2019 (COVID-19) through the prism of Virchow's triad. Clin Rheumatol. 2020 Sep;39(9):2529-2543.
15. Moreno-Pérez O, Merino E, Leon-Ramirez JM et al. Post-acute COVID-19 Syndrome. Incidence and risk factors: a Mediterranean cohort study. J Infect. 2021 Jan 12:S0163- 4453(21)00009-8.
16. Qeadan F, Tingey B, Gu LY, Packard AH, Erdei E, Saeed AI. Prognostic Values of Serum Ferritin and D-Dimer Trajectory in Patients with COVID-19. Viruses. 2021 Mar 5;13(3):419.
17. Sonnweber T, Boehm A, Sahanic S et al. Persisting alterations of iron homeostasis in COVID-19 are associated with non-resolving lung pathologies and poor patients' performance: a prospective observational cohort study. Respir Res. 2020 Oct 21;21(1):276
18. Al-Samkari H, Karp Leaf RS, Dzik WH et al. COVID-19 and coagulation: bleeding and thrombotic manifestations of SARS-CoV-2 infection. Blood. 2020 Jul 23;136(4):489-500.
19. Sathler, Plínio C.Hemostatic abnormalities in COVID-19: A guided review. Anais da Academia Brasileira de Ciências [online]. 2020, v. 92, n. 4.
20. Engelen MM, Vanassche T, Balthazar T et al. Incidence of venous thromboembolism in patients discharged after COVID-19 hospitalisation [abstract]. Res Pract Thromb Haemost 2020.
21. Taha M, Samavati L. Antiphospholipid antibodies in COVID-19: a meta-analysis and systematic review. RMD Open. 2021 May;7(2):e001580.
22. Lee AAY; Connors JM; Kreuziger LB; Murphy M; Gernsheimer T; Lin Y; Huisman M; DeSancho M. COVID-19 and Coagulopathy: Frequently Asked Questions . 2021 Jan 29, < https://www.hematology.org/covid-19/covid-19-and-coagulopathy> Acessado em 08 de junho de 2021.
23. Li J, Liu Z, Wu G et al. D-Dimer as a Prognostic Indicator in Critically Ill Patients Hospitalized With COVID-19 in Leishenshan Hospital, Wuhan, China. Front Pharmacol. 2020 Dec 21;11:600592.
24. He, X., Yao, F., Chen, J. et al. The poor prognosis and influencing factors of high D-dimer levels for COVID-19 patients. Sci Rep 11, 1830 (2021).

25. Rahi MS, Jindal V, Reyes SP, Gunasekaran K, Gupta R, Jaiyesimi I. Hematologic disorders associated with COVID-19: a review. Ann Hematol. 2021 Feb;100(2):309-320
26. Gu SX, Tyagi T, Jain K et al. Thrombocytopathy and endotheliopathy: crucial contributors to COVID-19 thromboinflammation. Nat Rev Cardiol. 2021 Mar;18(3):194-209.
27. Helms J, Tacquard C, Severac F et al. High risk of thrombosis in patients with severe SARS-CoV-2 infection: a multicenter prospective cohort study. Intensive Care Med. 2020 Jun;46(6):1089-1098
28. Llitjos JF, Leclerc M, Chochois C et al. High incidence of venous thromboembolic events in anticoagulated severe COVID-19 patients. J Thromb Haemost. 2020 Jul;18(7):1743-1746.
29. Moores LK, Tritschler T, Brosnahan S et al. Prevention, Diagnosis, and Treatment of VTE in Patients With Coronavirus Disease 2019: CHEST Guideline and Expert Panel Report. Chest. 2020 Sep;158(3):1143-1163.
30. Chandra A, Chakraborty U, Ghosh S, Dasgupta S. Anticoagulation in COVID-19: current concepts and controversies. Postgrad Med J. 2021 Apr 13:postgradmedj-2021-139923.
31. Spyropoulos AC, Levy JH, Ageno W et al. Clinical guidance on the diagnosis, prevention, and treatment of venous thromboembolism in hospitalized patients with COVID-19. J Thromb Haemost. 2020 Aug;18(8):1859-1865.
32. Thachil J, Tang N, Gando S et al. ISTH interim guidance on recognition and management of coagulopathy in COVID-19. J Thromb Haemost. 2020 May;18(5):1023-1026
33. Patell R, Bogue T, Koshy AG et al. Post-discharge thrombosis and hemorrhage in patients with COVID-19. Blood 2020; 136:1342–6
34. Roberts LN, Whyte MB, Georgiou L et al. Postdischarge venous thromboembolism following hospital admission with COVID-19. Blood. 2020 Sep 10;136(11):1347-1350
35. COVID-19 Treatment Guidelines Panel. Coronavirus Disease 2019 (COVID-19) Treatment Guidelines. National Institutes of Health (NIH). 2021 <https://www.covid19treatmentguidelines.nih.gov/>. Acessado em 08 de junho de 2021.
36. Barnes GD, Burnett A, Allen A et al. Thromboembolism and anticoagulant therapy during the COVID-19 pandemic: interim clinical guidance from the anticoagulation forum. J Thromb Thrombolysis. 2020 Jul;50(1):72-81.
37. Fraissé M, Logre E, Pajot O, Mentec H, Plantefève G, Contou D. Thrombotic and hemorrhagic events in critically ill COVID-19 patients: a French monocenter retrospective study. Crit Care. 2020 Jun 2;24(1):275.
38. Godier A, Clausse D, Meslin S et al. Major bleeding complications in critically ill patients with COVID-19 pneumonia. J Thromb Thrombolysis. 2021 Mar 1:1-4.

Alterações Musculoesqueléticas na Síndrome Pós-COVID-19

21

Adriana Sabbatini da Silva Alves, Antonio Carlos Martins Cirilo

▶ Introdução

Se no passado as guerras mundiais foram as grandes responsáveis pelo desenvolvimento da medicina, desde que a pandemia da COVID-19 foi decretada, o mundo acompanha o seu avanço por meio de dados sobre número de casos e de óbitos. Todavia, esses dados fornecem apenas uma imagem parcial do problema.[1]

Os aspectos multissistêmicos da fase aguda têm sido objeto de intensa investigação científica, mas as complicações de longo prazo, às vezes de natureza multifacetada, permanecem mal compreendidas.[1]

O termo "COVID Longa" ou "síndrome pós-COVID-19" vem sendo utilizado para descrever sintomas novos ou persistentes em um subconjunto de pacientes que se recuperaram da doença aguda, não sendo ainda completamente compreendida quanto ao diagnóstico e seu gerenciamento. No entanto, segundo a Organização Mundial da Saúde (OMS), cerca de um quarto das pessoas permanecem com sintomas da doença entre 4 a 5 semanas depois de testar positivo para o SARS-CoV-2 e uma a cada dez continua a apresentar uma constelação de sintomas após 12 semanas.[1,2]

▶ Fisiopatologia das Alterações Inflamatórias e o Comprometimento do Sistema Musculoesquelético

Compreender os mecanismos envolvidos na patogênese das alterações musculoesqueléticas na síndrome pós-COVID-19 é importante para reconhecê-las, auxiliar no diagnóstico precoce, no planejamento do tratamento e na prevenção de futuras complicações de longo prazo.[1,3,4] Os mecanismos envolvidos na fisiopatogenia das alterações musculoesqueléticas estão sintetizados na Figura 21.1.[5]

– Mecanismos imunológicos

A reação inflamatória inicial pode ser vista como um mecanismo de defesa emergencial do organismo para o desenvolvimento de imunidade adaptativa específica a uma injúria e/ou infecção, que pode ocorrer de maneira exagerada ou inapropriada e causar

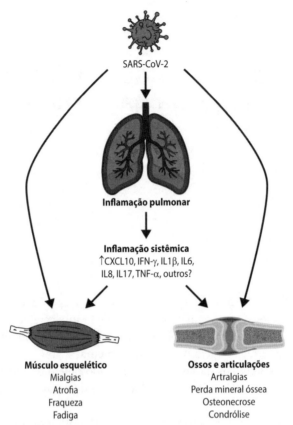

FIGURA 21.1. Efeitos indiretos e potenciais diretos da infecção por SARS-CoV-2 nos tecidos musculoesqueléticos. Fonte: Musculoskeletal Consequences of COVID-19, 2020. https://journals.lww.com/jbjsjournal/Fulltext/2020/07150/Musculoskeletal_Consequences_of_COVID_19.1.aspx

reação adversa patológica, ao invés de proteção, como parece ocorrer em pacientes com quadros moderados e graves de COVID-19.[6,7]

Os patógenos ou moléculas associadas ao dano tecidual são reconhecidos pelo sistema imune inato, por meio de receptores de reconhecimento padrão (PAMPs), sendo principais os receptores do tipo *toll*-TLRs, expressos na membrana celular, e receptores citoplasmáticos de ligação a nucleotídeo contendo resíduos do aminoácido leucina – NLRs.[6,8]

Os TLRs também reconhecem moléculas endógenas associadas ao perigo (DAMPs), liberadas durante estresse e lesão celular nas respostas inflamatórias do tipo não infecciosas, como no trauma e na isquemia.[6]

Os receptores intracitoplasmáticos do tipo NLR, por oligomerização, formam o inflamassoma, um complexo multiproteico intracelular que regula a imunidade em condições fisiológicas e que atua como sensor de reconhecimento de sinais de perigo celular e também como indutor de doenças inflamatórias. A sua participação é conhecida na patogênese de doenças inflamatórias por meio da ativação de vias intracelulares de morte por apoptose, piroptose e necrose.[3,6,8]

O inflamassoma é uma plataforma ativadora de caspases – um tipo de protease, classe de enzimas que decompõem outras proteínas – que controla a produção de citocinas pró-inflamatórias. As caspases estão envolvidas no processo de apoptose, necrose, regulação celular e inflamação.[3,6,8]

O inflamassoma de NLRP3 é ativado em resposta à infecção por SARS-CoV-2, sendo sugerida sua participação na fisiopatologia da doença e podendo ser um marcador de gravidade, bem como um potencial alvo terapêutico para COVID-19.[6,7]

O SARS-CoV-2 penetra nas células por meio do receptor da enzima conversora de angiotensina II (ECA2), usando a serina protease TMPRSS2 (protease transmembrana, serina 2), que promove a clivagem proteolítica da proteína S viral após sua ligação ao receptor e permite a mistura de membranas virais e humanas e a liberação de RNA viral no citoplasma, facultando a tradução das proteínas virais e sua replicação, e a montagem de vírions que são liberados das células infectadas por exocitose.[3-5,9,10]

Proteínas SARS-CoV-2 codificadas pelo RNA viral também podem interagir com proteínas celulares humanas para interromper sua função, dentre elas a ubiquitina ligase, sinalização inflamatória e transporte nuclear. Portanto, a infecção viral das células pode levar à produção de mais vírus, interromper gravemente as funções celulares fundamentais e levar a uma eventual apoptose, à disfunção no nível tecidual e amplificação da inflamação local.[5,10]

Além do potencial infecção viral direta, as citocinas e moléculas de sinalização pró-inflamatórias induzidas pela infecção, como o interferon-gama (IFN-γ), interleucina 1 beta (IL-1β), IL-6, IL-8, IL-17 e fator de necrose tumoral alfa (TNF-α), podem levar a alterações patológicas no tecido muscular esquelético e induzir diretamente a proteólise da fibra muscular e diminuir a síntese proteica.

Na tempestade inflamatória da SARS-COV, a expressão aumentada do inflamassoma NLRP3 promove a inflamação, por meio da ativação da caspase-1 e da secreção das citocinas inflamatórias, interleucinas IL-1 beta e IL-18. O aumento de interleucinas e sua ação direta no tecido muscular é um dos mecanismos para reduzir a função e o trofismo musculoesquelético.[3]

O aumento da IL-1β, uma das principais citocinas pró-inflamatórias relacionadas com a ativação do inflamassoma, é causado por proteínas quinases ativadas por mitógenos (MAPk), ativando uma cascata de fosforilação que é importante via de sinalização intracelular e pelo NFk-β, fator de transcrição envolvido no controle da expressão de diversos genes ligados à resposta inflamatória, levando à produção de interleucina-6 (IL-6).[3,6,11,12]

A IL-6 tem forte ação sarcopênica e o fator de necrose tumoral – TNF-α e o interferon-gama – IFN-γ têm efeito sinérgico para aumentar a sua expressão gênica.[2] Em particular, a liberação de interleucina-6 causa extravazamento vascular e a ativação da cascata do complemento e da coagulação e nas tempestades de citocinas pode ser a causa da mialgia e da artralgia.[4]

A IL-1β e o TNF-α podem bloquear a proliferação e diferenciação das células-tronco que contribuem diretamente para o crescimento das fibras musculares, o que ocorre à medida que os pacientes se recuperam. A IL-1β e a IL-6 podem induzir a atividade do fibroblasto muscular e levar à fibrose, o que pode prejudicar a produção de força muscular e aumentar a susceptibilidade a lesões.

A inflamação sistêmica também pode desempenhar um papel na fisiologia do tecido ósseo e articular. Das citocinas conhecidas, IL-17 e TNF-α podem induzir a osteoclastogênese e diminuir a proliferação e diferenciação de osteoblastos, levando a uma redução na densidade mineral óssea.[13]

A IL-1β, IL-6 e TNF-α podem levar à condrólise, resultando em artralgias ou progressão da osteoartrite 77-79; a IL-1β, a IL-17 e o TNF-α promovem a inflamação e podem prejudicar a atividade biológica normal dos tenócitos, resultando em comprometimento da remodelação da matriz e potencial exacerbação de distúrbios degenerativos dos tendões.

– Mecanismos biológicos e suas repercussões musculoesqueléticas e neuromusculares

Repercussões diretamente no sistema musculoesquelético

A infecção respiratória SARS-CoV-2 primária produz resposta inflamatória nas vias aéreas, que pode induzir a inflamação sistêmica, por meio de citocinas e moléculas de sinalização e impactar o sistema musculoesquelético. O epitélio alveolar comprometido pode levar ao desenvolvimento de viremias e tornar outros tecidos suscetíveis à infecção viral direta.[5]

Nas disfunções musculoesqueléticas, o envolvimento muscular parece estar relacionado à hipóxia,[14] levando à mialgia isquêmica e fadiga física. Ainda não se elucidou completamente, se o vírus infecta diretamente os tecidos musculoesqueléticos, porém, vários tipos de células musculoesqueléticas expressam os genes ACE2 e TMPRSS2, os quais permitem a infecção viral direta. Os receptores ACE2 também são encontrados no sistema nervoso central e periférico e em vasos sanguíneos.[5,10]

Apesar do SARS-CoV-2 não ter sido detectado especificamente nos tecidos musculoesqueléticos, há indicativos que o músculo esquelético, sinóvia e osso cortical são alvos celulares potenciais de infecção direta do SARS-CoV-2,[5] conforme a seguir:

1. Tecido muscular: vários tipos de células expressam TMPRSS2, incluindo células endoteliais vasculares, células musculares lisas, pericitos, células-tronco musculares, macrófagos, células imunes adaptativas e fibras musculares). No entanto, apenas células musculares lisas e pericitos expressam ACE2.
2. Sinóvia: várias células expressam ACE2 e TMPRSS2, incluindo fibroblastos, monócitos, células B e células T.
3. Cartilagem articular: os condrócitos proliferativos, hipertróficos e efetores que aparentam ter alto nível de atividade metabólica expressam ACE2, e apenas os condrócitos homeostáticos, que parecem controlar o ritmo do relógio circadiano na cartilagem, expressam TMPRSS2.
4. Menisco: uma pequena fração de progenitores de cartilagem e fibrocondrócitos reguladores expressa ACE2, sem TMPRSS2 detectado.
5. Tecido ósseo: TMPRSS2 foi quase indetectável no tecido ósseo composto e foi expresso em todas as amostras enriquecidas com osteoblastos.

Em estudo recente, os sintomas musculoesqueléticos mais comumente relatados foram a fadiga, seguida da mialgia, artralgia e dor lombar. A artralgia foi relatada notadamente no punho (16,7%), tornozelo (16%) e joelho (15,3%), sendo significantemente maior entre doentes graves. A força de preensão foi menor em mulheres com quadros graves.[14]

Dentre os sinais e sintomas musculoesqueléticos, a mialgia e a fraqueza generalizada foram relatadas por 25% a 50% dos pacientes sintomáticos com COVID-19. Sintomas neurológicos vagamente definidos que afetam o controle motor e a função muscular foram relatados em até 36% dos pacientes. Vários pacientes cursam com miosite e rabdomiólise, tanto na fase aguda como na complicação tardia.[5,10,13]

Sobre os distúrbios ósseos e articulares pouco se sabe, se comparado ao conhecimento sobre condições musculares. Embora as artralgias sejam comumente relatadas, essas queixas costumam estar associadas às de mialgias, o que torna difícil identificar especificamente sua prevalência.[5]

A diminuição da densidade mineral óssea, como em outras doenças críticas, pode ocorrer independentemente do tratamento com corticosteroides. Contudo, pacientes que recebem doses maiores ou com uso mais prolongado dessa classe de fármacos apresentam risco elevado de desenvolver osteonecrose. Contribui também para essa condição de necrose óssea a hipercoagulabilidade e sua combinação com a agregação de leucócitos e inflamação na microvasculatura, com consequente prejuízo ao fluxo sanguíneo no osso.[5,13]

Repercussões musculoesqueléticas por comprometimento neuromuscular

Os mecanismos da neuropatia periférica ainda não foram completamente esclarecidos, porém, a invasão neural precisa ser valorizada devido aos impactos clínicos, principalmente no tratamento da insuficiência respiratória, devido à necessidade de ativação neuromuscular do diafragma e músculos acessórios. A disfunção diafragmática pode ocorrer de modo secundário ou em decorrência de lesão do nervo frênico, por possíveis acessos intercostais para procedimentos.[3,10]

No tecido neural infectado com SARS-CoV-2, as células morrem por apoptose, havendo grande semelhança com a fisiopatologia das doenças desmielinizantes observadas na COVID-19, como mielite aguda e a síndrome de Guillain-Barré, com sintomas que surgem 3 a 4 semanas após o início da doença. As polineuropatias por mecanismos apoptóticos e inflamatórios podem explicar parcialmente a diminuição do trofismo musculoesquelético. A polineuropatia do doente crítico, cada vez mais associada à longa permanência dos pacientes nas UTI, pode ocorrer.[3]

Alterações musculoesqueléticas decorrentes do imobilismo prolongado na síndrome pós-COVID-19

Devido à natureza emergente da COVID-19, os efeitos de causalidade mecânica da infecção no músculo esquelético não são totalmente compreendidos. A permanência prolongada no leito pode levar ao descondicionamento físico e a um importante processo osteopênico, enquanto o confinamento domiciliar favorece a fadiga precoce e as dores musculares e provoca diminuição da força muscular.[15,16]

As sequelas a nível muscular da síndrome pós-COVID-19 incluem a sarcopenia e caquexia. Um mecanismo da sarcopenia pouco considerado é a desnervação local, em decorrência do imobilismo prolongado, que juntamente com tempos de ventilação mecânica estendidos também induzem condições pró-inflamatórias que levam à fragilidade muscular e óssea, o que pode reduzir a qualidade de vida geral.[3,10]

Pacientes graves e críticos com COVID-19 mostraram uma redução de 30,1% na área transversal do reto femoral e de 18,6% na espessura do compartimento anterior do músculo quadríceps (reto femoral e vasto intermediário), no período de 1 a 10 dias de internação, além de redução na força de preensão manual.[17]

A posição prona adotada e a ventilação mecânica podem levar a lesões por estiramento/tração de nervos periféricos durante as manobras de reposicionamento, com neuropatia assimétrica de um dermátomo ou miótomo de nervo periférico.[10]

Aspectos radiológicos das alterações musculoesqueléticas na COVID-19

A ressonância magnética (RM), tomografia computadorizada (TC) e ultrassonografia permitem avaliação e diagnóstico adequados sobre as manifestações clínicas das complicações tardias nos músculos, nervos, articulações, tecidos moles e ossos na síndrome pós-COVID-19.[10]

A ressonância magnética (RM) é a modalidade de escolha para casos graves, áreas de necrose, perda da arquitetura normal dos fascículos e hemorragia intramuscular. Possibilita o diagnóstico diferencial entre necrose e rabdomiólise nos casos graves e a miopatia do paciente crítico, cujos achados são edema e atrofia. Na síndrome pós-COVID-19 os achados da RM relativos à sarcopenia e caquexia incluem a diminuição da massa e volume dos fascículos musculares e a infiltração gordurosa.[10]

A ultrassonografia de alta resolução avalia o nervo frênico na região cervical nas disfunções diafragmáticas e auxilia a diferenciar causas neuropáticas de causas miopáticas. Contribui com informações adicionais, como a presença ou ausência de atrofia do músculo diafragma e o cálculo da taxa de espessamento muscular com a respiração. Na compressão nervosa por hematomas intramusculares pode ser visto o estreitamento do nervo segmentar, secundário ao efeito de massa. Enquanto nos casos de desnervação muscular, os achados secundários são o edema muscular, na fase subaguda, e substituição ou atrofia gordurosa, na fase crônica.[10]

Conclusão

Os sintomas musculoesqueléticos são bastante comuns, independentemente da atividade da doença. O envolvimento muscular na doença é composto pela tríade mialgia, fadiga física e fraqueza, a qual deve ser considerada no planejamento de tratamento e na prevenção de complicações e nas estratégias de reabilitação. Qualquer indivíduo pode ser afetado, mas mulheres e profissionais de saúde parecem estar em maior risco.[14,18]

No entanto, muito há que se compreender sobre as consequências multissistêmicas e de longo prazo da COVID-19 em adultos e crianças. É importante que os pacientes diagnosticados com os sintomas da "síndrome pós-COVID-19 longa" sejam incluídos como parte da resposta à COVID-19 a fim de minimizar alguns impactos de longo prazo que a pandemia pode causar na área da saúde.[1]

Referências Bibliográficas

1. Nações Unidas Brasil. Estudo da OMS pede ação para enfrentar a "COVID longa", 2021. Disponível na Internet: https://brasil.un.org/pt-br/114174-estudo-da-oms-pede-acao-para-enfrentar-covid-longa (31 Mai. 2021).
2. National Institute of Health. NIH launches new initiative to study "Long COVID", 2021. Disponível na Internet: https://www.nih.gov/about-nih/who-we-are/nih-director/statements/nih-launches-new-initiative-study-long-covid (31 Mai. 2021).
3. D'Andréa Greve J.M, Brech G.C, Quintana M, Seixas Soares A.L de, Alonso A.C. Impacts of COVID-19 on the imune, neuromuscular, and musculoskeletal systems and rehabilitation. Rev Bras Med Esporte. 2020; 26(4).
4. Abdullahi A, Candan S.A, Abba M.A, Bello A.H, Alshehri M.A, Victor E.A et al. Neurological and musculoskeletal features of COVID-19: A systematic review and meta-analysis. Front. Neurol.2020;11:687.
5. Disser N.P, De Micheli A.J, Schonk M.M, Konnaris M.A, Piacentini A.N, Edon D.L et al. Musculoskeletal consequences of COVID-19. The Journal of Bone and Joint Surgery. 2020; 102:1197-204.
6. Paiva-Oliveira E.L, Silva A.C, Silva R.M, Sevenini L.A, Melo H.A, Lagrota-Candido J.M, Quirico-Santos T. Inflammasome and its clinical impact: literature review. CMBIO. 2012; 11:96-102.
7. Rodrigues T.S, De Sá K.S.G, Ishimoto A.Y, Becerra A, Oliveira S, Almeida L et al. Inflammasomes are activated in response to SARS-CoV-2 infection and are associated with COVID-19 severity in patients. J. Exp. Med. 2020; 218(3).
8. Gastão D.G. Inflamassoma NLRP3 como um possível mecanismo na mediação de déficits funcionais na hipertensão: efeitos do treinamento aeróbio, 2017. Disponível na Internet: https://teses.usp.br/teses/disponíveis/42/42137/tde-18052017-103221/pt-br.php(29 Mai.2021)

9. Castaño-Rodriguez C, Honrubia J.M, Gutiérrez-Álvarez J, DeDiego M.L, Nieto-Torres J.L, Jimenez-Guardeño J.M, Regla-Nava J.A et al.Role of severe acute respiratory syndrome coronavírus viroporins E, 3a, and 8a in replication and pathogenesis. ASM Journals. 2018; 9(3).
10. Ramani S.L, Samet J, Franz C.K. et al. Musculoskeletal involvement of COVID-19: review of imaging. Skeletal Radiol., 2021. Disponível na internet: https://link.springer.com/article/10.1007/s00256-021-03734-7 (20 Mai. 2021).
11. Silva B.V, Horta B.A.C, De Alencastro R.B, Pinto A.C. Proteínas quinases: características estruturais e inibidores químicos. Quim. Nova. 2009; 32(2): 453-462.
12. Universidade de São Paulo (USP). Instituto de Ciências Biomédicas (ICB). Análise da sinalização iniciada em receptores ativados por ACTH (adrenocorticotropina) e FGF (fator de crescimento de fibroblastos) em cultura primária de células da suprarrenal de rato, 2005. Disponível na Internet: https://bv.fapesp.br/pt/bolsas/70540/analise-da-sinalização-iniciada-em-receptores--ativados-por-ACTH-adrenocorticotropina-e-fgf-fator (30 Mai. 2021).
13. Korompoki E, Gavriatopoulos M, Hicklen R.S, Ntanasis-Stathopoulos I, Kastritis E, Fotiou D, Stamatelopoulos K et al. Epidemiology and organ specific sequelae of post-acute COVID-19: A narrative review. Journal of Infection. 2021;1:22.
14. Tuzun S, Keles A, Okutan D, Yildiran T, Palamar D. Assessment of musculoskeletal pain, fatigue and grip strength in hospitalized patients with COVID-19, 2021. Disponível na Internet: https://pubmed.ncbi.nlm.nih.gov/33393277/ (30 Mai.2021).
15. Rehabilitacion domiciliaria en el paciente com COVID-19[editorial]. Rehabilitación (Madr). 2021; 55:83-85.
16. Frontiers in Neurology. Post COVID-19 Physical Performance and Functional Capacity, 2021. Disponível na Internet: https://www.frontiersin.org/research-topics/22156/post-covid-19-physical-performance-and-functional-capacity#overview (30 Mai. 2021).
17. Andrade-Junior M.C, Salles I.C.D, de Brito C.M.M, Pastore-Junior L, Righetti R.F, and Yamaguti W.P (2021). Skeletal Muscle Wasting and Function Impairment in Intensive Care Patients With Severe COVID-19. Front. Physiol. 2021;12:640973.
18. Carda S, Invernizzi M, Bavikatte G, Bensmail D, Bianchi F, Deltombe T et al. COVID-19 pandemic. What should physical and rehabilitation medicine do? A clinician's perspective. European Journal of Physical and Rehabilitation Medicine. Eur J Phys Rehabil Med. 2020; 56 (4):515-524.

Fraqueza Muscular na Síndrome Pós-COVID-19 pela Medicina Tradicional Chinesa

22

Adriana Sabbatini da Silva Alves, Antonio Carlos
Martins Cirilo, Silvia de Paula Ungarelli

▶ Introdução

Embora tida, no início da pandemia, como uma doença primariamente respiratória, a COVID-19 manifesta-se em diversas maneiras e com o acometimento de múltiplos sistemas, tanto na fase aguda, como nos casos de COVID longa e síndrome pós-COVID-19. Um dos sistemas grandemente acometido nessas situações é o sistema musculoesquelético. Os sintomas vão desde mialgia e artralgia até a perda de força muscular. Essa última pode ser prolongada e de difícil recuperação[1] e compromete grandemente a saúde e a qualidade de vida dos pacientes, interferindo nos âmbitos emocional, social e profissional.

Neste capítulo falaremos sobre o aspecto da fraqueza muscular, que é diferente da síndrome da fadiga crônica, já abordada em capítulo anterior.

▶ Etiopatogenia

Jiang et al.,[2] em artigo publicado em 2020, aborda a fisiopatologia da COVID-19 como um todo e refere que já no estágio de recuperação o paciente passa a apresentar padrões de deficiência do Qi do pulmão e do baço-pâncreas. Nas síndromes pós-COVID-19, somando-se a isso temos a deficiência também do Yin, que vem se deteriorando desde a fase ativa da doença.[1] Abordaremos aqui apenas alguns pontos especificamente relacionados ao aspecto da fraqueza muscular.

A fraqueza muscular pode ser traduzida como uma espécie de diminuição global da função motora por debilidade dos membros, geralmente notada mais nos membros inferiores e acompanhada ou não de atrofia muscular. Esse tipo de sintomatologia na visão da Medicina Tradicional Chinesa (MTC) poderia ser incluída naquilo que seria conhecido como Wei Bi. O termo Wei significa "murcho" e refere-se à "secagem" dos músculos e tendões em decorrência de desnutrição. Bi denota inabilidade ao andar com dificuldade para levantar o pé adequadamente.

O livro *Su Wen* (*Questões Simples* – primeira parte do Livro do Imperador Amarelo), no Capítulo 44, descreve cinco tipos de síndrome atrófica ou síndrome da flacidez, uma para cada órgão Yin e seu tecido correspondente: síndrome atrófica da pele (pulmões), dos músculos (baço-pâncreas), dos vasos sanguíneos (coração), dos tendões (fígado) e dos ossos (rins). A causa seria o calor secando os fluidos corpóreos e gerando secura da pele, dos músculos, vasos sanguíneos, tendões e ossos.

Sendo assim, a ideia de calor secando os fluidos corpóreos e prejudicando os músculos e tendões é condizente com a etiopatogenia de uma doença quente proveniente de umidade-calor como a COVID-19, com um fator patogênico particularmente virulento. Após o estágio agudo/ativo da doença, quando o calor seca completamente os fluidos, gerando desnutrição dos músculos e tendões, ainda resta também a **deficiência** de Qi do pulmão, baço-pâncreas e do Yin de uma maneira geral.

O Pi (baço-pâncreas) é responsável pela função de transformação e transporte dos alimentos para nutrir os músculos e, portanto, responde pelo trofismo e pela força muscular do corpo, principalmente dos membros superiores e inferiores. **O Pi é um órgão interno que se manifesta no exterior pelos meridianos da 3ª camada, o Yang-Ming, ou Yang Brilhante: o Canal de Energia Principal de Wei (Estômago) –** *"Mar dos cinco Zang e dos seis Fu"* **nos membros inferiores e o Canal de Energia Principal do Da Chang (intestino grosso) nos membros superiores, justificando então a fraqueza muscular nos membros.**

▶ Tratamento

– Princípios do tratamento

Importante considerarmos que, na fase aguda da doença, existe um padrão de Plenitude gerado pelas combinações de umidade, toxina e calor nos pulmões[2] que com o tempo inevitavelmente transformam-se em padrões do tipo vazio (deficiência) já citados neste capítulo.

Portanto, os princípios do tratamento seriam:
1. Nutrir o Yin, para eliminar o calor.
2. Promover e nutrir os fluidos.
3. Tonificar o Qi do Pi (baço-pâncreas).
4. Promover e ativar os meridianos acometidos (Yang Ming).

– Seleção de pontos e explanação

- ST36, SP6 e KI3 para nutrir o Yin e promover os fluidos.
- GV14 para clarear o calor.
- BL13, LU1 e LU5 para clarear o calor do Fei (pulmão) e promover os fluidos corpóreos (Jin Ye).
- CV12 (ponto Mu Frontal do Wei e do Aquecedor Médio) e ST44 para clarear o calor do Wei (estômago).
- SP9 e BL20 para eliminar o calor-umidade de Pi (baço-pâncreas) e melhorar a sua função de transformação e transporte.
- BL20, LR13 e SP3: técnica Shu-Um-Yuan para tonificar o Qi de Pi.
- CV10, CV12, CV13, BL22 e ST25 para tonificar o Aquecedor Médio (Zhongjiao).

Por último e **essencial**, base do tratamento, fortalecer e ativar os meridianos comprometidos do Yang Brilhante (Yang Ming): estômago e intestino grosso:
- LI10 é um ponto importante para tonificar o antebraço, assim como LI15 para o braço.
- LI11 tira calor e beneficia os tendões.
- LI14 e LI15 são importantes para remover obstruções e tonificar o Qi e o Xue (sangue) dos meridianos.
- LI4, ponto Yuan (Fonte) do meridiano do intestino grosso.

- ST36 como ponto mais importante para tonificar o meridiano do estômago e fortalecer o estômago e o baço-pâncreas em geral.
- ST31 é um ponto importante para tonificar o Qi e o sangue no meridiano e em particular para facilitar a ascensão da perna. Importante nos casos em que o paciente apresenta dificuldade para andar.
- ST41 e GB40 como pontos locais do pé para facilitar a ascensão do pé.
- ST34, ponto Xi (Fenda) do meridiano do estômago, para regular e promover o livre fluxo de Qi pelo meridiano.

Por último, devemos pensar no grande número de idosos acometidos pela COVID-19. A esse grupo, que agora é um dos que mais enfrentam a síndrome pós-COVID-19, por vezes soma-se já a deficiência do Yang de Shen (rim), que não fornece calor suficiente para o metabolismo dos músculos, tendões e nervos.

Portanto, podemos usar GV4, BL23, CV4, BL52 para tonificar o Yang de Shen (rim) e KI3, KI7, KI10, CV5 e CV7 para tonificar o Yin de Shen (rim).

Eletroestimulação

Sabemos que a acupuntura tradicional com inserção de agulhas nos pontos escolhidos para tratamento tem seus efeitos conhecidos e comprovados e exerce um efeito de neuromodulação a curto e longo prazo mesmo sem o uso de corrente elétrica.

Quando optamos por conectar eletrodos ao cabo das agulhas suprimindo a resistência da pele, a eletricidade percorre a lâmina da agulha e penetra nos planos profundos. Por isso o uso de eletroacupuntura no Sistema Nervoso Periférico faz um aumento da quantidade de estímulos aferentes que chegará ao sistema nervoso central: medula espinhal (efeito segmentar) e encéfalo (efeito suprasegmentar). Assim teremos uma **potencialização** dos efeitos da acupuntura.

Esses princípios se encaixam bem no assunto aqui abordado para uso em pontos selecionados, tantos nos membros superiores, como nos inferiores.

Com relação à frequência elétrica (número de pulsos/segundo) a ser utilizada, sabemos que:
- A baixa frequência de estimulação (2 a 10 Hertz) age fazendo a liberação principalmente de endorfinas e metaencefalinas e, dependendo da intensidade, pode se dar com ou sem a ocorrência de contração muscular.[3,6] A baixa frequência de estimulação é grandemente empregada para dores crônicas.
- Já o uso de alta frequência (20 a 100 Hertz) provoca a liberação de dinorfinas, dopamina e após uma certa quantidade desse estímulo, pode haver a liberação de substâncias pró-inflamatórias (como a colecistoquinina 8, substância P e o peptídeo relacionado ao gene da calcitonina) que antagonizam os receptores opioides, em um efeito paradoxal e indesejado no tratamento. Além disso, o estímulo em alta frequência tem tendência ao desenvolvimento de tolerância e à produção de resposta de mais curta duração.[3,6] É mais empregada para o caso de dores agudas.

Tendo em vista que este capítulo aborda o aspecto da **fraqueza muscular** na síndrome pós-COVID-19 e que em grande número de casos ela estará associada a dores crônicas (abordadas em capítulo específico), achamos mais pertinente, caso se opte pelo uso de estimulação elétrica nos pontos citados para os membros, que seja empregada a baixa frequência de estimulação. Se possível, o ideal seria que se conseguisse um mínimo de contração muscular quando da regulagem da intensidade do estímulo (abertura do canal do aparelho para a passagem da corrente elétrica).

Com relação ao sinal (tipo de trem de pulso) a ser escolhido para o uso da eletroestimulação, o mais utilizado seria o que chamamos de *Burst* ou intermitente, em que temos um intervalo sem estimulação, entre os períodos de passagem da corrente elétrica. Isso possibilita a liberação de maiores quantidades de opioides endógenos e evita o efeito de acomodação que pode ocorrer no sinal contínuo, especialmente no uso de frequências mais altas.

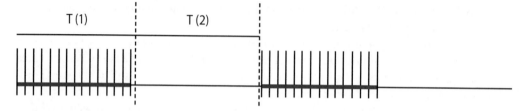

FIGURA 22.1. Gráfico representativo do sinal de eletroestimulação chamado de Burst ou intermitente. T (1) representa o tempo de passagem de corrente elétrica e as linhas verticais representam a frequência de estímulo utilizado (F1) na unidade de tempo, geralmente expressa em Hertz por segundo. T (2) representa o tempo de pausa (sem corrente).

Auriculoterapia

Nesta obra temos capítulos que tratam especificamente desse assunto. Sendo assim, gostaríamos de citar apenas alguns aspectos relacionados aos pontos de auriculoterapia para a fraqueza muscular na síndrome pós-COVID-19 abordada neste capítulo.

Precisamos utilizar pontos de ação "fortificante" não só para os órgãos envolvidos como também para o padrão de deficiência de Yin como um todo.

Assim, boas escolhas seriam os pontos Shen Men, rim e os pontos do coração, estômago e baço. o ponto do baço costuma ser usado nas atrofias musculares, distrofias e na astenia. Por analogia, é cabível que seja utilizado também na fraqueza muscular pós-COVID-19. O mesmo raciocínio é válido para o ponto da medula espinhal, na região posterior da orelha, muito empregado nas atrofias musculares e paralisias.

Conclusão

No esforço de recuperar nossos pacientes dessa enfermidade que pode ser tão devastadora, todos os meios devem ser empregados. A Medicina Tradicional Chinesa oferece uma visão do indivíduo sob uma outra racionalidade que engloba facetas diversas no entendimento do ser humano como um todo e deve ser utilizada como ferramenta importante no tratamento da fraqueza muscular na síndrome pós-COVID-19.

Referências Bibliográficas

1. Coronavirus (COVID-19) and TCM: Scientific Research and Clinical Evidence of Chinese Herbs. Webinário com Jonhn Chen. Pacific College, May 2020. Na internet disponível em: https://www.youtube.com/watch?v=6YsaeeYK1Eg
2. Jiang Q., Kui J.Y., Guo P., Jiang Q.H., Xiao H.T., Feng M. Comparison of diagnosis and treatment scheme of pneumonia with 2019-novel coronavirus infection on evidence-based medicine. Hua Xi Yao Xue Za Zhi. 2020;35(1):113–116. [Chinese with abstract in English]

3. Zhang R., Lao L., Ren Ke, Berman B.M. Mechanisms of Acupuncture-Eletroacupuncture on Persistent Pain. Anestesiology, V 120, n° 2, February 2014.
4. Giovanni Maciocia, Síndrome Atrófica, In; A Prática da Medicina Chinesa, 1ª edição, Ed. Roca, 1996.
5. Selecionando os Pontos Certos de Acupuntura – Um Manual de Acupuntura. Geng Junying, Huang Wenquan, Sun Yongping, Ed. Roca, copyright 1996, reimpressão 2005.
6. Han; J.S. Acupuncture: neuropeptide release produced by electrical estimulacion of different frequencies. Neuroscience Research Institute, Peking University, 38 Xue Yuan Road, Beijing 100083, China, November 2002.
7. Liu Gong Wang, Hong Jin Pai, Síndrome da Flacidez – Wei Zheng, In; Tratado Contemporâneo de Acupuntura e Moxibustão, 1ª edição, CEIMEC, 2005.
8. Liu Gong Wang, Hong Jin Pai. Tratado Contemporâneo de Acupuntura e Moxibustão – Pontos e Meridianos. 1ª edição, Ed. Roca, 2004.
9. Skya Abbate, Chinese Auricular Acupuncture, CRC Press, 2003.
10. Wagner Pereira da Fonseca, Acupuntura Auricular Chinesa, ABAO – Academia Brasileira de Artes Orientais, 2ª edição, 2013.

Exercício Físico na Pós-COVID-19

23

Pedro Paulo Prudente

▶ Introdução

A doença por coronavírus 2019 (COVID-19), causado pelo SARS-CoV-2, provocou uma crise sanitária de amplitude global e, portanto, caracterizada como pandemia pela Organização Mundial de Saúde (OMS), no dia 11 de março de 2020. Essa condição emergente veio à tona na transição do ano de 2019 para o ano de 2020, inicialmente observada em pacientes na Ásia e em poucos meses já fora detectada em todos os continentes.[1]

É importante ressaltar que os pacientes acometidos pela COVID-19 podem cursar com uma síndrome pós-viral crônica, caracterizada por fadiga crônica, mialgia inespecífica variável, depressão e distúrbios do sono. A mesma já foi relatada anteriormente, após o coronavírus da SARS, que surgiu no Sudeste Asiático no início de 2003. O SARS-CoV-2 está intimamente relacionado ao SARS-CoV-1, que também causa a síndrome respiratória aguda grave (SARS). Ambos os vírus infectam o sistema respiratório, e ambos geram efeitos diretos e indiretos em vários sistemas e órgãos, incluindo o sistema músculo-esquelético.[2,3]

Na literatura é descrito que o fator idade atua como um fator preditor, independente, com aumento significativo de mortalidade durante a pandemia de COVID-19. Por exemplo, a taxa de mortalidade na população chinesa na idade > 80 anos foi de 21,9% em comparação com 1,3% no grupo de 50-59 anos conforme estudos de Liu e Ayoub *et al.*[1,4]

Nesse extremo grupo dos pacientes com maior risco e suscetibilidade como idosos, obesos sarcopênicos, diabéticos, pacientes com câncer e doenças autoimunes e que permanecem hospitalizados, acamados por longos períodos vemos um agravamento da redução da massa muscular, com maior dificuldade na recuperação plena para atividades da vida diária após a alta.[5,6]

A redução da estrutura muscular, da força, da potência e do equilíbrio leva a uma piora funcional desse paciente, assim como uma piora metabólica. Isso já que o fenômeno do "desuso" e inativação muscular associado à piora da inflamação crônica, com o agravante do período de inflamação aguda viral e elevada cascata de citocinas pró-inflamatórias leva a uma piora metabólica no pós-COVID-19.[5-7]

É consenso e evidenciado que longo período de imobilização e o repouso no hospital principalmente nas unidades de terapia intensiva (UTI) produzem um impacto negativo em vários sistemas do organismo. Como um exemplo, um período de 4 a 6 semanas de internação/imobilismo em leito hospitalar demonstrou causar redução do volume muscular, perda de força e da capacidade de geração de força (6% a 40% de redução da força muscular) e mudanças na microscopia das proteínas contráteis (proteína de *turnover* muscular), dentre outros.[6,7]

Nessa guerra entre agentes do processo inflamatório, o organismo se vê diante de uma dicotomia. O músculo esquelético pode ter papel de protagonista e ajudar na recuperação do paciente, quando é aplicado o conhecimento de que o mesmo desenvolve importante papel de órgão endócrino e de homeostase de diversas reações dessa balança no combate ao excesso de inflamação.[8]

COVID-19 e Resposta Inflamatória Sistêmica

A inflamação é por definição um conjunto de reações imunológicas, bioquímicas e fisiológicas, produzindo no local afetado incremento leucocitário, aumento do aporte sanguíneo e da permeabilidade vascular e liberação de mediadores químicos pró-inflamatórios.[8]

A COVID-19 desencadeia um efeito dominó de ativação das vias de sinalização inflamatória e consequentemente uma tempestade de citocinas, que levam ao processo de inflamação muscular, articular, dor, fadiga e astenia. Mesmo pacientes que não desenvolvem formas graves ou que necessitam de internação hospitalar podem vir a apresentar queixas músculo esqueléticas, mesmo que transitórias.[3,5,9]

Os mecanismos farmacológicos, estresse oxidativo, inflamação, e a apoptose pós-entrada do vírus parecem desempenhar papéis destrutivos em as condições patológicas acima mencionadas durante COVID-19.[9]

A duração de cada sintoma é individual e correlacionado às condições e comorbidades clínicas de base. Na vigência de uma infecção pelo SARS-CoV-2 ou na síndrome pós-viral, pacientes com diagnósticos prévios de fibromialgia, síndrome dolorosa miofascial difusa, osteoartrite e artrite reumatoide parecem ter uma maior propensão para manifestarem sintomas de dor, menor tolerância e limiar nociceptivo, além de fadiga muscular. Nesse sentido, a infecção pelo coronavírus é fator desencadeante, ativador de gatilho que culmina com uma cascata de reações inflamatórias nesse grupo de pacientes.[2,9,10]

O comprometimento da performance física em pacientes hospitalizados com doenças crônicas é passível de ser amenizado ou evitado. Em idosos com vulnerabilidade, fragilidade e limitações funcionais o descondicionamento físico contribui para o declínio do quadro clínico durante a hospitalização.[5,6]

Outro importante fator em pacientes internados com a COVID-19 é tempo de uso de glicocorticoides para a terapêutica da hiper resposta inflamatória. Sabe-se, por vasta literatura, que os glicocorticoides promovem piora dos quadros de sarcopenia e de osteopenia, ou seja, comprometem mais ainda, de maneira direta, o binômio músculo-osso cursando com a piora das patologias musculoesqueléticas supramencionadas.[11,12]

Sarcopenia

A sarcopenia é uma desordem da redução do volume e da força muscular esquelética, de maneira progressiva e generalizada. Essa condição está associada ao aumento da probabilidade de resultados clínicos adversos como quedas, fraturas, fragilidade e mortalidade. A definição original de sarcopenia pelo Consenso Europeu alia o aspecto de função muscular às definições anteriores. O envelhecimento é acompanhado por um processo sarcopênico inerente caracterizado por uma perda acelerada de massa muscular e função; no entanto, o repouso prolongado na cama com desuso muscular pode precipitar essa "crise catabólica" causando atrofia do músculo esquelético (baixa massa muscular e baixa função muscular).[13]

Músculo como Órgão Endócrino

O músculo esquelético é considerado um órgão secretor de peptídeos reguladores ou citocinas, que por terem sua origem no músculo são chamadas de miocinas. As mesmas atuam como mensageiras e modulam respostas de órgãos à distância como pâncreas, cérebro, ossos, endotélio, dentre outros, sinalizando reações muito semelhantemente ao papel dos hormônios.[11,14]

Esse conceito se baseia na integração entre o músculo em contração (ativo) e órgãos distais conectados ao raciocínio de uma nobre função *crosstalk* bidirecional, como proposto recentemente Eckel *et al*. Assim, exercitar e contrair o músculo esquelético são considerado um poderoso órgão endócrino, por meio das citocinas que promovem efeitos anti-inflamatórios e pro-metabólicos.[11,12,14]

O músculo esquelético é o tecido corporal mais abundante e é o local onde acontece a maior parte do consumo da glicose pós-prandial. Portanto, o declínio do músculo esquelético dependente da idade é em grande parte responsável pelo desenvolvimento e exacerbação de distúrbios e desequilíbrios do metabolismo como resistência à insulina (IR), tolerância à glicose diminuída, diabetes tipo 2 (T2D), dislipidemia, hipertensão e adiposidade central visceral/esteatose hepática.[12-14]

Estudos de Pedersen e Febbraio, dentre outros pesquisadores, desde a década de 2000, mostram a função do músculo como ativador e secretor dessas miocinas que exercem importante papel autócrino, parácrino e endócrino. Portanto, em um indivíduo com suscetibilidade e que foi exposto ao fator infectante, no caso o coronavírus, ocorre um *start* da cascata inflamatória. Se isso for somado a um histórico de "fator sedentarismo", baixa massa e função muscular e doenças metabólicas de base como diabetes e obesidade e ou doenças da imunidade como câncer e outras; ou mesmo relacionado ao *inflamaging* (aumento da inflamação crônica com a idade) relacionado a senilidade.[5,8,9,14]

Todo o contexto de um maior período de imobilismo desencadeia a piora do quadro de base de sarcopenia, gerando um ciclo vicioso, de ainda maior perda de massa muscular e mais inflamação. Ocorre uma acentuação do desequilíbrio das funções de homeostase e metabolismo, como: piora do controle da glicemia, lípides, maior catabolismo e aumento de resposta inflamatória como aumento de: TNF-α, ferritina, proteína C-reativa (PCR), fator de crescimento fibroblástico, interleucinas, NF-κB e interferon-γ.[9,13,14]

Exercício na Síndrome Pós-COVID-19 e na Sarcopenia

Na população geriátrica, apesar de não haver um protocolo fixo de treinamento de força aplicável a todos, já que o exercício padronizado de modo genérico se torna algo complexo, pois o ideal é customizar e individualizar de acordo com uma boa avaliação física. Essa que deve ser executada por fisioterapeutas ou educadores físicos que por meio de testes detectarão as necessidades de cada paciente. De modo a abranger o maior grupo de pacientes, esse treinamento normalmente é iniciado de maneira leve e englobando grandes grupos musculares e somente com a evolução e resposta ao treinamento aplicado adaptações e sobrecargas são implementadas, de acordo com a fisiologia e condição clínica de base de cada indivíduo.[15,16]

Sabemos que uma intervenção de treinamento resistido de baixa a moderada inicialmente mostra ser o mais eficaz para tratamento e prevenção contra a redução da massa muscular, força e capacidade funcional. Courtney *et al.* Em um estudo realizado com hospitalizados pacientes idosos (> 65 anos), encontraram melhorias após uma intervenção de exercício. Como parte do estudo, um programa de exercícios resistidos viável foi desenvolvido com o objetivo de fortalecer os músculos dos membros inferiores, como glúteos, quadríceps, flexores do quadril e adutores/abdutores do quadril, dentre outros. Nesse estudo foram utilizados exercícios com bandas elásticas ou faixas de borracha flexíveis que promovem resistência e contra resistência ao trabalho do músculo, normalmente executados em 2 a 3 séries de 10 repetições (3 a 5 segundos contrações/repetição).[15,16]

Nutrição e Suplementação na Sarcopenia/Caquexia

Outro ponto imprescindível é o da nutrição e suplementação para recuperação dos pacientes acometidos pela síndrome pós-COVID-19, quando os mesmos cursam com declínio físico e funcional da sarcopenia. Nesse momento, agregar ao tratamento com exercícios resistidos também o suporte com nutrientes, como aminoácidos, leucina primordialmente e de modo secundário, os demais derivados de cadeia ramificada (BCAAs). Carboidratos também já são bem estabelecidos como terapia de suporte por atuarem na reposição do glicogênio e nas vias insulínicas do anabolismo. Além desses, a suplementação com a creatina mono-hidratada que otimiza o *pool* de ATP-CP (creatinofosfato celular) energia de pronto uso já foi bem demonstrada em pacientes sarcopênicos e pós-COVID-19. Outro substrato com contexto anabólico é o derivado da leucina – hidroximetilbutirato (HMB), que também pode ser usado. No contexto de equipe multidisciplinar, essa intervenção deve ser bem conduzida por médico nutrólogo e nutricionista. Outros macros e micronutrientes como o óleo de peixe/ômega 3 (EPA + DHA), vitamina D3 atuam nessa linha de ativação das vias anabólicas da rapamicina MTOR que culminam com a otimização das vias de síntese proteica, melhora da energia, energia contrátil e área de secção transversa da fibra muscular.[17-19]

Conclusão

Portanto, é soberana uma avaliação integrada do paciente e de uma sociedade que adoeceu durante a pandemia. O declínio do indivíduo no contexto da singularidade e da coletividade implica não somente implica na redução da capacidade física, funcional que cursa com as condições álgicas e fadiga músculo esqueléticas da síndrome pós-COVID-19, além da perda de qualidade laboral e de vida. Outro ponto importante é a visão metabólica do sedentarismo que aumentou nos últimos dois anos durante a pandemia, assim como dos sarcopênicos e inflamados crônicos. Esse último contexto eleva as estatísticas dos doentes crônicos não transmissíveis como doenças cardiovasculares, endócrinas como diabetes e dislipidemia e até de alguns tipos de câncer associados ao contexto multifatorial da inflamação crônica. Medidas não farmacológicas como uma intervenção no estilo de vida da sociedade e do indivíduo são necessárias para evitarmos desfechos sombrios de saúde coletiva.

Referências Bibliográficas

1. Liu, Z.H.; Xue, X.B.; Zhi, Z.; Epidemiology Working Group for Ncip Epidemic Response, Chinese Center for Disease Control and Prevention. The epidemiological characteristics of an outbreak of 2019 novel coronavirus diseases (COVID-19) in China. Eur. PMC 2020, 41, 145-151.

2. Disser NP, De Micheli AJ, Schonk MM, Konnaris MA, Piacentini AN, Edon DL, Toresdahl BG, Rodeo SA, Casey EK, Mendias CL. Musculoskeletal Consequences of COVID-19. J Bone Joint Surg Am. 2020 Jul 15;102(14):1197-1204. doi: 10.2106/JBJS.20.00847. PMID: 32675661; PMCID: PMC7508274.
3. Wostyn P. COVID-19 and chronic fatigue syndrome: Is the worst yet to come? Med Hypotheses. 2021 Jan;146:110469. doi: 10.1016/j.mehy.2020.110469. Epub 2021 Jan 2. PMID: 33401106; PMCID: PMC7836544.
4. Ayoub, H.H.; Chemaitelly, H.; Seedat, S.; Mumtaz, G.R.; Makhoul, M.; Abu-Raddad, L.J. Age could be driving variable SARS-CoV-2 epidemic trajectories worldwide. PLoS ONE 2020, 15, e0237959.
5. Chiappetta, S., Sharma, A.M., Bottino, V. et al. COVID-19 and the role of chronic inflammation in patients with obesity. Int J Obes 44, 1790–1792 (2020).
6. Sagarra-Romero L, Viñas-Barros A. COVID-19: Short and Long-Term Effects of Hospitalization on Muscular Weakness in the Elderly. Int J Environ Res Public Health. 2020 Nov 24;17(23):8715. doi: 10.3390/ijerph17238715. PMID: 33255233; PMCID: PMC7727674.
7. Bloomfield, S. Changes in musculoskeletal structure and function with prolonged bed rest. Med. Sci. Sports Exerc. 1997, 29, 197–206
8. Pedersen BK, Febbraio MA. Muscles, exercise and obesity: skeletal muscle as a secretory organ. Nat Rev Endocrinol. 2012 Apr 3;8(8):457-65. doi: 10.1038/nrendo.2012.49. PMID: 22473333.
9. Fakhri, S., Nouri, Z., Moradi, S. Z., & Farzaei, M. H. (2020). Astaxanthin, COVID-19 and immune response: Focus on oxidative stress, apoptosis and autophagy. Phytotherapy research : PTR, 34(11), 2790-2792.
10. Fibromyalgia and Chronic Fatigue Syndrome in the Age of COVID-19 Arya B. Mohabbat, MD; Nikita Maria L. Mohabbat, PT, DPT; and Elizabeth C. Wight, MD From the Division of General Internal Medicine (A.B.M., E.C.W.) and Department of Physical Medicine and Rehabilitation (N.M.L.M.), Mayo Clinic, Rochester, MN.
11. Kirk B, Feehan J, Lombardi G, Duque G. Muscle, Bone, and Fat Crosstalk: the Biological Role of Myokines, Osteokines, and Adipokines. Curr Osteoporos Rep. 2020 Aug;18(4):388-400. doi: 10.1007/s11914-020-00599-y. PMID: 325294.
12. Eckel, J. Myokines in metabolic homeostasis and diabetes. Diabetologia 2019, 62, 1523-1528.
13. Cruz-Jentoft AJ, Bahat G, Bauer J, Boirie Y, Bruyère O, Cederholm T, Cooper C, Landi F, Rolland Y, Sayer AA, Schneider SM, Sieber CC, Topinkova E, Vandewoude M, Visser M, Zamboni M; Writing Group for the European Working Group on Sarcopenia in Older People 2 (EWGSOP2), and the Extended Group for EWGSOP2. Sarcopenia: revised European consensus on definition and diagnosis. Age Ageing. 2019 Jan 1;48(1):16-31. doi: 10.1093/ageing/afy169. Erratum in: Age Ageing. 2019 Jul 1;48(4):601. PMID: 30312372; PMCID: PMC6322506.
14. Febbraio MA, Pedersen BK. Who would have thought - myokines two decades on. Nat Rev Endocrinol. 2020 Nov;16(11):619-620. doi: 10.1038/s41574-020-00408-7. PMID: 32839577.
15. Crescioli C. Targeting Age-Dependent Functional and Metabolic Decline of Human Skeletal Muscle: The Geroprotective Role of Exercise, Myokine IL-6, and Vitamin D. Int J Mol Sci. 2020 Feb 4;21(3):1010.
16. Barker-Davies RM, O'Sullivan O, Senaratne KPP, Baker P, Cranley M, Dharm-Datta S, Ellis H, Goodall D, Gough M, Lewis S, Norman J, Papadopoulou T, Roscoe D, Sherwood D, Turner P, Walker T, Mistlin A, Phillip R, Nicol AM, Bennett AN, Bahadur S. The Stanford Hall consensus statement for post-COVID-19 rehabilitation. Br J Sports Med. 2020 Aug;54(16):949-959. doi: 10.1136/bjsports-2020-102596. Epub 2020 May 31. PMID: 32475821; PMCID: PMC7418628.
17. Senesi P, Luzi L, Terruzzi I. Adipokines, Myokines, and Cardiokines: The Role of Nutritional Interventions. Int J Mol Sci. 2020 Nov 8;21(21):8372. doi: 10.3390/ijms21218372. PMID: 33171610; PMCID: PMC7664629.

18. Yang YC, Chou CL, Kao CL. Exercise, nutrition, and medication considerations in the light of the COVID pandemic, with specific focus on geriatric population: A literature review. J Chin Med Assoc. 2020 Nov;83(11):977-980. doi: 10.1097/JCMA.0000000000000393. PMID: 32675738; PMCID: PMC7434014.
19. Ostojic, S.M. Diagnostic and Pharmacological Potency of Creatine in Post-Viral Fatigue Syndrome. Nutrients 2021,13,503.

24 Doenças Autoimunes e Poliartralgias na Síndrome Pós-COVID-19

Evelyn Kaori Yamada, Humberto Franco do Carmo

▶ Conceito e Introdução

Em dezembro de 2019, um surto de pneumonia desconhecida ocorreu em Wuhan, província de Hubei, China. Em 7 de janeiro de 2020, o centro chinês de prevenção e controle de doenças (CDC), por meio de *swab* de garganta de um paciente, isolou um novo coronavírus e o identificou como o agente etiológico. A Organização Mundial de Saúde (OMS) o denominou como vírus 2019 nCov e a doença relacionada como COVID-19, além de propor a síndrome respiratória aguda severa coronavírus-2 (SARS-CoV-2).[1]

O surto dessa nova doença expandiu-se rapidamente para vários países, em todos os continentes, sendo reconhecido pela OMS como pandemia em 11 de março de 2020.[1] Até dezembro de 2020, registrou 71 milhões de casos confirmados e 1,6 milhões de óbitos, apesar do número real ser desconhecido. A doença, na maioria dos indivíduos, é semelhante ao resfriado comum, causando sintomas leves, como tosse seca, febre, perda de olfato e paladar. Entretanto, pode evoluir de forma severa e agressiva, requerendo suporte hospitalar, em um número reduzido dos casos.[2]

Na pandemia em curso, a síndrome respiratória aguda severa coronavírus-2 (SARS-CoV-2), causada pelo novo coronavírus, é considerada uma matéria de interesse global. Fatores ambientais, como a poluição, o tabagismo, e comorbidades, tais como diabetes melito, hipertensão arterial e doenças cardiorrespiratórias, provavelmente aumentam a severidade da COVID-19.[3]

Manifestações clínicas, como artralgia e artrite podem ser prevalentes em cerca de 70% dos indivíduos, podendo a COVID-19 resultar em pneumonia intersticial aguda, miocardite, leucopenia (com linfopenia), e trombocitopenia, também vistos no lúpus eritematoso sistêmico (LES) e síndrome de Sjögren. A doença severa em um subgrupo de pacientes pode ser dirigida pela tempestade de citocinas, possivelmente devido à linfo-histiocitose hemofagocítica secundária (HLH), como ocorre no início sistêmico da artrite idiopática juvenil (AIJ) e doença de Still. Na ausência de evidências de alta qualidade, o conhecimento da patogênese pode ajudar a postular terapias potenciais.[3]

O receptor da enzima conversora de angiotensina II (ACE2) parece importante para entrada do vírus no pneumócito e o desequilíbrio no ACE2, quando causado por inibidores de ACE ou ibuprofeno, pode predispor à doença severa.[3]

Nesse cenário da pandemia COVID-19, a Medicina Tradicional Chinesa (MTC), tem sido muito utilizada, principalmente na China e na Coreia do Sul. Para a MTC a doença causada por COVID-19 é uma doença "Yin", que acomete, principalmente, os pulmões, mas também, baço, estomago, coração, cérebro, rins e outros órgãos.[11] Os mecanismos da MTC sobre a COVID-19 são a inibição da replicação e da transcrição do SARS-CoV-2, evitar a combinação de SARS-CoV-2 com hospedeiro e atenuar a tempestade de citocinas e deficiência imunológica causadas pela infecção do vírus no organismo humano.[12]

A MTC tem sido utilizada há mais de três mil anos nas doenças autoimunes e seu mecanismo de atuação é bem conhecido na atualidade.[13] Estudos recentes têm mostrado os benefícios do tratamento de artrite reumatoide (AR) com MTC, especialmente, fitoterapia. Para a MTC a AR tem etiologia e patogenia que podem estar relacionadas a causa externa, causa interna, fleuma, estase de sangue. As causas externas referem-se a vento, frio e umidade patogênicos, enquanto as causas internas de AR compreendem a deficiência de Qi, sangue, fígado e rim. Com a MTC é possível nutrir o fígado e rim, promover circulação de Qi e sangue e remover a estase de sangue.[14]

▸ Etiopatogenia

O coronavírus pertence à família *Coronaviridae*, a qual abrange duas subfamílias, cinco gêneros, 26 subgrupos e 46 espécies. O SARS-CoV-2 pertence ao gênero betacoronavírus, subgênero sarbecoronavírus, espécie que está relacionada à síndrome respiratória aguda severa.[4] Esse tópico será mais bem descrito em outra sessão deste livro.

As manifestações musculoesqueléticas induzidas pelo novo coronavírus podem se desenvolver por mecanismo direto e/ou indireto. No mecanismo direto, o SARS-CoV-2 ativa células que expressam receptores da enzima de conversora de angiotensina II (ACE2), havendo estudos sobre sua expressão no sistema musculoesquelético que indicam o músculo, a membrana sinovial e tecido ósseo como potenciais sítios de infecção pelo SARS-CoV-2. O mecanismo indireto das manifestações musculoesqueléticas é consequência da resposta imune exacerbada e da tempestade de citocinas induzidas pelo vírus.[5]

A ativação e os níveis elevados de citocinas pró-inflamatórias, incluindo IFN-γ, IL-1-b, IL-6, IL-17 e TNF-α, podem impactar diretamente o músculo por meio da proteólise das fibras musculares e do distúrbio da síntese proteica. Além disso, os corticosteroides utilizados no tratamento podem induzir a uma miopatia iatrogênica, bem como afetar a densidade mineral óssea, o que está relacionado à dose e ao tempo de uso. Doses acima de 7,5 miligramas pelo período de um mês já causam perda de massa óssea.[5]

A atrofia muscular e a fibrose podem anteceder uma miopatia necrotizante aguda, caracterizada pela necrose extensa, com vacuolização e fagocitose das fibras musculares e relacionada com a disfunção orgânica múltipla. Uma miopatia crítica é tipicamente difusa e não necrotizante. As dores nos membros estão associadas a complicações nos seus grandes vasos que levam a uma incompatibilidade entre suprimento e demanda.[5]

A isquemia pode ser devida às manifestações vasculares e cardiopulmonares e causar dor tecidual. Alguns estudos constataram alterações como a ausência de pulso pedioso e tibial posterior e pele do antepé marmorizada, em decorrência da obstrução trombótica. Em alguns casos, o início da doença ocorreu sem positividade para COVID-19 e, depois, evoluiu com seus sintomas típicos, tendo sido necessário o diagnóstico diferencial com miopatias inflamatórias.[5]

Na MTC, as doenças autoimunes que cursam com artralgias são classificadas como síndrome Bi, com etiologia determinada pela invasão de "energias perversas" (Xi Qi), principalmente pelo frio e umidade, mas podem ocorrer manifestações de artralgias associadas ao calor.[15]

De acordo com a MTC, o frio invade o organismo por meio do ar inspirado ou da pele, penetra no "canal de energia" e estagna o sangue (Xue), causando dor. Na COVID-19 o pulmão está afetado desde o início dos sintomas até a fase de recuperação. Se a pessoa apresenta sinais e sintomas da doença, significa que "Wei Qi" (Qi defensivo), não foi suficiente para combater o patógeno (Xie Qi), e a luta entre ambos gera bloqueio e estagnação de "Qi", levando à ocorrência de algias e modificações estruturais e funcionais.[11]

Propedêutica e Quadro Clínico

Nos pacientes sintomáticos, a COVID-19 pode causar pneumonia e síndrome respiratória aguda severa (SARA), devido à disfunção orgânica múltipla e a uma resposta imune desproporcional e desregulada que pode determinar complicações renais, disfunções gastrointestinais, desordens do sistema endócrino, disfunção miocárdica e arritmias, desordens neurológicas, hematológicas e coagulopatias. Ademais, nessa doença nova e intrigante pode haver o envolvimento do sistema musculoesquelético com diversos aspectos envolvidos.[6]

Dentre as manifestações clínicas que comprometem o sistema musculoesquelético, a mialgia ocorre em até metade dos casos, além de miopatia severa, miopatia quadriplégica aguda, miopatia necrotizante e miopatia de fibras grossas. Conforme já mencionado, tanto o mecanismo de ação direta, quanto o de ação indireta colaboram com essa lesão muscular, articular e óssea, haja vista serem sítios que possuem receptores ACE2.

O quadro de fraqueza generalizada é em decorrência da miólise, causada pela intensa tempestade de citocinas pró-inflamatórias, frequentemente associado à grande perda muscular, distúrbios da marcha e das atividades de vida diária.[6]

Uma artrite reativa (Are), que tipicamente se desenvolve algumas semanas após uma infecção bacteriana ou viral, mais comumente, que se apresenta como uma oligoartrite de articulações dos membros inferiores, já foi descrita em um paciente após episódio de COVID-19.[7]

O caso de um paciente de 50 anos, masculino que após a resolução completa dos sintomas pulmonares no décimo quarto dia de doença evoluiu com manifestações graves de SARS-CoV-2, apresentando artrite dos tornozelos com entesite do tendão de Aquiles no vigésimo primeiro dia, foi descrito por Ono K. et al.[7] Ampla avaliação laboratorial, como a pesquisa de cristais no líquido sinovial, VDRL, FAN, látex, antipeptídeo cíclico citrulinado e HLA-B 27 descartaram os principais diagnósticos diferenciais.[7]

Os exames complementares geralmente evidenciam linfopenia, albuminemia, VHS e PCR, DHL e CPK elevados, neutrofilia com linfopenia, além da elevação dos níveis de citocinas IL-2, IL-7, IL-10, G-CSF, MCP-1, MIP-1[a] e TNF-α, envolvidas no processo inflamatório da doença, podem levar à confusão diagnóstica com doenças autoimunes como o lúpus eritematoso sistêmico (LES) e artrite inflamatória juvenil (AIJ).[6]

Na MTC, o quadro clínico depende de qual "energia perversa" (Xie Qi) causa a doença.

Se causado por vento, o bloqueio é migratório. A dor nas articulações é difusa e migratória no canal acometido. Acompanha adormecimento, febre, calafrios, pulso rápido e saburra amarela.[15-17]

Se causado por umidade, o bloqueio é estacionário (ou fixo). A dor é localizada, há sensação de peso, entorpecimento, edema, piora com vento, chuva e frio. Saburra gordurosa e pulso moderado.[15-17]

Se a causa é o frio, o bloqueio é doloroso. Há dor intensa, aguda, que piora com frio e umidade e melhora com calor ou pressão local. Saburra fina e branca, pulso em corda e apertado.[15-17]

Pode ocorrer bloqueio de Qi e sangue por calor e umidade também. Caracteriza-se por pele quente, área de dor avermelhada e edemaciada (sinais inflamatórios), a dor piora com pressão, mialgia, fraqueza muscular. Boca seca, língua ressecada, urina escura, constipação, saburra amarela, pulso rápido.[15-17]

Há também o tipo de bloqueio do coração (*heart*) com sensação desconfortável, congestão do tórax, palpitações, dispneia, irritabilidade. Em distúrbio prolongado, afetando órgãos internos.[15-17]

Diagnóstico e Prognóstico

COVID-19 longo ou síndrome pós-COVID-19 são termos usados para descrever uma série de sintomas mesmo semanas ou meses após o paciente ter adquirido infecção por SARS-CoV-2, com manifestações contínuas ou intermitentes. Pode haver persistência ou aparecimento de nova sintomatologia e a maioria dos pacientes testa negativo para a doença. Mostrando recuperação microbiológica, o mesmo acontecendo com testes radiológicos e bioquímicos.[8]

Essa síndrome pós-COVID-19 pode ser dividida em aguda, com duração entre 3 a 12 semanas e crônica que acontece por um período superior a 12 semanas. Alguns sintomas, como fadiga (53%), dispneia (43,4%), piora da qualidade de vida (44,1%), artralgias (27,3%) e dor torácica (21,7%) são os mais comuns e podem colaborar com o diagnóstico clínico da doença; portanto, anamnese detalhada e exame físico ajudam grandemente no diagnóstico.[8]

Provas inflamatórias podem estar alteradas, como velocidade de hemossedimentação e proteína C-reativa, dosagem de ferritina, transaminases, CPK e DHL; a pesquisa do vírus SASRS-CoV-2 geralmente é negativa, assim como testes mais específicos, dentre eles FAN, látex, HLA-B 27 e anti-CCP.

O prognóstico da síndrome pós-COVID-19 guarda relação com a gravidade da doença causada pelo SARS-CoV-2 e com os fatores de risco, pior no sexo feminino e quando o paciente tem mais que cincos sintomas de COVID-19 longo no início da doença.[8]

Doenças autoimunes com poliartralgia são classificadas como síndrome Bi, podendo ter deficiência de Qi, sangue, fígado e rim.

COVID-19 é considerada doença de umidade que lesiona pulmão e aumenta calor.[19]

Tratamento

- Tratamento de acordo com a medicina contemporânea

O tratamento da síndrome pós-COVID-19 requer abordagem multidisciplinar, incluindo tratamento sintomático, das doenças de base, fisioterapia, terapia ocupacional e suporte psicológico, tudo isso na dependência da severidade e sequelas da COVID-19. Sintomas menos severos como artralgias e mialgias podem ser tratados com anti-inflamatórios não esteroidais – AINEs e corticosteroides em baixas doses. Todavia, por se tratar de uma entidade nosológica muito recente, tanto o tratamento como o seu seguimento ainda estão em construção, devendo haver uma abordagem individualizada para cada paciente.[5]

A evolução pobre na COVID-19 é correlacionada com características clínico-laboratoriais da síndrome da tempestade de citocinas. Desse modo, uma triagem ampla para tempestade de citocinas e terapêutica anti-inflamatória alvo específica e precoce poderia prevenir o desenvolvimento da imunopatologia da doença e poupar recursos do sistema de saúde.[10]

O tratamento com hidroxicloroquina e/ou azitromicina permanece controverso, porém, é conhecido o efeito sobre o aumento do *clearance* viral e a atividade imunomoduladora da hidroxicloroquina, diminuindo o impacto sobre a tempestade de citocinas, portanto, com repercussão na síndrome pós-COVID-19.[9]

Os corticosteroides e AINEs podem ser úteis na redução dos sintomas musculoesqueléticos na síndrome pós-COVID-19, assim como em pacientes com doenças autoimunes de base, com AIJ, LES e artrite reumatoide.[1]

- Tratamento de acordo com a MTC – acupuntura

De acordo com a MTC, o tratamento das artralgias visa eliminar o "Xie Qi" e fortalecer o "Wei Qi", sendo importante desbloquear o meridiano afetado.[15,18] Para tratar a COVID-19 o foco é limpar o calor, obliterar o material tóxico, eliminar umidade e liberar o pulmão.[19]

Nesse sentido, sugerimos a seleção dos seguintes pontos de acupuntura, conforme a seguir:
- Para eliminar o "Xie Qi":
  - Vento: BL18, BL17, BL12, GB20
  - Frio: BL23, CV4
  - Umidade: BL20, ST36, SP9
- Para circular "Qi" e "Xue": SI3, BL62, SP21, BL17, SP10
- Pontos locais de acordo com região álgica:
  - Em membros superiores: LI4, LI11
  - Em região cervical: GB20, GB21
  - Em região dorsal: BL17
  - Em região lombar: BL23, BL25
  - Em quadril: GB28
  - Em membros inferiores: SP9, ST36, KI3, LR3

- Para fortalecer o pulmão: LU7

Quanto à moxabustão, seu uso depende dos sinais e sintomas, porém é recomendada no BL13, para expulsar frio do pulmão (Fei).

Conclusão

As manifestações da COVID-19 têm evoluído ao longo do tempo e várias síndromes pós-COVID-19 tem sido reconhecidas. Vários vírus são suspeitos na patogênese das doenças autoimunes e o vírus SARSCOV-2, associado à síndrome respiratória aguda grave (SARA) também trilha o mesmo caminho. O vírus penetra vários órgãos levando a um quadro de agressão vascular e trombose podendo ativar receptores *toll-like* e sistema complemento. Tanto a artrite reativa, quanto as doenças do tecido conjuntivo como o lúpus eritematoso sistêmico e miosites inflamatórias foram relatados após COVID-19, assim como anemia hemolítica, trombocitopenia autoimune, distúrbios desmielinizantes, dentre outros. Na criança vale lembrar doença de Kawasaki e síndrome do choque tóxico estafilocócico e a exacerbação das doenças reumatológicas já existentes. Portanto, o contexto atual requer acompanhamento desses pacientes em recuperação de COVID-19 e monitorar essas manifestações reumáticas.[20]

A MTC pode tratar, tanto a artrite reumatoide, quanto a COVID-19.[11,12,19] Mas para mais pacientes serem beneficiados pela MTC, protocolos internacionais poderiam ser desenvolvidos, considerando condições de outros países, territórios e etnias.[12]

Referências Bibliográficas

1. Licciard F, Giana T, Baldini L, Favalli E G, Caporali R, Cimaz R. COVID-19 and whatpediatricrheumatologistsshouldknow: a review from a highlyaffected country. Pediatric Rheumatology. 2020;(18):35.
2. Hyrich K L, Machado P M. Rheumaticdesease and COVID-19: epidemiology and outcomes. Nature reviews Rheumatology, 2020. Disponível na Internet: www.nature.com/nrrheum (29 Mai. 2021).
3. Misra D P, Agarwal V, Gasparyan A Y, Zimba O. Reumatologists' perspective on coronavirus disease 19(COVID-19) and potencial therapeutic targets. Clinical Rheumatology. 2020; 39(7):2055-2062.
4. Khalil O A K, Khalil S S. SARS-CoV-2 taxonomia, origem e constituição. Revista de Medicina. 2020;99(5).
5. Sarkesh A, Sorkhabi A D, Seykhsaran E, Alinezhad F, Mohammadzadeh N, Hemmat N et al. Extrapulmonary Clinical Manifestations in COVID-19 patients. Am. J. Trop. Med. Hyg. 2020;103(5):1783-1796.
6. Galluccio F, Ergonenc T, Martos A G, Allan A E, Perez-Herrero M Aguilar R et al. Treatment Algorithm for COVID-19: a multidisciplinar point of view. Clinical Rheumatology. 2020; 39:2077-2084.
7. Ono K, Kishimoto M, Shimasak T, Uchida H, Kurai D, Deshpande G A et al. Reative Arthritisafter COVID-19 infection. RMD Open. 2020; 6(2):e001350 DOI: 10.11.36/ rmd open-2020-001350.
8. Raveendran A V, Jayadevan R, Sashidharan S. Long COVID: An overview. Diabetes MetabSyndr. 2021;15(3):869-875.
9. Montero f, Martinez-Barrios J, Serrano-Benavente B, Gonzalez T, Rivero J et al. Coronavirus disease 2019 (COVID-19) in autoimune and inflammatoryconditions: clinicalcharacteristics of pooroutcomes. Rheumatol Int. 2020;40(10):1593-1598.
10. Handerson L A, Canna S W, Schulert G S, Volpi S, Lee PY, Kernan K F et al. OntheAlert for CytokineStorm: Immunopathology in COVID-19. Arthritis and Rheumatology. 2020;72(7):1059-1063.
11. Xia W., Huang X. Rehabilitation from COVID-19 An Integrated Traditional Chinese and Western Medicine Protocol, 1st Ed. Boca Raton, Taylor & Francis Group, 2021.
12. An X., Zhang Y., Duan L., Jin D., Zhao S., Zhou RR., Duan Y., Lian F., Tong X. The direct evidence and mechanism of traditional Chinese medicine treatment of COVID-19.
13. Biomed Pharmacother. 2021; 137:111267.
14. Wang M., Liu L., Zhang C.S., Liao Z., Jing X., Fishers M., Zhao L., Xu X., Li B., Mechanism of Traditional Chinese Medicine in Treating Knee Osteoarthritis. J Pain Res. 2020; 13:1421-1429.
15. Zhang L., Cao Z., Yang Y., Tan X., Mao J., Su L., Traditional Chinese Medicine on treating active rheumatoid arthritis: A Protocol for systematic review and meta-analysis. Medicine. 2020; 99(24):e20642.
16. Xinnong C. Acupuntura e Moxibustão Chinesa. São Paulo, Ed. Roca, 2001.
17. Yamamura Y. Acupuntura Tradicional – A arte de inserir, 2ª ed. São Paulo, Ed. Roca, 2001.
18. Shangai College of Traditional Medicine. Acupuntura – Um texto compreensível. São Paulo, Ed. Roca, 1996.
19. Ross J. Combinações de pontos de acupuntura – a chave para o êxito clínico. São Paulo, Ed. Roca, 2003.
20. Li Z., Chen H., Zhang H., Li Y., Wang C., Bai L., Zhang W., Similarity and Specificity of Traditional Chinese Medicine formulas for Management of Coronavirus Disease 2019and Rheumatoid Arthritis. ACS Omega. 2020; 5(47):30519-30530.
21. Ahmed S., Zimba O., Gasparyan A Y. COVID-19 and the clinical course of rheumatic manifestations. Clinical Rheumatology(2021) 40: 2611-2619. https://doi.org/10/1007/s10067-021-05691-x.

Dor Crônica na Síndrome Pós-COVID-19 pela Medicina Tradicional Chinesa

25

Armando Oscar de Freitas, Adriano Höhl, Helio Widson Alves Pinheiro

Introdução

Apesar da COVID-19 se manifestar como sintomas respiratórios agudos, um sintoma muito comum é a dor, frequentemente causada por complicações neurológicas periféricas ou central, e que um grande número dessas complicações irá evoluir para dores neuropáticas.[1]

As dores comumente incluem cefaleias, dores articulares e dores musculares, principalmente na fase aguda, sintomas semelhantes à outras viroses.

Com o avanço da pandemia da COVID-19, temos cada vez mais conhecimento sobre os efeitos, sintomas e as complicações do vírus no corpo humano. Recentemente, vem aumentando o número de relatos de uma condição inflamatória difusa e multissistêmica em adultos expostos à infecção. Ela ficou conhecida como síndrome pós-COVID-19.[2]

Essa síndrome é uma complicação em decorrência da infecção e está associada a problemas no sistema nervoso central e periférico.

Os sintomas mais comuns são:[3]
- Fadiga intensa;
- Dor crônica;
- Fraqueza muscular;
- Dificuldade para respirar;
- Déficits cognitivos, como alterações de memória e fadiga mental.

Incidência

A dor crônica é aquela que persiste em indivíduos por mais de três meses durante a maioria dos dias. Dentre as dez doenças mais prevalentes no mundo, quatro são dores crônicas. No contexto da COVID-19, esse quadro se agravou. Na prática clínica começamos a ver muitos pacientes sobreviventes se queixando de muita dor de cabeça, dor no corpo, dores musculares e em alguns casos persistindo por muito tempo.[4]

Com isso, estima-se que pacientes que se curaram da COVID-19, 5% relatam dor de cabeça e 19% de dor crônica.[5]

A estimativa de prevalência de dor crônica após internação em UTI varia de 14% a 77%.[5] A dor também parece ser um fator importante que afeta a capacidade de voltar ao trabalho e a qualidade de vida.

Apesar da associação da piora no quadro de doenças crônicas à internação em UTI, onde o paciente está suscetível a um bloqueio neuromuscular, agente que pode causar miopatias e doenças musculares, as dores pós-COVID-19 não aparecem só nos casos graves, o paciente pode ter um quadro relativamente leve e ter um impacto pós-COVID-19 relativamente agressivo.

Fisiopatologia da Dor

A dor é desencadeada pela ativação de nociceptores periféricos que acionam fibras nervosas amielínicas finas do tipo III ou C, ou fibras mielinizadas finas tipo A-delta ou IV do sistema nervoso periférico (SNP), que se projetam nos neurônios segmentares da substância cinzenta do corno posterior da medula espinhal (CPME) que são acionados e sensibilizados e onde mecanismos modulatórios podem inibir ou facilitar a atividade das unidades nociceptivas.[8]

Os nociceptores são ativados por estímulos específicos ou variados (nociceptores polimodais) ou são silenciosos e ativados quando sensibilizados pelo processo inflamatório desencadeado pelas moléculas produzidas pelos agentes infecciosos ou parasitários ou associadas ao perigo e à lesão, são sensibilizados por substâncias algiogênicas incluindo a bradicinina, histamina, íons K+, prostaglandinas (PGE), serotonina, acidose tecidual (Ph inferior a 6.1) e substância P (SP).[9,10]

Nos tecidos, há uma série de eventos, denominados de inflamação neurogênica, que consiste na atração e ativação de leucócitos, e na ativação de fibroblastos e de células de Schwann que, por sua vez, liberam nos tecidos substâncias algiogênicas que acentuam a sensibilização dos nociceptores.

A sensibilização periférica é responsável pela dor à pressão pela ativação dos nociceptores silenciosos. A ativação dos aferentes primários sensibiliza os neurônios nociceptivos no CPME pela atividade de neurotransmissores excitatórios, induzindo a instalação e manutenção de modificações secundárias no sistema nervoso central (SNC).[9,11]

– Vias ascendentes da dor

As vias ascendentes nociceptivas são constituídas pelos tratos espinotalâmico, espinorreticular, espinomesencefálico, via pós-sináptica da coluna dorsal, espinocervical, sistema trigeminal e sistema proprioespinhal. O trato espinotalâmico é a principal via de dor, situa-se anterolateralmente na substância branca da medula e projeta suas fibras para o Tálamo, formação reticular, núcleo magno do rafe e substância cinzenta periaquedutal. Divide-se em trato ascendente lateral que é responsável pela localização, intensidade e duração da dor e trato ascendente medial que é responsável por mediar as percepções autonômicas e emocionais desagradáveis da dor. Fibras espinotalâmicas projetam-se na substância cinzenta periaquedutal fazendo uma ligação entre as vias ascendentes e descendentes. Fibras colaterais projetam-se para o sistema de ativação reticular e hipotálamo, sendo responsáveis pela resposta explosiva da dor.[12]

A integração das vias ascendentes com sistemas simpático e motor faz-se por meio dos neurônios aferentes do corno posterior da medula ao estabelecerem sinapses com neurônios simpáticos motores do corno anterior (Figura 25.1).

Para que ocorra essa sequência de eventos, há um processo contínuo de elaboração de diferentes potenciais de ação gerados a partir de um impulso elétrico. Pela ação desse estímulo,

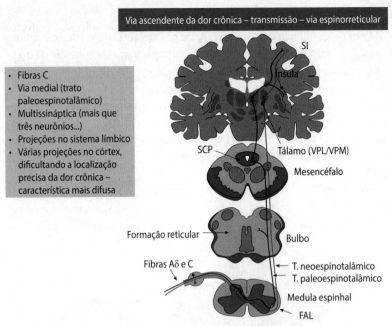

FIGURA 25.1. Representação esquemática da via ascendente. Fonte: Extraído: https://www.slideshare.net/pauloalambert/semiologia-da-dor-2018.

que pode ser de natureza elétrica, térmica, química ou mecânica, um receptor é excitado e cria-se esse impulso. Pela ação do impulso observa-se a passagem do estado de repouso para o de atividade ou a intensificação da atividade preexistente. A fibra nervosa normal e em repouso mostra-se polarizada com a carga elétrica menos positiva no interior da membrana e mais positiva no exterior da membrana. Quando o nervo é estimulado a membrana neural é despolarizada, adquirindo a carga elétrica positiva em seu interior em relação a membrana externa, marcadamente pelo fluxo de Na+ para dentro membrana.[11]

Durante um breve espaço de tempo após o impulso inicial um novo impulso não será conduzido em razão da despolarização. Após esse breve tempo, aproximadamente 1,5 milésimos de segundo, o nervo volta a polarizar-se, marcadamente pelo fluxo de K+ para fora da membrana e pode conduzir a um novo impulso (Figura 25.2).

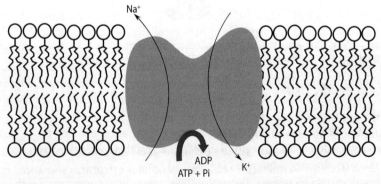

FIGURA 25.2. Representação esquemática da bomba de sódio. Fonte: Extraído de: https://www.todoestudo.com.br/biologia/bomba-de-sodio-e-potassio

– Vias descendentes da dor

A dor é o resultado de um desequilíbrio entre as aferências nociceptivas e os sistemas antinociceptivos, isso pressupõe a existência de vias descendentes com capacidade de controle da dor.

Essas vias exercem uma ação sobre os terminais dos nociceptores, facilitando ou inibindo a liberação de neurotransmissores ou sobre os neurônios medulares.

O primeiro mecanismo de analgesia atua ao longo da entrada das fibras nociceptivas no corno posterior da medula. Os neurônios de segunda ordem recebem sinapses de interneurônios adjacentes ativados por fibras grossas A Beta que conduzem sensações não dolorosas. Esses influxos quando prevalecem sobre o influxo nóxico inibem a transmissão sináptica constituindo um modo de controle da dor.[11]

O segundo mecanismo ocorre fora do corno posterior da medula e tem origem no córtex somatossensorial e hipotálamo, projetando-se para o tronco cerebral na substância cinzenta periaquedutal e para os núcleos da rafe interligando-se no corno posterior da medula (Figura 25.3).

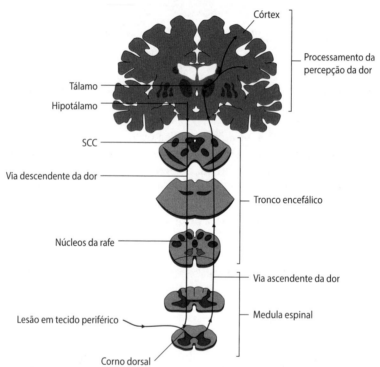

FIGURA 25.3. Representação esquemática da via descendente. Fonte: Extraído de: https://www.medicinanet.com.br/conteudos/acp-medicine/5701/fibromialgia_%E2%80%93_john_buckner_winfield.htm

Classificação da Dor

As definições atuais do comitê de taxonomia da IASP define a dor quanto aos mecanismos fisiopatológicos da seguinte maneira:
 a) Dor nociceptiva: "Dor que surge de dano real ou potencial ao tecido não neural e é devido à ativação de nociceptores." Pode acometer estruturas somáticas ou viscerais.
 b) Dor neuropática: "Dor que se origina por lesão ou doença do sistema nervoso somatossensitivo." Pode ser de origem central ou periférica.

c) Dor nociplástica: "Dor que surge de nocicepção alterada, apesar de nenhuma evidência clara de dano tecidual real ou potencial de dano que cause a ativação de nociceptores periféricos ou evidência de doença ou lesão do sistema somatossensorial causando a dor." A nota que acompanha essa definição afirma que os pacientes podem ter uma combinação de dor nociceptiva e nociplástica.

d) Mista: apesar de não existir na taxonomia da IASP, o termo dor mista é amplamente utilizado na literatura, a definição proposta pelos autores é "a dor mista é uma sobreposição complexa dos diferentes tipos de dor conhecidos (nociceptiva, neuropática e nociplástica) em qualquer combinação, agindo simultaneamente e/ou concomitantemente para causar dor na mesma área corporal. Qualquer um dos mecanismos pode ser clinicamente mais predominante em qualquer ponto do tempo. A dor mista pode ser aguda ou crônica."

Causas de Dor Crônica Pós-COVID-19

O risco de desenvolvimento de dor crônica nos pacientes tratados com COVID-19 pode ser estabelecido sobre alguns pilares. Alguns fatores desencadeantes baseiam-se principalmente no foco único do tratamento da patologia em si, negligenciando, mesmo que inconscientemente, outros sintomas durante a internação, tais como dor e desconforto podem desenvolver dor crônica, possivelmente pelo grande número de pacientes e pelo número reduzido de equipe treinada.

Os pacientes que se curam da COVID-19 que necessitaram de tratamento intensivo, passaram por períodos prolongados de imobilização, sedação e ventilação mecânica, assim como a administração de bloqueadores neuromusculares e corticoides por um longo período, levando ao aparecimento da síndrome de fraqueza motora, que está associada a grandes períodos de internação em unidades fechadas, síndrome que se manifesta por fraqueza motora, dores articulares, contraturas, miopatias, polineuropatias e atrofia muscular.[13,14]

A presença de dor aguda, não tratada adequadamente no início da internação, causada pelos procedimentos rotineiros de manipulação do paciente, intubação, ventilação mecânica, aspiração constante de vias aéreas, troca de decúbito, punções venosas e outros procedimentos invasivos contribuem fortemente como gatilho para o desenvolvimento do quadro de dor crônica e alterações psíquicas e comportamentais.

Infelizmente a dor aguda é um fator negligenciado que recebe baixa prioridade, má avaliação e má gestão no paciente com COVID-19.

Além disso, a necessidade da realização da pronação em muitos pacientes para a melhoria do padrão ventilatório pode levar a lesões de plexo braquial, subluxações articulares e pequenos danos teciduais que podem evoluir para lesões neuropáticas com parestesias, paresias e dor crônica de algum membro.[13,14]

Sintomas neuropáticos, incluindo dormência, parestesia e dor são documentados após a recuperação dos pacientes com a COVID-19, mesmo na ausência de anormalidades eletrofisiológicas.[13]

O pequeno comprometimento das fibras nervosas associadas aos sintomas neuropáticos pode persistir por vários meses.

Pesquisadores Franceses sugerem que alguns pacientes com COVID-19 desenvolvem dor neuropática dentro de semanas ou meses após a infecção e que pacientes com dor neuropática e COVID-19 as vezes apresentam deterioração de complicações neurológicas ou exacerbação da dor.

Infecções virais podem impactar o sistema nervoso periférico ou central e, em última instância, levar a complicações neurológicas. Em particular, complicações neurológicas documentadas da COVID-19 que incluem síndrome de Guillain-Barré, Mielite e acidente vascular cerebral (AVC).[13]

A síndrome de Guillain-Barré é uma doença autoimune grave em que o próprio sistema imunológico passa a atacar as células nervosas, levando à inflamação nos nervos e, consequentemente, fraqueza e paralisia muscular, podendo ser fatal.

Muitos casos de Guillain-Barré foram descritos na Itália, China e Inglaterra, sendo notados de 2 a 3 semanas do início da infecção ou da recuperação.

As consequências neurotóxicas dos vírus SARS-CoV-2 pelo alto tropismo pelo sistema nervoso podem ser agravadas em pacientes que já tenham lesões neurológicas preexistentes.[13]

Considerando a importância da complicação neurológica da COVID-19, podemos antecipar que um grande número de pacientes infectados com SARS-CoV-2 irão desenvolver dor neuropática após semanas ou meses e que pacientes que já tinham dores neuropáticas previamente irão sofrer deterioração dos sintomas e exacerbação da dor.[13]

Esses casos devem ser diagnosticados e tratados precocemente por sabermos que a dor neuropática afeta a qualidade de vida desses pacientes.

Mecanismo de Ação da Acupuntura no Alívio da Dor

O mecanismo de ação da acupuntura consiste no agulhamento em pontos específicos do corpo, que geram um estímulo nas terminações nervosas, por consequência, estimulando as fibras aferentes em direção ao sistema nervoso central, no qual há ativação do eixo hipotálamo-hipófise liberando beta-endorfinas, cortisol e serotonina, fazendo uma ação analgésica, anti-inflamatória e melhorando o estado psíquico e emocional do paciente.

A acupuntura também promove a liberação de opioides endógenos, tais como encefalina, endorfinas e dinorfinas diminuindo a dor.

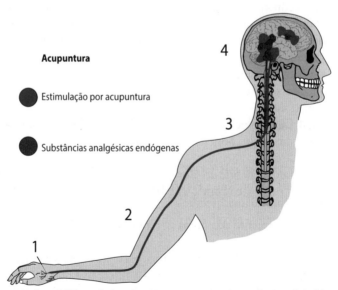

FIGURA 25.4. Representação didática da analgesia com acupuntura. Fonte: Extraído de: https://www.nucleodoconhecimento.com.br/saude/bases-neurofisiologicas

Patologia da Dor Crônica Pós-COVID-19 pela Medicina Tradicional Chinesa

As sequelas da síndrome pós-COVID-19 estão relacionadas a padrões de deficiência do Qi e Yin e estagnação de Qi e/ou Xue e Fleuma, sendo responsáveis pelas alterações neurológicas e musculares.

Uma deficiência de Xue ou Yin gera má nutrição dos meridianos, tornando-os propensos à invasão de patógenos externos.

Problemas emocionais causam estagnação de Qi que afeta os meridianos.

Uma anamnese rigorosa e adequada, um exame físico com observação de pulso e língua irão determinar qual padrão de desarmonia teremos na síndrome pós-COVID-19, nos guiando para quais pontos serão necessários para o tratamento adequado.

Na medicina chinesa os casos de dor são descritos como uma síndrome de obstrução dolorosa ou síndrome Bi, que é caracterizada por dor miofascial, alterações de sensibilidade e formigamentos, em decorrência da estagnação de Qi e Xue nos meridianos. Ocorre em indivíduos com distúrbios prévios de Qi, facilitando a entrada de fatores patógenos externos, sendo que os idosos estão mais susceptíveis à essa invasão.[16]

Divide-se em três tipos:
1. Vento ou móvel: se caracteriza por dor articular móvel, sensibilidade dolorosa muscular.
2. Umidade ou fixa: se caracteriza por dor fixa, inchaço, dor em peso, formigamento dos membros.
3. Frio: se caracteriza por dor severa em uma determinada articulação que piora com o frio.

Baseado nesses dados, concluímos que a síndrome pós-COVID-19 acontece por uma invasão de umidade.

Como esses pacientes de COVID-19 ficam acamados por longos períodos e são negligenciados ao tratamento da dor, podem evoluir para mais dois tipos de síndrome Bi:
- Tipo calor; pode advir de qualquer uma das anteriores e se caracteriza por dor, calor, articulações quentes, deficiência de Yin.
- Tipo óssea: ocorre em casos crônicos a partir de qualquer uma das anteriores, que com a obstrução constante gera retenção de fluidos corpóreos que se transforma em mucosidade.

A deficiência de do Yin de Gan e Shen geram má nutrição dos tendões e ossos acarretando a persistência da dor.

Tratamento da Dor Crônica Pós-COVID-19 pela Medicina Tradicional Chinesa

O tratamento da dor crônica pós-COVID-19 consiste em expelir os fatores patogênicos, eliminar a estagnação de Qi e/ou Xue e Fleuma, tonificar Qi e Yin e eliminar as dores localizadas, dependendo dos meridianos afetados.

O princípio do tratamento é escolha de pontos a partir de cinco grupos:[16-18]
1. Pontos distais.
2. Pontos locais, incluindo pontos Ah-Shi.
3. Pontos adjacentes.
4. Pontos de acordo com o tipo de síndrome Bi.
5. Pontos gerais.

– Pontos distais

Os pontos distais se localizam abaixo do cotovelo e joelhos, abrem o meridiano e eliminam a estagnação de Qi e Xue.

– Principais pontos distais relacionados ao meridiano

Pulmão LU7, intestino grosso LI4, estômago ST40, baço-pâncreas SP5, coração HT5, intestino delgado SI3, bexiga BL60, rim KI4, fígado LR5, Triplo Aquecedor TE5, vesícula biliar GB41.

– Principais pontos distais de acordo com a área

Pescoço: GB39, SI3, TE5, TE8, BL60
Secundários ST40, KI4
Ombro :TE5, LI4, LU7, TE1, LI1, ST38, BL58
Cotovelo :LI4, TE5, LI1
Punho :ST36, SP5, GB40
Parte inferior das costas:BL40, BL60, BL59, BL62
Sacro: BL40, BL58
Quadril: GB41, BL62
Joelho: SP10, ST34

– Pontos locais de acordo com a área

Pescoço: BL10, GB20
Ombro: LI15, TE14, Jianneiling
Cotovelo: LI11, TE10, SI8, HT3, LU5, PC3
Punho: TE4, LI5, SI5, LI4, PC7
Dedos da mão: TE3, SI3, Baxie
Parte inferior das costas: BL23, BL26, BL25, BL24, GV3
Sacro: BL32, BL27, BL28
Quadril: GB30, GB29
Joelho: EXLE5 (Xiyan), ST36, SP9, LR7, LR8, GB34, BL40, SP10
Tornozelo: SP5, GB40, ST41, BL60
Dedos do pé: Bafeng, SP3
Em todos os locais podem e devem ser usados os pontos Ah-Shi

– Pontos adjacentes de acordo com a área

Pescoço: GB21, GV14, BL11
Ombro: SI9, SI10, SI11, SI12, SI13, SI14, SI15, SI15, GB21, LI14, TE13
Cotovelo: SI13, LI10, LI14
Punho: TE5, LU7
Dedos da mão TE5
Sacro: BL23
Quadril: GB31
Joelho: SP10, ST34
Tornozelo: LU7, GB34, ST36
Dedos do pé: SP4, ST41, GB34, BP9

- Pontos de acordo com o tipo de síndrome Bi

Como sabemos que na síndrome pós-COVID-19 vamos encontrar fleuma, temos que tratar a umidade: SP9, SP6, GB34, SPT6, BL20.

Tipo calor: ST43, LI4, LI11, GV14.

Tipo óssea: BL11, GB39.

- Pontos gerais
    - Deficiência de Qi e Xue: ST36, SP6, CV4, LR8, BL20, BL23.
    - Mucosidade nas juntas: ST40, SP9, SP6, CV12, BL20.
    - Estase de Xue: SP10, BL17, PC6, SP6, LI11.
    - Frio: tonificar o Yang com DU14, BL23.
    - Umidade: tonificar o baço com BL20.

Referências Bibliográficas

1. Attal N. Bouhassira D. Potencial para aumento da dor neuropática após a pandemia de COVID-19. Representante da dor. 2021; 6(1): E 884. DOI: 10.10971/PR9.00000000000884.
2. Kemp H.I, Laycock H., CostelloA., BrettSj, Chronic pain in critical care survivors: a narrative review. Br J Anaesth.2019;123:e372-e384.
3. Bhatraju PK, Ghassemieh BJ, Nichols M, Kim R, Jerome KR, Nalla AK, Greninger AL, Pipavath S, Wurfel MM, Evans L, Kritek PA, West TE, Luks A, Gerbino A, Dale CR, Goldman JD, O'Mahony S, Mikacenic C. COVID19 in critically ill patients in the Seattle region—case series. N Engl J Med 2020;382:2012-22.
4. Fletcher S.N., Kenedy D.D., Ghosh I.R. Persistent neuromuscular and neurophysiologic abnormalities in long-term survivors of prolonged critical llness. Crit Care Med. 2003;31:1012-1016.
5. Angel M., Bril V. Shannon P., Herridge M. Neuromuscular function in Survivors of the acute respiratory distress syndrome. Can J Neurol Sci. 2007;34:427-432.
6. Zhao H., Shaen D., Zhou H. Guillain- Barre syndrome associated with SARS-CoV-2 infection causality or coincidence? Lancet Neurol. 2020;19:383-384.
7. Liu M, He P, Liu HG, Wang XJ, Li FJ, Chen S, Lin J, Chen P, Liu JH, Li CH. Clinical characteristics of 30 medical workers infected with new coronavirus pneumonia [in Chinese]. Zhonghua Jie He He Hu Xi Za Zhi 2020;43:209-14.
8. Tratado de dor musculoesquelética/ Sociedade Brasileira de Ortopedia e Traumatologia; coordenadores Ricardo Kobayashi, Marcus Vinicius Malheiros Luzo, Moisés Cohen- São Paulo, SP: Alef, 2019 P.25-35.
9. Teixeira,M.J., Lin, T.Y., Kaziyama, H.H.S., Ramos, C.A. Fisiopatologia da dor musculoesquelética. Ver.med. (São Paulo), 80(ed.esp.pt.1):63-77,2001.
10. Teixeira MJ (2008). Mecanismos de ocorrência da dor. In: Teixeira MJ, Yeng Lt, Kaziyama HHS. Dor- síndrome dolorosa miofacial e dor músculo-esquelética. São Paulo: Roca: 15-51.
11. Teixeira MJ (2009). Fisiopatologia da nocicepção e da supressão da dor. In: Neto AO, Costa CMC, Siqueira Jtt, Teixeira MJ. Dor: princípios e prática. Porto Alegre: Artmed: 205-226.
12. Fitzgerard M, Anand KJS (1993). Development neuroanatomy and Neurophysiology of pain: In: Schechter NL, BerdeCB, Yaster M(eds). Pain in infants, children, and adolecents. Baltimore, MD:Willians & Wilkins, 11-31.
13. Coluzzi F. Mariangeli F. Pergolizzi J. Managing chonic pain patients at the time of COVID-19 pandemic. Minerva Anestesiol 2020; 86:797. DOI: 10.23736/S0375-9393.20.14666.
14. Clauw DJ, H¨auser W, Cohen SP, Fitzcharles M-A. Considering the potential for an increase in chronic pain after the COVID-19 pandemic. PAIN 2020;161:1694-7.

15. Kemp H.I., Bantel C., Gordon F. Pain Assesment in Intenive Care(PAINT):na observational study of physician-documented in 45 intensive care units in the United Kingdon. Anaesthesia.2017; 72737-748.
16. Macioccia, Giovani. Os fundamentos da medicina chinesa: Um texto abrangente para acupunturistas e fisioterapeutas. São Paulo : Roca. 1996.
17. Li Shih Min: Curso básico de acupuntura e medicina tradicional chinesa – Florianópolis: Instituto de Pesquisa e Ensino de Medicina Tradicional Chinesa- IPE/MTC, 2000.
18. Yamamura, Ysao. Acupuntura tradicional: a arte de inserir / Ysao Yamamura – 2. ed. rev. e ampl. São Paulo : Roca , 2001. P. 555-580.

Tratamento Farmacológico da Dor Neuropática na Pós-COVID-19

26

Adriano Höhl, Andre Tsai,
Durval Campos Kraychete, Ibrahim Afrânio Willi Liu

▸ Introdução

A Associação Internacional para o Estudo da Dor (IASP) define a dor neuropática (DNe) como aquela causada por lesão ou doença do sistema nervoso (SN) somatossensitivo central ou periférico, gerando perda da saúde física e mental e de qualidade de vida com custo socioeconômico significativo. A abordagem da DNe é sempre desafiadora devido a heterogenicidade dos mecanismos patológicos, etiológicos e expressão clínica dos sintomas.[1]

No dia de 11 de março de 2020, a Organização Mundial de Saúde (OMS), noticiou a existência de uma pandemia causada pelo coronavírus SARS-CoV-2 (COVID-19), com a identificação do primeiro caso em Wuhan, na China. O sistema respiratório é afetado de modo mais frequente. No entanto, existem diversos estudos sobre a ação desse vírus no sistema nervoso periférico e central, podendo explicar a ocorrência de neuropatias (polineuropatias, ganglionopatias, mielites, encefalites) e aumento da prevalência de dor neuropática.[2,3] Além disso, é comum outros sintomas como cefaleia, artralgias e mialgias contribuindo para piora ou aumento da incidência de dor aguda e crônica.[4]

▸ Dor e COVID-19

O vírus da COVID-19 (SARS-CoV-2) pode atingir o SNC por disseminação direta pelo bulbo olfatório e lâmina cribiforme ou sistêmica por meio hematogênico atingindo a circulação cerebral. Observou-se que SARS-CoV-2 apresenta afinidade com o receptor da enzima conversora de angiotensina II (ACE2), e esse receptor, também, estaria presente no tecido nervoso. Foi demonstrado, por meio de autópsias de pacientes infectados, a detecção de material genético viral no cérebro e líquido cefalorraquidiano com presença de hiperemia, edema e áreas de degeneração do tecido neural.[5] Assim, pacientes infectados pelo SARS-CoV-2 poderiam ter manifestações neurológicas representado por convulsões, ataxias, cefaleias, tonturas, alterações olfatórias e gustativas, assim como musculoesqueléticas, observado em mialgias, rabdomiólise, dentre outras. Dos 214 pacientes avaliados inicialmente em Wuhan, 36,4% tiveram manifestações neurológicas como tontura, dor de cabeça, perda do olfato e do paladar, dor muscular, com maior frequência de doença cerebrovascular com lesões isquêmicas ou hemorrágicas, perda de consciência, convulsões e lesões musculares com aumento significativo de creatinina cinase (CPK) para valores maiores que 200 UI/l nos quadros de infecção severa.[6] Por outro lado, os sintomas mais frequentes na síndrome pós-COVID-19 incluem fadiga (58%), cefaleia (44%), déficit de atenção (27%), queda de cabelo (25%) e dispneia (24%) além de artralgias, mialgias e dores abdominais sem lesão aparente.[7,8] A dor crônica em decorrência da COVID-19 pode estar relacionada a estressores psicológicos, cuidados intensivos prolongados e por invasão viral propriamente dita.[3]

Apesar de tantos danos neurológicos causados pelo vírus, DNe é raramente descrita, talvez por falta de diagnóstico adequado.[9] No estudo inicial de Wuhan, dos 214 pacientes avaliados com COVID-19, apenas 5 (2,3%) relataram sintomas de dor relacionados a doença no sistema nervoso, no entanto, a definição de DNe não foi clara.[6] É provável, no entanto, que esses números estejam subestimados, visto que existem evidências de que a DNe pode se desenvolver alguns meses após a lesão do SN.[10]

A DNe presente nos pacientes infectados pelo vírus da COVID-19 pode ser originado no decorrer do tratamento intensivista prolongado ou por complicações da própria infecção viral. A posição prona para auxiliar na melhora da oxigenação diante da insuficiência respiratória grave pode ocasionar lesões em nervos periféricos, sendo descrito em até 14,4% dos casos. Lesões dessa natureza igualmente podem ocorrer em procedimentos de traqueostomia e colocação de tubos torácicos.[3] Em um breve relato, foi constatado que alguns pacientes graves de COVID-19 desenvolveram encefalopatia de Wernicke, devido à deficiência de tiamina. Isso por conta do longo tratamento intensivo e dos estados hiperinflamatório, séptico e hipercatabólico comum nas infecções graves. Assim, é importante solicitar exames laboratoriais para avaliar o quadro endócrino e metabólico desses pacientes, investigando, desse modo, causas secundárias de neuropatias.[11]

Os efeitos diretos da infeção viral incluem acidente vascular encefálico (AVE), meningites, encefalites, mielites e afecções autoimunes, como a síndrome de Guillain-Barré (SGB). O AVE, a mielite e a SGB apresentam maior potencial para desenvolver DNe. O AVE está descrito em até 0,9% dos pacientes acometidos pelo SARS-CoV-2, podendo gerar dor neuropática central em até 7% a 8% dos casos em um ano, devido a desinibição central e alterações talâmicas.[3] A mielite transversa pode ser originada da invasão direta viral ou reação imunológica, podendo resultar em dor neuropática central no nível acometido ou abaixo.[3]

Em pacientes que apresentavam lesão neurológica preexistente, quando expostos ao SARS-CoV-2, houve relatos de exacerbação dos sintomas de DNe, tendo como hipótese a neurotoxicidade devido ao alto tropismo viral pelo tecido neural, além da influência dos fatores psicológicas.[3]

Desse modo, o diagnóstico da DNe deve ser sempre investigado nos pacientes acometidos pela COVID-19 para instaurarmos o tratamento adequado de modo mais precoce o possível, reduzindo a possibilidade de cronificação dos sintomas dolorosos. Tipicamente, a dor neuropática se apresenta alterações neurológicas positivas ou negativas, sendo comum alodinia ou hiperalgesia térmica ou mecânica e dor espontânea. Também, a dor pode ser descrita como facada, choque, queimação, formigamento, aperto, adormecimento, coceira, picadas, agulhadas.[1] No Brasil, os questionários padronizados e validados mais comuns para identificar pacientes com dor neuropática são o Douleur Neuropathique 4 Questions (DN4) e o Leeds Assessment of Neuropathic Symptoms (LANSS). São questionários simples, de fácil aplicação, com sensibilidade e especificidade maior que 80%.[12]

Existem diversos consensos e guias orientando a prescrição farmacológica para o tratamento da DNe em geral, como o da Canadian Pain Society de 2017, da IASP de 2015, da National Institute for Health and Care Excellence (NICE) de 2013, da European Federation of Neurological Societies Task Force (EFNS) de 2010. Existem algumas mínimas diferenças entre as recomendações, contudo, sem impacto na prática clínica. As principais diretrizes, de modo geral, indicam como primeira linha, para o tratamento da DNe, o uso de antidepressivos tricíclicos (ADT) ou duais ou os gabapentinoides (gabapentina ou pregabalina), em monoterapia. Os agentes tópicos, como emplasto de lidocaína e de capsaicina de alta concentração, podem ser alocados entre a primeira e segunda linha, dependendo do guia, nos quadros de DNe localizada. Por outro lado, os opioides, podem ser utilizados na fase de titulação dos agentes de primeira linha ou quando não a resposta ao tratamento inicial.[13,14] Os canabinoides poderiam entrar na terceira linha, antes do uso do opioides fortes, como a metadona, segundo o consenso canadense de DNe. A toxina botulínica é classificada como quarta linha, juntamente com outras medicações de menor evidência para o tratamento da DNe, como a lamotrigina, topiramato, ácido valpróico, tapentadol e outros.[12] A carbamazepina e oxcarbamazepina são indicadas para neuralgia do trigêmeo.[1]

Antidepressivos Tricíclicos e Antidepressivos Duais

Os ADT principais aplicados no tratamento da DNe são a amitriptilina e nortriptilina. A amitriptilina atua inibindo diversos receptores, como o colinérgico muscarínico, histamínico H1, alfa-adrenérgico, recaptação de noradrenalina e serotonina. Dessa maneira, tem o potencial de causar vários efeitos adversos como boca seca, ganho ponderal, retenção urinária, constipação, aumento da pressão ocular, anormalidades na condução cardíaca, sedação e hipotensão ortostática. Deve ser utilizado com cuidado e, preferencialmente, evitado nos idosos pelo risco de alteração do sensório, levando a quedas.[15] A prescrição deve ser monitorizada ou evitada em pacientes portadores de glaucoma de ângulo fechado (GAF) e devem ser contraindicados em caso de presença de bloqueio de ramo esquerdo. A nortriptilina predominantemente inibe a recaptação da noradrenalina, minimizando os efeitos colaterais quando comparado ao uso da amitriptilina e, desse modo, propiciando melhor tolerância ao tratamento.[16] Não é necessário ajustar a dose na insuficiência renal e hepática, sendo mais recomendado do que a amitriptilina.[17]

Já a classe dos antidepressivos duais são representados pela venlafaxina e duloxetina. São denominados de duais por inibirem a seletivamente recaptação da serotonina e noradrenalina, gerando menos efeitos adversos que os tricíclicos. A venlafaxina pode gerar aumento de PA e hiponatremia. Na dose inferior a 150 mg/dia atua como inibidor seletivo da recaptação de serotonina. Dessa maneira, é importante atingir uma dose maior que 225 mg para o tratamento da dor.[16] A venlafaxina inibe a recaptação de serotonina e noradrenalina na razão de 30:1, enquanto a razão de 9:1 é para a duloxetina.[12]. A duloxetina deve ser evitada em paciente com taxa de filtração glomerular (TFG) inferior a 30 mL/min/1,73m^2 e em pacientes com história de GAF. Os duais são mais seguros que os tricíclicos no tratamento da dor no idoso.[15] O principal efeito adverso dos duais é a náusea.

É necessário salientar que a ação analgésica desses antidepressivos inicia-se cerca de 3 a 7 dias após o início do uso, sendo dissociado do efeito da melhora de humor, cujas doses são maiores no caso dos tricíclicos, com resposta mais tardia.[15] Estudos mais recentes sugerem que a duloxetina parece ter maior eficácia que a venlafaxina e que o os ADT em doses maiores de 75 mg pode levar a hipotensão arterial e risco de toxicidade. As doses menores devem ser a preferência.[18]

Anticonvulsivantes Gabapentinoides

A gabapentina e pregabalina são análogos do ácido gama-aminobutírico (GABA), entretanto não há interação com esse neurotransmissor. Seu mecanismo de ação ocorre por meio da ligação às subunidades alfa-2-delta de canais de cálcio. Consequentemente há bloqueio do influxo de cálcio nas terminações nervosas com impedimento da liberação de neurotransmissores excitatórios.[19] A pregabalina apresenta uma vantagem em relação a gabapentina por ter uma absorção rápida e linear com boa biodisponibilidade oral.[20] Podem causar sedação, tontura, edema periférico, ganho de peso.[15] Não é metabolizado no fígado, mas por ser eliminado na urina, necessita de ajuste na dose nos pacientes com insuficiência renal.[12,17]

A literatura evidenciou que a gabapentina pode ser mais efetiva que a pregabalina no tratamento da dor neuropática, quando se avalia o balanço entre a eficácia e os efeitos adversos.[18]

Analgésicos Opioides

São considerados a segunda e terceira linha no tratamento da dor DNe. Dentre os analgésicos opioides existem os chamados de fracos, representado pelo tramadol e codeína, cujo efeito é limitado por uma dose teto, e os considerados fortes, como a morfina, fentanil, oxicodona, buprenorfina, metadona e tapentadol. Não apresentam efeito teto. São prescritos no terceiro degrau da escada da OMS para o tratamento da dor intensa.

O tramadol é opioide classificado como fraco com ação agonista em receptores opioides (μ) associado ao mecanismo dual por meio da inibição sobre a recaptação de serotonina e noradrenalina, sendo indicado no tratamento da DNe conforme diversos consensos.[21,22] Pode levar a diminuição do limiar convulsivo. Devido à interação medicamentosa com antidepressivos, principalmente os seletivos da recaptação de serotonina e os duais, pode acarretar a síndrome serotoninérgica. Pode levar a menor ocorrência de constipação quando comparado a codeína. É necessário, no entanto, ajustar a dose na insuficiência renal avançada, sendo dialisável e seguro para os pacientes dialíticos.[17]

A oxicodona é um opioide semissintético de ação agonista em receptores opioides (μ) com apresentação de liberação controlada e posologia a cada 12 horas. Sua potência analgésica é o dobro da morfina.[23] Utilizada na dose de 20 mg por dia é classificada como opioide fraco. No Brasil não há formulação de oxicodona de liberação imediata, podendo associar a morfina como medicação para resgate. É de metabolização hepática com excreção renal dos metabólitos ativos e parcial do composto original. Deve assim ser evitada na insuficiência renal.[17]

A metadona é um opioide sintético lipossolúvel com uma potência aproximada de dez vezes mais que a morfina. Atua como agonista em receptores opioides (μ) e antagonista em receptores N-metil-D-aspartato (NMDA). Desse modo é uma alternativa interessante para o tratamento da DNe. A metadona apresenta boa biodisponibilidade por via oral com distribuição tecidual difusa, motivo pelo qual sua meia-vida é longa e de cerca de 8 a 59 horas. O padrão farmacocinético da metadona possui ampla variação interindividual, necessitando ajustes de doses frequentes para mais ou para menos. O manejo desse fármaco, desse modo, exige cuidados e experiência, sendo primordial a monitoração adequada, evitando o acúmulo da dose e depressão respiratória.[24] A náusea representa um sinal de atenção para intoxicação pela metadona.[15] Os pacientes com afecções cardíacas devem ser identificados previamente. Pacientes com intervalo QT maior que 500 ms, podem desenvolver arritmia e ritmo *torsades de pointes* com morte súbita. O metabolismo da metadona ocorre no fígado e no intestino, promovendo a formação de metabólitos inativos que são eliminados pela bile.

Existe segurança no uso em nefropatas e dialíticos e hepatopatas, com necessidade de monitorização rigorosa dos efeitos adversos.[17,25]

A buprenorfina (BP) é um analgésico semissintético. É um fármaco que exerce sua ação ao ligar-se fortemente a receptores opioides específicos. Tem efeito agonista parcial sobre os receptores μ e antagonista sobre os receptores κ. A buprenorfina dissocia-se lentamente dos receptores opioides μ, o que lhe confere uma longa duração de ação. A buprenorfina é cerca de 25 a 100 vezes mais potente que a morfina. No Brasil, existe apenas a apresentação transdérmica (BT) de liberação prolongada.

A buprenorfina é altamente lipossolúvel possui um elevado volume de distribuição e pode ser administrada por diferentes vias. A ligação da buprenorfina as proteínas plasmáticas (globulinas) é de 96%. Aproximadamente, dois terços da dose de buprenorfina é excretada na sua forma não modificada. O terço restante é metabolizado no fígado pelo sistema CYP 3A4, podendo ocorrer interação medicamentosa, dependendo da indução ou inibição desse sistema. A buprenorfina é convertida a norbuprenorfina, a qual é o seu maior metabólito ativo e tem uma potência analgésica 40 vezes menor. Em pacientes com doença hepática severa a atividade do sistema CYP3A4 pode estar comprometida, alterando significativamente o seu metabolismo e a depuração plasmática. Por outro lado, 80% a 90% da buprenorfina é eliminada por via biliar ou por recirculação entero-hepática. Essa característica permite que seja utilizada com maior segurança nos pacientes idosos e nos portadores de insuficiência renal, já que o risco de acúmulo desse fármaco é bastante reduzido.

A BT nas diversas concentrações, pode ser utilizada no tratamento da dor neuropática.
É importante salientar que:
1. Não há diferença na eficácia da BT quando comparada a outro opioide.
2. Há um período latente até que o efeito analgésico apareça.
3. A ocorrência de sedação e constipação é menor quando comparada a outros opioides.
4. O adesivo é de fácil aplicação e conveniente para o paciente. Deve se estar atento as diferenças de apresentação. Para 5, 10 e 20 mg de um determinado laboratório a dose deve ser feita a cada sete dias e para 20, 30 e 40 mg de uma outra empresa a cada quatro dias.
5. A aderência ao tratamento é maior e os efeitos adversos são toleráveis.
6. A dose de equivalência deve considerar a morfina como padrão-ouro no tratamento e não deve ultrapassar o equivalente a 120 mg/dia na dor não oncológica.[26-29]

A última revisão sistemática de um grupo francês sugere que a morfina, oxicodona, tramadol e tapentadol possui fraca recomendação no tratamento da DNe. O uso da buprenorfina e do fentanil ainda é inconclusivo. É possível, que faltem estudos robustos para a avaliação dessas substâncias.[18]

O uso do opioide precisa ser de modo racional com titulação gradual da menor dose efetiva, identificação dos fatores de risco para adição e prescrição pelo tempo mínimo necessário para controle sintomático da dor. Os efeitos colaterais comuns como constipação, náuseas, vômitos, prurido e retenção urinária são facilmente identificados e devem ser tratados. O uso a longo prazo pode estar associado a tolerância, síndrome de abstinência, adição, hiperalgesia induzida pelo opioide e disfunção endócrina com supressão adrenal e gonadal.[12] A constipação não sofre o efeito de tolerância, sendo necessário ser combatida de maneira profilática, uma vez que pode aumentar a morbidade e mortalidade com perda da qualidade de vida. A constipação pode ser tratada com laxantes, como lactulose, bisacodil, sena, polietilenoglicol, associado a mudança alimentar e hidratação.[24]

Nos idosos, é importante cuidado na prescrição de opioides buscando uma dose 50% menor que os adultos e prestando atenção ao uso concomitante de psicotrópicos e benzodiazepínicos, que alteram o nível consciência com risco de queda.[24]

Na Europa e nos Estados Unidos, relatos de uso irregular de opioides está vinculado a um incremento significativo de mortalidade, acarretando um problema de saúde pública. A educação é primordial para minimizar as dúvidas e inseguranças na prescrição dos opioides.[30]

TABELA 26.1. Principais medicamentos para o tratamento de dor neuropática pelas principais diretrizes[1,12-14]

		Dose inicial	Posologia	Dose terapêutica	Efeitos adversos
Antidepressivos					
Tricíclicos	Amitriptilina Nortriptilina	10 a 25 mg	1 × dia, 3 horas antes de dormir	25 a 150 mg/dia	Sonolência, tonturas, tremores, dores de cabeça, hipotensão postural, boca seca, náuseas, constipação, ganho de peso, diminuição da libido, hiperidrose, retenção urinária e ideação suicida.
Duais	Duloxetina	30 mg	1 × dia pela manhã	60 a 120 mg/dia	Náusea, boca seca, sonolência, aumento da pressão arterial e ideação suicida.
	Venlafaxina	37,5 a 75 mg	1 × dia pela manhã	150 a 225 mg/dia	
Anticonvulsivantes gabapentinoides					
Gabapentina		300 mg	8/8 h	1.200 a 3.600 mg/dia	Tontura, náusea, sonolência, edema de extremidades, ganho ponderal, visão turva e ideação suicida.
Pregabalina		50 a 75 mg	12/12 h	150 a 600 mg/dia	
Tópicos					
Patch de lidocaína 5%		1 a 3 *patchs*	12 h sem / 12 h com o *patch*	1 a 3 *patchs*	
Analgésicos opioides (via oral)					
Tramadol		50 a 100 mg	Até 4/4 h	Variável. Máx. 400 mg/dia	Dose-dependente: euforia, náuseas, obstipação, adição, sedação e depressão respiratória.
Oxicodona		10 mg	12/12 h	Variável. Sem dose máxima	
Metadona		2,5 a 5 mg	Até 4/4 h	Variável. Sem dose máxima	
Buprenorfina		5 mg	A cada 7 dias	Variável. Sem dose máxima	

Conclusão

É importante ressaltar que o tratamento da DNe é complexo, desafiador e de difícil manejo, devendo ser interdisciplinar e multimodal, englobando as diversas dimensões da dor, sobretudo nos quadros de dor crônica dentro de um cenário atormentador da pandemia de COVID-19. Apenas o tratamento farmacológico é insuficiente. Outras modalidades de tratamentos como procedimentos intervencionistas e neuromodulação da dor podem ser consideradas alternativas para o controle dos casos agudizados ou refratários de DNe. As abordagens não farmacológicas, muitas vezes relegadas em um segundo plano, como a regularização do sono, as psicoterapias para os conflitos psicossociais e a reabilitação física para manutenção funcional desse indivíduo, são essenciais e devem sempre ser ofertadas, com objetivo de obter mais qualidade de vida e buscar o alívio dentro do tolerável do quadro doloroso em decorrência da DNe.

Referências Bibliográficas

1. Centre for Clinical Practice at NICE (UK). Neuropathic Pain: The Pharmacological Management of Neuropathic Pain in Adults in Non-specialist Settings [Internet]. London: National Institute for Health and Care Excellence, (UK); 2013 Nov. PMID: 25577930.
2. Montalvan V, Lee J, Bueso T, De Toledo J, Rivas K. Neurological manifestations of COVID-19 and other coronavirus infections: A systematic review. Clin Neurol Neurosurg. 2020;194:105921.
3. Attal N, Martinez V, Bouhassira D. Potential for increased prevalence of neuropathic pain after the COVID-19 pandemic. Pain Rep. 2021;6(1):e884.
4. Clauw DJ, Häuser W, Cohen SP, Fitzcharles MA. Considering the potential for an increase in chronic pain after the COVID-19 pandemic. Pain. 2020;161(8):1694-97.
5. Khan I, Mirza U, Ahmad R, Imam NI, Imam E. Central Nervous System (CNS) Manifestations of COVID-19. In: Kriz C, Imam N, Zaidi S, eds. Breaking down COVID-19. A living textbook. Publication of First Medicine and Global Clinical Partners.
6. Mao L, Jin H, Wang M et al. Neurologic manifestations of hospitalized patients with coronavirus disease 2019 in Wuhan, China. JAMA Neurol. 2020;77(6):683–90.
7. Lopez-Leon S, Wegman-Ostrosky T, Perelman C, Sepulveda R, Rebolledo PA, Cuapio A, Villapol S. More than 50 Long-term effects of COVID-19: a systematic review and meta-analysis. medRxiv [Preprint]. 2021:2021.01.27.21250617.
8. Nascimento IJB, Cacic N, Abdulazeem HM, Groote TC, Jayarajah U, Weerasekara I et al. Novel coronavirus infection (COVID-19) in humans: ascoping review and meta-analysis. J. Clin. Med. 2020;9:941.
9. Widyadharma IPE, Sari NNSP, Pradnyaswari KE, Yuwana KT, Adikarya IPGD, Tertia C, Wijayanti IAS, Indrayani IAS, Utami DKI. Pain as clinical manifestations of COVID-19 infection and its management in the pandemic era: a literature review. Egypt J Neurol Psychiatr Neurosurg. 2020;56(1):121.
10. Colloca L, Ludman T, Bouhassira D, Baron R, Dickenson AH, Yarnitsky D, Freeman R, Truini A, Attal N, Finnerup NB, Eccleston C, Kalso E, Bennett DL, Dworkin RH, Raja SN Neuropathic pain. Nat Rev Dis Primers 2017;3: 17002.
11. Branco de Oliveira MV, Irikura S, Lourenço FHB, Shinsato M, Irikura TCDB, Irikura RB, Albuquerque TVC, Shinsato VN, Orsatti VN, Fontanelli AM, Samegima DAG, Gonçalves MVM, Bernabé DG. Encephalopathy responsive to thiamine in severe COVID-19 patients. Brain Behav Immun Health. 2021;14:100252.
12. Mu A, Weinberg E, Moulin DE, Clarke H. Pharmacologic management of chronic neuropathic pain: Review of the Canadian Pain Society consensus statement. Can Fam Physician. 2017 Nov;63(11):844-852.
13. Finnerup NB, Attal N, Haroutounian S et al. Pharmacotherapy for neuropathic pain in adults: a systematic review and meta-analysis. Lancet Neurol. 2015;14(2):162-173.
14. Attal N, Cruccu G, Baron R, Haanpää M, Hansson P, Jensen TS, Nurmikko T; European Federation of Neurological Societies. EFNS guidelines on the pharmacological treatment of neuropathic pain: 2010 revision. Eur J Neurol. 2010 Sep;17(9):1113-e88.
15. Bersani ALF, Barros BF, de Moraes NS, Santos FC, editores. Terapêutica da dor no idoso: guia prático. Rio de Janeiro: Atheneu; 2018. 216p.
16. Gazi MC, Sakata RK, Issy AM. Antidepressivos. In: Sakata RK, Issy AM, editores. Fármacos para tratamento da dor. 1ª ed. Barueri, SP: Manole; 2008. 81-110p.
17. Sakata Rioko Kimiko, Nunes Marcelo Henrique Gomes. Uso de analgésicos em pacientes com insuficiência renal. Rev. dor [Internet]. 2014 Sep [cited 2020 Aug 20]; 15(3):224-229. Available from: http://www.scielo.br/scielo.php?script=sci_arttext&pid=S1806-00132014000300224&lng=en.
18. Moisset X, Bouhassira D, Avez Couturier J, Alchaar H, Conradi S, Delmotte MH, Lanteri-Minet M, Lefaucheur JP, Mick G, Piano V, Pickering G, Piquet E, Regis C, Salvat E, Attal N. Pharmaco-

logical and non-pharmacological treatments for neuropathic pain: Systematic review and French recommendations. Rev Neurol (Paris). 2020;176(5):325-52.
19. Menezes MS, Sakata RK, Issy AM. Anticonvulsivantes. In: Sakata RK, Issy AM. (editores). Fármacos para tratamento da dor. 1ª ed. Barueri, SP: Manole; 2008. 111-38p.
20. Ben-Menachem E. Pregabalin pharmacology and its relevance to clinical practice. Epilepsia. 2004;45(Suppl 6):13-8.
21. Lee CR, McTavish D, Sorkin EM. Tramadol. A preliminary review of its pharmacodynamic and pharmacokinetic properties, and therapeutic potential in acute and chronic pain states. Drugs. 1993;46(2):313-40.
22. King S, Forbes K, Hanks GW, Ferro CJ, Chambers EJ. A systematic review of the use of opioid medication for those with moderate to severe cancer pain and renal impairment: a European Palliative Care Research Collaborative opioid guidelines project. Palliat Med. 2011;25(5):525-52.
23. Lalovic B, Kharasch E, Hoffer C, Risler L, Liu-Chen LY, Shen DD. Pharmacokinetics and pharmacodynamics of oral oxycodone in healthy human subjects: role of circulating active metabolites. Clin Pharmacol Ther. 2006;79(5):461-79.
24. Kraychete DC, Siqueira JTT, Garcia JBS. Recomendações para uso de opioides no Brasil: parte I. Rev. dor [Internet]. 2013 Dec [cited 2020 Aug 20];14(4):295-300. Available from: http://www.scielo.br/scielo.php?script=sci_arttext&pid=S1806-00132013000400012&lng=en.
25. Klinge M, Coppler T, Liebschutz JM, Dugum M, Wassan A, DiMartini A et al. The assessment and management of pain in cirrhosis. Curr Hepatol Rep. 2018;17(1):42-51.
26. Cone EJ, Gorodetzky CW, Yousefnejad D, Buchwald WF et al. The metabolism and excretion of buprenorphine in humans. Drug Metab Dispos 1984; 12: 577-581.
27. Lewis JW. Buprenorphine. Drug Alcohol Depend. 1985; 14: 363-372.
28. Management of cancer pain: ESMO Clinical Practice Guidelines.Ripamonti CI, Santini D, Maranzano E et al. Ann Oncol. 2012; 23 Suppl 7:vii139-54.
29. Trescot AM, Datta S, Lee M et al. Opioid pharmacology. Pain Physician. 2008 Mar;11(2 Suppl):S133-53.
30. García CA, Santos Garcia JB, Rosario Berenguel Cook MD, Colimon F, Flores Cantisani JA, Guerrero C et al. Undertreatment of pain and low use of opioids in Latin America. Pain Manag. 2018;8(3):181-96.

Reabilitação Física no Paciente com Sequela Pós-COVID-19

27

Lucilene Hiroko Maeda, Suely Mitiko Gomi Kuwae

▸ Introdução

Os impactos que a pandemia pela COVID-19 trouxe ao mundo vão muito além de sequelas físicas e funcionais do corpo. O medo, a incerteza, o estresse diante do invisível e da incerteza invadiram o cotidiano das pessoas, juntamente com a montanha-russa das taxas de infecções, taxas de internações hospitalares e número de óbitos, sem falar nos aspectos econômicos que atingiram a grande maioria da população mundial.

Quanto aos aspectos econômicos na saúde pública e privada, os custos da reabilitação dos pacientes com sequelas da COVID-19 na atenção primária, secundária e terciária impactarão ainda mais um sistema de saúde já sobrecarregado, assim como toda a rede de atenção.

▸ Definição

As sequelas de longo prazo da COVID-19, "*long* COVID", síndrome pós-COVID-19, COVID-19 pós-aguda ou COVID-19 de longa duração são terminologias semelhantes, ainda não definidas, que se caracterizam por um quadro clínico crônico, resultante da síndrome respiratória grave e aguda causada pelo SARS-CoV-2 e suas consequências.

Sinais e sintomas que persistem por duas ou mais semanas, após a alta hospitalar, podem ser considerados como efeitos duradouros da COVID-19, os quais, também, podem acometer indivíduos que tiveram sintomas leves e que foram tratados a nível domiciliar.

▸ Variações dos Graus de Acometimento da Doença

Os variados graus da doença (leve/moderada/grave), o tempo de internação hospitalar e de tratamento em unidades de terapias intensivas (UTI) e suas várias intervenções, durante o curso da doença, impactam nas sequelas da COVID-19.

Segundo estudo desenvolvido na China em uma coorte de 72.314 pessoas com COVID-19, 81% dos casos foram leves, 14% foram severos e 5% críticos.[1]

Curso da COVID-19 e o Impacto na Reabilitação

Comumente, os pacientes que desenvolveram a forma mais grave da doença evoluem com maior dano orgânico e mental. Entretanto, isso não isenta o paciente que desenvolveu sintomas leves e sem alteração na função cardiorrespiratória, p. ex., de estar menos vulnerável a uma incapacidade funcional executiva, seja por alterações cognitivas, como a perda de concentração e de memória, seja por alterações musculoesqueléticas, como a fadiga, dor e alteração do sono.

Essas sequelas devem ser acompanhadas por uma equipe de reabilitação multidisciplinar, com médicos das mais diversas especialidades, como fisiatras, cardiologistas, pneumologistas, otorrinolaringologistas, neurologistas e outros e outros profissionais da área da saúde, tais como fisioterapeutas, nutricionistas, terapeutas ocupacionais, psicólogos, fonoaudiólogos e educadores físicos. Os pacientes devem ser avaliados periodicamente e de modo sistemático para que em cada etapa seja traçado o programa de reabilitação de maneira individualizada. O prognóstico varia de acordo com o dano estrutural e funcional do organismo, sua evolução e a abordagem precoce da reabilitação. O médico especialista em acupuntura tem papel especial no tratamento e recuperação dos pacientes com as sequelas da COVID-19, vez que com seu arsenal terapêutico pode tratar as disfunções mentais e físicas.

Inicialmente, o tratamento da COVID-19 é focado na sobrevivência do paciente.[2] Sabemos da importância do início da reabilitação física na admissão hospitalar,[3] devendo abordar o processo de manutenção da função pulmonar, da estrutura musculoesquelética, evitando contraturas e encurtamentos musculares e as lesões por úlceras de pressão (escaras). O imobilismo e a sarcopenia resultantes da restrição ao leito, principalmente para os casos mais graves, são fatores predisponentes para a gravidade das sequelas e do seu tempo de recuperação. As condições preexistentes e as comorbidades dos pacientes também influenciam na retomada funcional de cada indivíduo.

A reabilitação deve ser mantida durante todo o período de internação e mesmo após a alta hospitalar, sendo os fisiatras os responsáveis pela avaliação e prescrição do tratamento de reabilitação. Portanto, além de saber que a reabilitação deve ir além do restabelecimento funcional do corpo, é necessária a compreensão da conexão do corpo com a mente e de sua interação com o meio à sua volta e com os demais indivíduos. Dessa maneira, cuidar ou ter o olhar para as questões à volta dos pacientes é fundamental para que o processo de reabilitação seja positivo.

Etapas da Reabilitação na COVID-19

Na fase aguda (ambiente hospitalar/UTI), o objetivo é otimizar o padrão de função respiratória, o manejo e prevenção das complicações (lesões por úlceras de pressão, compressões nervosas por posicionamento e trombose de membros). A orientação da equipe de terapeutas especializados (fisioterapeuta respiratório, terapeuta ocupacional) é fundamental.

Superado o período agudo crítico, na fase pós-aguda, o objetivo deve estar focado na identificação e manejo das incapacidades funcionais (emocionais, neurológicas e físicas), e caminhar para a alta hospitalar, porém com a compreensão acerca da necessidade de manutenção da reabilitação em ambiente domiciliar ou em regime ambulatorial.

No regime domiciliar e ambulatorial, o objetivo será diminuir os impactos das diversas incapacidades adquiridas, focando na independência funcional, retorno às atividades diárias, retorno ao trabalho e melhora da qualidade de vida.

Sinais e Sintomas das Sequelas Pós-COVID-19

Em um estudo publicado em janeiro de 2021, de revisão sistemática e metanálise, avaliando um número de 47.910 pacientes, por um período de 15 até 110 dias, após a infecção viral pelo SARS-CoV-2, foram identificados mais de 50 efeitos da COVID-19 a longo prazo, dos quais cerca de 80% (IC 95% = 65% a 92%), desenvolveram um ou mais sintomas (Figura 27.1).[4]

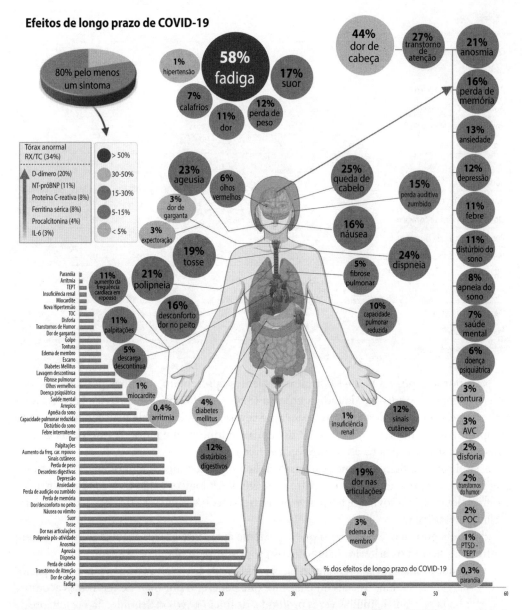

FIGURA 27.1. Efeitos de longo prazo da COVID-19. Fonte: More than 50 Long-term effects of COVID-19: a systematic review and meta-analysis.[4] https://www.medrxiv.org/content/10.1101/2021.01.27.21250617v2. Abreviaturas: CRP, proteína C-reativa; CT, tomografia computadorizada; IL-6, interleucina-6; NT, hormônio N-terminal; NT-proBNP, hormônio N-terminal-pro BNP; OCD, transtorno obsessivo compulsivo; PTSD, transtorno de estresse pós-traumático.

Os cinco sintomas mais comuns foram, fadiga (58%), dor de cabeça (44%), distúrbio de atenção (27%), queda de cabelo (25%) e dificuldade para respirar (dispneia) (24%), conforme sintetizado no Quadro 27.1.[4]

QUADRO 27.1. Principais manifestações clínicas e suas prevalências

Manifestações clínicas	Prevalência%
Fadiga	58
Cefaleia	44
Distúrbio de atenção	27
Queda de cabelo	25
Dispneia	24
Ageusia (perda do paladar)	23
Anosmia (perda do olfato)	21
Polipneia após atividade física	21
Dores articulares	19
Tosse	19
Sudorese	17
Náuseas e vômitos	16
Dor ou desconforto torácico	16
Perda/alteração de memória	16
Perda/alteração auditiva ou zumbido	15
Ansiedade	13
Depressão	12
Desordens digestivas	12
Perda de peso	12
Alterações dermatológicas	12

Na síndrome pós-COVID-19, muitos pacientes apresentam sintomas persistentes, que se assemelham à síndrome da fadiga crônica (SFC)/encefalomielite miálgica (EM), caracterizada pela presença de fadiga incapacitante severa, dor, deficiência neurocognitiva, sono comprometido, sintomas sugestivos de disfunção autonômica e piora dos sintomas globais após aumentos menores na atividade física e/ou cognitiva.

A síndrome da fadiga crônica está associada a uma disfunção imunológica, endocrinometabólica e neuropsiquiátrica e, dentre os agentes etiológicos estão os vírus Epstein-Barr, citomegalovírus, enterovírus e herpes vírus. Entretanto, há dúvidas se o SARS-CoV-2 estaria incluído nessa lista.

Para o diagnóstico, é necessário que o paciente apresente os três seguintes sintomas, em conformidade com os critérios diagnósticos propostos para SFC/EM[5] a seguir:
1. Redução substancial ou prejuízo na capacidade de se envolver em atividades ocupacionais, educacionais, sociais ou pacientes que persistem por mais de seis meses acompanhada por fadiga, muitas vezes profunda, de início novo ou definido, não resultante de esforço excessivo e contínuo e não substancialmente aliviada pelo descanso.
2. Piora dos sintomas após esforço físico ou mental mínimos.
3. Sono não reparador.

Além do supramencionado, deve apresentar, ao menos, um de dois dos seguintes sintomas:
1. Comprometimento cognitivo.
2. Intolerância ortostática.

O diagnóstico de CFS/EM deve ser questionado caso o paciente não apresente os sintomas pelo menos na metade do tempo, com intensidade moderada, substancial ou grave.[5]

Os pacientes com formas graves e críticas, que estiveram nas unidades de terapia intensiva, apresentam sintomas semelhantes da síndrome de cuidados pós-intensivos (PICS), termo que descreve as consequências cognitivas, psicológicas, físicas e outras que afligem os sobreviventes da UTI.[6]

Nos estados graves e críticos da COVID-19 pode-se desenvolver a síndrome do desconforto respiratório agudo (SARS), cujos sobreviventes apresentam incapacidade funcional persistente por meses e até anos após a alta da UTI[7] e, em grande parte com condições extrapulmonares associados, sendo a perda muscular e fraqueza os sintomas mais proeminentes.[8]

Outras sequelas relevantes são a sarcopenia, que pode representar a perda de 10% a 20% de massa muscular em dez dias, dependendo das disfunções orgânicas, a polineuropatia do doente crítico e patologias da junção neuromuscular.

Muitos dos pacientes, que sobrevivem à doença crítica associada à COVID-19, exigirão internação em uma unidade de reabilitação, para otimizar o estado funcional antes da eventual alta e reintegração na comunidade.[9]

Conclusão

A grande diversidade de sinais e sintomas apresentados na sequela da COVID-19 inviabiliza um protocolo fixo de exercícios e treinamentos físicos a serem prescritos,[8] os quais devem ser individualizados e ir progredindo no tempo e nos objetivos de cada paciente.

Pacientes com sintomas leves, muitas vezes não chegam à reabilitação, apesar de poderem apresentar sintomas não associados à COVID-19. Pacientes sem incapacidades, mas que necessitaram de internação hospitalar, normalmente recebem orientações na alta hospitalar. Pacientes com alguma incapacidade ou sequela devem ser acompanhados e submetidos a avaliações periódicas e prescrição de reabilitação individualizada.

A COVID-19 veio para mudar a nossa referência em saúde. Com a observação e um olhar holístico para as necessidades e demandas individuais. Reabilitar com o objetivo no indivíduo e não na sequela da doença.

Ainda estamos no início das observações das sequelas da COVID-19. O impacto na vida dos pacientes, das famílias e na sociedade, na esfera da reabilitação física do corpo, bem como na esfera emocional que afeta o cognitivo e mental, pode trazer grandes prejuízos nas habilidades funcionais da produtividade do indivíduo.

Reabilitar é proporcionar ao paciente o seu melhor ganho funcional, a sua funcionalidade e diminuir as suas incapacidades. É minimizar ao máximo as sequelas e trazer o indivíduo reabilitado, readaptado para o convívio em sociedade novamente.

Referências Bibliográficas

1. Wu Z, McGoogan JM. Characteristics of and Important Lessons From the Coronavirus Disease 2019 (COVID-19) Outbreak in China: Summary of a Report of 72 314 Cases From the Chinese Center for Disease Control and Prevention. JAMA. 2020; 323(13):1239-1242. DOI: 10.1001/jama.2020.2648. PMID: 32091533.

2. Stam HJ, Stucki G, Bickenbach J, European Academy of Rehabilitation Medicine. COVID-19 and Post Intensive Care Syndrome: A Call for Action. Journal of Rehabilitation Medicine. 2020; 52(4):jrm00044. DOI: 10.2340/16501977-2677.
3. Spruit MA, Holland AE, Singh SJ et al. COVID-19: Interim Guidance on Rehabilitation in the Hospital and Post-Hospital Phase from a European Respiratory Society and American Thoracic Society-coordinated International Task Force. Eur Respir J. 2020; 56 (6). DOI: 10.1183/13993003.02197-2020
4. Lopez-Leon S, Wegman-Ostrosky T, Perelman C, Sepulveda R, Rebolledo PA, Cuapio A, Villapol S. More than 50 Long-term effects of COVID-19: a systematic review and meta-analysis. medRxiv, 2021. Disponível na Internet: https://www.medrxiv.org/content/10.1101/2021.01.27.21250617v2 (30 Mai. 2021).
5. Cunha, MLMN. Quando vou ficar bem de novo? Síndrome da fadiga pós-COVID-19. Capital Reumato. 2020;(15): 18-25. Disponível na internet: https://reumatodf.com.br/images/2020/06/REVISTA_REUMATO_15.pdf (30 Mai. 2021)
6. Colbenson GA, Johnson A, Wilson ME. Post-intensive care syndrome: impact, prevention, and management. Breathe (Sheff). 2019: 15(2):98-101. DOI: 10.1183/20734735.0013-2019. PMID: 31191717; PMCID: PMC6544795.
7. Hosey, M.M., Needham, D.M. Survivorshipafter COVID-19 ICU stay. Nat Ver Dis Primers. 2020; 6(1):60. DOI: 10.1038/s41572-020-0201-1.
8. Santana AV, Fontana AD, Pitta F. Pulmonary rehabilitation after COVID-19. J Bras Pneumol. 2021: 47(1). DOI: 10.36416/1806-3756/e20210034. PMID: 33656096.
9. Simpson R, Robinson L. Rehabilitation After Critical Illness in People With COVID-19 Infection. Am J Phys Med Rehabil. 2020;99(6):470-474. DOI: 10.1097/PHM.0000000000001443. PMID: 32282359; PMCID: PMC7253039.

Lesões Cutâneas Relacionadas à Infecção por COVID-19 e na Síndrome Pós-COVID-19

28

Kevin Yun Kim, Marcia Maria Ozaki Reguera

▶ Introdução

As manifestações cutâneas, que surgiram durante a pandemia por COVID-19, podem estar diretamente relacionadas à infecção viral, resposta imunológica do infectado, quadros alérgicos ou traumáticos associados ao tratamento, doença dermatológica ocupacional relacionada ao uso de equipamentos de segurança e medidas de higienização propostas pelos órgãos sanitários.[1]

A preservação da barreira cutânea, seja por meio do uso de equipamentos de proteção ou hidratação adequada da pele, é muito importante pois a invasão cutânea pela COVID-19 pode ocorrer quando perdemos a barreira de proteção do extrato córneo e os receptores de enzima de conversão de angiotensina presentes nas membranas das células basais da epiderme ficam expostos ou pelas membranas das glândulas sudoríparas écrinas que se encontram em grande quantidade na palma das mãos.[2]

De acordo com um estudo prospectivo sino-italiano publicado em agosto de 2020, 7,8% dos 678 pacientes adultos internados apresentaram lesões cutâneas inflamatórias leves e autolimitadas, não sendo possível correlacionar o quadro dermatológico com o prognóstico,[3] embora diversos estudos sugiram associações específicas dependendo do quadro dermatológico apresentado.

▶ Apresentações Clínicas

Um grupo italiano[4] classificou as manifestações cutâneas associadas à COVID-19 em seis principais grupos com base na apresentação clínica:
1. *Rash* urticariforme: acomete principalmente a região do tronco e dos membros, poupando as regiões acrais. Diversas coortes mostram uma prevalência de 11,9% a 16% desse padrão dentre o total de manifestações cutâneas, com um estudo espanhol relatando duração do quadro de aproximadamente uma semana e associação a quadros de gravidade média a alta.[5] Casos de vasculite urticariforme também chegaram a ser relatados.[6] Embora seja de amplo conhecimento, que quadros de urticária e angioedema possam ser desencadeados por agentes bacte-

rianos e virais, nem sempre é possível realizar uma associação clara de causa e efeito, entre a infecção pelo SARS-CoV-2 e o surgimento do quadro urticariforme.

2. *Rash* eritematoso confluente/maculopapular/morbiliforme: é a manifestação cutânea mais comum associada à COVID-19, correspondendo de 30,2% a 70,0%[3] dos casos com quadros dermatológicos. Geralmente, acomete a região do tronco e dos membros. Nesse grupo de manifestações, os principais diagnósticos diferenciais são os exantemas induzidos por outros agentes virais e farmacodermias.

3. Exantema papulovesicular: correspondendo de 4% a 18,2% dos casos dermatológicos, costuma acometer principalmente pacientes adultos na região do tronco médio, abdômen superior e dorso. Um estudo espanhol[7] relatou associação desse padrão a casos leves/moderados de COVID-19.

4. Padrão acral "semelhante a frieira" (*chilblain-like*, popularmente conhecido como "dedos da COVID-19"): é o segundo padrão mais frequente, correspondendo de 19% a 28,2% dos casos. Costuma se manifestar por meio de placas eritemato-violáceas nos pés e nas mãos em pacientes jovens, sendo associado a quadros menos graves de COVID-19.[8] Diferentemente dos demais padrões, esse tipo de lesão costuma acometer pacientes sem sintomas sistêmicos e habitualmente se resolve espontaneamente. Dano endotelial induzido por vírus, microangiopatia obliterativa e distúrbios na coagulação são alguns dos fatores hipotéticos que podem justificar o surgimento dessas lesões.

5. Padrão semelhante a livedo reticular/racemoso: menos frequente, corresponde a cerca de 2,5% das manifestações cutâneas. As lesões similares a um livedo reticular geralmente são leves e transitórias, não associadas a complicações tromboembólicas. Por outro lado, lesões semelhantes a livedo racemoso e púrpura retiforme são indicativos de coagulopatia grave.

6. Padrão purpúrico "vasculítico": padrão relativamente raro, presente em cerca de 1,6% a 8,2% dos pacientes com lesões cutâneas, mais frequente em pacientes idosos com infecção grave, sendo também o padrão associado à maior mortalidade pela COVID-19.[5] As lesões purpúricas podem ser generalizadas, localizadas em áreas intertriginosas ou distribuídas em região acral.

Outras manifestações cutâneas associadas à COVID-19 não categorizadas nos seis grupos descritos acima incluem quadros semelhantes a eritema multiforme, *rash* similar a pitiríase rósea, síndrome inflamatória multissistêmica em crianças semelhante à doença de Kawasaki, eflúvio anágeno e uma variante pseudo-herpética da doença de Grover.

Por ser uma enfermidade de aparecimento recente, novos quadros dermatológicos possivelmente associados à doença continuam a ser descritos. As manifestações dermatológicas associadas a COVID-19 possuem duração mediana de sete dias, levando-se em conta apenas os casos com confirmação laboratorial (considerando os casos suspeitos a mediana aumenta para 13 dias), embora tenham sido descritos casos com duração superior a 60 dias especialmente do padrão acral *chilblain-like*.[9]

Conforme os estudos inéditos vão sendo publicados, novos conhecimentos acerca da fisiopatogenia, histopatologia, evolução clínica, epidemiologia e tratamentos para esses quadros cutâneos poderão ser consolidados. Isso trará maior compreensão da doença e do arsenal terapêutico, haja vista que, para a grande maioria dos quadros cutâneos associados à COVID-19, existe apenas indicação de conduta expectante ou, no máximo, de corticoterapia sistêmica (especialmente nos casos apresentando padrão purpúrico ou *rash* extenso) ou anti-histamínicos (nos casos urticariformes).

Complicações Associadas ao Tratamento

- Úlceras e escaras

Úlceras de pressão são decorrentes de carga mecânica prolongada sobre a pele, que ocorre em locais de proeminência óssea, como na região sacral e podem ser influenciados por fatores individuais, como idade avançada, alteração de consciência, paralisias, diabetes, doenças cardiovasculares, desnutrição, incontinência fecal e ou intestinal que podem alterar o microbioma da pele.[10]

Pacientes hospitalizados que apresentam perfusão cutânea prejudicada devido a redução da mobilidade estão mais propensos a desenvolver úlceras de pressão e escaras. Hoje já sabemos que a COVID-19 pode implicar em internações prolongadas e alta mortalidade. Dados brasileiros revelam uma duração mediana de permanência hospitalar de 8 dias (intervalo interquartil de 4 a 14 dias) e em unidade de terapia intensiva de 7 dias (intervalo interquartil de 3 a 15 dias), com elevadas taxas de mortalidade intra-hospitalar (38%), sobretudo em pacientes internados em UTI (59%) e sob ventilação mecânica (80%).[11]

Pacientes em internação prolongada por COVID-19, especialmente aqueles com fatores de risco para desenvolvimento de úlceras de pressão como diabetes, tabagismo, desnutrição, imunossupressão, doença vascular, contraturas, imobilidade prolongada ou próteses mal posicionadas,[12] precisam ser submetidos a avaliação de risco e a uma rotina de cuidados de forma a prevenir o surgimento desse tipo de lesão.

A rotina de prevenção deve incluir: exame dermatológico completo e periódico, uso de produtos adequados para higienização e hidratação da pele além de pomadas de barreira para proteger a pele da umidade, reposicionamento frequente do paciente e estímulo à mobilização precoce, além do tratamento de infecções secundárias da escara se apresentar sinais de alarme como odor fétido, dor e calor local, presença de tecido necrótico, dentre outros.[13]

- Farmacodermias

Múltiplas drogas têm sido utilizadas no manejo de pacientes com COVID-19, medicamentos esses que potencialmente podem levar a diversos quadros de reação adversa cutânea incluindo pustulose exantemática generalizada aguda (PEGA), síndrome da reação a droga com eosinofilia e sintomas sistêmicos (DRESS), síndrome de Stevens-Johnson (SJJ), necrólise epidérmica tóxica (NET), exantemas morbiliformes, vasculites, dentre outros, com surgimento das lesões em até um mês após o início das medicações.[14,15]

Como as farmacodermias podem ser tardias, sua manifestação pode inclusive ocorrer apenas no período "pós-COVID-19" quando o paciente já recebeu alta hospitalar. Durante a pandemia, uma revisão sistemática encontrou prevalência de 0,004% a 4,15% de reações mucocutâneas definitivamente relacionadas a drogas, no entanto em casos de incerteza sobre a origem da manifestação dermatológica essas taxas podem variar de 5,7% até 45,5%.[14]

Antivirais, antimaláricos, azitromicina e tocilizumab são as drogas com maior risco de farmacodermia, embora a combinação antiviral mais antimalárico seja a de maior risco para desenvolvimento de reação adversa mucocutânea, sendo o lopinavir e o ritonavir as medicações de maior risco dentre os antivirais. As manifestações mais comuns são o *rash* maculopapular exantematoso ou morbiliforme e erupções urticariformes, que podem ser manejadas com ciclos curtos de corticosteroides, embora padrões específicos como a PEGA devam ser considerados em pacientes sendo tratados com hidroxicloroquina.[14]

Doenças Dermatológicas Ocupacionais

A incidência de lesões cutâneas associados ao uso de equipamentos de segurança pelos profissionais da saúde é alta, afetando principalmente a região das bochechas, da fronte e nariz.[16] Traumas relacionados a pressão local tem relação com o design do equipamento e tempo prolongado de uso. Podem ser minimizados com uso de curativos hidrocoloides nos locais de pressão, observando que a eficácia da máscara não seja comprometida.[1]

O surgimento de dermatite de contato por irritação primária, dermatite de contato alérgica ou mesmo a exacerbação de patologias preexistentes como acne, dermatite seborreica e rosácea, também podem ocorrer pelo contato com substâncias químicas utilizadas, tanto na higienização pessoal, como em máscaras N95, como o formaldeído, que é um agente irritante e sensibilizante.[17]

O uso prolongado de máscaras ou outros equipamentos faciais de proteção podem causar oclusão folicular mecânica e disbiose da microbiota cutânea por alterações na temperatura, pH e umidade locais, levando ao surgimento da *maskne*, termo cunhado durante a pandemia de COVID-19 para descrever essa variante da acne mecânica.[18]

Conclusão

É importante que o médico, tratando de pacientes com COVID-19, conheça as principais manifestações dermatológicas diretamente relacionadas à infecção e as lesões secundárias em decorrência do tratamento, internação prolongada ou uso de equipamentos de proteção, de maneira que possa realizar a melhor abordagem diagnóstica e terapêutica no manejo clínico desses doentes.

Durante a fase pós-COVID-19, é importante manter um olhar atento especialmente para as lesões em padrão "dedos da COVID-19", que podem persistir por períodos maiores do que 60 dias,[9] além do risco de farmacodermias e manifestações cutâneas ocupacionais, devendo-se também manter a continuidade dos cuidados caso o paciente evolua com úlceras de pressão pela internação prolongada.

Referências Bibliográficas

1. Mawhirt SL, Frankel D, Diaz AM. Cutaneous Manifestations in Adult Patients with COVID-19 and Dermatologic Conditions Related to the COVID-19 Pandemic in Health Care Workers. Current Allergy and Asthma Reports. 2020;20(12):1-13.
2. Larenas-Linnemann D, Luna-Pech J, Navarrete-Rodríguez EM, Rodríguez-Pérez N, Arias-Cruz A, Blandón-Vijil MV et al. Cutaneous Manifestations Related to COVID-19 Immune Dysregulation in the Pediatric Age Group. Current allergy and asthma reports. 2021;21(2).
3. De Giorgi V, Recalcati S, Jia Z, Chong W, Ding R, Deng Y et al. Cutaneous manifestations related to coronavirus disease 2019 (COVID-19): A prospective study from China and Italy. Journal of the American Academy of Dermatology. 2020;83(2).
4. Genovese G, Moltrasio C, Berti E, Marzano AV. Skin Manifestations Associated with COVID-19: Current Knowledge and Future Perspectives. Dermatology (Basel, Switzerland). 2021;237(1).
5. Galván Casas C, Català A, Carretero Hernández G, Rodríguez-Jiménez P, Fernández-Nieto D, Rodríguez-Villa Lario A et al. Classification of the cutaneous manifestations of COVID-19: a rapid prospective nationwide consensus study in Spain with 375 cases. The British journal of dermatology. 2020;183(1).
6. de Perosanz-Lobo D, Fernandez-Nieto D, Burgos-Blasco P, Selda-Enriquez G, Carretero I, Moreno C et al. Urticarial vasculitis in COVID-19 infection: a vasculopathy-related symptom? Journal of the European Academy of Dermatology and Venereology : JEADV. 2020;34(10).

7. Fernandez-Nieto D, Ortega-Quijano D, Jimenez-Cauhe J, Burgos-Blasco P, de Perosanz-Lobo D, Suarez-Valle A et al. Clinical and histological characterization of vesicular COVID-19 rashes: a prospective study in a tertiary care hospital. Clinical and experimental dermatology. 2020;45(7).
8. Freeman EE, McMahon DE, Lipoff JB, Rosenbach M, Kovaric C, Takeshita J et al. Pernio-like skin lesions associated with COVID-19: A case series of 318 patients from 8 countries. Journal of the American Academy of Dermatology. 2020;83(2).
9. McMahon DE, Gallman AE, Hruza GJ, Rosenbach M, Lipoff JB, Desai SR et al. Long COVID in the skin: a registry analysis of COVID-19 dermatological duration. The Lancet Infectious diseases. 2021;21(3).
10. de Wert LA, Rensen SS, Soons Z, Poeze M, Bouvy ND, Penders J. The cutaneous microbiome in hospitalized patients with pressure ulcers. Scientific reports. 2020;10(1).
11. Ranzani OT, Bastos LS, Gelli JGM, Marchesi JF, Baião F, Hamacher S. Characterisation of the first 250000 hospital admissions for COVID-19 in Brazil: a retrospective analysis of nationwide data - The Lancet Respiratory Medicine. 2021.
12. Boyko TV, Longaker MT, Yang GP. Review of the Current Management of Pressure Ulcers. Advances in wound care. 2018;7(2).
13. National Pressure Ulcer Advisory Panel, European Pressure Ulcer Advisory Panel, Pan Pacific Pressure Injury Alliance. Prevention and treatment of pressure ulcers/injuries. Quick reference guide. 2019. https://www. epuap.org/pu-guidelines/ (accessed 10 June 2021)
14. Najar Nobari N, Seirafianpour F, Mashayekhi F, Goodarzi A. A systematic review on treatment-related mucocutaneous reactions in COVID-19 patients. Dermatologic therapy. 2021;34(1).
15. Atzori L, Perla S, Atzori MG, Ferreli C, Rongioletti F. Cutaneous drug eruptions associated with COVID-19 therapy - JAAD International. JAAD international. 2021;1(1):73-6.
16. Lan J, Song Z, Miao X, Hang L, Yan L, Liyun D et al. Skin damage among health care workers managing coronavirus disease-2019. Journal of the American Academy of Dermatology. 2020;82(5).
17. Zuo Y, Hua W, Luo Y, Li L. Skin reactions of N95 masks and medial masks among health-care personnel: A self-report questionnaire survey in China. Contact dermatitis. 2020;83(2).
18. Teo WL. Diagnostic and management considerations for "maskne" in the era of COVID-19. Journal of the American Academy of Dermatology. 2021;84(2).

29 Lesões Cutâneas Relacionadas à Infecção por COVID-19 e na Síndrome Pós-COVID-19 pela Medicina Tradicional Chinesa

Kevin Yun Kim, Marcia Maria Ozaki Reguera

▶ Introdução

De acordo com a teoria da Medicina Tradicional Chinesa (MTC), a etiologia da infecção por COVID-19 pode ser considerada como um fator de pestilência. Semelhante aos fatores patogênicos climáticos, porém mais agressivo, de natureza tóxica, caracterizado por ser um quadro agudo que se espalha rapidamente, apresentando padrão semelhante de sintomas, condições patológicas severas e alta mortalidade.[1] A rota de transmissão dos fatores de pestilência foi descrita por Wu You Xing no "*Tratado das Pestilências Febris*" de 1642, com invasão dos fatores patogênicos pela boca e pelo nariz.[2]

Nem sempre o tratamento tradicional, como a acupuntura e a fitoterapia ou os tratamentos tópicos, como os emplastros, os banhos e as fumigações são a melhor alternativa. Para algumas patologias o tratamento ocidental surte melhor efeito, para outras patologias nos beneficiamos com o tratamento tradicional chinês. Podemos também associar tratamentos baseados na MTC com tratamentos modernos ocidentais, ou mesmo tratamentos internos associados aos tratamentos externos.[2]

▶ Desenvolvendo Raciocínio Clínico[3]

Quando pensamos em um tratamento individualizado, podemos listar alguns tópicos importantes para o desenvolvimento de uma avaliação crítica, utilizando os conceitos desenvolvidos na MTC. A seguir, apresentamos algumas dessas sugestões encontradas no livro "*TCM Case Studies: Dermatology*", que podem auxiliar na condução de um caso clínico de maneira clara e objetiva.

- "Quais são as características de base desse paciente? Quais são as características dessa condição clínica?"
- "O que você espera encontrar na avaliação do pulso e da língua?"
- "Qual é a etiologia, a natureza e a localização dessa doença?"
- "Qual é o diagnóstico da MTC e o padrão de diferenciação?"
- "Quais são os princípios de tratamento e as fórmulas para esse caso? Quais modificações devem ser recomendadas nesse caso?"

Avaliação do Paciente e Diagnóstico Sindrômico[3,4]

Podemos iniciar a avaliação dos pacientes, que apresentam lesões cutâneas, por meio dos quatro métodos diagnósticos, coletando dados de sinais físicos e sintomas clínicos, que serão analisados e interpretados com base nas teorias que compõem a MTC.[4]

Quando pensamos em tratamento dermatológico seguindo os padrões tradicionais de diferenciação das síndromes, devemos ter em mente, que existem muitas maneiras de fazer diagnóstico sindrômico. Elas podem se combinar para auxiliar na escolha do melhor tratamento. Listamos a seguir os métodos de diferenciação das síndromes mais utilizadas na dermatologia:[3]

- Diferenciação de acordo com os Oito Princípios.
- Diferenciação de acordo com os cinco órgãos.
- Diferenciação de acordo com os quatro níveis de invasão.
- Diferenciação de acordo com as sensações subjetivas da pele.
- Diferenciação de acordo com a forma das lesões cutâneas primárias.

Nesse capítulo abordaremos alguns desses padrões de diferenciação mais específicos para a dermatologia que podem estar relacionados à infecção por COVID-19.

Os Quatro Níveis de Invasão[2,5]

Para a escolha do tratamento dermatológico relacionado aos fatores de pestilência e doenças cutâneas acompanhadas de sintomas sistêmicos podemos utilizar a diferenciação dos padrões, de acordo com os quatro níveis de invasão, que foi desenvolvido pelo médico Ye Tian Shi, na dinastia Qing (1667-1746).

Os quatro níveis de invasão se referem ao padrão de resposta individual relacionado ao Wei Qi (Qi de defesa), ao Ying Qi (Qi nutritivo) e ao Xue (sangue). Descreve a profundidade em que a doença penetrou no organismo, a sua origem e a sua gravidade, auxiliando na escolha adequada do tratamento para cada fase da doença.

Podemos classificar os quatro níveis de padrões, em dois grupos que apresentam quadro clínico semelhante, diferenciando entre si pela gravidade. O primeiro grupo está relacionado a doenças mais leves, que permanecem no nível de proteção e nível de Qi. O segundo grupo está relacionado a doenças mais graves, que evoluem para o nível nutritivo e nível de sangue.

Nível de proteção é o primeiro nível de defesa, normalmente associado ao pulmão, e as manifestações dermatológicas são de início abrupto incluindo quadros exantemáticos, urticárias e pruridos, podendo ser acompanhados por mal-estar, febre, cefaleia, dor de garganta, dor articular e outros sintomas inespecíficos.

O nível Qi ocorre quando a doença não é bloqueada no nível de proteção. O fator patogênico e o Qi de defesa ficam presos em conflito gerando calor e a pele pode se tornar mais avermelhada e sensível, podendo apresentar lesões inflamatórias e lesões bolhosas. Os sintomas clínicos são mais intensos, podendo ser acompanhados de febre alta, cansaço, sede com desejo de água, fezes secas, pulso rápido e forte e língua seca com revestimento amarelo.

O nível nutritivo ocorre quando o calor persistente no nível de Qi consome fluidos agravando e aprofundando a doença. Surgem as manifestações cutâneas purpúricas, que podem ser localizadas em placas ou difusas. A pele pode estar úmida e avermelhada ou edemaciada, podendo apresentar bolhas ou pústulas. O quadro cutâneo pode ser acompanhado por sintomas sistêmicos como cansaço intenso, sonolência, delírios, febre alta que tende a piorar a noite, língua escarlate e pulso fino e rápido.

O nível de sangue é o mais grave. Quando o calor penetra nesse nível, os sintomas podem estar relacionados ao padrão de patologias do coração, fígado e rins. As lesões cutâneas estão associadas a lesões vasculares, como púrpuras, petéquias e equimoses, e os sintomas sistêmicos podem ser acompanhados por sangramentos.

Interessante notar como as manifestações cutâneas desses quatro níveis de invasão, descritos há centenas de anos, se assemelham com os padrões recentemente descritos para as manifestações cutâneas da COVID-19. Fazendo um paralelo entre esses níveis e os padrões descritos de apresentação clínica dermatológica da infecção pelo SARS-CoV-2 até o momento pelos padrões ocidentais,[5] notamos que o nível de proteção se associa aos padrões descritos como rash urticariforme e rash eritematoso confluente, maculopapular ou morbiliforme. O nível Qi se relaciona com o padrão papulovesicular e com o padrão *chilblain-like*. Já o nível nutritivo se assemelha aos padrões descritos como semelhante a livedo reticular ou racemoso, enquanto o nível de sangue claramente se associa ao padrão purpúrico vasculítico.

A avaliação do paciente de acordo com os quatro níveis de invasão pode ajudar a correlacionar as manifestações cutâneas com a gravidade da doença sistêmica e direcionar para um tratamento clínico mais adequado.

Diferenciação de acordo com as Sensações Subjetivas da Pele[2]

Coceira (prurido), dor e formigamento são sensações subjetivas importantes relacionadas à pele, que provocam grande incômodo ao paciente e o desejo de encontrar um alívio. Esses sintomas auxiliam na diferenciação das síndromes e na escolha do tratamento.

O prurido pode ser causado por vento, quando apresenta característica migratória. Pode ser mais quente ou mais frio, sendo diferenciado pela coloração mais avermelhada ou pálida da pele, pela localização mais Yang ou em áreas mais expostas ao frio, ao período do dia ou associado as estações do ano. Pode apresentar marcas de coçadura, eritemas, pápulas ou urticas.

Quando o prurido está relacionado à umidade, ele tende a ser mais pesado e se localizar nas partes mais baixas do corpo. Também pode ser acompanhado de bolhas, erosões, crostas e necrose.

A secura está relacionada à injúria dos fluidos e pode ser causada por padrões de excesso, como calor no sangue ou invasão de vento-secura, ou por padrões de deficiência, como a deficiência de sangue, que produz vento-secura e desnutrição da pele. Os sintomas incluem pele seca e prurido episódico.

O calor é um excesso que afeta os fluidos corpóreos, o Qi e o sangue. O prurido causado pelo calor afeta as partes mais altas do corpo, podendo ser acompanhado de lesões primárias, como máculas ou pápulas eritematosas, que podem ser difusas ou coalescentes e sintomas como queimação ou sensação de picadas. Essas lesões quando escoriadas podem ser acompanhadas de pus.

A intensidade do prurido provocado por picadas, mordidas de insetos e alimentos pode estar relacionada à sensibilidade pessoal. Se o prurido estiver relacionado com estagnação, embora ele não seja intenso, nenhuma coçadura pode aliviar.

Quando o prurido é causado pela deficiência de sangue, a pele pode ficar desnutrida e seca, a coceira é intensa e tende a piorar à noite. Se for relacionado à deficiência de Qi, pode piorar com as mudanças do tempo. Já na deficiência de Yang o prurido costuma piorar quando o tempo está mais frio.

A intoxicação ou envenenamento se refere a erupções medicamentosas que podem apresentar desde prurido acompanhado de quadro cutâneo leve, como erupções e pápulas edematosas, até quadros graves acompanhados de necrólise epidérmica tóxica. Também pode acometer órgãos internos e colocar a vida em risco.

A dor cutânea associada ao calor costuma ser causada por fogo do coração ou do fígado e normalmente é acompanhada de vermelhidão e queimação que alivia com frio. Quando relacionada ao frio não apresenta alteração da coloração nem calor local e se manifesta como um estado dolorido.

A dor relacionada à estagnação de sangue inicia de maneira vaga, acompanhada por calor, edema leve e de coloração vermelho escuro. Ao progredir, a dor pode se localizar e ficar mais intensa, com piora do edema e lesões purpúricas.

Se a dor está relacionada à deficiência, deve melhorar com pressão ou com aquecimento local. Se for por excesso, piora com pressão local e pode aliviar com aplicação de frio.

O formigamento tem relação com desnutrição da pele, que pode estar relacionada à deficiência de Qi e sangue.

– Lesões cutâneas[2]

A avaliação cuidadosa das características das lesões cutâneas primárias, ou seja, dos primeiros sinais de manifestação dermatológica, é importante tanto para fazer o diagnóstico como para avaliar condições latentes presentes preexistentes, auxiliando na escolha de um tratamento mais adequado e melhor seguimento do paciente.

Estratégias de Tratamento[2]

A escolha da estratégia de tratamento vai depender da diferenciação do padrão de distúrbio e da identificação do estágio de progressão em que se encontra. Podemos dividir o tratamento em três estágios: eliminação do fator patogênico, expulsão do fator patogênico e tonificação do organismo.

A eliminação do fator patogênico é utilizada no início da fase prodrômica, quando ele ainda se encontra na superfície e não penetrou na profundidade. A eliminação pode ser feita liberando o exterior ou clareando o calor. No momento em que o fator patogênico se aprofunda, o uso dessa técnica não é indicado, pois ao invés de eliminar o fator patogênico, ele pode se espalhar e se aprofundar.

Os métodos de expulsão devem ser utilizados quando o fator patogênico começa a se aprofundar ou quando as lesões cutâneas se tornam purulentas.

Já os métodos de tonificação são utilizados quando o fator patogênico já foi eliminado, podendo ser uma estratégia interessante na síndrome pós-COVID-19. Caso o fator patogênico ainda esteja presente não deve ser utilizado pois o fator patogênico pode se fortalecer e espalhar. As estratégias utilizadas incluem regulação e harmonização do estômago e do baço, tonificação e nutrição do fígado, dos rins, do Qi e do sangue.

– Fitoterapia[6]

Pode ser utilizada como tratamento interno, nos quadros mais profundos e como tratamento externo, nos quadros mais superficiais. Além do diagnóstico preciso devemos conhecer a ação das ervas (promover a sudorese, provocar vômitos, harmonizar, purgar, aquecer, resfriar, clarear, adstringir e reduzir), suas propriedades (sabores e natureza), a capacidade de penetrar em determinados meridianos, sua indicação, dosagem, combinações, interações, efeitos colaterais e contraindicações.

Sempre iniciar com doses baixas mesmo nos tratamentos externos, e aumentar aos poucos, avaliando os possíveis efeitos colaterais. Pode ser utilizada quando a acupuntura apresenta pouco resultado.

– Acupuntura[2,4,7]

Utilizamos o princípio de drenar o excesso e tonificar a deficiência por meio da prescrição de pontos específicos e uso de técnicas de manipulação das agulhas. A seguir, os pontos tradicionais mais utilizados na dermatologia e suas funções.

- LI11 e SP10: ascende o Qi, promove a circulação do sangue, dispersa calor do sangue.
- LI4: dispersa o fator patogênico e drena o calor, regula a face e a boca, controla a transpiração.
- SP6, ST36: remove a umidade e revigora o Jiao médio, nutre o sangue e o Yin, acalma a mente.
- BL40: filtra o calor, esfria o sangue, trata região lombar e joelho.
- GV14: promove a circulação do Yang Qi, dissipa o vento e elimina o frio, filtra o calor, trata região cervical e coluna.
- GB20: dissipa o vento da superfície do corpo, trata região da cabeça e dos olhos.
- GB31: expulsa o vento e suaviza o prurido.
- BL20, CV6, ST36: tonifica o baço e revigora o Qi, aumenta produção de sangue.
- BL23: fortalece os rins, trata alopecia e urticária.
- Lembrar também dos pontos locais.

– Moxibustão[2]

Pode ser utilizada quando o efeito da acupuntura é pobre ou quando não há tempo suficiente para iniciar tratamento com fitoterapia. Pode ser realizada de maneira direta com cicatriz ou sem cicatriz, ou de modo indireto, quando utilizamos determinadas ervas entre o cone de moxa e a pele. Pode ser realizada sobre pontos de acupuntura ou próximo às lesões cutâneas. É contraindicada nos casos de febre, sudorese profusa, gestantes na região lombar ou abdominal. Na face não deve ser aplicada moxibustão direta por causa do risco de cicatriz.

– Ventosa[2]

É um método de tratamento que provoca congestão local. Não é indicado nos casos de febre alta, convulsão, cólicas ou desordens cutâneas alérgicas. Deve ser evitado nas áreas que tenham músculos pequenos ou protuberâncias ósseas. Uso contraindicado nas regiões lombares e abdominais de gestantes.

– Auriculoterapia[8-10]

Podemos utilizar estimulação auricular não invasiva do nervo vago, nos pacientes com COVID-19, para auxiliar na modulação da resposta inflamatória, equilibrando o balanço simpático-vagal, principalmente nos idosos ou em pacientes pertencentes ao grupo de risco.[6] Estímulos localizados em pontos ou áreas da concha auricular podem estimular o nervo vago,[7] listamos a seguir alguns pontos clássicos mais utilizados na dermatologia.[8]

- Sangria no ápice da orelha: clareia o calor e as toxinas.
- Pulmão, fígado e baço: expele o vento, clareia o calor e elimina a umidade.
- Glândula adrenal, endócrino e área alérgica: efeito antialérgico e anti-inflamatório.
- Diafragma, Shen Men e occipital: tranquiliza a mente e alivia a coceira.

Conclusão

Ao exercitar o raciocínio crítico, baseado em um bom exame clínico e avaliação objetiva dos sintomas, aliado ao conhecimento profundo dos tratamentos disponíveis, das suas possíveis interações e efeitos colaterais, evitamos prescrições desnecessárias, ou mesmo sem fundamentos, impedindo assim a ocorrência de iatrogenias.

Referências Bibliográficas

1. Wu C, Zuo Y. Basic theory of traditional chinese medicine. Shanghai: Zhu Z. Shanghai pujiang education press; 2011. 160p.
2. De-Rui S, Xiu-Fen W, Nissi Wang. Manual of Dermatology in Chinese Medicine. Seattle: Eastland Press; 1995. 11,19-24p.
3. Ying H, Morris W, Peng W. TCM case studies: dermatology. China: People's medical publishing house; 2014. 3p.
4. Wang L G, Pai H j. Tratado contemporâneo de acupuntura e moxibustão. São Paulo: Ceimec; 2005. 251, 405p.
5. Genovese G, Moltrasio C, Berti E, Marzano AV. Skin Manifestations Associated with COVID-19: Current Knowledge and Future Perspectives. Dermatology. 2021;237(1):1-12. DOI: 10.1159/000512932. Epub 2020 Nov 24.
6. Bensky D, Clavey S, Stöger E. Materia médica. 3. ed. Seatle: Eastland press, 2004. XV-XX p.
7. Focks C, März U. Guia prático de acupuntura. 3. ed. Barueri: Manole; 2014.
8. Kaniusas E, Szeles J C, Kampusch S, Alfageme-Lopez N, Yucuma-Conde D, Li X, Mayol J et al. Non-invasive Auricular Vagus Nerve Stimulation as a Potential Treatment for COVID19-Originated Acute Respiratory Distress Syndrome. Front Physiol. [internet] 2020; 11: 890. Published online 2020 Jul 28.
9. He W, Wang X, Shi H, Shang H, Li L, Jing X, Zhu B. Auricular Acupuncture and Vagal Regulation. Evid Based Complement Alternat Med. 2012; 2012: 786839. Published online 2012 Nov 27.
10. Li-Chun H. Auricular medicine. Orlando: AMIRTC; 2005. 544-565p.

Pós-COVID-19 em Mulheres Não Grávidas

30

Diego Trabulsi Lima, Erika Krogh, Flavia Falaschi, Júlia Costa Alves Simões, Lara Juliana Henrique Fernandes, Ludmila Chuva Marques, Luísa Teixeira Höhl, Waldemar Naves do Amaral

▶ Introdução

A pandemia ocasionada pela infecção do novo coronavírus (SARS-CoV-2) desencadeou uma crise sanitária, econômica e humanitária em todo mundo.[1,2] O cenário de incertezas sobre a doença resulta em questionamentos a respeito da conduta médica mais apropriada frente um quadro de COVID-19 e suas complicações.[2] Após quase dois anos da identificação do vírus na China, e mais de 3,7 milhões de óbitos, ainda há muitas dúvidas sobre o manejo desses pacientes durante a infecção aguda, quanto nas complicações pós-COVID-19.[3,4]

A síndrome pós-COVID-19 é uma condição em que o paciente apresenta sintomas persistentes de 4 a 12 semanas após a infecção aguda, ou repercussões crônicas que ocorrem após 12 semanas do início da infecção pela COVID-19, excluindo outros diagnósticos.[5] O quadro clínico mais predominante apresenta fadiga, dispneia, artralgia, desconforto torácico, tosse seca até comprometimento multissistêmico, como queixas osteomusculares, cardiorrespiratórias, dermatológicas, gastrointestinais, hematológicas, renais, neuropsiquiátricas etc.[6]

Considerando que as mulheres apresentam uma resposta imune mais acentuada que os homens e que há influência de hormônios sexuais femininos (estrógenos e progesterona), somado ao fato que o estresse pode ocasionar disfunções menstruais, os tipos, a intensidade das complicações da chamada "COVID longa", "COVID pós-aguda" ou "síndrome pós-COVID-19" apresentam a frequência distinta entre os sexos.

Diferentemente dos sintomas em decorrência de doença grave ou da fase aguda de outras infecções como coronavírus, os sintomas da síndrome pós-COVID-19 são comumente reportados em indivíduos com baixo risco de mortalidade para a COVID-19, como p. ex., mulheres jovens e sem comorbidades.[9] A síndrome da COVID longa está associada com o sexo feminino, tendo as mulheres um risco 20% maior de desenvolvê-la.[10]

▶ Fadiga

Em um estudo realizado na clínica de revisão pós-COVID-19, no St. James's Hospital (SJH), Dublin, Irlanda, com a participação 128 pessoas, com até seis semanas do fim do quadro infeccioso agudo, em pacientes ambulatoriais ou até seis semanas após a alta hospitalar, observou-se que mais de 50% dos pacientes tinham a fadiga como queixa médica, e que esse quadro clínico apresentava prevalência média de dez semanas, mas que em alguns casos, a fadiga persistia por mais de 12 meses. Além disso, foi possível averiguar que a incidência da fadiga em mulheres após a infecção aguda de COVID-19 era maior se comparada aos dos homens (p = 0,002), e que esse sintoma, geralmente era mais grave, se a paciente tivesse alguns fatores de risco, como o pré-diagnóstico de depressão e/ou ansiedade, com uso medicamentoso de antidepressivos (p < 0,001). Contudo, não houve associação entre a severidade da infecção pelo coronavírus, como, p. ex., a necessidade de internação hospitalar, suplementação de oxigênio ou cuidados intensivos, com a intensidade ou com a presença ou não da fadiga. Ademais, não foi visto uma relação entre os marcadores laboratoriais e citocinas pró-inflamatórias (número de leucócitos, neutrófilos, linfócitos, DHL, PCR, IL-6 ou sCD25) com a presença ou ausência da fadiga.[11,18]

Outro estudo na Suiça, com a participação de 431 pacientes com diagnóstico confirmado por PCR, ratifica a associação da fadiga na COVID longa com o sexo feminino, acrescentando a informação que as mulheres demoram mais para se recuperarem desse sintoma (média superior a 6-8 meses) quando comparadas ao sexo masculino (p = 0,009).[12]

▸ Repercussões neuropsiquiátricas

Um estudo transversal realizado no centro de acompanhamento da síndrome pós-COVID-19 na Itália, com a participação de 381 pacientes, observou-se que o diagnóstico de perturbação de estresse pós-traumático (PSPT) foi mais frequente no sexo feminino, que representava 43,6% da amostra da pesquisa. Associado a isso, observou-se que os paciente com PSPT possuíam taxas mais altas de história de transtornos psiquiátricos como os *delirium* ou agitação durante a agudização da COVID-19. Nesse sentido, foram também as mulheres que apresentavam taxas mais altas de sintomas médicos persistentes após a infecção aguda pelo coronavírus, tendo a regressão logística uma especificidade pelo sexo feminino (p=0,02).[13]

Outro estudo feito na China, após o acompanhamento ambulatorial por seis meses, também sugeriu que as alterações psicoemocionais após a infecção da COVID-19 apresentam frequência distintas entre os sexos, havendo uma predileção pelas mulheres, pois essas seriam mais propensas a quadros de ansiedade generalizada e a depressão.[14]

▸ Repercussões pulmonares

Segundo estudo italiano, por meio da análise de séries de 238 casos de pacientes que necessitaram de internação hospitalar, o sexo feminino se mostrou um fator de risco significante para níveis reduzidos de capacidade de difusão pulmonar de monóxido de carbono, refletindo graus variáveis de sequela pulmonar.[15]

A demanda de oxigênio suplementar secundária à hipoxemia persistente foi relatada em 6,6% e 6,9% dos pacientes, respectivamente, em 60 dias de acompanhamento na COVID-19 pós-aguda.[16,17]

▸ Repercussões imunes

Um estudo de coorte evidenciou uma predominância do sexo feminino no que diz respeito a síndrome pós-COVID-19, o que provavelmente está relacionado com a desregulação imune persistente e mais evidente nesse sexo. Nesse estudo, 75% dos pacientes eram mulheres com idade média de 47 anos, sendo que todas elas tiveram sequelas da infecção pós-aguda por SARS-CoV-2. Os principais fenótipos clínicos identificados foram: fadiga, dispneia, mialgia, sintomas ortostáticos, dor torácica e cefaleia. O IL-6 estava elevado em 61% dos pacientes, sendo 69% deles, mulheres.[18]

Conclusão

A síndrome pós-COVID-19 é uma condição de saúde que limita o paciente, reduzindo sua qualidade de vida, ainda que provisória devido as repercussões sistêmicas do quadro pós-agudo. A escassez de estratificação de sexo nos estudos atuais disponíveis impossibilita a obtenção de conclusões concretas. Por se tratar de uma situação de saúde até então desconhecida antes do aparecimento do novo coronavírus, futuros estudos com amostragem apenas com pacientes do sexo feminino são de extrema importância para a compreensão dessa síndrome, suas repercussões nos sistemas descritos e não descritos, para que, assim, seja possível a realização de rastreamentos e de tratamentos direcionados para cada alteração em tempo oportuno.

Referências Bibliográficas

1. Werneck, Guilherme Loureiro; Carvalho, Marilia Sá. A pandemia de COVID-19 no Brasil: crônica de uma crise sanitária anunciada. 2020.
2. Lima, Nísia Trindade; BUSS, Paulo Marchiori; Paes-Sousa, Rômulo. A pandemia de COVID-19: uma crise sanitária e humanitária. Cadernos de Saúde Pública, v. 36, n. 7, 2020.
3. Munster VJ, Koopmans M, van Doremalen N, van Riel D, de Wit E. A novel coronavirus emerging in China - Key questions for impact assessment. N Engl Med J. 2020;382:692-4. doi: 10.1056/NEJMp2000929.
4. Word Health Organization. WHO Coronavirus (COVID-19) Dashboard. Disponível em: https://covid19.who.int/ . Acesso em: 05 de junho de 2021
5. COVID Symptom Study. How long does COVID-19 last? 2020 June 6 [citado em 14 Out 2020]. Disponível em https://covid.joinzoe.com/post/covid-long-term?fbclid=IwAR1RxIcmmdLEFjh_aI-.
6. Nalbandian, Ani et al. Post-acute COVID-19 syndrome. Nature Medicine, p. 1-15, 2021.
7. Mauvais-Jarvis, Franck; Klein, Sabra L.; Levin, Ellis R. Estradiol, progesterone, immunomodulation, and COVID-19 outcomes. Endocrinology, v. 161, n. 9, p. bqaa127, 2020.
8. LI, Kezhen et al. Analysis of sex hormones and menstruation in COVID-19 women of child--bearing age. Reproductive biomedicine online, v. 42, n. 1, p. 260-267, 2021.
9. Dennis A, Wamil M, Alberts J On behalf of coverscan study investigators et al. Multiorgan impairment in low-risk individuals with post-COVID-19 syndrome: a prospective, community--based study BMJ Open 2021;11:e048391. doi: 10.1136/bmjopen-2020-048391
10. Mahmud R, Rahman MM, Rassel MA, Monayem FB, Sayeed SKJB et al. (2021) Post-COVID-19 syndrome among symptomatic COVID-19 patients: A prospective cohort study in a tertiary care center of Bangladesh. PLOS ONE 16(4): e0249644. https://doi.org/10.1371/journal.pone.0249644
11. Townsend L, Dyer AH, Jones K, Dunne J, Mooney A, Gaffney F et al. (2020) Persistent fatigue following SARS-CoV-2 infection is common and independent of severity of initial infection. PLoS ONE 15(11): e0240784. https://doi.org/10.1371/journal.pone.0240784
12. Malik J, Zaidi SMJ, Ishaq U, Ali M, Rana AS, Iqbal R et al. (2021). Post-acute COVID-19 syndrome and its prolonged effects: An updated systematic review. medRxiv.
13. Janiri D, Carfì A, Kotzalidis GD et al. Posttraumatic stress Disorder in Patients After Severe COVID-19 Infection. JAMA Psychiatry. 2021;78(5):567–569. doi:10.1001/jamapsychiatry.2021.0109
14. Huang C, Huang L, Wang Y, Li X, Ren L, Gu X et al. (2021). 6-month consequences of COVID-19 in patients discharged from hospital: a cohort study. The Lancet.

15. Bellan M, Soddu D, Balbo PE et al. Respiratory and Psychophysical Sequelae Among Patients With COVID-19 Four Months After Hospital Discharge. JAMA Netw Open. 2021;4(1):e2036142. doi:10.1001/jamanetworkopen.2020.36142.
16. Chopra, V., Flanders, S. A. & O'Malley, M. Sixty-day outcomes among patients hospitalized with COVID-19. Ann. Intern. Med. https://doi.org/10.7326/M20-5661 (2020).
17. Nalbandian, Ani et al. Post-acute COVID-19 syndrome. Nature Medicine, p. 1-15, 2021.
18. The Female Predominant Persistent Immune Dysregulation of the Post COVID Syndrome: A Cohort Study Ravindra Ganesh, Stephanie L Grach, Dennis M. Bierle, et.al medRxiv 2021.05.25.21257820; doi: https://doi.org/10.1101/2021.05.25.21257820.

Síndrome Pós-COVID-19: Impactos Obstétricos na Pós-Pandemia

31

Júlia Costa Alves Simões, Lara Juliana Henrique Fernandes, Luciano Ricardo Curuci de Souza, Ludmila Chuva Marques, Luísa Teixeira Höhl, Luiz Henrique Fernandes Musmanno, Waldemar Naves do Amaral

▶ Introdução

No ano de 2019, surgiu em Wuhan, na China, os primeiros casos de um novo coronavírus, o SARS-CoV-2, responsável por uma pandemia de impacto global, que já conta com milhões de infectados e de mortes.

Na gestante, são várias as mudanças fisiológicas que acontecem, como ritmo cardíaco e consumo de oxigênio aumentado, capacidade pulmonar diminuída e mudanças na imunidade mediada por células. Por isso, a gravidez é um estado fisiológico que predispõe a mulher a infecções respiratórias virais, podendo aumentar o risco de doenças mais severas quando comparado ao adulto não grávido, como no caso da COVID-19.[1,2] Apesar das informações acerca dos impactos dessa infecção na gestante e no feto ainda estarem emergindo, a análise de surtos anteriores do SARS-CoV e do MERS-CoV pode propiciar informações adicionais para suplementar os dados emergentes acerca do SARS-CoV-2 e guiar o entendimento do potencial efeito da COVID-19 durante a gestação, devido à similaridade entre esses agentes etiológicos.

Em seu estudo, Hapshy et al.[3] percebeu que em respeito a tosse (52%) e a dispneia (30%) os sintomas da COVID-19 na gravidez são semelhantes às infecções que acontecem na população geral. No entanto, a gestante tem menor probabilidade de apresentar sintomas como cefaleia (41%), febre (34%), calafrios (38%) e diarreia (14%) se comparados à população geral. Juan et al.[4] apontou como sintomas mais comumente apresentados pelas gestantes infectadas pelo SARS-CoV-2 a febre, tosse, dispneia/falta de ar, fadiga e mialgia.

Diriba et al.[5] conclui que mulheres grávidas infectadas por coronavírus estão em risco aumentado de resultados obstétricos adversos, em comparação ao restante da população. A prevalência de SARS-CoV-2 em nascimentos pré-termo < 37 semanas gestacionais foi de 14,3% e < 34 semanas gestacionais foi de 8,9%, enquanto 46,2% das mulheres deram à luz com mais de 37 semanas gestacionais. A pré-eclâmpsia foi reportada em 5,7% das gestantes com COVID-19. A ruptura prematura de membranas pré-termo aconteceu em 8,9% das pacientes, enquanto a taxa de restrição do crescimento intrauterino foi de 1,2%. Nesse estudo, o abortamento espontâneo aconteceu em 2,4% dos casos. 28,5% das gestantes foram internadas na UTI, enquanto a taxa de morte materna reportada foi de

1,5%. A prevalência da cesariana foi de 57%. O sofrimento fetal foi reportado em 25% dos casos, enquanto a taxa de asfixia neonatal foi de 1,6%. A prevalência de escore Apgar inferior a 7 aos 5 minutos foi de 1,4%. A taxa de recém-nascidos admitidos na UTI neonatal foi de 11,6%, no qual a morte perinatal foi reportada em 2,9%.

Khalil *et al.* Relatam um aumento do número de partos prematuros e de cesarianas após o início da pandemia.

Desse modo, as gestantes que foram infectadas pelo SARS-CoV-2 tem risco aumentado de diversas complicações, a exemplo de parto prematuro, pré-eclâmpsia, ruptura prematura de membranas pré-termo, restrição do crescimento intrauterino, abortos espontâneos, cesarianas, sofrimento fetal, internação da gestante na UTI ou do bebê na UTI neonatal e a morte materna ou perinatal.

Alterações Fisiológicas da Gestação

– Alterações hematológicas

Na gestante, o aumento da massa de glóbulos vermelhos não acompanha o aumento gradativo do volume plasmático cujo pico ocorre por volta de 34 semanas, havendo hemodiluição, com queda nas concentrações de hemoglobina e nos valores do hematócrito. Existe uma tendência à queda na contagem de plaquetas, mas que se mantem no estado de normalidade dentre das referências laboratoriais.

A gravidez altera o equilíbrio do sistema de coagulação, fator de grande importância para a hemostasia do parto. As alterações no sistema de coagulação, em favor de um estado fisiológico de hipercoagulabilidade são confirmadas pelo aumento das dos fatores VIII, IX e X e dos níveis de fibrinogênio, os quais se elevam em até 50% de seus níveis anteriores à gravidez. Além disso, ocorre diminuição da atividade fibrinolítica, dos anticoagulantes endógenos, como a antitrombina e a proteína S, predispondo a gestante e a puérpera à trombose venosa.[6-8]

– Alterações cardiocirculatórias

Por volta das oito semanas de gestação, ocorre aumento de até 20% no débito cardíaco, para compensar a vasodilatação periférica, mediada pela síntese de óxido nítrico, regulada pelo estradiol e possivelmente pelas prostaglandinas vasodilatadoras (PGI2). O coração está fisiologicamente dilatado e a contratilidade miocárdica aumentada. A pressão arterial diminui no primeiro e segundo trimestres, mas aumenta para níveis de não grávidas no terceiro trimestre.

Com relação ao fato de o volume sanguíneo e o volume sistólico aumentarem na gravidez, o mesmo não acontece significativamente com a pressão capilar pulmonar e a pressão venosa central, devido à diminuição encontrada na resistência vascular pulmonar (RVP), e na resistência vascular sistêmica (RVS), que diminuem significativamente na gravidez normal.[6-8]

– Alterações respiratórias

Com o aumento da taxa metabólica em 15% e aumento em 20% no consumo de oxigênio, ocorre um estado de hiperventilação materna, aumentando a PO_2 e diminuindo a PCO_2, observando-se um estado de alcalose leve compensada. A elevação progressiva do diafragma ao longo da gestação resulta em diminuição da capacidade residual funcional, gerando uma sensação subjetiva de falta de ar sem hipóxia, o que é mais comum no final da gestação e pode ser observada em repouso ou durante a fala e melhorar durante atividades leves.[6-8]

– Alterações gastrointestinais

Alterações na digestão e no trânsito intestinal são promovidas pelos altos níveis de gonadotrofina coriônica humana (hCG), estrogênio e progesterona no início da gestação e se mantém pelas mudanças mecânicas ao longo da gestação. O estômago, cada vez mais deslocado para cima, sofre aumento de sua pressão interna que, associado à diminuição do tônus do esfíncter esofágico, pode levar a sintomas de refluxo, bem como náuseas e vômitos, potencializados quando já existiam doenças gastrointestinais, como doença do refluxo gastroesofágico, gastroparesia diabética, cirurgia de by-pass gástrico ou doença inflamatória intestinal.[6-8]

– Alterações musculoesqueléticas

Na gestação ocorre um processo de flacidez articular, contribuindo para as alterações posturais. O relaxamento da pelve com maior mobilidade das articulações sacroilíacas e púbicas soma-se a uma lordose progressiva compensatória à posição do útero em crescimento.

Tais alterações são responsáveis por sintomas de desconforto e sofrimento, seja pelas alterações posturais, seja pela formação de dores miofasciais, com presença de pontos gatilhos que podem resultar em dores no segmento lombossacral e na pelve. Essas alterações são os motivos mais comuns de dor na coluna, como lombalgia no último trimestre e também desconforto em membros superiores com sensação de dormência e fraqueza.[9]

Respostas Psicocomportamentais das Gestantes após o Início da Pandemia

Segundo Wu Y. et al., os distúrbios de saúde mental são causa comum de morbidade durante a gravidez, com aproximadamente 12% das mulheres apresentando depressão e até 22% apresentando altos níveis de ansiedade no final da gravidez.[10]

Em estudo transversal realizado em 25 hospitais públicos de dez províncias da China, foram distribuídos questionários a grávidas no terceiro trimestre de gravidez, com perguntas referentes a características sociodemográficas, estilos de vida, história reprodutiva, história de problemas de saúde mental, sintomas depressivos atuais, apoio conjugal e familiar e complicações na gravidez (ameaça de aborto, diabetes melito gestacional, distúrbio hipertensivo, placenta prévia, colestase intra-hepática da gravidez, oligoidrâmnio, e restrição de crescimento intrauterino).[10]

Esse estudo avaliou a relação entre um grande evento de saúde pública com risco de vida e a saúde mental materna, em que há aumento do estresse e do medo devido à preocupação adicional com o feto. Foram analisados fatores de risco como baixo nível socioeconômico, suporte social insuficiente e comportamentos de saúde precários, incluindo falta de atividade física, além do *status* de filho único materno, que também foi considerado um fator de risco independente para depressão. Constatou-se também maior porcentagem de mulheres com pensamentos de automutilação, o que foi significativamente maior após o início da pandemia.[10]

Segundo Zhang JP et al., as mulheres grávidas estão sujeitas a uma série de efeitos negativos em decorrência da pandemia, dos novos hábitos sociais, do medo e dos traumas das perdas sofridas, sendo consideradas mais reativas emocionalmente contra situações de emergência e, portanto, mais suscetíveis em comparação com homens.[11]

Analisando uma amostra transversal de base populacional de mulheres grávidas de todas as regiões da China, foi observado que quase metade das mulheres grávidas que contraíram COVID-19, expressou níveis mais elevados de ansiedade e preocupação com a chegada de seus recém-nascidos também contraírem a infecção.[11]

O mesmo autor, analisando dados do ano anterior encontrou alta prevalência de depressão pré-natal (34%) e suspeita de transtorno do estresse pós-traumático – TEPT (40%) durante o surto da COVID-19, sendo maior em comparação com aquelas relatadas durante os períodos sem surtos de doenças infecciosas,[12,13] sugerindo o impacto negativo da COVID-19 na saúde mental das grávidas estudadas.[11]

Liang P. et al, em estudo transversal de 864 mulheres, entre 6 e 12 semanas após o parto, encontrou prevalência de 30% de depressão pós-parto sendo 14,8% na forma leve, 10,8% moderada e 4,4% em sua forma grave.[14]

Lebel C. et al., relacionou como fatores de proteção aos casos leves de ansiedade e de depressão pós-parto, o aumento do apoio social e exercícios que ajudariam a reduzir o sofrimento.[15]

Liu X. et al. analisando 1.947 grávidas de duas cidades da China, durante a pandemia, observou diferenças de incidências de ansiedade, que sofreram influência de fatores demográficos, renda familiar, sintomas subjetivos e atitudes. Em geral, as decisões obstétricas também revelaram diferenças baseadas na cidade relacionadas à preferência do hospital, tempo de atendimento pré-natal ou parto, tipo de parto e alimentação infantil.[16]

Assim, a questão psicossocial é um fator de extrema importância que deve ser sempre considerado e avaliado no tratamento à mulher em todas as ases da gestação.

Conclusão

Além dos sintomas da doença e da gravidez, as mulheres correm inúmeros riscos inerentes ao período vivido, ao medo, às dificuldades, ao isolamento social e à desinformação. Todos esses fatores levam à ansiedade, ao protelamento das consultas, aos subdiagnósticos, colocando em risco a assistência pré-natal. A consequência pode ser observada no aumento de complicações, da morbidade e mortalidade materno-fetal.

É importante ao médico, e em específico, ao obstetra, se ater a essas possibilidades fisiopatológicas da doença, e aos seus aspectos psicossociais a fim de prestar uma assistência de qualidade, garantindo a segurança e bem-estar da mãe e do feto.

Tema deste livro, a acupuntura, como especialidade médica, já se mostrou benéfica para a ansiedade, para o tratamento da dor do parto, na hiperêmese, lombalgia na gravidez, dismenorreia, depressão na gravidez e bexiga hiperativa,[17] dentre outros, sendo um grande aliado do especialista nos cuidados pré-natais e no puerpério. Nesse contexto, ela pode ser usada para aliviar certos sintomas que surgem nesse período, os quais podem ser agravados pela COVID-19.

Referências Bibliográficas

1. Galang RR, Chang K, Strid P, Snead MC, Woodworth KR, House LD, Perez M, Barfield WD, Meaney-Delma D, Jamieson DJ, Shapiro-Mendoza CK, Ellington SR. Severe Coronavirus Infections in Pregnancy: A Systematic Review. Obstetrics & Gynecology, [s. l.], p. 262-272, 2020.
2. Tekbali A, Grunebaum A, Saraya A, McCullough L, Bornstein E, Chervenak FA. Pregnant vs. nonpregnant severe acute respiratory syndrome coronavirus 2 and coronavirus disease 2019 hospital admissions: the first 4 weeks in New York. Am J Obstet Gynecol 2020 [Epub ahead of print]
3. Hapshy V, Aziz D, Kahar P, Khanna D, Johnson KE, Parmar MS. COVID-19 and Pregnancy: Risk, Symptoms, Diagnosis, and Treatment. SN Comprehensive Clinical Medicine, [s. l.], p. 1-7, 2021.
4. Juan J, Gil MM, Rong Z, Zhang Y, Yang H, Poon LC. Effect of coronavirus disease 2019 (COVID-19) on maternal, perinatal and neonatal outcome: systematic review. Ultrasound in Obstetrics & Gynecology, [s. l.], p. 15-27, 2020.

5. Diriba K, Awulachew E, Getu E. The effect of coronavirus infection (SARS-CoV-2, MERS-CoV, and SARS-CoV) during pregnancy and the possibility of vertical maternal-fetal transmission: a systematic review and meta-analysis. European Journal of Medical Research, [s. l.], 2020.
6. Soma-Pillay P, Nelson-Piercy C, Tolppanen H, Mebazaa A. Physiological changes in pregnancy. Cardiovasc J Afr. 2016;27(2):89-94. doi:10.5830/CVJA-2016-021.
7. Obstetrícia de Williams (recurso eletrônico) I F. Gary Cunningham et al.; tradução: Adernar Valadares Fonseca et al.; revisão técnica: Renato Sá, Fernanda Campos. - 23. ed. - Dados eletrônicos. - Porto Alegre: AMGH, 2012.
8. Montenegro, Carlos Antonio Barbosa Rezende obstetrícia / Carlos Antonio Barbosa Montenegro, Jorge de Rezende Filho. - 13. ed. - Rio de Janeiro: Guanabara Koogan, 2017. il. ISBN 978-85-277-3071-6.
9. Majchrzycki M, Mrozikiewicz PM, Kocur P, Bartkowiak-Wieczorek J, Hoffmann M, Stryła W, Seremak-Mrozikiewicz A, Grześkowiak E. Dolegliwości bólowe dolnego odcinka kręgosłupa u kobiet w ciazy [Low back pain in pregnant women]. Ginekol Pol. 2010 Nov;81(11):851-5. Polish. PMID: 21365902.
10. Wu Y, Zhang C, Liu H, Duan C, Li C, Fan J, Huang HF. Perinatal depressive and anxiety symptoms of pregnant women during the coronavirus disease 2019 outbreak in China. American Journal of Obstetrics and Gynecology. 2020;223(2):240.e1–240.e9. doi: 10.1016/j.ajog.2020.05.009.
11. Zhang CJP, Wu H, He Z, Chan NK, Huang J, Wang H, Yin Z, Akinwunmi B, Ming W-k. (2021). Psychobehavioral Responses, Post-Traumatic estresse and Depression in Pregnancy During the Early Phase of COVID-19 Outbreak. Psych Res Clin Pract,
12. Gavin NI, Gaynes BN, Lohr KN, et al: Perinatal depression: a systematic review of prevalence and incidence. Obstet Gynecol. 2005; 106:1071–1083Google Scholar.
13. Goldmann E, Galea S: Mental health consequences of disasters. Annu Rev Public Health. 2014; 35:169–183Google Scholar.
14. Liang P, Wang Y, Shi S, Liu Y, Xiong R. Prevalence and factors associated with postpartum depression during the COVID-19 pandemic among women in Guangzhou, China: a cross-sectional study. BMC Psychiatry. 2020 Nov 25;20(1):557. doi: 10.1186/s12888-020-02969-3. PMID: 33238927; PMCID: PMC7686811.
15. Lebel C, MacKinnon A, Bagshawe M, Tomfohr-Madsen L, Giesbrecht G. Elevated depression and anxiety symptoms among pregnant individuals during the COVID-19 pandemic. Journal of Affective Disorders. 2020;277:5-13. doi: 10.1016/j.jad.2020.07.126.
16. Liu X, Chen M, Wang Y, Sun L, Zhang J, Shi Y, Qi H. Prenatal anxiety and obstetric decisions among pregnant women in Wuhan and Chongqing during the COVID-19 outbreak: A cross-sectional study. BJOG. 2020;127(10):1229–1240. doi: 10.1111/1471-0528.16381.
17. Bishop KC, Ford AC, Kuller JA, Dotters-Katz S. Acupuncture in Obstetrics and Gynecology. Obstetrical & Gynecological Survey, [s. l.], p. 241-251, 2019.

Ginecologia na Síndrome Pós-COVID-19 pela Medicina Tradicional Chinesa

32

Mara Valéria Pereira Mendes, Eduardo Pereira Cruz,
Luciano Ricardo Curuci de Souza, Adriano Höhl

▸ Introdução

O surto mundial da COVID-19 mudou o *modus operandi* de todos os seguimentos da sociedade. Os desenhos de estudos relatados até o momento não permitem fazer estimativas de risco precisas sobre muitos resultados a longo prazo, particularmente por características do paciente ou da doença, mas eles sugerem que o problema de sintomas persistentes é substancial.

Em revisão sistemática publicada recentemente,[1] descobriu-se que os sintomas persistentes da COVID-19 eram comuns em até 72,5% dos pacientes em um tempo variável: até mais de 60 dias após o diagnóstico ou até mais de 30 dias após a recuperação da doença aguda ou alta hospitalar. Esse achado foi consistente, mesmo dentre os estudos que acompanharam pacientes por quase seis meses. Diferenças de sexo e gênero na prevalência de doenças, patogênese e modulação têm sido relatadas com frequência.

No caso particular da mulher, as alterações hormonais cíclicas representam a oportunidade de estudar o efeito fisiológico das flutuações hormonais *in vivo* na função imunológica e na modulação de doenças crônicas.[2] É importante um olhar especial para a presença dessas alterações, visto ser comum a exacerbação de sintomas e de patologias relacionadas às fases do ciclo menstrual, fenômeno mal compreendido, mas atribuído a problemas reprodutivos.[3]

As crises de enxaqueca costumam ser mais frequentes no período pré-menstrual.[4] Na segunda fase do ciclo, temos a piora de doenças como a taquicardia supraventricular,[5] epilepsia catamenial,[6] distúrbios do sono,[7] piora do transito gastrointestinal[8,9] assim como o fenômeno de Raynaud,[10] observado em doenças autoimunes,[10] além do glaucoma[11,12] e da infecção pelo vírus do herpes simplex facial,[13] dentre outras.

Com relação à COVID-19, em tão pouco tempo de estudos, já encontramos relatos em estudo transversal retrospectivo, com análise dos hormônios sexuais em mulheres que contraíram a doença em idade reprodutiva, evidências de prolongamento do ciclo menstrual e diminuição do volume em 20% delas, raros casos de ciclos encurtados além do aumento do fluxo menstrual em outras, por provável consequência de flutuações transitórias dos hormônios sexuais, causadas pela supressão ovariana que devem ser retomadas após a recuperação da doença.[14]

Abordaremos neste capítulo as possibilidades do impacto das desarmonias geradas pela infecção pelo SARS-CoV-2 e suas possíveis implicações nos sintomas relacionados à saúde do aparelho ginecológico, nas fases reprodutiva e pós-reprodutiva feminina, assim como sugestões de tratamentos iniciais, pela óptica da Medicina Tradicional Chinesa (MTC).[15]

Patogenia com Possíveis Desarmonias pelo SARS-CoV-2 pela Medicina Tradicional Chinesa

Segundo a Medicina Tradicional Chinesa, a COVID-19 se dá pela invasão do Qi perverso epidêmico através do nariz e da boca, ou de toxina epidêmica ou calor tóxico que se instala no pulmão (Fei), reprimindo o Qi desse órgão. Entrando pela boca, atinge o baço-pâncreas e estômago (Wei), levando ao acúmulo de umidade e à deficiência de Yang do baço.[16,17] A presença de calor da toxina epidêmica leva à "queima" do sangue, tendo como consequência a coagulação dessa substância vital.[16,17] A deficiência de Qi leva à estase de sangue, conhecida como "Xueyu".[18] No estágio posterior, o corpo é danificado pelo consumo de líquidos e se torna deficiente em Qi e Yin.[16] Assim, no pós-COVID-19 esperamos encontrar como desarmonia principal as deficiências de Qi e Yin.

– A deficiência de Qi e Yang do baço-pâncreas

A deficiência de Qi ou Yang do baço-pâncreas, impede que ele execute bem sua função de transformação, atrapalhando o processo de formação de Qi e Xue, seu transporte e distribuição, resultando em estagnação de fluido e formação e retenção de mucosidade. Por ser o órgão que nutre e que segura o Xue dentro dos vasos, sua deficiência energética resulta em falência do mesmo nessa função e pode levar a sangramento importante.[19]

– Deficiência de Qi e Yin do rim

A inter-relação de Fei (metal) e Shen (água) encontra-se tanto na respiração pela inspiração e expiração, bem como na circulação das águas, o que já é sabido. O fluido Yin de ambos os Zang, nutre um ao outro. O fluido Yin do Shen é a base do fluido Yin de todo o corpo. Uma deficiência de Yin do Fei pode danificar o Yin do Shen. Uma deficiência de Yin do Shen levará o Yin a falhar em ascender e nutrir o Yin do Fei.[19,20]

– Deficiência de Yin do Gan

Gan e Shen têm uma origem comum, em termos de Yin e Yang, eles têm um relacionamento associado e interdependente. Na doença, frequentemente influenciam um ao outro. A deficiência do Yin do Shen pode resultar em uma deficiência de Yin do Gan também. Isso levará a uma hiperatividade do Yang do Gan por deficiência de Yin.[19] O rim possui a Essência reconhecida como uma força responsável pelo crescimento, desenvolvimento e reprodução, importante na geração de sangue e no aumento da imunidade. O fígado, além de armazenar sangue, pode modular o volume sanguíneo e manter o fluxo sanguíneo. As funções sexuais e reprodutivas também estão sob o controle do fígado. Desse modo, o rim e o fígado são dois órgãos importantes com uma ampla gama de funções na MTC. Tanto a essência quanto o sangue pertencem à natureza Yin; portanto, acredita-se que o rim e o fígado sejam da mesma origem. A fraqueza de um órgão geralmente leva ao desequilíbrio do outro.[21]

– Deficiência e estagnação de Xue

O comprometimento de Fei, Pi, Shen e Gan, leva a uma deficiência de Qi, tornando esse insuficiente em suas funções de aquecer e promover o fluxo de Xue. Qi e Xue são interdependentes e a deficiência de um, leva à deficiência de ambos. Com pouco Xue teremos um Gan deficiente impedido de executar sua função suavizadora e reguladora do Qi. Teremos ainda a formação de calor pelas deficiências de Yin do Shen e do Gan, e esse calor, somado ao calor originado do acúmulo de umidade gerado pela deficiência de Yang do Pi, secará os líquidos, lesando os vasos sanguíneos e bloqueando o fluxo de sangue nos vasos.[16]

Aspectos Fisiológicos do Útero pela Medicina Tradicional Chinesa

O útero é o mais importante dos Seis Órgãos Yang Extraordinários. Apresenta as funções de regular a menstruação, a concepção e a gravidez, funcionando como Yin ao armazenar sangue e o feto durante a gravidez e como Yang ao descarregar sangue na menstruação e o bebê no parto.[20]

O ciclo menstrual é regulado pela alternância entre o Yin e o Yang do rim. O Yin ascende na primeira fase do ciclo e o Yang ascende na segunda fase do ciclo. Assim, o útero é alimentado pela essência do rim, através do vaso da concepção Ren Mai, sendo o vaso Chong Mai o responsável por trazer o sangue e o Du Mai responsável por trazer o Yang Qi do Yang do rim.[21]

O útero está conectado ao rim pelo canal do útero (Babo Luo) e ao coração por pelo vaso do útero (Babo Mai). O rim é o órgão mais importante e como elemento água é a mãe da Madeira (fígado), que provê o sangue ao útero através do Chong Mai. O útero depende do suprimento abundante de sangue. O sangue é governado pelo coração, controlado dentro dos vasos pelo baço-pâncreas e armazenado pelo fígado. Esses três órgãos estão vinculados ao coração e o desequilíbrio de um deles pode promover alterações na parte ginecológica.[20,21]

Na medicina ocidental, as alterações ginecológicas são dependentes da interação do eixo hipotálamo-hipófise-ovário, que sofre a influência de fatores externos, afecções multissistêmicas, tratamento medicamentoso, dentre outras disfunções orgânicas, que podem ser aferidas por exames complementares e tratadas com uso de medicações hormonais.

Na Medicina Tradicional Chinesa, sabe-se da interação entre Ren Mai e Du Mai, os quais se originam no útero e, por analogia, que a ligação do Du Mai do útero ao cérebro poderia ser comparada ao eixo hormonal da racionalidade médica ocidental.

As doenças do aparelho reprodutor feminino e masculino geralmente envolvem os padrões de desarmonia de rim e de Gan, tais como deficiência de Yin do rim, deficiência de Yang do rim e depressão do Qi do fígado. As desarmonias de baço-pâncreas, rim e fígado levam a um comprometimento no equilíbrio de seus canais tendinomusculares, assim como com os três *Vasos Maravilhosos Ren Mai, Chong Mai e Du Mai* (Vaso Governador, GV) relacionados diretamente com a fisiologia do aparelho reprodutor feminino,[22] levando a alteração nos padrões dos ciclos menstruais. A desarmonia do coração leva a alterações da mente, podendo ocorrer, além dos sintomas cardiovasculares, modificações no padrão de comportamento da paciente, conforme a fase do ciclo na idade reprodutiva, ou de uma maneira contínua, após essa fase (pós-menopausa).

Aplicações da Acupuntura nos Distúrbios Ginecológicos

A COVID-19, por ser uma doença multissistêmica, pode ser seguida por uma série de sinais e sintomas, os quais estão relacionados com os padrões de desarmonias que o paciente possa apresentar após doença. A paciente não apresentará uma alteração ginecológica isolada e sim em meio a inúmeros sintomas de um ou mais padrões de desarmonias, cujo diagnóstico será essencial para o tratamento.

– Alterações menstruais

Conhecemos a atuação da acupuntura nas alterações menstruais. Em uma revisão sistemática e metanálise concluiu-se que a acupuntura pode reduzir a dor menstrual e os sintomas associados de maneira mais eficaz em comparação com nenhum tratamento ou com o uso de anti-inflamatórios não esteroidais (AINEs), e a eficácia pode ser mantida durante um período de acompanhamento de curto prazo.[23]

– Dismenorreia

Uma revisão sistemática sugere que a acupuntura pode reduzir a dor menstrual e os sintomas associados de maneira mais eficaz em comparação com nenhum tratamento ou com o uso de AINEs, e a eficácia pode ser mantida durante um período de acompanhamento de curto prazo.[23]

Oito estudos comparando acupuntura com acupuntura placebo e outros grupos de analgesia mostraram que o escore de dor foi menor no grupo de acupuntura do que em outros grupos.[24-32]

– Tensão pré-menstrual

A acupuntura tem seu uso de rotina na China para problemas de saúde da mulher, incluindo a síndrome pré-menstrual (TPM). Em uma revisão, autores da Cochrane revisaram as evidências sobre a eficácia e segurança da acupuntura ou acupressão em mulheres com síndrome pré-menstrual ou transtorno disfórico pré-menstrual, sugerindo que a acupuntura e a acupressão podem melhorar os sintomas físicos e psicológicos da TPM quando comparadas a um controle simulado porém, não havendo ainda evidências para a comparação da acupuntura ou acupressão com os tratamentos atuais recomendados pela ISPMD para TPM, como inibidores seletivos da recaptação da serotonina (SSRIs).[33]

– Infertilidade

A infertilidade, reconhecida como um problema de saúde pública, pela OMS está listada como uma das três principais doenças, afetando de 10% a 15% dos casais em todo o mundo.[34] O diagnóstico e o tratamento de infertilidade frequentemente resultam em sofrimento psicológico significativo.

As famílias que enfrentam infertilidade são inevitavelmente afetadas pela pandemia da COVID-19, tendo que atrasar seus projetos parentais. Dados publicados recentemente mostraram que o fechamento de clínicas de infertilidade, durante a pandemia de COVID-19 foi associado a um aumento acentuado na prevalência de ansiedade e depressão entre pacientes inférteis submetidos à fertilização *in vitro* e foi percebido como um evento incontrolável e estressante.[35] Estudos realizados no período após o início da pandemia, mostraram que 67,4% dos participantes estavam em confinamento, sendo que as mulheres que continuaram no local de trabalho, apresentaram níveis significativamente mais elevados de sintomas depressivos e ansiosos, do que aquelas que permaneceram em casa.[36]

A associação da acupuntura, incluindo eletroacupuntura (EA) e estimulação elétrica transcutânea de pontos de acupuntura (TEAS) e do rápido desenvolvimento da tecnologia de reprodução assistida popularizou-se pela demonstração de sua eficácia. Evidências crescentes têm demonstrado que EA e TEAS são eficazes no tratamento de distúrbios ginecológicos, especialmente a infertilidade.[37]

Em estudos, Stener-Victorin *et al.* demonstraram que os tratamentos consecutivos de eletroacupuntura melhoraram as taxas de ovulação em nove de 24 mulheres anovulatórias com síndrome dos ovários policísticos.[38]

Em outras três metanálises, encontramos uma melhora na taxa de gravidez e taxa de nascidos vivos após a acupuntura no dia da transferência de embriões (TE).[39-41]

O tratamento de fertilização *in vitro* é um tratamento de reprodução assistida bem estabelecido para casais com problemas subférteis e envolve duas operações menores: recuperação transvaginal de oócitos guiada por ultrassom (TUGOR) e transferência de embriões (TE). O TUGOR é considerado o componente mais doloroso do tratamento de fertilização *in vitro*. Por diminuir a dor, a acupuntura pode ser recomendada como um dos métodos analgésicos eficazes para pacientes que não conseguem usar analgesia convencional devido aos efeitos colaterais durante e após o TUGOR.[42]

Na infertilidade masculina, também encontramos evidências. Um total de 16 homens subférteis pareados com a idade, perfil andrológico e história subfértil foram selecionados como controles não tratados. A porcentagem de viabilidade, fração funcional total de esperma, contagem total de espermatozoides móveis por ejaculado e integridade do axonema foram significativamente maiores um mês após a acupuntura quando comparados com os controles.[43]

Em outro estudo Gerhard *et al.* investigaram o efeito de um curso de dez dias de acupuntura e moxabustão em 30 homens subférteis.[50] Houve leve aumento, mas significativo, na porcentagem de espermatozoides móveis da semana 1 a 12 após a conclusão de todo o curso de tratamento. Houve também aumento de 21% para 26% na motilidade progressiva para frente e de 40% para 50% na motilidade total, sendo o efeito máximo detectado três semanas após o tratamento, comprovando que a acupuntura pode melhorar a maturação dos espermatozoides no epidídimo. A concentração de testosterona sérica aumentou significativamente após o tratamento, e o aumento foi correlacionado com as melhorias da motilidade dos espermatozoides.[44]

Outro estudo demonstrou que o agulhamento do ST 29 (Guilai) com estimulação elétrica de 10 Hz aumentou significativamente o fluxo sanguíneo testicular, o que pode ter benefício clínico no tratamento da subfertilidade masculina.[45]

– Disfunções sexuais

A terapia sexual individual ou do casal pode encontrar muitos benefícios na Medicina Tradicional Chinesa, por meio do uso da acupuntura associada às técnicas de meditação, Tai Chi Chuan, ioga e fitoterapia chinesa.[46]

Disfunção sexual feminina

Existem relatos na literatura de melhora significa de vários aspectos da resposta sexual, com redução de sofrimento sexual em mulheres e melhora do desejo sexual e dos distúrbios da excitação, por meio do uso de acupuntura associada à fitoterapia chinesa e às demais técnicas citadas anteriormente. No tratamento da vestibulodínia provocada, vamos encontrar uma redução significativa da dor e melhora a qualidade de vida. O mesmo trabalho afirma que acupuntura pode melhorar significativamente o desejo em mulheres com transtorno do desejo sexual hipoativo.[46]

Em outros relatos, mulheres usuárias de inibidores de recaptação da serotonina para depressão, apresentaram melhoras significativas em vários aspectos da sexualidade, bem como uma diminuição da ansiedade e dos sintomas de depressão, incluindo desejo e lubrificação.[47]

Disfunção sexual masculina

Para o homem a acupuntura pode ser usada como tratamento adjuvante alternativo para disfunção erétil psicológica.[48,49]

A acupuntura pode afetar o nível sensorial espinhal e ter um efeito central porque os pacientes podem adquirir "paz de espírito", por meio da diminuição da ansiedade e do estresse mental, mostrando que o efeito da acupuntura combinada com a terapia psicológica foi muito melhor do que a terapia psicológica sozinha.[50] Sua ação nos distúrbios de ereção seria explicada por seus efeitos neurofisiológicos, pela ativação do sistema nervoso central com modulação de neurotransmissores.

A acupuntura pode modular a liberação de óxido nítrico (NO) e alguns neuropeptídeos envolvidos no processo de ereção.[51] Em um relato de caso, 73% de 100 pacientes com disfunção erétil foram capazes de ter relações sexuais pelo menos uma vez por semana após uma série de dez tratamentos de acupuntura mais moxabustão.[52]

Em outro estudo, Yaman *et al.* demonstraram um resultado bem-sucedido, definido como ter duas ou mais relações sexuais satisfatórias por semana, em 69% de 29 pacientes com disfunção erétil não orgânica, após receber uma série de dez tratamentos de acupuntura por quatro semanas.[53]

- Sintomas vasomotores do climatério

A terapia com estrogênio, sozinha ou em combinação com progesterona, é atualmente o tratamento mais eficaz para síndrome do climatério. A terapia hormonal (TH), no entanto, está associada a uma série de riscos, como eventos tromboembólicos e câncer de mama, e alguns efeitos colaterais incômodos, como sensibilidade mamária e sangramento irregular. Muitas mulheres procuram alternativas, como outros agentes farmacêuticos, remédios fitoterápicos ou dietéticos ou terapias comportamentais. Infelizmente, muitos desses agentes também apresentam efeitos colaterais e/ou não se mostraram eficazes.[54,55]

Uma série de ensaios clínicos randomizados mostrou que a acupuntura pode ser eficaz na redução da frequência e gravidade dos sintomas vasomotores. Uma meta-análise recente de 12 ensaios clínicos randomizados concluiu que a acupuntura melhora a frequência e gravidade do SVM e os sintomas relacionados à menopausa em mulheres com menopausa natural, com efeitos clínicos que duram até três meses.[55]

Após a idade reprodutiva a acupuntura associada ao autocuidado pode contribuir para uma redução relevante das ondas de calor e para um aumento da qualidade de vida relacionada à saúde em mulheres na pós-menopausa.[56]

Nas mulheres com menopausa natural, a acupuntura reduz a frequência e gravidade dos sintomas vasomotores, como as ondas de calor, melhorando a qualidade de vida feminina.[56,57]

Em um estudo multicêntrico controlado randomizado, onde 175 mulheres na peri e pós-menopausa com ondas de calor foram alocadas aleatoriamente para grupos de acupuntura ou controle, Kim *et al.* padronizaram o uso de seis pontos de acupuntura aplicados em 12 sessões ao longo de quatro semanas. O grupo de controle recebeu apenas os cuidados habituais. A redução na pontuação média das ondas de calor de 24 horas foi significativamente maior no grupo de acupuntura do que no grupo de controle. Melhorias maiores nos sintomas relacionados à menopausa também foram encontradas no grupo de acupuntura.[58]

Diagnóstico e Tratamento

A Medicina Tradicional Chinesa se concentra no equilíbrio do corpo humano em seu ambiente interno e sua interação com seu ambiente externo, um sistema dinâmico e complexo.[59] Sua aplicação depende do diagnóstico preciso e dos procedimentos de tratamento conhecidos como Bian Zheng Lun Zhi (diferenciação da síndrome seguida por procedimentos de tratamento). A diferenciação da síndrome se dá pelo processo de análise abrangente das informações clínicas obtidas pelos quatro procedimentos principais de diagnóstico da MTC: observação, escuta, questionamento e análises de pulso. Esse é o princípio mais importante que orienta a prescrição de fórmulas à base de ervas chinesas e padronização de pontos a serem usados na acupuntura. Um paciente pode sofrer de duas ou mais doenças ao mesmo tempo, e uma doença pode apresentar duas ou mais síndromes da MTC. Da mesma maneira, um paciente pode apresentar uma mistura de síndromes de MTC (duas ou mais síndromes), e uma síndrome de MTC pode ser mostrada em diferentes doenças.[60]

O tratamento das alterações ginecológicas pela Medicina Tradicional Chinesa requer a avaliação de uma combinação de sintomas sistêmicos, volume menstrual, língua e pulso como base para a diferenciação e tratamento da síndrome, regulando a menstruação de acordo com a etiologia, patogênese e diferentes tipos de síndromes de Yin e Yang, frio e calor com diferentes métodos de tratamento, como regular o Qi e o Xue, revigorar o baço-pâncreas e o rim, acalmar o fígado ou limpar o calor. O princípio do tratamento é eliminar os sintomas, de maneira aguda e curar a raiz, ao longo do tempo, equilibrando as desarmonias.[61]

No sangramento uterino disfuncional os objetivos gerais são:
- Cessar o sangramento.
- Eliminar a estase.
- Acalmar o sangue.
- Nutrir o sangue.

Os pontos gerais utilizados são:
SP 1, SP 8, SP 6, SP 10, LI 1, GV 20, CV 4

A seguir numeramos as desarmonias com os sintomas esperados:

- Deficiência de Yin do Gan e do Shen

Sintomas gerais
- Amnésia (enfraquecimento da memória), dor nos hipocôndrios, insônia, lassidão lombar e nos joelhos, menstruação escassa, rubor malar, secura na boca e na garganta, sensação de calor nos cinco palmos, transpiração noturna, vertigem, visão borrada, zumbidos.[21]

Sintomas ginecológicos
- Irregularidade menstrual.[21]
- Hemorragia uterina abundante com sangue vermelho fresco.[21]
- Dor surda no baixo ventre durante ou depois da menstruação, que é aliviada com a pressão. Pode associar-se à dor lombar e ser acompanhado de tontura e zumbido.[21]
- Ondas de calor, secura vaginal.[21]

Após a idade reprodutiva, aparecem os transtornos da menopausa. A deficiência do rim está sempre na raiz da menopausa.[57] A deficiência de Yin leva a uma exacerbação do Yang (calor por deficiência), com aparecimento de fogachos, alterações menstruais variáveis e irregulares.[57,61]

Tratamento da desarmonia
- Nutrir o Yin do fígado e do rim. Poderão ser usados os pontos abaixo, com estímulo feito em modo de tonificação. Não é indicada a moxabustão.
  - KI 3, KI 6, LR 8, CV 4, BL 23, BL 20, BL 17, BL 18, SP 6.
- Cessar sangramento:
  - SP 1, SP 8, SP 6.

– Deficiência de Yang do Pi

Sintomas gerais
- Distensão abdominal com apetite diminuído, dor abdominal com preferência pelo aquecimento e pressão, fezes amolecidas ou líquidas, membros frios, dificuldade de urinar, sensação de peso no corpo, edema em todo o corpo.[62]

Sintomas ginecológicos
- Sangramento prolongado, em pequena quantidade, com sangue escuro.
- Leucorreia fina e profusa.[62]
- Tensão pré-menstrual com astenia, apatia mental, sonolência, às vezes com sensação de frio, inapetência, podendo ser acompanhada de evacuações pastosas.
- Dismenorreia leve com dor no baixo ventre e nas mamas, acalmada pela pressão e pelo calor.[21]

Tratamento da desarmonia
- Poderão ser usados os pontos abaixo, com estímulo feito em modo de tonificação, podendo ser usada também a moxabustão.
  - CV 4, CV 12, SP 6, SP 4, SP 1, GV 20, BL 21, BL 20.
- Cessar sangramento:
  - SP1, SP 6.

– Estagnação conjunta de Qi e Xue

Sintomas gerais
- Dor com sensação de plenitude, dor em distensão e migratória no tórax e nos hipocôndrios, irritabilidade, presença de massas palpáveis, dor lancinante piorando com palpação.[62]

Sintomas ginecológicos
- Amenorreia ou fluxo menstrual escasso de cor púrpura escura com coágulos.[21]
- Dismenorreia durante a menstruação tipo dor em distensão, podendo ser acompanhada de dor nas mamas e nos hipocôndrios.[21]
- Tensão pré-menstrual com depressão, irritabilidade, suspiros frequentes, que se apresenta antes e durante a menstruação.[21]

Tratamento da desarmonia
- Agulhas aplicadas em modo de sedação, podendo-se usar moxabustão:
  - LI 3, GB 34, GV 20, BL 17, SP 10, SP 1.
- Estase de sangue:
  - LI 3, SP 8, SP 6, ST 30, SP 12, SP 10, SP 4, PC 6.

– Deficiência de Xue

Sintomas gerais
- Vertigem, tinidos, compleição pálida, palidez ungueal, sono perturbado por sonhos, visão cansada ou cegueira noturna, dormência nos membros, enrijecimento articular, tremor nas mãos e nos pés.

Sintomas ginecológicos
- Dismenorreia com dor de fraca intensidade, acalmada pela pressão, ocorrendo durante e após a menstruação. O fluxo menstrual é escasso de cor clara e pálida.
- Amenorreia.[62]

Tratamento da desarmonia
- Agulhas aplicadas em modo de sedação:
  - BL 17, SP 3, SP 6, CV 4, BL 20, ST 36.

Conclusão

O organismo feminino, pela sua alternância cíclica entre Yin e Yang durante o ciclo da menstruação pode sofrer mudanças ao longo da doença da COVID-19. A deficiência Geral de Qi, ao final da evolução do quadro clínico, afetando rim, fígado e baço poderá ter como consequências as anormalidades dos ciclos menstruais, dentre outros possíveis distúrbios. Devemos estar atentos e agir logo para promover o equilíbrio o quanto antes possível. Os estudos mundiais já sustentam que a acupuntura apresenta ótimos resultados para essas alterações, sendo mais uma opção terapêutica nessa luta.

Referências Bibliográficas

1. Nasserie T, Hittle M, Goodman SN. Assessment of the Frequency and Variety of Persistent Symptoms Among Patients With COVID-19: A Systematic Review. JAMA Netw open [Internet]. 2021 May 3 [cited 2021 Jun 1];4(5):e2111417. Available from: http://www.ncbi.nlm.nih.gov/pubmed/34037731.
2. Oertelt-Prigione S. Immunology and the menstrual cycle. Vol. 11, Autoimmunity Reviews. 2012.
3. Lee PY, Bazar KA, Yun AJ. Menstrual variation of autonomic balance may be a factor in exacerbations of certain diseases during the menstrual cycle. Med Hypotheses. 2004 Jan 1;63(1):163-7.
4. Mannix LK. Management of menstrual migraine [Internet]. Vol. 9, Neurologist. 2003 [cited 2021 Jun 1]. p. 207–13. Available from: https://journals.lww.com/theneurologist/Fulltext/2003/07000/Management_of_Menstrual_Migraine.5.aspx
5. Rosano GMC, Leonardo F, Sarrel PM, Beale CM, De Luca F, Collins P. Cyclical variation in paroxysmal supraventricular tachycardia in women. Lancet. 1996 Mar 23;347(9004):786-8.
6. Foldvary-Schaefer N, Neurology TF-, 2003 undefined. Catamenial epilepsy: pathophysiology, diagnosis, and management. AAN Enterp [Internet]. [cited 2021 Jun 8]; Available from: https://n.neurology.org/content/61/6_suppl_2/S2.short
7. Manber R, Bootzin RR. Sleep and the Menstrual Cycle. Vol. 16, Health Psychology. 1997.
8. Wyman JB, Heaton KW, Manning AP, Wicks ACB. Variability of colonic function in healthy subjects. Gut [Internet]. 1978 Feb 1 [cited 2021 Jun 1];19(2):146–50. Available from: http://gut.bmj.com/
9. Wald A, Van Thiel DH, Hoechstetter L, Gavaler JS, Egler KM, Verm R et al. Gastrointestinal transit: The effect of the menstrual cycle. Gastroenterology. 1981 Jun 1;80(6):1497-500.

10. Greenstein D, Jeffcote N, Ilsley D, Kester RC. The menstrual cycle and Raynaud's phenomenon. Angiology. 1996;47(5):427-36.
11. Paterson GD, Miller SJH. Communications Hormonal Influence in Simple Glaucoma* A Preliminary Report [Internet]. Brit. J. Ophthal. 1963 [cited 2021 Jun 8]. Available from: https://www.ncbi.nlm.nih.gov/pmc/articles/PMC505764/
12. Dalton K. Influence of Menstruation on Glaucoma*t [Internet]. Vol. 51, Brit. J. Ophthal. 1967 [cited 2021 Jun 8]. Available from: https://www.ncbi.nlm.nih.gov/pmc/articles/PMC506473/.
13. Myśliwska J, Trzonkowski P, Bryl E, Lukaszuk K, Myśliwski A. Lower interleukin-2 and higher serum tumor necrosis factor-α levels are associated with perimenstrual, recurrent, facial Herpes simplex infection in young women [Internet]. Vol. 11, European Cytokine Network. 2000 [cited 2021 Jun 1]. p. 397–406. Available from: https://europepmc.org/article/med/11022124.
14. Li K, Chen G, Hou H, Liao Q, Chen J, Bai H et al. Analysis of sex hormones and menstruation in COVID-19 women of child-bearing age. Reprod Biomed Online. 2021 Jan 1;42(1):260-7.
15. Höhl A, Tsai A, Cruz E, Curuci L, Ungarelli S. Acupunturiatria em Questões [Internet]. 1.a. Goiânia: Argus Editora; 2021. Available from: https://www.amazon.com.br/Acupunturiatria--em-Questões-Adriano-Höhl/dp/6599400809/ref=sr_1_2?dchild=1&qid=1623411465&refinements=p_27%3ATSA&s=books&sr=1-2.
16. Q Jiang, J Lang, P Guo, Q Jiang, H Xiao MF. Comparison of diagnosis and treatment scheme of pneumonia with 2019-novel coronavirus infection in China on Evidence-based Medicine. West China J Pharm Sci. 2020.
17. Xue, Xiao; Hu M. Analysis of the characteristics of Wang Qingren's prescriptions for promoting blood circulation and removing blood stasis. Jiangxi Zhong Yi Yao Da Xue Xue Bao. 2017;29(1): 8-9, 23.
18. Chen K. Blood stasis syndrome and its treatment with activating blood circulation to remove blood stasis therapy. Chin J Integr Med. 2012;18: 891-6.
19. Wang LG. Tratado Contemporâneo de Acupuntura e Moxibustão. 3ª. São Paulo: CEIMEC; 2005. 672 p.
20. Maciocia G, Ming S xin. Os fundamentos da medicina chinesa: um texto abrangente para acupunturistas e fitoterapeutas. 1996;xxx, 658-xxx, 658.
21. Auteroche B; NP. Acupuntura em ginecologia e obstetrícia. 1985.
22. Yuksel B, Ozgor F, Pasternak A, Brooks PG, Li K, Chen G et al. Transcript of the Seminar: Acupuncture in Gynecology and Neuromuscular Pain. Present 17-18 Sept 1988 © 1990 [Internet]. 2020 Jul 1 [cited 2021 May 5];18(1):211–7. Available from: https://www.cnki.com.cn/Article/CJFDTotal-ZXYY201212004.htm.
23. Woo HL, Ji HR, Pak YK, Lee H, Jeong Heo S, Lee JM et al. The efficacy and safety of acupuncture in women with primary dysmenorrhea A systematic review and meta-analysis. 2018; Available from: http://dx.doi.org/10.1097/MD.0000000000011007.
24. Gynecology JH-O and, 1987 undefined. Acupuncture for the management of primary dysmenorrhea. europepmc.org [Internet]. [cited 2021 Jun 8]; Available from: https://europepmc.org/article/med/3540764.
25. Wang WQ. Observation of needling acupuncture for primary dysmenorrhea. J Chin Med Hubei 29, 57. 2007.
26. JM Jin. Clinical observation of electrical auricular acupuncture for 96 cases of dysmenorrhea, 2000. J Chin Med Jilin. 2000.
27. JS Han BLHZ. Acupuncture therapy for primary dysmenorrhea. Med Aeronaut Astronaut. 1998.
28. ZP Guo XLHZ. Acupuncture therapy for 39 cases of dysmenorrhea. J Chin Med Shanxi. 2003.
29. XL Shi AYFL. Effect analysis of needling acupuncture on SP6 for 120 cases of primary dysmenorrhea. Zhongguo Zhen Jiu. 1994.
30. XT Huang, MM Zhang GH. Clinical study of acupuncture for primary dysmenorrhea. J Chin Phys Ther Rehabil. 2004.

31. Habek D, Habek JČ, Bobić-Vuković M, Vujić B. Efficacy of acupuncture for the treatment of primary dysmenorrhea. Gynakol Geburtshilfliche Rundsch [Internet]. 2003 [cited 2021 Jun 11];43(4):250–3. Available from: https://www.karger.com/Article/FullText/72730.
32. Witt CM, Reinhold T, Brinkhaus B, Roll S, Jena S, Willich SN. Acupuncture in patients with dysmenorrhea: a randomized study on clinical effectiveness and cost-effectiveness in usual care. Am J Obstet Gynecol. 2008 Feb 1;198(2):166.e1-166.e8.
33. Armour M, Ee CC, Hao J, Wilson TM, Yao SS, Smith CA. Acupuncture and acupressure for premenstrual syndrome. Vol. 2018, Cochrane Database of Systematic Reviews. John Wiley and Sons Ltd; 2018.
34. Ma Y, Zhou K, Fan J, Sun S. Traditional Chinese medicine: potential approaches from modern dynamical complexity theories [Internet]. Vol. 10, Frontiers of Medicine. Higher Education Press; 2016 [cited 2021 Jun 1]. p. 28–32. Available from: https://link.springer.com/article/10.1007/s11684-016-0434-2.
35. Ben-Kimhy R, Youngster M, Medina-Artom TR, Avraham S, Gat I, Haham LM et al. Fertility patients under COVID-19: Attitudes, perceptions and psychological reactions. Hum Reprod. 2020 Dec 1;35(12):2774-83.
36. Galhardo A, Carolino N, Monteiro B, Cunha M. The emotional impact of the COVID-19 pandemic in women facing infertility. Psychol Health Med. 2021 Apr 29;1-7.
37. Qu F, Li R, Sun W, Lin G, Zhang R, Yang J et al. Use of electroacupuncture and transcutaneous electrical acupoint stimulation in reproductive medicine: a group consensus. Vol. 18, Journal of Zhejiang University: Science B. Zhejiang University Press; 2017. p. 186-93.
38. Stener-Victorin E, Waldenström U, Tägnfors U, Lundeberg T, Lindstedt G, Janson PO. Effects of electro-acupuncture on anovulation in women with polycystic ovary syndrome. Acta Obstet Gynecol Scand. 2000;79(3):180-8.
39. Cheong YC, Hung Yu Ng E, Ledger WL. Acupuncture and assisted conception. In: Cochrane Database of Systematic Reviews. John Wiley & Sons, Ltd; 2008.
40. Ng E, So W, Gao J, Wong Y, Sterility PH-F and, 2008 undefined. The role of acupuncture in the management of subfertility. Elsevier [Internet]. [cited 2021 Jun 8]; Available from: https://www.sciencedirect.com/science/article/pii/S0015028208003610.
41. Manheimer E, Zhang G, Udoff L, Bmj AH-, 2008 undefined. Effects of acupuncture on rates of pregnancy and live birth among women undergoing in vitro fertilisation: systematic review and meta-analysis. bmj.com [Internet]. [cited 2021 Jun 8]; Available from: https://www.bmj.com/content/336/7643/545?eaf=
42. So E, Health EYN-W, 2010 undefined. Acupuncture in reproductive medicine. journals.sagepub.com [Internet]. 2010 Jul [cited 2021 Jun 8];6(4):551–63. Available from: www.futuremedicine.com.
43. Sherman S, Eltes F, Wolfson V, Zabludovsky N, Bartoov B. Archives of Andrology Journal of Reproductive Systems Effect of Acupuncture on Sperm Parameters of Males Suffering from Subfertility Related to Low Sperm Quality. Taylor Fr [Internet]. 1997 [cited 2021 Jun 8];39(2):155–61. Available from: https://www.tandfonline.com/action/journalInformation?journalCode=iaan20.
44. I Gerhard, I Jung FP. Effects of acupuncture on semen parameters/hormone profile in infertile men. Mol Androl. 1992.
45. Cakmak Y, Akpinar İ, Ekinci G, sterility NB-F and, 2008 undefined. Point-and frequency-specific response of the testicular artery to abdominal electroacupuncture in humans. Elsevier [Internet]. [cited 2021 Jun 8]; Available from: https://www.sciencedirect.com/science/article/pii/S0015028207031561.
46. Brotto LA, Krychman M, Jacobson P. Eastern approaches for enhancing women's sexuality: Mindfulness, acupuncture, and yoga. J Sex Med. 2008;5(12):2741-8.
47. Khamba B, Aucoin M, Lytle M, Vermani M, Maldonado A, Iorio C et al. Efficacy of acupuncture treatment of sexual dysfunction secondary to antidepressants. J Altern Complement Med. 2013 Nov 1;19(11):862-9.

48. Aydin S, Ercan M, Çaşkurlu T, Taşçi AI, Karaman I, Odabaş Ö et al. Acupuncture and hypnotic suggestions in the treatment of non-organic male sexual dysfunction. Scand J Urol Nephrol. 1997;31(3):271-4.
49. Engelhardt P, Daha L, Zils T, ... RS-I journal of, 2003 undefined. Acupuncture in the treatment of psychogenic erectile dysfunction: first results of a prospective randomized placebo-controlled study. nature.com [Internet]. [cited 2021 Jun 8]; Available from: https://www.nature.com/articles/3901021.
50. Cui X, Zhou J, Qin Z, Liu Z. Acupuncture for erectile dysfunction: A systematic review. Vol. 2016, BioMed Research International. Hindawi Limited; 2016.
51. Li H, Jiang H, Liu J. Traditional Chinese medical therapy for erectile dysfunction. Vol. 6, Translational Andrology and Urology. AME Publishing Company; 2017. p. 192–8.
52. 吴敬忠, 张钦, 昊万春, 郭震华, 殷福兴 - of traditional Chinese, 1989 undefined. 100 cases of impotence treated by acupuncture and moxibustion. cnki.com.cn [Internet]. [cited 2021 Jun 8]; Available from: https://www.cnki.com.cn/Article/CJFDTotal-ZYYW198903012.htm.
53. Yaman L, Kiliç S, Sarica K, Bayar M, urology BS-E, 1994 undefined. The place of acupuncture in the management of psychogenic impotence. karger.com [Internet]. [cited 2021 Jun 8]; Available from: https://www.karger.com/Article/Abstract/475342.
54. Foldvary-Schaefer N, Falcone T. Catamenial epilepsy: Pathophysiology, diagnosis, and management [Internet]. Vol. 61, Neurology. Lippincott Williams and Wilkins; 2003 [cited 2021 Jun 1]. p. S2–15. Available from: https://n.neurology.org/content/61/6_suppl_2/S2.
55. Avis NE, Coeytaux RR, Isom S, Prevette K, Morgan T. Acupuncture in Menopause (AIM) study: A pragmatic, randomized controlled trial. Menopause [Internet]. 2016 Jun 1 [cited 2021 Jun 11];23(6):626–37. Available from: /pmc/articles/PMC4874921/
56. Borud EK, Alreek T, White A, Grimsgaard S. The acupuncture treatment for postmenopausal hot flushes (Acuflash) study: Traditional Chinese medicine diagnoses and acupuncture points used, and their relation to the treatment response. Acupunct Med [Internet]. 2009 Sep 12 [cited 2021 Jun 8];27(3):101-8. Available from: https://journals.sagepub.com/doi/abs/10.1136/aim.2009.000612.
57. Chiu H, Pan C, Shyu Y, Han B, Menopause PT-, 2015 undefined. Effects of acupuncture on menopause-related symptoms and quality of life in women in natural menopause: a meta-analysis of randomized controlled trials. journals.lww.com [Internet]. [cited 2021 Jun 8]; Available from: https://journals.lww.com/menopausejournal/fulltext/2015/02000/effects_of_acupuncture_on_menopause_related.18.aspx.
58. Kim K, Kang K, Kim D, Kim H, Menopause HY-, 2010 undefined. Effects of acupuncture on hot flashes in perimenopausal and postmenopausal women-a multicenter randomized clinical trial. journals.lww.com [Internet]. [cited 2021 Jun 8]; Available from: https://journals.lww.com/menopausejournal/Fulltext/2010/17020/A_randomized,_controlled_pilot_study_of.12.aspx.
59. Ma Y, Zhou K, Fan J, Sun S. Traditional Chinese medicine: potential approaches from modern dynamical complexity theories. Springer [Internet]. 2016 Mar 1 [cited 2021 Jun 8];10(1):28-32. Available from: https://link.springer.com/article/10.1007/s11684-016-0434-2.
60. Jiang M, Lu C, Zhang C, Yang J, Tan Y, Lu A et al. Syndrome differentiation in modern research of traditional Chinese medicine. J Ethnopharmacol. 2012 Apr 10;140(3):634-42.
61. Hsing WT-W-AW-S-H. Acupuntura e Medicina Tradicional Chinesa - HC FMUSP. 2020. 728 p.
62. Wang, Liu Gong; Pai HJ. Tratado contemporâneo de acupuntura e moxibustão. CEIMEC, editor. São Paulo; 2005.

Obstetrícia na Síndrome Pós-COVID-19 pela Medicina Tradicional Chinesa

33

Mara Valéria Pereira Mendes, Eduardo Pereira Cruz,
Luciano Ricardo Curuci de Souza, Adriano Höhl

▶ Introdução

A pandemia da COVID-19 afeta a saúde reprodutiva e perinatal, tanto direta como indiretamente, em virtude da infecção materna propriamente dita e também das mudanças de estilo de vida nos âmbitos socioeconômico, de política social e de saúde pública.

Durante a gestação as mulheres sofrem alterações hormonais e imunológicas significativas para apoiar e proteger o feto que é considerado um enxerto semi-alógeno ao organismo materno e, para que não haja rejeição, ocorre uma modulação hormonal, lembrando que a placenta tem atuação fundamental na proteção imunológica e na manutenção da homeostase fetal, filtrando a passagem de anticorpos maternos e permitindo a passagem de imunoglobulina G (IGG), que dará proteção ao bebê após o nascimento.

Os principais hormônios presentes na gestação são: gonadotrofina coriônica humana (HCG), lactogênio placentário humano, relaxina, tireotrofina coriônica humana (ação similar ao TSH – hormônio estimulante da tireoide) e corticotrofina coriônica (ação similar ao ACTH – hormônio adrenocorticotrófico, que estimula a suprarrenal para esteroidogênese, síntese de cortisol e hormônios esteroides – estrógeno e progesterona).

A progesterona inicialmente é produzida pelo corpo lúteo, estimulada pelo HCG e após a oitava semana é sintetizada pelo sincíciotrofoblasto. É o hormônio que mantém o endométrio em condições de uma boa implantação do saco gestacional e que nas primeiras semanas nutre o embrião. Durante toda a gestação promove o relaxamento uterino e de demais fibras musculares lisas maternas, tendo como efeito adicional a diminuição do peristaltismo intestinal e dilatação ureteral, a retenção hídrica e aumento de volemia sanguínea, a hiperplasia das glândulas mamárias e, por ação central, o aumento do apetite e do sono.

A resposta imune na gravidez aumenta o risco de contrair COVID-19. Tanto a gravidez normal quanto a COVID-19 são marcados por diminuição de linfócitos, receptores inibitórios NKg2A e aumento de ACE2, IL-8, IL-10 e IP-10, fazendo da grávida membro dos grupos de maior risco para o desenvolvimento de COVID-19.[1] Estamos no início e estudos serão necessários para elucidar o modo e o tempo desta imunidade. A transmissão pelo leite materno parece improvável. Já existem relatos de pacientes com IGG e IgA detectados no leite materno, cujo bebê negativo para SARS-CoV-2 ao nascer tinha níveis elevados de IGG no soro, mas que decresceram rapidamente.[2] Estudos iniciais não detectaram SARS-CoV-2 no leite materno.[3-5]

O impacto socioeconômico da COVID-19 na saúde materna é marcante, com alta frequência de distúrbios na saúde mental materna, tais como ansiedade e depressão, em virtude do medo e do confinamento, ocorrência de dores posturais secundárias ao trabalho em *home office* sem estrutura adequada, aumento dos índices de ganho ponderal e interrupção das atividades físicas coletivas, impactando na vida da gestante e dificultando a excelência do acompanhamento pré-natal, que é um dos grandes responsáveis pela diminuição da morbidade e mortalidade do binômio materno-fetal.

Estudo realizado na China, mostrou que mesmo durante o curso da epidemia de COVID-19, quase metade das mulheres grávidas não indicou nenhum sentimento de medo pela consulta pré-natal realizada no hospital. No entanto, quase dois terços delas expressaram medo de fazer um check-up pré-natal no hospital, e dessas, metade ainda preferiu o adiamento da consulta e cerca de um quinto optou pelo cancelamento[6] (Figura 33.1).

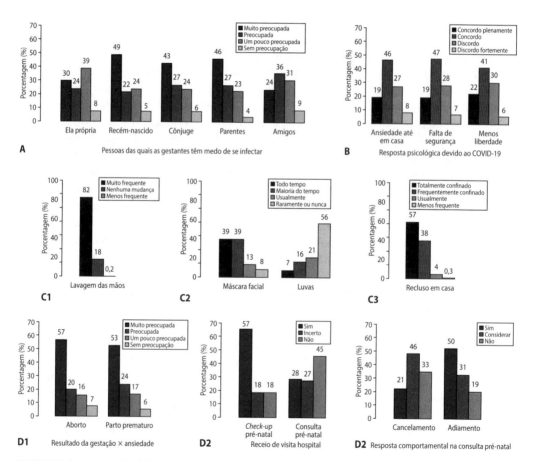

FIGURA 33.1. Respostas psicológicas e comportamentais relacionadas ao surto de COVID-19 (N = 1.901). Painel A (canto superior esquerdo): grau de preocupação sobre pessoas específicas serem infectadas pela COVID-19 relatado por mulheres grávidas; Painel B (canto superior direito): respostas psicológicas específicas devido ao COVID-19; Painel C1-C3 (meio): comportamentos de precaução realizados durante o surto de COVID-19; Painel D1-D3 (parte inferior): respostas psicológicas e comportamentais relacionadas à gravidez devido à COVID-19. Fonte: Extraído de Psych Res Clin Pract, 3:46-54. https://doi.org/10.1176/appi.prcp.20200019.[6]

O mesmo estudo encontrou altas prevalências de provável depressão pós-parto (34%) e suspeita de transtorno do estresse pós-traumático – TEPT (40%) entre mulheres grávidas durante o estágio inicial do surto de COVID-19, sendo a prevalência muito maior durante a pandemia, em comparação com aquelas relatadas durante os períodos sem surtos de doenças infecciosas.[7,8] A prevalência de provável depressão pós-parto observada durante o evento traumático em curso neste estudo é muito maior do que as estimativas relatadas anteriormente de 5% a 23%.[9,10]

Fisiologia da Gestação pela Medicina Tradicional Chinesa

Segundo a Medicina Tradicional Chinesa (MTC), o crescimento fetal é garantido pelo sangue (Xue) da mãe. A formação do sangue depende diretamente dos Zang Gan, Shen Rim e Pi maternos. A gestação e a fertilidade têm como prerrogativa os canais maravilhosos Chong Mai e Ren Mai saudáveis.

O Gan armazena o sangue, o Shen Rim é detentor do Jing (essência pré-celestial) inato e adquirido. O Pi transforma os alimentos e envia o Jing pós-celestial ao Shen Rim. Dessa maneira, o Qi pré-natal, em de essência, e o Qi pós-natal, em forma de sangue, são essenciais para a ocorrência de uma concepção saudável.

Durante a gravidez existe abundância de Yin porque não há mais perda menstrual, com aumento gradual de líquidos (líquido amniótico) e do fogo ministerial.

Sob o ponto de vista energético, a gravidez tem ação dual sobre o Shen Rim. Enquanto o Qi e a essência irão nutrir o feto, a suspensão da menstruação proporcionará mais sangue para a nutrição do próprio corpo, transformando-se em essência, que pode nutrir também o feto.

Segundo a obra *Thousand Golden Ducat Prescristions*, as alterações que ocorrem na gestação dependem da idade gestacional. No primeiro mês, o concepto é chamado de embrião e, no terceiro mês, de feto (Bao). No quarto mês, o processo gestacional dá forma ao corpo, no quinto o concepto pode se mover, no sexto, os tendões e ossos estão formados, no sétimo mês a pele e pelos estão constituídos, no oitavo mês os órgãos estão plenos, no nono mês o Qi dos alimentos (Gu Qi) entra no estômago e no décimo mês o Shen está estabilizado para o parto.[11]

As intercorrências da gestação, sob o ponto de vista da racionalidade ocidental, ocorrem pela desarmonia da circulação placentária materno-fetal, pelas reações imunológicas, pela descarga hormonal e pelos aspectos psíquicos da mulher, altamente influenciada pelas mudanças do meio externo. Já na racionalidade da Medicina Tradicional Chinesa, ocorrem pela desarmonia energética dos Zang Fu, pelas emoções ou pela ação do ambiente, incluindo os fatores climáticos e a invasão de patógenos externos.

Intercorrências da Gestação

As sequelas pós-COVID-19 têm sido discutidas a fundo em cada capítulo pelas especialidades correspondentes. Abordaremos neste capítulo, sob a óptica da MTC, algumas intercorrências na gestação e no pós-parto que podem ser agravadas pelas sequelas da COVID-19, a fim de permitir ao leitor fazer uma correlação clínica que permita um tratamento mais adequado à paciente, levando-se em consideração os conhecimentos de ambas as racionalidades médicas.

– Refluxo gastroesofágico (DRGE)

Conhecido popularmente como a azia, ocorre em 45% das gestantes[12] e se caracteriza pelo fluxo retrógrado de **material gástrico** para o esôfago,[13] condição essa secundária às mudanças fisiológicas na musculatura lisa das vísceras, à ação dos hormônios da gestação e ao aumento crescente da pressão abdominal sobre o estômago.

As medidas de tratamento visam o alívio completo ou parcial dos sintomas e inclui aconselhamento dietoterápico, mudança do estilo de vida, educação postural, medicamentos e terapias complementares.

A MTC, por sua história milenar tem sido aplicada com frequência em todo mundo para o tratamento das alterações gravídicas.[14] Existem publicações que afirmam que acupuntura pode diminuir a duração da exposição ao ácido gástrico, além de aumentar a pressão do esfíncter esofágico inferior, promovendo a melhora parcial ou total dos sintomas.[15-17]

Segundo a MTC, o DRGE ocorre pela insuficiência de Qi do Wei e do Pi, determinada pelo frio[18] ou por ação de patógeno externo, e/ou pela inversão do fluxo de Wei sob ação do fogo de Gan, que se caracteriza por inquietação, boca seca, sabor amargo e halitose.

Os pontos mais utilizados são GB34, LR3 CV12, PC6, ST36, BL20, BL21, ST34, além dos pontos indicados para a abordagem de cada síndrome conforme avaliação do paciente em cada abordagem.

– Náuseas

Náuseas e vômitos, muito comuns no primeiro trimestre de gestação, afetam aproximadamente 85% das gestantes. As formas graves (hiperêmese) apresentam uma incidência máxima de 3% e, apesar da baixa porcentagem de pacientes acometidas, podem causar sequelas físicas e psicológicas.[19]

Estudos evidenciam que a acupuntura e a eletroestimulação são eficazes na redução de náuseas e vômitos e na promoção do ganho de peso em mulheres sintomáticas no primeiro trimestre de gravidez.[20-22]

A êmese gravídica pode ocorrer devido ao fogo do fígado formado por sua deficiência de Yin ou por seu excesso de Yang, o que geraria inversão do fluxo de Chong Mai.[18] Há ainda os casos em que a hiperêmese gravídica pode ser agravada pela deficiência de Qi de baço-pâncreas e estômago, padrão de desarmonia muito comum no período pós-COVID-19. No período pós-COVID-19 a presença de anosmia ou parosmia tende a piorar os quadros de êmese.

A acupuntura tem se mostrado eficaz em estudos da terapia de distúrbios do paladar idiopáticos, quando a medicação com zinco não é tolerada ou não tem sucesso, que pode ser indicada, também, como terapia de primeira escolha.[23]

Há ainda a possibilidade do uso da auriculoterapia na busca por melhores resultados. Tanaka e Mukaino sugerem que a estimulação da acupuntura auricular pode diminuir o limiar de reconhecimento da sensibilidade olfatória.[24]

O tratamento principal consiste em corrigir os padrões de desarmonia e os pontos mais utilizados são PC6, SP4, ST36 e KI3.[25]

– Obstipação intestinal

A obstipação intestinal é frequente nas gestantes e está relacionada ao relaxamento da musculatura lisa e à diminuição do peristaltismo, em virtude dos altos níveis de progesterona interferindo na motilidade gastrointestinal.[26] Pode piorar com a alimentação, hidratação deficiente e pela suplementação de ferro.

O aconselhamento dietoterápico e a prática de atividades físicas regulares são fundamentais no sucesso do tratamento.

A obstipação tem como padrões de desarmonias principais a estagnação ou deficiência do Qi e do sangue, a formação de calor e também a invasão do frio, que afetam a motilidade do trato gastrointestinal.[18]

Os pontos de acupuntura mais utilizados, além dos pontos específicos para cada padrão de desarmonia são ST36, ST37, SP6, BL20, BL21 e BL25.[18]

– Hemorroidas

Hemorroida é uma patologia que cursa com a dilatação e inflamação dos vasos venosos perianais, causando desde sintomas leves e transitórios, como dor e sangramento intermitente do ânus, até a dificuldade para lidar com as atividades do dia a dia. O tratamento durante a gravidez é direcionado principalmente para o alívio dos sintomas, principalmente controle da dor, prevenção de tromboembolismo e melhora da qualidade de vida da paciente. Para muitas mulheres, os sintomas desaparecem espontaneamente logo após o parto.[27] Ainda na fase de investigação clínica, deve-se ter o cuidado de afastar outras causas de sangramento do aparelho digestivo, dentre elas fissuras anais e tumores intestinais.

Sob a óptica da MTC, hemorroida é uma patologia provocada pela Invasão de umidade-calor no intestino grosso, que lesiona os vasos e promove a estagnação de Qi e sangue, cursando com sintomas de obstipação intestinal além de fezes com muco, pus e sangue. Além disso, a presença de umidade-calor pode ocorrer associada ou não à deficiência de Qi do baço-pâncreas, com perda da capacidade em manter o sangue nos vasos, permitindo o extravasamento e o surgimento de várias formas de hemorragia retais.[18]

Nos casos de deficiência, o sangue é escuro e associado ao prolapso das veias anais. Nos casos de plenitude, o sangue é vermelho vivo e com dor local.[25] Os pontos mais utilizados são:
- Síndrome de excesso: BL30, BL57 e EXUE2.
- Síndrome de deficiência GV20, BL20 e ST36.

– Alterações musculoesqueléticas: lombalgia

A lombalgia é uma das queixas de dor mais comuns na gestação, variando de 48% a 76% de acordo com vários autores.[28] Pode ser causada por disfunções articulares, ligamentares, por dores miofasciais, bem por alterações no segmento lombossacro e na pelve, sendo o mais comum tipo de dor na coluna, que piora ao longo da gravidez.[29]

O risco do uso de medicações anti-inflamatórias durante o período gestacional e a sensibilidade materna são fatores que acabam por estimular a procura por novos métodos terapêuticos. A execução de fisioterapia dirigida a gestantes, a prática do Pilates e a reeducação postural têm contribuído em muito para a melhora clínica dessas pacientes.

A acupuntura tem se mostrado cada vez mais indicada pelos obstetras e aceita pelas pacientes. Estudos mostram sua eficácia na melhora da dor pélvica e lombar durante o final da gravidez.[30]

As dores lombares são, em sua maioria, classificadas como uma síndrome Bi, isso é, são ocasionadas pela obstrução de Qi e Xue nos meridianos locais da região dorsal, com dor e sensação de peso. Os meridianos mais afetados são o da bexiga e do vaso Governador.[25] Existe ainda a lombalgia Tai Yang, que cursa com irradiação para a face posterior do membro inferior nas ciatalgias,[18] a lombalgia por acometimento do Canal Chong Mai, muito comum na gestação[31] e a lombalgia Shao Yang, que acomete o meridiano da vesícula biliar e cursa com comprometimento da musculatura dos glúteos médio e mínimo e irradiação da dor para a face lateral do membro inferior.

Os pontos mais utilizados são pontos locais na região lombar e sacral, além de SP4, BL62, SI2, SI3, GV20, KI3, GB34 e TE5, que podem ainda, ser associados às técnicas escalpeana, de Yamamoto e à auriculoterapia chinesa e/ou francesa.

– Depressão pós-parto

O período gravídico-puerperal provoca alterações hormonais, emocionais e físicas nas pacientes.[32] Todos esses eventos podem influenciar o bem-estar e a saúde mental materna. São alarmantes as prevalências de adoecimentos mental nesse grupo populacional, ficando entre 10% e 50%, a depender do local, do trimestre gestacional e do momento pós-natal. Depressão e ansiedade durante a gravidez podem aumentar o risco de aborto espontâneo, de parto prematuro, de menor peso ao nascer, de menor índice de Apgar e de morte fetal.[33] Filhos de mães com alto nível de estresse na gestação podem apresentar problemas emocionais, comportamentais e cognitivos, com maior risco de comprometimento do neurodesenvolvimento.

A maioria dos estudos atuais mostrou um aumento na incidência da ansiedade pré-natal e de sintomas depressivos entre gestantes no período de surto da COVID-19,[34,35] havendo relatos de medo da contaminação na gestação e de incertezas sobre o parto e o pós-parto nas mulheres infectadas, de maneira que o atual cenário pandêmico pode e deve ser considerando um evento estressante para as gestantes e puérperas.[35-38]

Depressão na gravidez ou depressão pré-natal é preditiva de depressão pós-parto,[26,39] um tipo de transtorno do humor que ocorre após o parto e pode levar a consequências adversas para as mães, filhos e família.[40] A depressão durante a gravidez, especialmente as formas não tratadas, pode contribuir para a subsequente presença de depressão pós-parto. Portanto, durante o período pré-natal, a avaliação de gestantes com depressão branda a cada 2 a 4 semanas deve ser considerada, tendo em vista que sintomas leves em um estágio inicial podem persistir ou piorar e que a abordagem terapêutica na fase inicial se faz necessária.[41]

Sob a óptica da Medicina Tradicional Chinesa, a grande perda sanguínea no momento do parto leva a um rápido estado de deficiência de sangue. Os distúrbios das sete emoções não exteriorizados, as contrariedades, a excitação excessiva da mente e a falta de adaptação ao novo momento de vida fazem com que a gestante chegue ao parto já em um estado de deficiência de Qi, com a descrição de sensação de fadiga. As perturbações psíquicas do pós-parto seriam consequência do corpo vazio e fraco, já que Qi deficiente altera o funcionamento regular do coração, do fígado, do baço-pâncreas e do rim.[42]

A seguir o tratamento conforme o padrão de desarmonia.

Deficiência de sangue do coração[18,42,43]

Sintomas: depressão pós-parto, fadiga, choro fácil, palpitações, língua pálida e fina, pulso rugoso e fraco.

Tratamento: nutrir o sangue, fortalecer o coração e reforçar o baço-pâncreas. Pontos:
- HT7, CV15, CV14, PC6: nutrem o coração e acalmam a mente.
- BL15, BL20: tonificam o coração e baço-pâncreas.
- SP6, ST36: nutrem o sangue.

Deficiência do Qi do fígado e do rim[18,42,43]

Sintomas: insônia, tontura, dor lombar, língua com revestimento fino e pulso em corda e fino.
Tratamento: tonificar o fígado e o rim, acalmar a mente e apaziguar o coração. Pontos:
- HT7, PC6: acalmam o coração.
- BL18, BL23: regularizam e tonificam o fígado e o rim.
- GV4: eleva o fogo vital e reforça o Yang do rim.
- KI3: tonifica o Qi do rim.
- SP6: tonifica o Qi dos 3 meridianos Yin da perna.

Estagnação do Qi do fígado[18,42,43]

Sintomas: agitação, insônia, cefaleia, boca e garganta secas, língua vermelha e pulso em corda e rápido.

Tratamento: regular o Qi do fígado e harmonizar o estômago. Pontos:
- PC6 e HT7: acalmam o coração e a mente.
- LR3 e GV20: acalmam o Yang do fígado que se eleva e acalmam a mente.
- ST36: harmoniza o estômago.

Deficiência do sangue do coração levando a agitação e fogo incomodando o Shen Mente[18,42,43]

Sintomas: depressão, tristeza, opressão torácica, vômitos, tremores e pode haver perda de sentidos. Pontos:
- GV26, PC7, HT7, LI3, ST40: acalmam a mente, purificam o coração, eliminam o fogo.
- BL15, HT7, PC7: acalmam a mente.
- GV26, GV0, KI 1: restituem a consciência.
- LR3, LI4, LU11: tratar catatonia e tremores.
- PC7, LU11: alternância de risos e choros.

Auriculoterapia

Shen Men, rim, sistema nervoso autônomo, coração, tronco cerebral e fígado.[44,45]

– Outras alterações e intercorrências

Síndrome do túnel do carpo[25,43]

Pontos mais usados: LI11, TE5, TE4, PC6, PC7, Baxie (EXUE9).

Paralisia facial de Bell[25,43]

Tratamento:
- LI4, ST44: pontos à distância importantes para o tratamento dessa patologia, pois os meridianos do intestino grosso e do estômago passam pela face. LI4 elimina o vento, é ponto fonte (Yuan) do canal principal do intestino grosso e ponto de comando para regiões da face e da boca. ST44 é um ponto à distância importante para o tratamento dos processos da face, como odontalgia, paralisia facial e trigeminalgia, harmoniza o Qi do estômago e dos intestinos, faz circular o Qi do estômago, dissipa a estagnação de Qi do Yang Ming, transforma a umidade-calor e dissipa o vento-calor.
- Para o tratamento com pontos locais deve-se agulhar os pontos do lado acometido com método de sedação, na fase aguda, e bilateralmente com método de tonificação, na fase crônica. Para o desvio da rima labial os pontos indicados são ST4, ST6 e ST7. Outros pontos SI18, GB14 e EXHN 5.
- A eletroacupuntura foi adicionada na fase estacionária, e Zusanli (ST36) foi adicionado na fase de recuperação. Em comparação com a acupuntura e a fisioterapia gerais, a acupuntura nos "pontos de reflexão" do lado afetado na paralisia facial periférica, durante a fase aguda, pode encurtar o curso do tratamento e melhorar o efeito curativo.[43]

Meralgia parestésica[43]

Pontos mais usados: BL25, GB30, GB34, GB31, GB32, Huatojiaji e pontos Ah Shi da nádega e da coxa.[47,48]

Insônia[25,43]

- Padrões de desarmonia e tratamentos
    1. Desarmonia do coração e do rim por hiperatividade do fogo devido à deficiência de Yin (↓ Yin do rim ▶ não ascende para nutrir o coração ▶ fogo do coração não desce para aquecer o rim ▶ sobe e invade a mente ▶ irritabilidade, insônia, inquietude ou despertar facilmente após breve período de sono). Pontos:
        - KI3: nutre o Yin do rim.
        - PC7: reduz o fogo do coração.
        - BL15 e BL23: reestabelecem a coordenação entre o coração e o rim.
        - LR3: acalma o Yang do fígado.
        - HT7: regulariza a atividade do coração e acalma a mente.
    2. Desordens do Qi do estômago (Dieta inapropriada à noite ▶ lesa estômago ▶ retenção de alimentos ▶ mucosidade-calor no Jiao Médio ascende ▶ perturba a mente ▶ sono agitado e insônia). Pontos:
        - CV12: ponto Mu Frontal do estômago.
        - ST40: ponto Luo (Conexão), regulariza o Qi do estômago e remove a mucosidade.
        - E25: melhora a disfunção do Fu para eliminar a umidade.
        - PC6: alivia a opressão no tórax.
    3. Deficiência do coração e do baço-pâncreas (preocupação e trabalho excessivo ▶ ↓ Energia do baço-pâncreas ▶ ↓ apetite ▶ ↓ Qi e Xue ▶ altera a nutrição do coração ▶ irritabilidade, insônia, dificuldade em iniciar o sono, despertares frequentes com excesso de sonhos durante o sono)
    Os pontos HT7, BL20, BL15 e SP6 são os mais indicados para o tratamento da insônia causada por esse padrão de desarmonia:
        - BL20 e SP6: reestabelecem a função do baço-pâncreas em produzir Qi e Xue.
        - BL15 e HT7: nutrem o coração e acalmam a mente.

Conclusão

Ainda que haja pouca documentação científica sobre o efeito da síndrome pós-COVID-19 na gestação, o médico deve estar preparado para tratar as intercorrências habituais e correlacioná-las com os antecedentes patológicos de COVID-19, a fim de um diagnóstico precoce, o bem-estar materno e a segurança do binômio mãe-feto, garantindo uma gestação e um Puerpério com menos complicações.

Referências Bibliográficas

1. Selcan Sinaci,Eda Ozden Tokalioglu,Doga Ocal,Aysegul Atalay,Gamze Yilmaz,HuseYin Levent Keskin,Seval Ozgu Erdinc,Dilek Sahin,Ozlem Moraloglu Tekin Does having a high-risk pregnancy influence anxiety level during the COVID-19 pandemic? European Journal of Obstetrics & Gynecology and Reproductive Biology .Elsevier.December 2020.
2. Dong Y, Chi X, Hai H, Sun L, Zhang M, Xie WF, Chen W. Antibodies in the breast milk of a maternal woman with COVID-19. Emerg Microbes Infect. 2020 Dec; 9(1):1467-1469. doi: 10.1080/22221751.2020.1780952. PMID: 32552365; PMCID: PMC7475804.
3. Liu W, Wang Q, Zhang Q, Chen L, Chen J, Zhang B et al. Coronavirus Disease 2019 (COVID-19) Durante a Gravidez: Uma Série de Casos. Preprints 2020, 2020020373.

4. Wang S, Guo L, Chen L, Liu W, Cao Y, Zhang J, Feng L. A Case Report of Neonatal 2019 Coronavirus Disease in China. Clin Infect Dis. 2020 Jul 28;71(15):853-857. doi: 10.1093/cid/ciaa225. PMID: 32161941; PMCID: PMC7108144.
5. Chen H, Guo J, Wang C, Luo F, Yu X, Zhang W, Li J, Zhao D, Xu D, Gong Q, Liao J, Yang H, Hou W, Zhang Y. Clinical characteristics and intrauterine vertical transmission potential of COVID-19 infection in nine pregnant women: a retrospective review of medical records. Lancet. 2020 Mar 7;395(10226):809-815. doi: 10.1016/S0140-6736(20)30360-3. Epub 2020 Feb 12. Erratum in: Lancet. 2020 Mar 28;395(10229):1038. Erratum in: Lancet. 2020 Mar 28;395(10229):1038. PMID: 32151335; PMCID: PMC7159281.
6. Zhang CJP, Wu H, He Z, Chan N-K, Huang J, Wang H, Yin Z, Akinwunmi B, Ming W-k. (2021), Psychobehavioral Responses, Post-Traumatic stress and Depression in Pregnancy During the Early Phase of COVID-19 Outbreak. Psych Res Clin Pract, 3: 46-54. https://doi.org/10.1176/appi.prcp.20200019.
7. Gavin NI, Gaynes BN, Lohr KN, et al: Perinatal depression: a systematic review of prevalence and incidence. Obstet Gynecol. 2005; 106:1071–1083Google Scholar.
8. Goldmann E, Galea S: Mental health consequences of disasters. Annu Rev Public Health. 2014; 35:169–183Google Scholar.
9. Yonkers KA, Wisner KL, Stewart DE, et al: The management of depression during pregnancy: a report from the American Psychiatric Association and the American College of Obstetricians and Gynecologists. Gen Hosp Psychiatry. 2009; 31:403–413Google Scholar.
10. Tang X, Lu Z, Hu D, et al: Influencing factors for prenatal stress, anxiety and depression in early pregnancy among women in Chongqing, China. J Affect Disord. 2019.
11. Maciocia G, Ming S xin. Os fundamentos da medicina chinesa: um texto abrangente para acupunturistas e fitoterapeutas. 1996;xxx, 658–xxx, 658.
12. Vazquez JC. Heartburn in pregnancy. BMJ Clin Evid. 2015 Sep 8;2015:1411. PMID: 26348641; PMCID: PMC4562453.
13. Sharma P, Yadlapati R. Pathophysiology and treatment options for gastroesophageal reflux disease: looking beyond acid. Ann N Y Acad Sci. 2021 Feb;1486(1):3-14. doi: 10.1111/nyas.14501. Epub 2020 Oct 4. PMID: 33015827.
14. Phupong V, Hanprasertpong T. Interventions for heartburn in pregnancy. Cochrane Database Syst Rev. 2015 Sep 19;(9):CD011379. doi: 10.1002/14651858.CD011379.pub2. PMID: 26384956.
15. Li D, Zhu L, Liu D. Acupuncture for refractory gastro-oesophageal reflux disease: a systematic review and meta-analysis protocol. BMJ Open. 2019 Aug 26;9(8):e030713. doi: 10.1136/bmjopen-2019-030713. PMID: 31455714; PMCID: PMC6721822.
16. Shuai X, Xie P, Liu J, Xiang Y, Li J, Lan Y. Different effects of electroacupuncture on esophageal motility and serum hormones in cats with esophagitis. Dis Esophagus. 2008;21(2):170-5. doi: 10.1111/j.1442-2050.2007.00757.x. PMID: 18269654.
17. A6 Li H, He T, Xu Q et al. Acupuncture and regulation of gastrointestinal function. World J Gastroenterol2015;21:8304–13. doi:10.3748/wjg.v21.i27.8304 Google Scholar.
18. Wang, Liu Gong; Pai HJ. Tratado contemporâneo de acupuntura e moxibustão. CEIMEC, editor. São Paulo; 2005.
19. McParlin C, O'Donnell A, Robson SC et al. Tratamentos para hiperêmese gravídica e náuseas e vômitos na gravidez : uma revisão sistemática . JAMA. 2016; 316 (13): 1392–1401. doi: 10.1001 / jama.2016.14337.
20. Rosen T, de Veciana M, Miller HS, Stewart L, Rebarber A, Slotnick RN. A randomized controlled trial of nerve stimulation for relief of nausea and vomiting in pregnancy. Obstet Gynecol. 2003 Jul;102(1):129-35. doi: 10.1016/s0029-7844(03)00375-2. PMID: 12850618.
21. Smith C, Crowther C, Beilby J. Acupuncture to treat nausea and vomiting in early pregnancy: a randomized controlled trial. Birth. 2002 Mar;29(1):1-9. doi: 10.1046/j.1523-536x.2002.00149.x. PMID: 11843784.

22. Carlsson CP, Axemo P, Bodin A, Carstensen H, Ehrenroth B, Madegård-Lind I, Navander C. Manual acupuncture reduces hyperemesis gravidarum: a placebo-controlled, randomized, single-blind, crossover study. J Pain Symptom Manage. 2000 Oct;20(4):273-9. doi: 10.1016/s0885-3924(00)00185-8. PMID: 11027909.
23. Brandt H, Hauswald B, Langer H et al. Efficacy of acupuncture in the treatment of idiopathic taste disorders. Dt Ztschr f Akup 2008;51:24 –31
24. Tanaka O, Mukaino Y. The effect of auricular acupuncture on olfactory acuity. Am J Chin Med. 1999;27(1):19-24. doi: 10.1142/S0192415X99000045. PMID: 10354813.
25. Hsing WT-W-AW-S-H. Acupuntura e Medicina Tradicional Chinesa - HC FMUSP. 2020. 728 p.
26. Body C, Christie JA. Gastrointestinal Diseases in Pregnancy: Nausea, Vomiting, Hyperemesis Gravidarum, Gastroesophageal Reflux Disease, Constipation, and Diarrhea. Gastroenterol Clin North Am. 2016 Jun;45(2):267-83. doi: 10.1016/j.gtc.2016.02.005. PMID: 27261898.
27. Vazquez JC. Constipation, haemorrhoids, and heartburn in pregnancy. BMJ Clin Evid. 2010 Aug 3;2010:1411. PMID: 21418682; PMCID: PMC3217736.
28. Guerreiro da Silva JB, Nakamura MU, Cordeiro JA, Kulay L Jr. Acupuncture for low back pain in pregnancy--a prospective, quasi-randomised, controlled study. Acupunct Med. 2004 Jun;22(2):60-7. doi: 10.1136/aim.22.2.60. PMID: 15253580.
29. Majchrzycki M, Mrozikiewicz PM, Kocur P, Bartkowiak-Wieczorek J, Hoffmann M, Stryła W, Seremak-Mrozikiewicz A, Grześkowiak E. Dolegliwości bólowe dolnego odcinka kręgosłupa u kobiet w ciąży [Low back pain in pregnant women]. Ginekol Pol. 2010 Nov;81(11):851-5. Polish. PMID: 21365902.
30. Kvorning N, Holmberg C, Grennert L, Aberg A, Akeson J. Acupuncture relieves pelvic and low-back pain in late pregnancy. Acta Obstet Gynecol Scand. 2004 Mar;83(3):246-50. doi: 10.1111/j.0001-6349.2004.0215.x. PMID: 14995919.
31. Yamamura Y. Acupuntura: a arte de inserir. 2ed. São Paulo: Roca; 2001.
32. Moya J, Phillips L, Sanford J, Wooton M, Gregg A, Schuda L. A review of physiological and behavioral changes during pregnancy and lactation: potential exposure factors and data gaps. Journal of Exposure Science & Environmental Epidemiology. 2014; 24 (5): 449–458. doi: 10.1038/jes.2013.92.
33. Ayaz R, Hocaoğlu M, Günay T, Yardımcı OD, Turgut A, Karateke A. Sintomas de ansiedade e depressão nas mesmas mulheres grávidas antes e durante a pandemia de COVID-19. J Perinat Med. 26 de novembro de 2020; 48 (9): 965-970. doi: 10.1515 / jpm-2020-0380. PMID: 32887191.
34. Liang P, Wang Y, Shi S, Liu Y, Xiong R. Prevalence and factors associated with postpartum depression during the COVID-19 pandemic among women in Guangzhou, China: a cross-sectional study. BMC Psychiatry. 2020 Nov 25;20(1):557. doi: 10.1186/s12888-020-02969-3. PMID: 33238927; PMCID: PMC7686811.
35. Lebel C, MacKinnon A, Bagshawe M, Tomfohr-Madsen L, Giesbrecht G. Elevated depression and anxiety symptoms among pregnant individuals during the COVID-19 pandemic. Journal of Affective Disorders. 2020;277:5–13. doi: 10.1016/j.jad.2020.07.126.
36. Liu X, Chen M, Wang Y, Sun L, Zhang J, Shi Y….Qi H. Prenatal anxiety and obstetric decisions among pregnant women in Wuhan and Chongqing during the COVID-19 outbreak: A cross--sectional study. BJOG. 2020;127(10):1229–1240. doi: 10.1111/1471-0528.16381.
37. Ravaldi C, Wilson A, Ricca V, Homer C, Vannacci A. Pregnant women voice their concerns and birth expectations during the COVID-19 pandemic in Italy. Women and Birth. 2020 doi: 10.1016/j.wombi.2020.07.002.
38. Wu Y, Zhang C, Liu H, Duan C, Li C, Fan J….Huang H.F. Perinatal depressive and anxiety symptoms of pregnant women during the coronavirus disease 2019 outbreak in China. American Journal of Obstetrics and Gynecology. 2020;223(2):240.e1-240.e9. doi: 10.1016/j.ajog.2020.05.009.
39. Stewart DE, Vigod S: Postpartum depression. N Engl J Med. 2016; 375:2177-2186.

40. Howard LM, Molyneaux E, Dennis C-L, et al: Non-psychotic mental disorders in the perinatal period. Lancet. 2014; 384:1775-1788.
41. McCabe-Beane JE, Segre LS, Perkhounkova Y, et al: The identification of severity ranges for the Edinburgh postnatal depression scale. J Reprod Infant Psychol. 2016; 34:293–303
42. Auteroche B; NP. Acupuntura em ginecologia e obstetrícia. 1985.
43. Höhl A, Tsai A, Cruz E, Curuci L, Ungarelli S. Acupunturiatria em Questões [Internet]. 1.a. Goiânia: Argus Editora; 2021.
44. Nogier, Raphaël; Prática Fácil de Auriculoterapia e Auriculomedicina/Raphaël Nogier/Joerga Cavalcanti Boucinhas. – 5ª edição – São Paulo:Ícone,2014.
45. Skya Abbate, Chinese Auricular Acupuncture, CRC Press, 2003.
46. Wang JH, Cui YH, Li Y, Hou YX, Han Q, Cheng K, Zhang JB, Jin GY. [Effect of acupuncture at "reflection points" of the affected side on the peripheral facial paralysis in acute phase]. Zhongguo Zhen Jiu. 2019 Jun 12;39(6):588-92. Chinese. doi: 10.13703/j.0255-2930.2019.06.005. PMID: 31190493.
47. Alexander RE. Clinical effectiveness of electroacupuncture in meralgia paraesthetica: a case series. Acupunct Med. 2013 Dec;31(4):435-9. doi: 10.1136/acupmed-2013-010395. Epub 2013 Oct 23. PMID: 24152611; PMCID: PMC3888628.
48. Aigner N, Aigner G, Fialka C, Fritz A. Möglichkeit der Behandlung der Meralgia paraesthetica mit Akupunktur. Zwei Fallbeispiele [Therapy of meralgia paresthetica with acupuncture. Two case reports]. Schmerz. 1997 Apr 18;11(2):113-5. German. doi: 10.1007/s004829700033. PMID: 12799828.

Reprodução Humana Assistida em Tempos de COVID-19

Adriana de Góes Soligo, Sylvia Sanches Cortezzi

Introdução

Nesses últimos dois anos, fomos surpreendidos pela pandemia do novo coronavírus. O SARS-CoV-2, disseminado pelos continentes, e de difícil controle epidemiológico, promoveu mudanças sociais e nos hábitos de vida de maneira ampla e, provavelmente, definitiva. Essa grande mudança também se estendeu à medicina e, de maneira relevante, à reprodução humana assistida (RHA).

A magnitude da repercussão nos tratamentos de infertilidade deve considerar que no mundo são realizados cerca de 1,5 milhão de ciclos de FIV/ano, com um total de 400 mil bebês nascidos dessa tecnologia. De um modo geral, 0,3% dos nascidos são frutos de tecnologia em RHA.[1] No Brasil, em 2019, foram realizados cerca de 44 mil ciclos de FIV, sendo 48% desse total realizado no estado de São Paulo. No ano de 2020, houve um acréscimo de 2% ao longo do ano, com ênfase em tratamentos que visam preservar a fertilidade, seja por questões sociais, por doenças autoimunes em uso de terapia imunossupressora, responsável por dano aos órgãos reprodutivos ou previamente ao tratamento oncológico, especialmente a quimioterapia, sabidamente gonadotóxica. Nesses casos, não é possível postergar a intervenção.

Inicialmente, houve uma redução significativa e posterior interrupção temporária dos tratamentos, em função das incertezas dos riscos relacionados à transmissão vertical, acometimento de gametas masculinos e femininos, com repercussão na gravidez. Essa interrupção provocou uma grande ansiedade nos pacientes que já estavam programando o tratamento de fertilização *in vitro* (FIV), visto que a função reprodutiva feminina apresenta redução significativa com o progredir da idade.[2]

Contudo, os atendimentos foram gradativamente retomados à medida que novas pesquisas elucidavam os questionamentos acerca desse novo vírus e sua repercussão clínica.

Possíveis Impactos do SARS-CoV-2 no Sistema Reprodutivo

A via de transmissão principal do SARS-CoV-2 ocorre pela secreção de vias aéreas, fato esse que pode ser potencializado no ambiente cirúrgico, pela anestesia geral preconizada para coleta de óvulos no processo de FIV. Além disso, o receptor utilizado pelo vírus para se conectar à célula hospedeira é o ACE2 (*angiotensin-converting enzyme 2*), que está presente nos testículos, ovários, útero, vagina e placenta.[3-5] A possibilidade de comprometimento dos órgãos reprodutivos alertou para a possibilidade de comprometimentos dos gametas e transmissão sexual.[4-6]

Esse receptor celular está envolvido na regulação de funções básicas do sistema reprodutivo feminino, como foliculogênese, esteroidogênese, maturação oocitária, ovulação, atresia folicular e regeneração endometrial.[4-6] Assim, a subregulação do receptor ACE2 pelo SARS-CoV-2 poderia causar alterações na fisiologia ovariana, impactando a qualidade oocitária e a fertilidade.[4] Todavia, há baixa expressão (presença) do receptor ACE2 nas tubas uterinas, ovários, vagina, cérvix e endométrio. Nas mulheres, quaisquer doenças agudas severas, como a COVID-19, podem alterar o eixo hipotálamo-hipófise-gonadal, diminuindo a produção endógena de estrógenos e progesterona.[6] O diagnóstico de síndrome dos ovários policísticos (SOP) tem sido associado à maior incidência de COVID-19 na forma grave, pois a SOP tem como características uma alteração metabólica, possível obesidade, hipertensão e diabetes tipo 2, além de baixa concentração sérica de vitamina D. Além disso, nessa síndrome há uma produção maior de androgênios, que facilitam a entrada do vírus na célula, o que predispõe as mulheres portadoras de SOP a sintomas mais graves de COVID-19.[4]

Até então, porém, os dados da literatura não demonstram que o sistema reprodutivo feminino seja um local de infecção pelo SARS-CoV-2.[6] Quanto à placenta, uma baixa existência de ACE2 em pacientes gestantes com COVID-19 está associada a restrição do crescimento intrauterino, parto prematuro, estresse fetal e maior chance de cesárea.[4]

Quanto à transmissão vertical de uma gestante infectada pelo SARS-CoV-2 para o feto, por via placentária ou para o recém-nascido no parto ou na amamentação, os dados são muito restritos e sugerem que há um risco de cerca de 3%, se a infecção materna ocorrer durante o terceiro trimestre gestacional,[6] podendo causar inflamação placentária, viremia neonatal e sintomas neurológicos.[4] Quando comparadas gestações de pacientes de RHA infectadas pelo SARS-CoV-2 com pacientes infectadas com gestação espontânea, os resultados maternos e fetais foram similares, não havendo risco adicional às pacientes com gestações por meio de RHA, exceto pela ocorrência de pré-eclâmpsia.[7]

No homem, o receptor ACE2 pode regular a função testicular, além de ter papel na função do espermatozoide, especialmente na contribuição do espermatozoide para a qualidade embrionária.[6] No sistema reprodutivo dos homens, o receptor ACE2 é muito mais abundante que no sistema reprodutivo feminino. Há grande presença de ACE2 no testículo, especialmente nas células de Leydig e Sertoli, nas células dos túbulos seminíferos e nas espermatogônias, com quantidade mediana nas células glandulares das vesículas seminais.[4,6] Nos homens mais jovens, entre os 20 e os 30 anos de idade, há maior expressão do receptor ACE2 quando comparado a homens acima de 60 anos, o que implica em um maior risco de dano testicular em homens jovens.[4] Portanto, espera-se que o testículo seja muito mais vulnerável que os ovários aos efeitos deletérios da infecção pelo SARS-CoV-2.[4,6] Como outras epidemias de SARS, devido à semelhança genética entre os vírus, acredita-se que o SARS-CoV-2 possa também estar associado a orquite, infiltração de linfócitos, danos aos túbulos seminíferos, diminuição da quantidade de células de Leydig, congestão vascular e danos nas células germinativas.[4-6] Homens inférteis com alteração na espermatogênese têm poucos receptores ACE2. Assim, a subregulação de ACE2, causada pela COVID19, poderia impactar negativamente na espermatogênese e na fertilidade masculina.[5]

Os sintomas de doenças virais, como a COVID-19, são febre, inflamação e, em consequência, ocorre a desregulação do eixo hipotálamo-hipófise-gonadal, com redução das células de Leydig. Esse processo pode impactar negativamente na secreção de testosterona e na produção espermática, além de aumentar o estresse oxidativo e consequentemente reduzir a motilidade e aumentar a fragmentação do DNA espermático.[4-6]

Há um relato na literatura sobre o efeito deletério a longo prazo (mais de quatro meses) da COVID-19 nos parâmetros seminais, especialmente na fragmentação do DNA espermático e na morfologia.[8] Os demais dados publicados, até então, sugerem que infecções moderadas pelo SARS-CoV-2 não parecem ter efeito negativo na espermatogênese.[6]

A presença do SARS-CoV-2 no sêmen é controversa, tendo sido detectada em poucas amostras, tanto na fase aguda da infecção, quanto na fase de recuperação. Entretanto, não há evidências de transmissão sexual de COVID-19 pelo sêmen.[4]

Diretrizes para Serviços de RHA

Em outubro de 2020, a ANVISA publicou nota técnica de conduta para serviços de RHA no Brasil. As recomendações são de estabelecimento de protocolos de gerenciamento de risco da equipe, de acordo com a realidade de cada local. Os pacientes devem assinar termo de consentimento livre e esclarecido, com informações obtidas até o momento, sobre os efeitos da infecção pelo vírus SARS-CoV-2 na gravidez e sobre embriões e gametas, além de deixar claro os possíveis riscos de infecção durante o tratamento, bem como a possibilidade de eventuais cancelamentos de tratamento frente a qualquer sintoma de COVID-19.[9]

No caso de doadores de gametas e embriões, é preciso que haja uma triagem criteriosa quanto aos sintomas típicos da COVID-19, sobre possível passagem desses doadores por países com alto risco ou contato com indivíduos contaminados. Candidatos à doação que foram infectados pelos vírus SARS-CoV-2 deverão ser considerados inaptos à doação durante 28 dias após a completa recuperação. A partir desse momento, além das triagens para os vírus tradicionais (Hepatites B e C, HTLV I e II, HIV, vírus da sífilis e zika vírus), é obrigatória a testagem por RT-PCR para o SARS-CoV-2 nos pacientes candidatos a serem doadores, em até cincos dias antes da coleta dos gametas. Testagens sorológicas com IgG positivo, IgM negativo e IgA negativo devem ser avaliadas pelo médico responsável sobre a realização de teste adicional RT-PCR. As doadoras de oócitos são orientadas a manter isolamento social do início de estimulação ovariana à captação oocitária.[9]

Com relação aos pacientes de RHA, a ANVISA recomenda que haja um intenso acompanhamento clínico a cada consulta, os pacientes sintomáticos devem realizar triagem laboratorial RT-PCR para detecção do vírus SARS-CoV-2. Em caso de teste negativo, dá-se o início do tratamento de RHA. Em caso positivo, deve-se aguardar 28 dias para a melhora dos sintomas para retomar o tratamento de RHA. Caso haja um teste positivo entre a captação oocitária e a transferência embrionária, os embriões devem ser criopreservados em container específico, separado dos demais. Da mesma maneira que os doadores, os pacientes com sorologia IgG positiva podem prescindir da realização da testagem RT-PCR para detecção do vírus SARS-CoV-2. Os pacientes que apresentam comorbidades, com possíveis complicações para a doença, podem ser submetidos à RHA mediante avaliação do risco-benefício e assinatura de Termo de Consentimento com as diretrizes de triagem clínica e laboratorial aplicada aos doadores de gametas e embriões.[9] Nas diretrizes da Sociedade Americana de Medicina Reprodutiva (ASRM) e da Sociedade Europeia de Embriologia e Reprodução Humana (ESHRE), recomenda-se postergar o tratamento de RHA, mediante avaliação do risco-

-benefício. Nas diretrizes brasileiras não há nenhuma recomendação quanto ao acompanhamento da paciente após a captação oocitária, contudo, nas diretrizes do ASRM/ESHRE, é sugerido que haja um acompanhamento da paciente por até três semanas após a captação oocitária ou transferência embrionária, mesmo em caso de gestação negativa.[2]

Segundo a ANVISA, no que se refere ao cuidado com os profissionais de saúde, os centros de RHA devem implementar mecanismos e rotinas para prevenção e controle durante a assistência aos pacientes.[9] Nas diretrizes da ASRM e ESHRE, todos os profissionais da equipe do serviço de RHA devem ser testados para SARS-CoV-2, independentemente do tipo de teste, se sorológico ou molecular.[2] O ideal é que, caso haja trocas de equipes entre o atendimento dos pacientes, seja estabelecido um plano de conscientização e de prevenção a doenças infecciosas, com objetivo de estabelecer turnos de trabalho completamente distintos e evitar uma possível quarentena de toda a equipe.[10]

A gestação é considerada de alto risco, devido aos impactos da COVID-19 nesse grupo que, usualmente, necessita de mais cuidados em unidades de terapia intensiva (UTI) e de ventilação invasiva. Assim, deve haver um manejo adequado dessas mulheres em caso de infecção, especialmente em casos de idade materna avançada, alto índice de massa corpórea e comorbidades preexistentes. Gestantes com COVID-19 têm maior risco de parto prematuro e de admissão dos neonatos em UTI neonatal.[10]

Um trabalho recente relatou que, em 7,9% dos casais com indicação de RHA por infertilidade idiopática, ocorreu a gestação espontânea durante a quarentena, especialmente nos casais mais jovens, com curto histórico de infertilidade e com maior atividade sexual, o que pode ser uma maneira de evitar procedimentos desnecessários nesse momento de pandemia.[11]

Conclusão

Em função dessa situação de incertezas, novos protocolos de segurança foram normatizados para retomada de ciclos de FIV, que permanecem em vigor e em constante revisão.[12] Além do distanciamento social, a individualização de material e artigos pessoais pode minimizar o risco de contato entre os pacientes e profissionais da saúde. O recurso da telemedicina possibilitou o atendimento médico com segurança de contato, apesar de restringir o exame clínico do paciente. O número de pacientes em atendimento no mesmo espaço físico foi reduzido e reforçadas as orientações preventivas como uso de máscara e higienização das mãos.[13]

No Brasil, atualmente, não há uma indicação formal para a realização de teste para COVID-19 antes da coleta de óvulos e/ou transferência embrionária. Contudo, a maioria dos centros de RHA adotou protocolos próprios, com intuito de oferecer maior segurança no processo de FIV. Em alguns centros, é realizada a sorologia para SARS-CoV-2, enquanto em outros, é feita a pesquisa por RT-PCR para SARS-CoV-2. Isso se deve ao fato de que, nos últimos meses, a idade média dos infectados pelo SARS-CoV-2 diminuiu consideravelmente, certamente impactando os casais em tratamento de RHA, que podem ser assintomáticos, mas transmissores do vírus.[10]

Tais adaptações são relevantes, não apenas para o atual cenário de pandemia de COVID-19 mas, também, em possíveis novas emergências de saúde pública no futuro.[2]

Referências Bibliográficas

1. Alviggi C, Esteves SC, Orvieto R, Conforti A, La Marca A, Fischer R et al. COVID-19 and assisted reproductive technology services: repercussions for patients and proposal for individualized clinical management. Reprod Biol Endocrinol. 2020;18(1):45.

2. Gianaroli L, Ata B, Lundin K, Rautakallio-Hokkanen S, Tapanainen JS, Vermeulen N et al. The calm after the storm: re-starting ART treatments safely in the wake of the COVID-19 pandemic. Hum Reprod. 2021;36(2):275-82.
3. Li M, Chen L, Zhang J, Xiong C, Li X. The SARS-CoV-2 receptor ACE2 expression of maternal-fetal interface and fetal organs by single-cell transcriptome study. PLoS One. 2020;15(4):e0230295.
4. Hashem NM, Abdelnour SA, Alhimaidi AR, Swelum AA. Potential impacts of COVID-19 on reproductive health: Scientific findings and social dimension. Saudi J Biol Sci. 2021;28(3):1702-12.
5. Lee WY, Mok A, Chung JPW. Potential effects of COVID-19 on reproductive systems and fertility; assisted reproductive technology guidelines and considerations: a review. Hong Kong Med J. 2021;27(2):118-26.
6. Madjunkov M, Dviri M, Librach C. A comprehensive review of the impact of COVID-19 on human reproductive biology, assisted reproduction care and pregnancy: a Canadian perspective. J Ovarian Res. 2020;13(1):140.
7. Engels Calvo V, Cruz Melguizo S, Abascal-Saiz A, Forcen Acebal L, Sanchez-Migallon A, Pintado Recarte P et al. Perinatal outcomes of pregnancies resulting from assisted reproduction technology in SARS-CoV-2-infected women: a prospective observational study. Fertil Steril. 2021.
8. Mannur S, Jabeen T, Khader MA, Rao LSS. Post-COVID-19 Associated Decline in Long-Term Male Fertility and Embryo Quality during Assisted Reproductive Technology. QJM. 2021.
9. Nota técnica nº 72/2020/SEI/GSTCO/DIRE1/ANVISA, (2020).
10. Cruz M, Requena A. How to provide fertility treatment during COVID-19 pandemic. Curr Opin Obstet Gynecol. 2021;33(3):159-63.
11. Villani MT, Morini D, Spaggiari G, Simoni M, Aguzzoli L, Santi D. Spontaneous pregnancies among infertile couples during assisted reproduction lockdown for COVID-19 pandemic. Andrology. 2021.
12. Legro RS. The COVID-19 pandemic and reproductive health. Fertil Steril. 2021;115(4):811-2.
13. Souza M, Nakagawa H, Taitson PF, Cordts EB, Antunes RA. Management of ART and COVID-19: Infertility in times of pan- demic. What now? JBRA Assist Reprod. 2020;24(3):231-2.

Sequelas da COVID-19 sobre a Sexualidade

35

Aline Pinheiro Veloso, André Marquez Cunha, Fernando Cruvinel de Freitas, Joice Martins de Lima Pereira, Sandra Portela Rezende

▸ Introdução

A sexualidade é um aspecto indissociável do ser humano. E, portanto, quando uma pandemia se alastra, como ocorreu com a COVID-19, afetando todos os países, de uma maneira assustadora, é de se esperar que haja algum impacto na saúde sexual, seja ele físico ou mental. O que observamos nos diferentes trabalhos realizados nessa temática é que o impacto não foi igual nos diferentes países, o que pode ser explicado, em parte, pelas diferentes maneiras com que cada país reagiu à pandemia no enfrentamento à mesma (Sotiropoulou, 2021; Skiavi, 2020).

Estudos anteriores mostram impacto significativo na vida das pessoas durante períodos de pandemia, com aumento nos níveis de ansiedade e estresse, pois há limitações no convívio social e as pessoas passam longos períodos em casa. Sentimentos de raiva, frustração, tédio e a incerteza de quando a vida voltará ao normal, podem estar presentes e é comum que algumas pessoas apresentem sintomas depressivos ou de transtorno de estresse pós-traumático. Múltiplos fatores, associados a esse período, podem influenciar a função sexual. Até então, não havia na literatura, relatos de estudos avaliando a função sexual em períodos de pandemia. Sabemos que o estresse tem efeitos negativos sobre a função sexual, sendo um dos principais fatores que afetam o desejo sexual (Ilgen, 2021). O estresse pode levar a mudanças emocionais e cognitivas, diminuindo a atenção para os estímulos sexuais e implicando em menor resposta fisiológica aos mesmos, com menor excitação genital e subjetiva (Sotiropoulou, 2021). Mas há controvérsias sobre os efeitos do estresse na função sexual na literatura. Enquanto trabalhos mostram prejuízos no comportamento sexual com desastres naturais, como terremotos, outros estudos evidenciam melhor atividade sexual em momentos de estresse (Skiavi, 2020).

▸ Os Efeitos da COVID-19 na Sexualidade nos Diferentes Países

A prevalência de disfunção sexual feminina (DSF) é de aproximadamente 40% entre mulheres de todas as idades nos Estados Unidos (Shifren, 2008). No Brasil, esse índice é parecido, conforme nos mostra o Estudo da Vida Sexual do Brasileiro (Abdo, 2004). As disfunções sexuais têm impacto direto na qualidade de vida. O desejo sexual hipoativo é altamente prevalente nas populações, variando de 10% a 40% (Pennanen, 2021; Shifren, 2008). Enquanto alguns indivíduos podem ter seu interesse e desejo sexual diminuídos diante da ansiedade, estresse e medo da morte, outros podem experimentar aumento desse desejo, o que sugere que algumas pessoas usam a intimidade sexual para lidar com momentos de estresse. (Taubman, 2004). O modelo de "duplo controle da resposta sexual" poderia explicar essas diferentes respostas. As disfunções orgásticas e a ejaculação precoce também podem ser precipitadas pelo sofrimento psicológico gerado pela pandemia, que propicia maior irritabilidade, mau humor, depressão, ansiedade e medo (Pennanen, 2021).

Estudo realizado com mulheres italianas, logo no início da pandemia, com idade de 18-45 anos, em período reprodutivo, que moravam com os parceiros e não estavam infectadas pelo vírus, avaliaram a função sexual e a qualidade de vida, evidenciando uma diminuição considerável no número de relações mensais e piora na qualidade de vida. Aspectos como trabalhar fora de casa, ter nível universitário e paridade > ou igual a 1, foram fatores preditivos de menor pontuação no índice de função sexual feminina (FSFI), que avalia a função sexual. Na China, foi possível observar que mulheres enfermeiras na linha de frente apresentavam níveis de estresse menos elevados, que as enfermeiras fora da linha de frente e na população geral, o que mostra que o confinamento em casa, longe de uma percepção real da situação leva ao medo generalizado. Informações de qualidade são necessárias, podendo diminuir os níveis de estresse e impactar positivamente na função sexual. Medo de contágio pelo contato com parceiro que trabalha fora de casa, sintomas depressivos e ansiosos, afetam o cotidiano. Um menor cuidado com o corpo nesse período pandêmico levou a redução do desejo em 67%, medida pelo FSFI (Skiavi, 2020).

Em um estudo realizado na Grécia, com indivíduos ente 18 e 74 anos, em relacionamentos estáveis, coabitando ou não com seus parceiros, no que diz respeito à qualidade do relacionamento, a maioria dos participantes não relatou nenhuma mudança notável e até referiram ter gostado mais da companhia do parceiro e uma alta porcentagem referiu aumento dos pensamentos sexuais. O nível de ansiedade aumentado durante a pandemia impactou mais as mulheres do que os homens e se refletiu em menor excitação genital e satisfação sexual, podendo resultar em quadros dolorosos. Participantes mais jovens tiveram um aumento no número de pensamentos e fantasias sexuais em comparação com os mais velhos e se masturbavam com maior frequência. O grupo entre 29 e 36 anos relataram melhora da vida sexual, enquanto os grupos de mais idade relataram piora. Casais morando com filhos também experimentaram uma piora da função sexual, o que pode estar associado ao estresse materno pelo aumento de atividades com os filhos em casa, no que diz respeito também ao auxílio de tarefas escolares, nem sempre compartilhadas com o parceiro. Casais que não tiveram acesso ao parceiro durante à pandemia, relataram aumento na frequência de pensamentos sexuais, fantasias sexuais e masturbação, porém com piora do humor. Continuar sendo financeiramente ativas durante a pandemia, teve um impacto positivo na função sexual. Estudos mostram que a satisfação sexual das mulheres pode ser afetada pela relação de poder e igualdade que o fator econômico traz dentro do contexto familiar. Estar em um relacionamento sério, morar com o parceiro, mas não com filhos, mostrou ser um fator preditivo de atividade sexual satisfatória e maior segurança emocional (Sotiropoulou, 2021).

Na Turquia, participantes de uma pesquisa anterior, que avaliava a função sexual feminina por meio do FSFI, inventário de ansiedade de Beck (BAI) e inventário de depressão de Beck (BDI), foram convidadas a responder esses questionários novamente durante a pandemia. Apesar das pontuações do FSFI serem maiores antes da pandemia, a diferença não foi estatisticamente significativa. Já com relação aos escores para o BAI e BDI, foram encontrados escores maiores durante a pandemia com diferença estatística significativa. Conclui-se que a pandemia não parece afetar a função sexual feminina, mas se associa ao aumento de ansiedade e depressão. E apesar da depressão ser sabidamente associada à disfunção sexual, isso não foi evidenciado nesse estudo na Turquia, talvez pelo curto tempo avaliado, o que nos faz pensar que quanto maior o tempo que se estender as restrições impostas pela pandemia e o estresse causado pelo mesmo, levando a mais quadros de depressão, maior será o impacto sobre a sexualidade. Os escores para ansiedade (BAI), se correlacionaram negativamente com o FSFI, ou seja, há uma correlação negativa entre ansiedade e função sexual (Ilgen, 2021).

Sexualidade das Mulheres que Tiveram COVID-19

Apesar das disfunções sexuais serem comuns em mulheres e ser uma situação angustiante, é preciso saber se as mulheres que tiveram COVID-19 irão apresentar alterações na função sexual pós-COVID-19 relacionadas à doença. Um trabalho na Turquia, com um pequeno número de mulheres (15 mulheres), mostrou diminuição significativa na frequência de relações sexuais e na satisfação sexual antes e depois da COVID-19. Não houve diferença nos quesitos desejo, excitação, lubrificação, orgasmo e dor, conforme avaliado pelo FSFI. A diminuição na satisfação sexual pode ser explicada pelo fato do indivíduo não se sentir bem fisicamente, logo após um episódio de COVID-19 (Kaya, 2021).

Mudanças no Comportamento Sexual

A saúde sexual é um determinante para a qualidade de vida dos indivíduos, trazendo bem-estar físico e emocional e, portanto, é de se esperar que os contatos sexuais não irão cessar, mas experimentaremos mudanças no modo de muitas pessoas se relacionarem. Como a vivência sexual envolve vários tipos de estímulos, que não são apenas físicos, mas também visuais, auditivos e psicológicos, outras práticas sexuais como *sexting* e sexo virtual podem ser usadas (Alpalhão M, Filipe, 2020). Os aplicativos de namoro *on-line* facilitaram essa conexão e permitiram expressar intimidade, mesmo que de modo virtual, se tornando um recurso positivo para garantir o bem-estar psicológico nesse período pandêmico (Pennanen, 2021).

Craig-Kuhn *et al.* (2020) encontraram redução da frequência sexual com as próprias parceiras, redução na multiplicidade de parceiras e aumento nas taxas de abstinência sexual. Em contrapartida, as taxas de sexo oral, sexo virtual e pornografia, aumentaram 40,5%, 42,3% e 76,6%, respectivamente. Apesar das medidas de distanciamento social, 17,1% dos pesquisados relataram nova parceria e 44,1% deixaram suas casas para conhecer novas parcerias para o sexo. Apenas 27,9% alegam ter recebido informação sobre sexo seguro na pandemia.

COVID-19 e Disfunções Sexuais e Reprodutivas Masculinas

Evidências emergentes sugerem que a saúde sexual e reprodutiva masculina podem ser afetadas pela COVID-19, tanto a curto, como a longo prazo (Figura 35.1). A função erétil, por já ser previamente estabelecida como um marcador da saúde cardiovascular e pulmonar, pode se tornar uma valiosa ferramenta de avaliação rápida e barata das complicações cardiopulmonares para sobreviventes da doença viral. Nesse sentido, a avalição clínica é somada com achados de procedimentos diagnósticos complementares, como a ultrassonografia doppler peniana e avaliação do eixo hipotálamo-hipófise-testicular, para avaliar até que ponto a COVID-19 foi capaz de prejudicar a ereção e, finalmente, a função endotelial vascular (Sansone, Romanelli *et al.* 2014).

Além disso, intervenções psicológicas focadas na função sexual são necessárias para apoiar adequadamente os pacientes que desenvolvem tais disfunções em consequência do impacto psicossocial da pandemia. A quarentena prolongada expôs os cidadãos a uma situação particularmente estressante, devido à restrição de suas atividades rotineiras. Perdas financeiras, isolamento de entes próximos expuseram toda comunidade a maior risco de depressão, angústia, transtornos de ansiedade, solidão, estresse pós-traumático e logicamente, maiores índices de disfunções sexuais (Sharma e Subramanyam, 2020).

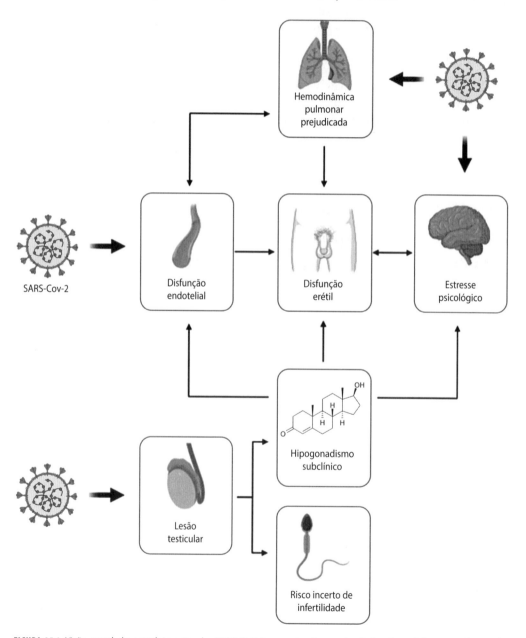

FIGURA 35.1. Visão geral do envolvimento do SARS-CoV-2 na patogênese da disfunção erétil e reprodutiva do homem. Fonte: Adaptado de Sansone, Mollaioli et al. 2021.

– Espermatogênese

As principais funções dos testículos são a espermatogênese e a esteroidogênese. Sabe-se que uma ampla gama de vírus, tais como o vírus da imunodeficiência humana (HIV), vírus da caxumba, influenza e zika vírus podem atacar os testículos e afetar a função reprodutiva masculina (Liu, Han et al. 2018). Além da ação viral direta, muitos outros fatores como febre, inflamação e desregulação hormonais podem prejudicar a secreção de testosterona ou a produção de esperma. Portanto, para compreender melhor o efeito de COVID-19 no sistema reprodutor masculino, não apenas a possibilidade de transmissão sexual, mas também o estado reprodutivo endócrino e espermatogênese devem ser avaliados (Carlsen, Andersson et al. 2003).

O vírus SARS-CoV-2, agente causal da COVID-19, utiliza a enzima conversora de angiotensina II (ECA2) e a protease celular serina para entrar nas células humanas respiratórias hospedeiras. Sabe-se que a ECA2 é presente em grande quantidade nas espermatogônias e nas células de Leydig e Sertoli (Wang and Xu, 2020). Ainda há controvérsias sobre a presença da COVID-19 no líquido seminal, com estudos reforçando cada vez mais a ausência viral em pacientes em recuperação (Sansone, Mollaioli et al. 2020, Song, Wang et al. 2020). Contudo, o estado inflamatório febril é sabidamente responsável pela piora da espermatogênese devido a múltiplos mecanismos, tanto na maturação espermática, como na regulação hormonal hipotálamo-hipófise-gonadal masculina.

Autópsias em pacientes que morreram pela COVID-19 revelaram evidências de orquite em intensidade variadas. Alterações morfológicas sugestivas de dano aos túbulos seminíferos foram relatadas, como edema das células de Sertoli, vacuolização, rarefação citoplasmática e descolamento do embasamento tubular. Embora esses achados sugiram que o SARS-CoV-2 pode ser o agente causador do dano testicular, os efeitos da hipertermia, infecção secundária, hipóxia e terapia esteroidal não podem ser excluídos (Bustos, Maturana et al. 2021). Vale ressaltar que nenhuma evidência da presença de SARS-CoV-2 foi encontrada nas amostras histológicas testiculares, assim como nos concentrados de IgG (Xu, Qi et al. 2006).

Estudos recentes usando testes de reação em cadeia da polimerase de transcrição reversa quantitativa (PCR-RT), não encontraram o vírus SARS-CoV-2 em amostras de sêmen de pacientes masculinos com COVID-19. A proteção da barreira hemato-testicular e a baixa incidência de viremia pela COVID-19 podem estar correlatas. Além disso, as amostras de sêmen foram obtidas de pacientes em estágio de recuperação, o vírus (se alguma vez existiu no sêmen) pode ter sido eliminado no momento da detecção (Ma, Xie et al. 2021).

A identificação do SARS-CoV-2 no sêmen é de importância central para muitos homens que visam a criopreservação, como aqueles que estão prestes a iniciar tratamentos gonadotóxicos por motivos oncológicos. Com o melhor entendimento da COVID-19, vários centros de reprodução assistida retomaram suas atividades, embora com regras restritivas (De Santis, Anastasi et al. 2020).

– COVID-19 e lesão endotelial

A função erétil é um excelente marcador da saúde sistêmica geral, particularmente do desempenho vascular, compartilhando muitos fatores de risco com doenças cardiovasculares. Isso é descrito pela equação DE = DE (disfunção endotelial é igual a disfunção erétil e vice-versa) (Guay, 2007). A integridade vascular é necessária para a função erétil, e o dano vascular associado à COVID-19 provavelmente afeta o delicado leito vascular do pênis, resultando em função erétil prejudicada. O SARS-CoV-2 desencadeia um estado de hiper inflamação promovido por fator de necrose tumoral alfa e interleucinas; sendo as mesmas citocinas inflamatórias associadas à progressão clínica da disfunção sexual (Pedersen and Ho, 2020).

Embora a ereção seja, é claro, uma questão sem relevância prática para pacientes internados, sobretudo em unidades de terapia intensiva (UTI), há motivos para suspeitar que a função vascular prejudicada pode persistir em sobreviventes de COVID-19, e até mesmo, se tornar um problema de saúde pública atual (Xu, Shi et al. 2020). Além disso, dado que a função erétil é um preditor de doença cardíaca, investigar se os pacientes com COVID-19 desenvolvem disfunção erétil (DE) também pode ser um bom marcador da função cardiovascular geral, melhorando o atendimento ao paciente e a qualidade de vida.

– Inibidores da fosfodiesterase-5 e COVID-19

A enzima fosfodiesterase-5 (PDE-5), altamente expressa nas células da musculatura lisa vascular, assim como nos corpos cavernosos penianos, representa atualmente um dos elementos-chave no tratamento medicamentoso da DE. Inibidores de PDE-5 agem como facilitadores e mantenedores da ereção, sendo aprovados para uso no tratamento de DE desde 1998, com o advento do citrato de sildenafila (Morelli, Filippi et al. 2004). Além disso, um nível crescente de evidências também provou a utilidade dos inibidores de PDE-5 como agentes terapêuticos em diferentes condições, devido às suas ações anti-inflamatórias e antioxidantes, conforme relatado em diabetes, hipertensão e doença renal crônica (Brown, Dhaun et al., 2014).

Citrato de sildenafila também foi avaliado como tratamento para pacientes COVID-19. De fato, a sildenafila melhora a hemodinâmica pulmonar, como mostrado na fibrose pulmonar idiopática, reduzindo a resistência vascular e remodelando a circulação pulmonar (Prasad, Wilkinson et al., 2000). Além disso, ao inibir a formação neointimal e a agregação plaquetária, a sildenafila também pode ser benéfica em relação ao risco de lesão vascular e complicações trombóticas em pacientes com COVID-19. As evidências de novos estudos serão fundamentais para avaliar os benefícios clínicos da inibição de PDE-5 na carga geral de COVID-19 (Isidori, Giannetta et al., 2021).

– Disfunção erétil

A disfunção erétil é a disfunção sexual masculina mais prevalente, afetando em algum grau, cerca da metade dos homens a partir dos 40 anos, com níveis aumentando progressivamente com a idade (Lue, 2000). Embora não haja dados consistentes que explorem a relação entre COVID-19 e o risco adicional de desenvolver DE, os homens com maior chance de complicações graves secundárias à infecção pelo SARS-CoV-2, também são aqueles tradicionalmente com maior risco de DE: adultos mais velhos, diabéticos, homens com doenças cardiovasculares, sobrepeso/obesidade e com múltiplas comorbidades (Team, Team et al., 2020). Portanto, é importante considerar o papel do estresse adicional, ansiedade e implicações na saúde física para homens com DE em meio à pandemia.

Há exemplos prévios de infecções respiratórias virais complicadas com desenvolvimento de fibroses. Doenças pulmonares crônicas têm sido associadas à DE (Ren, Wang et al. 2020). Em suma, apesar da falta de pesquisas sobre o assunto, podemos esperar que a DE piore durante a situação altamente estressante que os homens enfrentam durante a pandemia.

Outras condições em decorrência do *lockdown*, como pressões relacionadas à instabilidade econômica e profissional, perda de interação social externa e distância potencial da parceria sexual são fatores que contribuem para o aumento dos níveis de ansiedade e depressão e que podem influenciar na ereção (Pennanen-Iire, Prereira-Lourenço et al., 2021).

Essas alterações psicossociais podem causar e exacerbar a DE, sobretudo em homens mais jovens, pelo mecanismo psicogênico mediado pela hiper estimulação do sistema nervoso simpático (Lue, 2000). Os sintomas depressivos estão comumente associados à incidência e gravidade da DE, em um mecanismo bidirecional no qual a DE também causa ou agrava a depressão. A ansiedade geralmente está envolvida na etiologia da disfunção erétil nos primeiros estágios da vida sexual (McCabe and Althof, 2014).

Ao abordar a DE, é importante observar que, independentemente da natureza do problema: fisiológica ou psicogênica, os métodos de tratamento estão mudando para se ajustar às necessidades contínuas em meio à pandemia, como o uso crescente da telemedicina. O adiamento de tratamentos médicos considerados não urgentes, tais como as disfunções sexuais, podem ter um impacto negativo na saúde sexual masculina. A contínua instabilidade econômica global pode levar os homens a ter dificuldades para obter seus medicamentos e a descompensação de doenças cardiovasculares e mentais pode agravar a DE (Falagas, Vouloumanou *et al.*, 2009).

– Hipogonadismo na infecção por COVID-19

A infecção por coronavírus está relacionada a maior ocorrência de disfunções sexuais, como é o caso da disfunção erétil. A anorgasmia isolada, não associada a alterações de libido ou disfunção erétil tem sido relatada em alguns homens, logo após a recuperação de COVID-19, com resolução espontânea após 10-14 dias (Shoar *et al.*, 2020). Profissionais que trabalham na linha de frente como, p. ex., os da área de saúde, tem apresentado maior incidência de disfunções sexuais; a disfunção erétil tem sido uma queixa presente, com maior frequência, do que na população geral masculina inclusive, porém, não somente, devido à associação com o estresse causado pelo medo de contrair a doença durante o trabalho (Bulut *et al.*, 2021). Um estudo italiano comparou a ocorrência de disfunção erétil em 25 homens que tiveram COVID-19 e 75 homens que não tiveram a doença. Os resultados do *Sexual Health Inventory for Men* (inventário para saúde sexual de homens) indicaram que, 28% dos homens que tiveram COVID-19 relataram ter disfunção erétil, em comparação com 9,33% em homens que não tiveram. Isso representou uma chance ao redor de cincos vezes maior de ocorrência de disfunção erétil entre homens que tiveram COVID-19 (OR = 5,27, com intervalo de confiança de 95% (Sansone *et al.*, 2020).

Embora as evidências de presença de partículas virais em amostras de testículo sejam limitadas, o que se sabe é que pacientes com COVID-19 frequentemente apresentam hipogonadismo. Isso parece ocorrer devido à orquite secundária a dano direto pelo próprio vírus, a hipertermia com estresse oxidativo e, também, por uma deficiência de estimulação por gonadotrofinas (Wang *et al.*, 2020; Selvaraj *et al.*, 2021; Bustos *et al.*, 2021).

Dentre os achados histológicos nos testículos, têm sido descritos, espessamento da membrana basal e destruição maciça de células germinativas. Muitas vezes, não é constatada a presença de células da espermatogênese, tanto na luz, quanto no epitélio dos túbulos seminíferos, devido ao ataque direto pelo coronavírus. Concomitantemente, ocorre dano ao testículo pela intensa resposta inflamatória que é própria da doença. Uma vez iniciada a tempestade inflamatória, ocorre infiltração dos túbulos seminíferos por grande número de linfócitos T CD3+, e macrófagos CD68+, levando à orquite. Essas células inflamatórias levam, não só a um prejuízo do funcionamento das células intersticiais e síntese de androgênio, como também, destroem a barreira testículo-hematológica, atacando diretamente as células epiteliais da espermatogênese, podendo levar à infertilidade.

O dano celular associado à resposta inflamatória exacerbada pela grande quantidade de citoquinas, desencadeiam reações autoimunes nos túbulos seminíferos, sendo que essa é considerada a principal via da fisiopatologia da orquite viral. Todo esse processo parece ser autolimitado e há regressão para o estado original após pelo menos 21 dias do término da infecção aguda (Wang et al., 2020).

O cérebro e os testículos são sincronizados pelo eixo hipotálamo-hipófise-testicular, via liberação de hormônios hipotalâmicos, gonadotrofinas e esteroides sexuais. Os efeitos diretos do vírus, a reação inflamatória intensa, assim como as lesões autoimunes sobre o testículo e o hipotálamo podem interferir nessa sincronia (Abbas et al., 2020; Salonia et al., 2020; Selvaraj et al., 2021; Bustos et al., 2021).

José et al. (2020) descreveram que na vigência da infecção aguda se constata um aumento do hormônio luteinizante (LH), assim como a redução da relação da testosterona sobre o LH, assim como da relação do hormônio folículo estimulante (FSH) sobre o LH, compatível com um hipogonadismo subclínico. Já um estudo observacional prospectivo, envolvendo 31 pacientes do sexo masculino, com idade média de 32 anos, comparou os níveis de testosterona, estradiol, FSH, LH, prolactina e hormônio tireoestimulante antes e depois do *lockdown*, com duração de aproximadamente dois meses, ocorrido na Itália, em meados de 2020, não sendo encontradas diferenças significativas entre os níveis encontrados antes e após o *lockdown* desses hormônios (Brigante et al., 2021).

As alterações histológicas constatadas no testículo, na fase aguda da COVID-19, parecem ser um processo autolimitado e há regressão para o estado original após, no mínimo, 21 dias. No entanto, efeitos a longo prazo como, p. ex., infertilidade, aumento da possibilidade de câncer testicular, redução dos níveis circulantes de testosterona, dentre outras possíveis sequelas ainda precisam ser melhor investigados para se compreender melhor o real impacto da COVID-19 sobre o sistema reprodutor masculino (José et al., 2020; Wang et al., 2020).

Conclusão

Ter um olhar para a sexualidade, nesse contexto de pandemia, torna-se imprescindível, e infelizmente, isso não ocorreu em pandemias passadas. A avaliação dos indivíduos que tiveram ou não COVID-19, de uma forma completa, considerando aspectos físicos, psicológicos e envolvendo a sexualidade pode minimizar o sofrimento de muitos indivíduos que já sofriam com problemas sexuais ou que passaram a experimentá-los durante a pandemia. A falta de motivação dos pacientes para procurar tratamento específico para as questões sexuais, exacerba o potencial de sofrimento e conflito relacional. Mudanças na situação financeira também podem dificultar o acesso ao tratamento. A pandemia não teve o mesmo impacto na sexualidade para todas as pessoas. Enquanto alguns experimentaram piora na função sexual, outros experimentaram melhora. Casais em relacionamentos saudáveis tiveram a oportunidade de vivenciarem uma intimidade em um novo ritmo, com mais tempo juntos, o que se refletiu na melhora da vida sexual. Em relacionamentos conflituosos, houve piora (Pennanen, 2021).

Precisamos entender que as disfunções sexuais, quando presentes, são apenas a ponta de um iceberg. São apenas sintomas de que outras dificuldades estão presentes no casal ou em um dos indivíduos. São vários os fatores envolvidos na resposta sexual humana. As histórias de vida de cada um, influenciam como vemos a sexualidade. As experiências sexuais anteriores, as histórias vividas e não vividas, influenciam como nos colocamos nos relacionamentos, e isso abre ou fecha as portas de percebemos as sensações corporais e deixar fluir a resposta sexual.

A comunicação clara entre o casal, a possibilidade de se mostrar como realmente são, é o que vai facilitar a solução das dificuldades. A possibilidade de procurarem ajuda de um profissional habilitado para auxiliar nessa conversa, também pode ser de grande ajuda para o casal. A diminuição do desejo sexual, problemas de ereção, ejaculação, ou qualquer outra dificuldade na resposta sexual, podem ser transitórios, principalmente quando falamos em pós-COVID-19. Se o casal possui estrutura para acolher a dificuldade um do outro, essas dificuldades passarão e o vínculo ficará mais fortalecido.

Referências Bibliográficas

1. Abbas AM, Fathy SK, Khamees AA, Salem AS, Ahmed L. A focused review on the genital and sexual affection of COVID-19 patients. J Gynecol Obstet Hum Reprod. outubro de 2020;49(8):101848.
2. Abdo CHN. Estudo da Vida Sexual do Brasileiro. São Paulo: Bregantini; 2004. 193 p.
3. Alpalhão M, Filipe P. The Impacts of Isolation Measures Against SARS-CoV-2 Infection on Sexual Health. AIDS Behav. agosto de 2020;24(8):2258-9.
4. Bancroft J, Graham CA, Janssen E, Sanders SA. The dual control model: current status and future directions. J Sex Res. junho de 2009;46(2-3):121-42.
5. Brigante G, Spaggiari G, Rossi B, Granata A, Simoni M, Santi D. A prospective, observational clinical trial on the impact of COVID-19-related national lockdown on thyroid hormone in young males. Sci Rep. 29 de março de 2021;11(1):7075.
6. Brown KE, Dhaun N, Goddard J, Webb DJ. Potential therapeutic role of phosphodiesterase type 5 inhibition in hypertension and chronic kidney disease. Hypertension. janeiro de 2014;63(1):5-11.
7. Bulut EC, Ertaş K, Bulut D, Koparal MY, Çetin S. The effect of COVID-19 epidemic on the sexual function of healthcare professionals. Andrologia. abril de 2021;53(3):e13971.
8. Carlsen E, Andersson A-M, Petersen JH, Skakkebaek NE. History of febrile illness and variation in semen quality. Hum Reprod. outubro de 2003;18(10):2089-92.
9. CDC COVID-19 Response Team. Severe Outcomes Among Patients with Coronavirus Disease 2019 (COVID-19) - United States, February 12-March 16, 2020. MMWR Morb Mortal Wkly Rep. 27 de março de 2020;69(12):343-6.
10. Craig-Kuhn MC, Schmidt N, Scott GJ, Gomes G, TatahMentan M, Enaholo O et al. Changes in sexual behavior related to the COVID-19 stay-at-home orders among young Black men who have sex with women in New Orleans, LA. Sex Transm Dis. 16 de abril de 2021.
11. De Santis L, Anastasi A, Cimadomo D, Klinger FG, Licata E, Pisaturo V et al. COVID-19: the perspective of Italian embryologists managing the IVF laboratory in pandemic emergency. Hum Reprod. 28 de abril de 2020;35(4):1004-5.
12. Falagas ME, Vouloumanou EK, Mavros MN, Karageorgopoulos DE. Economic crises and mortality: a review of the literature. Int J Clin Pract. agosto de 2009;63(8):1128-35.
13. Guay AT. ED2: erectile dysfunction = endothelial dysfunction. Endocrinol Metab Clin North Am. junho de 2007;36(2):453-63.
14. Ilgen O, Kurt S, Aydin C, Bilen E, Kula H. COVID-19 pandemic effect on female sexual function. Ginekol Pol. 29 de abril de 2021.
15. Isidori AM, Giannetta E, Pofi R, Venneri MA, Gianfrilli D, Campolo F et al. Targeting the NO-cGMP-PDE5 pathway in COVID-19 infection. The DEDALO project. Andrology. janeiro de 2021;9(1):33-8.
16. José FG, González JGÁ, Molina JMC, Arnau LB, Iribarren IM, Jabaloyas JMM et al. [SARS-CoV-2 infection: implications for sexual and reproductive health. A position statement of the Asociación Española de Andrología, Medicina Sexual y Reproductiva (ASESA)]. Rev Int Androl. setembro de 2020;18(3):117-23.

17. Kaya Y, Kaya C, Tahta T, Kartal T, Tokgöz VY. Examination of the effect of COVID-19 on sexual dysfunction in women. Int J Clin Pract. março de 2021;75(3):e13923.
18. Li Z, Ge J, Yang M, Feng J, Qiao M, Jiang R et al. Vicarious traumatization in the general public, members, and non-members of medical teams aiding in COVID-19 control. Brain Behav Immun. agosto de 2020;88:916-9.
19. Liu W, Han R, Wu H, Han D. Viral threat to male fertility. Andrologia. dezembro de 2018; 50(11):e13140.
20. Lue TF. Erectile dysfunction. N Engl J Med. 15 de junho de 2000;342(24):1802-13.
21. Ma L, Xie W, Li D, Shi L, Ye G, Mao Y et al. Evaluation of sex-related hormones and semen characteristics in reproductive-aged male COVID-19 patients. J Med Virol. janeiro de 2021;93(1):456-62.
22. McCabe MP, Althof SE. A systematic review of the psychosocial outcomes associated with erectile dysfunction: does the impact of erectile dysfunction extend beyond a man's inability to have sex? J Sex Med. fevereiro de 2014;11(2):347-63.
23. Morelli A, Filippi S, Mancina R, Luconi M, Vignozzi L, Marini M et al. Androgens regulate phosphodiesterase type 5 expression and functional activity in corpora cavernosa. Endocrinology. maio de 2004;145(5):2253-63.
24. Pedersen SF, Ho Y-C. SARS-CoV-2: a storm is raging. J Clin Invest. 1º de maio de 2020;130(5):2202-5.
25. Pennanen-Iire C, Prereira-Lourenço M, Padoa A, Ribeirinho A, Samico A, Gressler M et al. Sexual Health Implications of COVID-19 Pandemic. Sex Med Rev. janeiro de 2021;9(1):3-14.
26. Prasad S, Wilkinson J, Gatzoulis MA. Sildenafil in primary pulmonary hypertension. N Engl J Med. 2 de novembro de 2000;343(18):1342.
27. Ren YH, Wang SY, Liu M, Guo YM, Dai HP. [When COVID-19 encounters interstitial lung disease: challenges and management]. Zhonghua Jie He He Hu Xi Za Zhi. 12 de agosto de 2020;43(8):633-8.
28. Rodriguez Bustos H, Bravo Maturana G, Cortés-Chau F, Defaur Torres J, Cortés-Pino F, Aguirre P et al. Effects of COVID-19 on male sex function and its potential sexual transmission. Arch Ital Urol Androl. 18 de março de 2021;93(1):48-52.
29. Salonia A, Corona G, Giwercman A, Maggi M, Minhas S, Nappi RE et al. SARS-CoV-2, testosterone and frailty in males (PROTEGGIMI): A multidimensional research project. Andrology. janeiro de 2021;9(1):19-22.
30. Sansone A, Mollaioli D, Ciocca G, Limoncin E, Colonnello E, Vena W et al. Addressing male sexual and reproductive health in the wake of COVID-19 outbreak. J Endocrinol Invest. fevereiro de 2020;44(2):223-31.
31. Sansone A, Mollaioli D, Ciocca G, Limoncin E, Colonnello E, Vena W et al. Addressing male sexual and reproductive health in the wake of COVID-19 outbreak. J Endocrinol Invest. 1-9.
32. Sansone A, Mollaioli D, Ciocca G, Colonnello E, Limoncin E, Balercia G et al. "Mask up to keep it up": Preliminary evidence of the association between erectile dysfunction and COVID-19. Andrology. 20 de março de 2021.
33. Sansone A, Romanelli F, Gianfrilli D, Lenzi A. Endocrine evaluation of erectile dysfunction. Endocrine. agosto de 2014;46(3):423-30.
34. Schiavi MC, Spina V, Zullo MA, Colagiovanni V, Luffarelli P, Rago R et al. Love in the Time of COVID-19: Sexual Function and Quality of Life Analysis During the Social Distancing Measures in a Group of Italian Reproductive-Age Women. J Sex Med. agosto de 2020;17(8):1407-13.
35. Selvaraj K, Ravichandran S, Krishnan S, Radhakrishnan RK, Manickam N, Kandasamy M. Testicular Atrophy and Hypothalamic Pathology in COVID-19: Possibility of the Incidence of Male Infertility and HPG Axis Abnormalities. Reprod Sci. 7 de janeiro de 2021;1-8.
36. Sharma AJ, Subramanyam MA. A cross-sectional study of psychological wellbeing of Indian adults during the COVID-19 lockdown: Different strokes for different folks. PLoS One. 2020;15(9):e0238761.

37. Shifren JL, Monz BU, Russo PA, Segreti A, Johannes CB. Sexual problems and distress in United States women: prevalence and correlates. Obstet Gynecol. novembro de 2008;112(5):970-8.
38. Shoar S, Khavandi S, Tabibzadeh E, Vaez A, Oskouei AK, Hosseini F et al. A Late COVID-19 Complication: Male Sexual Dysfunction. Prehosp Disaster Med. dezembro de 2020;35(6):688-9.
39. Song C, Wang Y, Li W, Hu B, Chen G, Xia P et al. Absence of 2019 novel coronavirus in semen and testes of COVID-19 patients†. Biol Reprod. 23 de junho de 2020;103(1):4-6.
40. Sotiropoulou P, Ferenidou F, Owens D, Kokka I, Minopoulou E, Koumantanou E et al. The Impact of Social Distancing Measures Due to COVID-19 Pandemic on Sexual Function and Relationship Quality of Couples in Greece. Sex Med. 26 de maio de 2021;9(3):100364.
41. Taubman--Ben-Ari O. Intimacy and risky sexual behavior--what does it have to do with death? Death Stud. novembro de 2004;28(9):865-87.
42. Wang Z, Xu X. scRNA-seq Profiling of Human Testes Reveals the Presence of the ACE2 Receptor, A Target for SARS-CoV-2 Infection in Spermatogonia, Leydig and Sertoli Cells. Cells. 9 de abril de 2020;9(4).
43. Wang Z, Wang D, Dai Y, Zhu S, Zeng H. Urogenital System Damaging Manifestations of 3 Human Infected Coronaviruses. J Urol. março de 2021;205(3):671-7.
44. Xu J, Qi L, Chi X, Yang J, Wei X, Gong E et al. Orchitis: a complication of severe acute respiratory syndrome (SARS). Biol Reprod. fevereiro de 2006;74(2):410-6.
45. Xu Z, Shi L, Wang Y, Zhang J, Huang L, Zhang C et al. Pathological findings of COVID-19 associated with acute respiratory distress syndrome. Lancet Respir Med. abril de 2020;8(4):420-2.

Síndrome Pós-COVID-19 em Pediatria

36

Ana Beatriz Soares, Solomar Martins Marques

▸ Introdução

A partir do ano de 2020, o mundo passou por uma mudança como uma avalanche sobre todos os países. Foi um momento que exigiu muita flexibilidade e parceria. Expôs a bondade e as mazelas da sociedade. O adoecimento democrático e universal causado pela pandemia de COVID-19 suscitou esforços coletivos em toda cadeia de produção. Desde materiais básicos, como itens de higiene e alimentação, até tecnologias ultra especializadas para produção de medicamentos e vacinas. A economia decresceu à medida que o vírus acelerou sua contaminação. A milenar Medicina Chinesa Tradicional (MTC) também teve a oportunidade de contribuir, por ter iniciado a pandemia na cidade de Wuhan, na China, berço da MTC. Naquele momento, com tantas incertezas, todos os profissionais de saúde foram chamados a participar e contribuir para controle da doença no país. Hoje, com evolução rápida dos conhecimentos, a MTC tem se focado como auxiliar em uma gama de adoecimentos que cercam o novo normal. Todos foram atingidos direta ou indiretamente. As crianças e adolescentes, mesmo apresentando adoecimento menos grave pelo vírus SARS-CoV-2, se mostraram muito mais sensíveis aos novos hábitos e comportamentos introduzidos. É nesse sentido que a MTC, especialmente a acupuntura, se propõe tratar crianças e adolescentes, integrando técnica e conhecimento para melhor resultado.

▸ A Pandemia de COVID-19

A pandemia da COVID-19 afetou todos de maneira direta e indireta. As crianças, inicialmente, apresentaram manifestações clínicas mais brandas. Os casos pediátricos apresentam menos desfechos graves, menos hospitalizações e mortes. À medida que houve o aumento da exposição e o surgimento de novas variantes do SARS-CoV-2, começaram a surgir formas mais graves de doença em pediatria. Assim como em adultos, ainda que em menor proporção, as crianças adoecem quando infectadas pelo SARS-CoV-2 e podem apresentar as seguintes evoluções: assintomático (cerca de 15% a 35%); casos leves indiferenciados, assemelhando a um resfriado comum; casos moderados, com comprometimento de vias aéreas inferiores, mas sem hipoxemia; casos graves com desconforto respiratório e queda de saturação de oxigênio inferior a 92%; e casos críticos, desenvolvendo síndrome respiratória aguda grave (SRAG) ou insuficiência respiratória. Doença grave foi relatada em menos de 3% dos casos e < 1% ficaram gravemente doentes.[1]

Entre adolescentes de 10 a 19 anos, dor de cabeça, tosse, febre, mialgia, dor de garganta, falta de ar e diarreia foram os sintomas mais frequentes. Sintomas gastrointestinais podem ocorrer na ausência de sintomas respiratórios. Achados cutâneos foram relatados com pouca frequência.[1,2]

Síndrome Inflamatória Multissistêmica em Pediatria (SIM-P)

Crianças com comorbidades e menores de um ano de idade apresentam maior risco de ter formas graves quando comparados aos outros dentro da faixa pediátrica. No final de abril de 2020, surgiram relatos de crianças com uma síndrome clínica semelhante a Doença de Kawasaki e síndrome do choque tóxico. Depois, essa entidade patológica passou a ser denominada síndrome inflamatória multissistêmica pediátrica (SIM-P), associada a infecção por SARS-CoV-2.[1,2]

Os parâmetros clínicos e laboratoriais de crianças que atendem aos critérios para SIM-P diferem daqueles com doença de Kawasaki. Pacientes que têm SIM-P são geralmente mais velhos, têm sintomas compatíveis com choque, linfopenia e níveis elevados de marcadores inflamatórios. A SIM-P foi documentada em maio de 2020[3], pelo Centers for Disease Control, nos Estados Unidos (multisystem inflammatory syndrome in children – MIS-C). Para se caracterizar essa síndrome, na faixa etária de 0 a 19 anos, alguns critérios precisam ser preenchidos:

- Febre ≥ 3 dias (medida ou referida).
- Dois dos seguintes sinais e sintomas clínicos:
  - Erupção cutânea ou conjuntivite não purulenta bilateral ou sinais de inflamação mucocutânea (oral, mãos ou pés).
  - Hipotensão ou choque.
  - Função miocárdica aumentada: troponina e N-terminal do peptídeo natriurético tipo B (NT-proBNP).
  - Evidência de coagulopatia (PT, PTT, dímero-D elevado).
  - Manifestações gastrointestinais agudas.
- Marcadores elevados de inflamação, como proteína C-reativa ou VHS.
- Exclusão de outras causas infecciosas como sepse bacteriana.
- Evidência laboratorial de infecção pelo SARS-CoV-2 ou contato provável com pacientes com COVID-19.

Ação Indireta da Pandemia de COVID-19

Paralelamente aos danos causados pelo vírus, a sociedade teve que mudar hábitos e incorporar novas situações de vida em sociedade. O cenário atual exigiu transformações implantadas rapidamente. Explicação e aceitação de uso de máscaras pelas crianças, restrição de escola e de saídas para os adolescentes, aulas *on-line*, aumento do tempo de tela, falta de atividade física gerando sedentarismo, falta de sociabilização, alteração do sono, alteração de alimentação, mudança no horário de sono, alteração do rendimento escolar, maior possibilidade de violências intradomiciliar, física, psíquica e sexual, além de aumento de acidentes domésticos.

Os adultos, relutaram, mas aceitaram. Compreenderam a temporalidade e objetivos futuros com visão no pós-pandemia. Mas quando se trata de crianças e adolescentes, o tempo é entendido em uma outra dimensão. Quanto mais jovem, mais dificuldade em aceitar as normas e lidar objetivamente com o novo. Some-se a isso o fato de que muitos pais transferiram suas atividades profissionais para casa, outros tantos perderam os empregos. O aumento compulsório do convívio familiar, os medos, a ansiedade e a insegurança. Tudo isso exigiu adaptação rápida, nem sempre compreendida. A pandemia atuou na saúde física e emocional, na economia, nas relações, nos lares, nas crenças e no convívio. Apesar das crianças terem sido poupadas da doença na maioria dos casos até o presente momento, receberam importante carga negativo nos aspectos cultural, social, educacional e psicológico. Com todas as transformações do modo de vida que se fizeram necessárias, a criança e ao adolescente também foram afetados.

As alterações na dinâmica familiar desencadearam sentimentos e reações: sensação de insegurança, medo, raiva, tristeza, preocupação acarretando ansiedade, depressão, desesperança e sensação de incapacidade, tanto nos pais quanto nos filhos. Com base na Medicina Tradicional Chinesa (MTC), é possível identificar que a pandemia alterou a vida da família de maneira direta e indireta. Fatores conhecidos como causais do processo de adoecimento, tais como fadigas, as emoções retidas o desregramento alimentar e traumatismos podem provocar o desequilíbrio Yin-Yang dos Zang Fu, alterando sua dinâmica, sendo consumido, levando à deficiência de energia e sangue ou à estagnação de Qi.[4]

Famílias previamente equilibradas, conseguiram equacionar melhor e usar de resiliência para atravessarem esse período, conseguindo inclusive tirar vantagens dessa situação. Poder ficar mais perto dos filhos e interagir com os mesmos. Por outro lado, famílias com alguma disfunção na sua base, enfrentaram muito mais dificuldade de adaptação ao novo normal, com impacto negativo de grandes dimensões. A dificuldade em acesso às aulas *on-line* é outro tópico de estresse, pois muitos não possuem internet, celulares, computadores e estrutura física em casa para desfrutar de aulas remotas. Esse novo estilo de vida causou ansiedade na família e no país como um todo, piorando a frágil educação presencial, anterior a pandemia.

As adversidades determinam a resposta fisiológica com elevação dos hormônios do estresse como o cortisol e adrenalina e como consequências, sobrecarga do sistema cardiovascular e riscos à construção saudável da arquitetura cerebral das crianças. Isso pode acarretar várias consequências a curto prazo, como transtornos do sono, irritabilidade, piora da imunidade, medos, e a médio e longo prazo, atrasos no desenvolvimento, de transtorno de ansiedade, de depressão, queda no rendimento escolar e estilo de vida pouco saudável na vida adulta.[5]

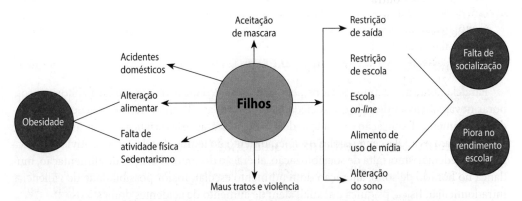

FIGURA 36.1. Implicações indiretas para os filhos da pandemia na dinâmica familiar. Fonte: autoria da Dra. Ana Beatriz Soares.

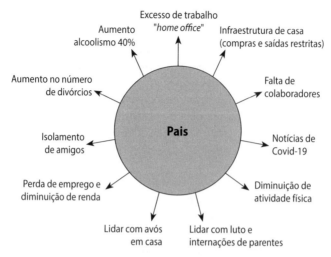

FIGURA 36.2. Implicações indiretas para os pais da pandemia na dinâmica familiar. Fonte: autoria da Dra. Ana Beatriz Soares.

▸ Onde a Acupuntura Pode Atuar?

De acordo com a MTC, para haver formação de uma doença são necessários os fatores externos e/ou as emoções. Os fatores patogênicos externos são: vento, frio, calor, secura, vento-calor, calor de verão e umidade. Enquanto as principais emoções são cinco e estão relacionadas com os cinco elementos da MTC: medo, raiva, alegria, tristeza e preocupação.[4]

Observando as relações das emoções com os órgãos, o medo afeta os rins; O medo está fortemente ligado à autopreservação, à vontade de viver. Ele causa desarmonia nos rins (Shen) e coração (Xin). Ainda em relação ao coração, a alegria (patológica) pode alterá-lo; A Raiva é a emoção ligada ao fígado (Gan). O fígado é o aplainador das emoções. Durante a pandemia, encontra-se danificado de maneira intensa, pois todas as emoções vivenciadas durante a pandemia culminam com raiva a todo momento, de várias situações; pulmão (Fei) é ligado com a dor da perda, associado também a angústia, a melancolia e a solidão, levando a estagnação do Qi e sangue (Xue). E, por fim, a preocupação consome o baço (Pi). Iniciando uma análise simplista a partir da formação das doenças pelo desequilíbrio dos Zang, é possível identificar várias possibilidades indiretas pela pandemia.[4,6,7]

A explanação anterior permite identificar a possibilidade de sequelas físicas e psíquicas ou emocionais relacionadas a COVID-19:
1. Sequelas físicas: fraqueza muscular, alterações pulmonares crônicas, disfunções neurológicas, alterações cardíacas etc.
2. Sequelas psíquicas ou emocionais: depressão, insônia, obesidade, fobias, transtorno de dependência de tela, alcoolismo e tabagismo.

▸ Tratamento com a Medicina Tradicional Chinesa

O tratamento acupuntural em crianças e adolescentes, para ser mais efetivo, segue o conceito principal da atenção à saúde das crianças em MTC. O pensamento inicial se refere às "três superabundâncias e quatro insuficiências". Yang super, Yin insuficiente; Gan super, Pi insuficiente; Xin super, Fei e Shen insuficientes. Esse princípio, permite uma boa avaliação para se empregar o menor número de agulhas possível, o mínimo de tempo e o resultado mais acertado.[4,8,9] A acupuntura não é contraindicada em crianças, mas usa-se o mínimo de agulhas e por pouco tempo, pois se sabe que elas respondem muito bem, até mesmo aos estímulos fracos. Em crianças menores e lactentes pode-se usar objetos arredondados que não perfurem a pele ou mesmo a própria unha da mão até que se obtenha uma hiperemia.[10,11]

As ações terapêuticas devem ser otimizadas e, sempre, discutidas com a criança ou adolescente e seus responsáveis. Alguns itens devem ser lembrados durante o tratamento:

a) Acolhimento familiar: relação saudável entre pais e filhos. A criança deve estar acompanhada com sua mãe ou pai para gerar confiança.
b) Escuta terapêutica/reforço positivo: sempre valorizar as queixas. Estabelecendo de diálogo e acordos.
c) Explicar o que está acontecendo, de uma maneira que a criança/adolescente entenda o que é acupuntura.
d) Explicar sempre o que vai acontecer antes de iniciar a punção.
e) Os acupontos devem ser colocados com delicadeza. Utilizar o menor número de pontos possível e respeitar o tempo de acordo com a idade.[4,12]
f) Lembra da existência de outras opções para o tratamento: laser, moxa e agulha a depender do ponto escolhido.[11]

O tratamento por acupuntura pode ser extremamente útil para as disfunções de origem psíquicas. Sabe-se que o equilíbrio emocional da criança e da família gera uma qualidade de vida melhor, um desenvolvimento psicomotor mais saudável e imunidade mais adequada. Assim sendo, o tratamento por acupuntura bem elaborado e consciente, embasado nas premissas da MTC, pode colaborar na diminuição do impacto negativo que a pandemia trouxe para a população. O tratamento em MTC é eficaz e pode ser potencializado quando se associado aos seguintes raciocínios:

– Alimentação adequada[13]
- Raízes e tubérculos (alimentos de dentro da terra), peixes e frutos do mar (alimentos de dentro da água).
- Alimentos para fortalecer o sangue: feijões e fígado.
- Alimentos para fortalecer o Qi – suco de broto de soja (Moyashi)

– Atividades corporais[14,15]
- Tui na (massagem) e Tao Yin (meditação).
- Ervas: Long gu Suan Zao Ren e Yuan Zhi.

– Atuação geral da acupuntura[4,8,9]
- Tonificar o Qi - KI3, KI7,SP6 ,CV12,ST25 , ST36.
- Tonificar o sangue – SP10, BL17 e SP20 com moxabustão, BL44 BL18 e BL42 com moxa, ST36, CV12, SP6, GV20.
- Tonificar o Qi do baço – ST36 e SP6, CV12.
- Tonificar o Qi do coração PC6.
- Melhorar a imunidade ST36, LI11, BSP10.
- Acalmar o Shen (mente): HT7, PC6, CV17.

Sugestões de Tratamentos com Acupuntura nas Principais Situações Relacionadas à Pandemia COVID-19

– Depressão/melancolia

Princípios do tratamento: fortalecer o Qi e tonificar o Jing, nutrir o Xin e acalmar a mente[4,13,14]
Seleção de pontos: BL17, BL23, B15, PC6 e SP6.
Pontos indispensáveis: LU7, LI4, CV12, ST36, CV17, CV12, LR3.
Auriculoterapia: Shen Men, coração, endócrino, fígado, subcórtex, occipital.

Explanação: o Xin (coração) é responsável pelo funcionamento da mente; preocupação excessiva pode enfraquecê-lo. O Qi deficiente leva a lamentos. Xue da mente deficiente resulta em medo. Assim BL17, BL15 e PC6 Para fortalecer o Qi, nutrir o Xue e acalmar a mente.

O Pi (baço) deficiente pode causar retenção de Jin Ye - BP6 para Xin e Pi. O Shen - Yin de deficiente com excessivo fogo de Xin, usar BL15 e BL23 para harmonizar Xin e Shen. Quando tiver lentidão mental, usar GV20 e PC7 (refresca Xue).

Se houver trismo: LI4 e ST6. O ponto GV20 tonifica, mantém e estabiliza a subida do Yang Qi. Ele remove e dispersa o excesso de Yang dos Canais Yang, acalma a mente e promove o pensamento claro e a memória

– Insônia

Classicamente se utilizam os seguintes pontos: BL20, GV24, EXHN3 (Yin Tang), Anmian, SP6, HT7, HT8, CV15. Em situações específicas, variações podem sem feitas[4,15-17]
PI (FRIO): ST36 – tonifica o Qi de baço; SP 6 – tonifica o Qi de baço; CV12 – tonifica o Qi de baço e dispersa o frio (moxa); PC6 – acalma o Shen/mente.
Calor no coração: HT7, HT8, ST44, LR3, CV12 e Anmian.
Explanação: a acupuntura pode aumentar o conteúdo de serotonina e ácido aminobutírico, enquanto pode reduzir os níveis de glutamato.

– Obesidade

Existe uma infinidade de pontos a serem usados para essa patologia, pois ela acaba por envolver todos os outros órgãos: pulmão, coração, baço-pâncreas e rins.[9,18]
Principais pontos a serem utilizados: KI3, SP3, LR3, GB34 (facilitam a atividade física). ST36 e LI4 (Yang Ming), ST25, CV5, HT7, PC6 e EXHN3 (Yin Tang).
Auriculoterapia: Shen Men, pulmão, rim, sistema endócrino, fome e estômago.

– Álcool e tabaco

A acupuntura é auxiliar no tratamento. Tem papel importante, principalmente para aliviar os sintomas de abstinência.[19,20]
KI3 (trabalha a vontade), HT7, PC6, CV17 e EXHN3 (equilíbrio emocional).
Eletroacupuntura ST36 (100 Hz) – alcoolismo.
Auriculoterapia: Shen Men, ponto zero, simpático, rim, estômago, ponto antitabaco, pulmão e fígado.

– Tosse crônica pós-COVID-19

Se estiver associada a fleuma e muco: o tratamento inicial deve ser com CV2 e CV17. A seguir, nas sessões subsequentes LU5, LU7, LU9, ST 40 e BL13.[4,7,8]
Se houver deficiência de pulmões e baço: LU5, LU9, ST36, BL13 BL20 e CV12.
Auriculoterapia: Shen Men, pulmão e traqueia.

Conclusões

A elaboração desse capítulo não tem a intenção de esgotar o tema. Sabe-se que existem vários estudos mostrando as implicações sociais, econômicas e políticas da COVID-19 em todo mundo, principalmente em países menos desenvolvidos como o Brasil.[1,2] A COVID-19 é uma doença epidêmica grave. Evidentemente, que o médico compreende que a MTC não pode ser adotada como primeira opção de tratamento. Outro importantíssimo motivo é que, para realizar acupuntura precisa se ter contato muito próximo com o paciente, o que incrementa a contaminação da equipe. Por esse motivo, é apresentado um recorte de possibilidades de atuação do médico acupunturiatra, que recebe em seu consultório crianças e adolescentes fragilizados pelo momento epidemiológico, mas não contaminados pelo SARS-CoV-2.[3] Muitos profissionais de saúde já têm o olhar aguçado e sensibilizado em atenção a essa população. O escopo aqui apresentado, de maneira acadêmica, é expor algumas situações vivenciadas pelos autores que podem ser úteis agora e em diversos momentos. Existem várias outras situações que podem ser pensadas a partir da observação do universo infantil.[4] Ressalta-se que nos momentos de procura por atendimento em acupuntura, é esperado muito mais que a inserção de agulhas. É mister contextualizar cada atendimento, entender a dinâmica familiar, verificar onde é possível interferir e, somente após formulado um diagnóstico mais assertivo, inserir o mínimo de agulhas possível, com o menor trauma para o pequeno paciente e o melhor resultado.

Referências Bibliográficas

1. Sociedade Brasileira de Pediatria. Protocolo de manejo clínico de pacientes pediatria com COVID19. https://www.sbp.com.br/fileadmin/user_upload/fluxo_covid19_pediatria_AL_pocket_2_.pdf. Acessado em 10 de maio 2021.
2. Instituto da Criança e do Adolescente. Guia de Manejo COVID-19 na pediatria, HCFMUSP versão 3- 13/04;2021.
3. CDC. Multisystem inflammatory syndrome in children (MIS-C) associated with coronavirus disease 2019 (COVID-19). https://emergency.cdc.gov/han/2020/han00432.asp. Updated May 14, 2020. Accessed May 20, 2021.
4. Gong Wang GL & Hong JP. Tratado Contemporâneo de Acupuntura e Moxibustão. São Paulo: CEIMEC, 2005.
5. Sociedade Brasileira de Pediatria. COVID-19: Pediatras orientam sobre como lidar com as crianças durante a quarentena. https://www.sbp.com.br/imprensa/detalhe/nid/covid-19-pediatras-orientam-sobre-como-lidar-com-as-criancas-durante-a-quarentena/. Acessado em 20/05/2021.
6. Maciocia G. Diagnóstico na medicina chinesa: um guia geral. São Paulo – Roca, 2005.
7. Song ZB, Jhonston M. Dr Zhong's Essentials of traditional Chinese pediatrics. iUniverse, 2016.
8. Scott J, Barlow T. Acupuncture in the treatment of children. Eastland Press, 1999.
9. Jeremy Ross. Sistemas de órgãos e vísceras da MTC - Segunda edição. Ed Roca, 2011.
10. Shou-chuan Wang, Qiao-Wong JM, Xia Zhao. Pediatrics in Chinese Medicine. PMPH, 2012.
11. Ellis, N. Acupuncture in clinical practice: A guide for health professionals. Springer-Scince+Business Media. 1994.
12. Inada, Tetsuo. Técnicas simples que complementam a acupuntura e a moxabustão/2. ed. - São Paulo: Roca, 2007.
13. Maciocia, G. A prática da medicina chinesa: tratamento de doenças com acupuntura e ervas chinesas. São Paulo: Roca, 1996.
14. Ysao Yamamura. Acupuntura tradicional chinesa - A arte de inserir. Ed Roca, 2001.

15. Yang JL, Zhang R, Du L et al. Clinical observation on the neurotransmitters regulation in patients of insomnia differentiated as Yang deficiency pattern treated with warm acupuncture and auricular point sticking therapy.Zhongguo Zhen Jiu Chin Acupunct Moxibustion 2014;34:1165e8.
16. X. Yin et al. Efficacy and safety of acupuncture treatment on primary insomnia:a randomized controlled trial. Sleep Medicine 37 (2017) 193e200194.
17. Song et al. Suan-Zao-Ren decoction for insomnia A protocol for a systematic review and meta--analysis. Medicine 99:34. 2020.
18. Santos CAM. Obesidade in Bittar JP, Moré AO. Manual Clínico de Acupuntura. Atheneu, São Paulo. 2014.
19. Astrid Becerra N et al. Terapias alternativas para la cesación de la adicción al tabaco: revisión de guías de práctica clínica [Alternative therapies for smoking cessation: clinical practice guidelines review]. Gac Med Mex. 2012 Sep-Oct;148(5):457-66. Spanish. PMID: 23128887.
20. Li J, Sun Y, Ye JH. Electroacupuncture Decreases Excessive Alcohol Consumption Involving Reduction of FosB/DFosB Levels in Reward-Related Brain Regions. PLoS ONE, 7; Issue 7; e40347. 2012.
21. Farias MN & Leite Junior JD. Social vulnerability and covid-19: considerations from social occupational therapy. Brazilian Journal of Occupational Therapy, Preprint, 2020.
22. Bosquerolli AM, Fujarra BH, Kessey GA et al. Brasil e o mundo diante da COVID-19 e da crise econômica. PET Economia UFPR. Disponível em https://www.ufpr.br/portalufpr/wp-content/uploads/2020/07/Brasil-e-o-mundo-diante-da-COVID-19-e-da-crise-economica.pdf acessado em 22/06;2021.
23. Liu W-h, Guo S-n, Wang F et al. Understanding of guidance for acupuncture and moxibustion interventions on COVID-19 (Second edition) issued by CAAM; World Journal of Acupuncture – Moxibustion 30 (2020) 1-4.
24. Yang C, Hao Z, Zhang LL, Guo Q. Efficacy and safety of acupuncture in children: an overview of systematic reviews. Pediatr Res. 2015 Aug;78(2):112-9. doi: 10.1038/pr.2015.91. Epub 2015 May 7. PMID: 25950453.

Saúde Mental na Pandemia 37

Ricardo Bellemo, Ana Isabel Sobral Bellemo

▶ Introdução

O capitalismo e a globalização vêm transformando o modo de vida do homem, criando uma dinâmica, *a priori* econômica, que permeia uma série de comportamentos, padrões culturais e estilos, padrões de alimentação, modismos que aparecem e somem a todo momento, como a rapidez das informações. A globalização[1] pode ser entendida então, como integração processual entre as diferentes localidades do planeta, o que na prática, para a discussão proposta desse capítulo é inevitável focar sobre o fato da facilitação a propagação e disseminação de novos vírus ou mesmo a criação de novas variantes, muitas vezes tornando-os mais resistentes às terapêuticas disponíveis, a exemplo a pandemia do *Coronavirus Disease* 2019 (COVID-19).

Doença COVID-19, de etiologia na síndrome respiratória aguda grave (SARS-CoV-2), impactou mundialmente, não somente pela velocidade de disseminação, mas, pela quantidade incomensurável de vítimas acometidas e até perdidas, muitas delas notificadas e muitas outras que nem fizeram parte da estatística. No Brasil, essa pandemia foi declarada Emergência em Saúde Pública de Importância Nacional (ESPIN)[2], em fevereiro de 2020, e já põe a mostra a fragilidade, a sobrecarga e o esgotamento do sistema de saúde de muitos países.

A situação emergencial tomou conta de todos, as autoridades globais começaram a determinar medidas protetivas e recomendações no intuito de segurar a infecção pela COVID-19, tais como: orientações que estão diretamente ligadas a cuidados com a higiene, o distanciamento social, o isolamento e até o *lockdown*.

Não há como negar, sentimentos de estresse, ansiedade e pânico já denotam proporções preocupantes, a literatura traz essa realidade informando o aumento de número de casos de pessoas com diferentes problemas de saúde mental como transtornos obsessivo compulsivo (TOC), transtorno de ansiedade generalizada (TAG), transtornos de estresse pós-traumático (TEPT), drogadição, depressão e suicídio. Uma pesquisa feita pela Associação Brasileira de Psiquiatria (ABP) com 8% dos psiquiatras do Brasil, ilustra essa situação, 47,9% declararam um aumento aproximado de 25%, no atendimento em seus consultórios, e, 89,2% dos psiquiatras referem um agravamento dos casos já em atendimento.[3]

Inevitavelmente, e quase paralelamente a essa situação, já aparece o que alguns profissionais da saúde descrevem como a pandemia do sofrimento psíquico da COVID-19.[4] A Organização Mundial de Saúde (OMS) já chamou atenção para o crescente aumento na prevalência de transtornos mentais na população,[5] e o Brasil não foge à realidade mundial, em estudos brasileiros, a prevalência de transtornos mentais comuns (TMC) na população varia entre 17% e 35%, tornando clara a preocupação relacionada a esse tema frente a saúde pública.[6-8] E diante dessa situação pandêmica, estudos mostram que houve no ano de 2020, aumento de 81,9% dos casos de ansiedade na população brasileira, seguido de 68% de depressão.[9,10]

A Quarta Onda e os Seus Efeitos na Saúde Mental da População

O ensaio acerca das curvas de sobrecarga da COVID-19 definiu quatro ondas de sobrecarga dos sistemas de saúde causadas pela pandemia.[11] O fato de a saúde mental estar relacionada a uma quarta onda da pandemia não significa que ela já não está acontecendo, muito pelo contrário. A quarta onda começou quase em seguida os primeiros casos diagnosticados de COVID-19 como mostra a Figura 37.1.

A quarta onda pode afetar áreas importantes na vida do homem e acarretar uma diminuição do bem-estar psicológico, interferindo na sua qualidade de vida, mesmo em quem antes nunca havia manifestado qualquer sintoma psiquiátrico[12]. Assim sendo, quanto à saúde mental, é importante dizer que as sequelas de uma pandemia são maiores do que o número de mortes. Há quem se refira como a *"pandemia dentro da pandemia"*, uma vez que o aumento dos sintomas psíquicos e dos transtornos mentais possa ocorrer por diversas causas e ser vivido de diferentes maneiras. Ou seja, cada um responde à pandemia dependendo da sua história, das suas características pessoais, culturais, religiosas e o meio onde vive.[13,14]

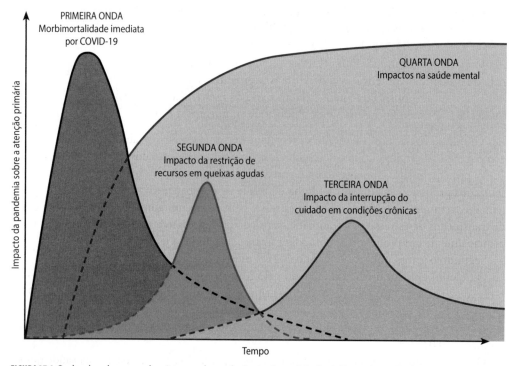

FIGURA 37.1. Ondas de sobrecarga dos sistemas de saúde. Fonte: Savassi, Bedetti, Abreu, Costa, Perdigão, Ferreira (2020).[11]

Especificamente, no caso da COVID-19, as medidas protetivas adotadas para conter o número de infectados, acarretou o isolamento e/ou distanciamento do meio social, em contrapartida, houve um aumento do convívio dentro da própria casa, inclusive para muitos existiu a necessidade premente de adaptação do espaço (*home office*, ensino remoto), ou até mesmo a situação de redução econômica, e/ou desemprego, só aumentando as tensões e o risco de desajustes da dinâmica intrafamiliar. Diante dessa situação, ao se pensar na reclusão nos espaços domésticos, algumas pessoas acabam por serem mais impactadas ao estresse gerado na pandemia, como no caso dos idosos com ou sem doenças crônicas que apresentam maior risco se tiverem COVID-19. As medidas protetivas insensatamente aumentam a solidão, depressão, problemas de saúde e prejulgamentos negativos de idosos como desamparo, fragilidade, abusos, tornando-os vulneráveis a violência doméstica.[15] As crianças, não fogem a esse contexto de vulnerabilidade e de risco. E dentro desse grupo. tem destaque maior. os filhos de profissionais da saúde, as crianças afastadas dos pais pela COVID-19 ou mesmo as que são grupo de risco por de diferentes maneiras vivenciarem o medo do vírus e da morte. Esse grupo ainda se depara com a situação do estresse de conviver com os riscos da violência doméstica, tal como os idosos. Situação essa bastante presente na realidade dos lares brasileiros como mostra o Disque Direitos Humanos (Disque 100), ferramenta telefônica disponibilizada pelo governo brasileiro que mostra que o local mais frequente das ocorrências foi a casa da vítima.[16,17]

Outro grupo, gravemente impactado pelo agravamento de seus quadros, são as pessoas que têm história de transtornos mentais,[9] incluindo problemas relacionados ao uso de drogas, uma vez que estudos apontam que os usuários também são pertencentes ao grupo de risco para COVID-19, devido a vulnerabilidade social, bem como uso de drogas inalatórias que compartilham instrumentos de uso o que pode facilitar a propagação do vírus.[18] Cabe ainda pontuar a situação relacionada ao consumo do álcool onde até o momento pode ser percebido que a pandemia ao mesmo tempo que colabora para redução do consumo por questões de redução das condições financeiras, também apresenta situações altamente susceptíveis ao aumento do consumo.[19]

A pandemia ainda traz uma realidade, não menos importante, entre os grupos de risco, que é a situação que envolve os profissionais de saúde onde houve uma intensificação do trabalho apresentando um cenário preocupante e adoecedor para esses profissionais tão susceptíveis e vulneráveis diante da COVID-19. Estudos de revisão bibliográfica apontam a sobrecarga laboral, a diminuição das horas de sono, a preocupação com o estado de saúde dos pacientes, bem como o medo de se contaminar, acrescido da escassez de equipamentos de proteção individual (EPI), principalmente em países com recursos limitados, como sendo motivos de estresse comuns aos profissionais atuantes na linha de frente de combate a COVID-19.[20,21] Consequentemente, gerando um elevado nível de estresse, bem como um aumento acentuado de casos de transtornos de estresse pós-traumático, ansiedade, depressão e síndrome de Burnout (SB), principalmente em profissionais com idade avançada e do sexo feminino.[21]

Segundo o artigo publicado no ano 2021,[22] mostra que:

O boletim epidemiológico divulgado pelo Ministério da Saúde brasileiro, até o dia 4 de junho de 2020, 173.440 casos de síndrome gripal (SG), foram confirmados para a COVID-19 em profissionais da saúde de todo país. As profissões com maior registro de casos foram as de: técnicos ou auxiliares de enfermagem (59.635), seguidas pelas de enfermeiros (25.718) e médicos (19.037).

O mesmo estudo alerta para quanto mais prolongado forem os impactos na saúde desses profissionais, mais estarão sujeitos a síndrome de Burnout.[22]

O Estresse

É importante pontuar que a saúde mental da população vem sendo acometida desde a "primeira onda" devido a mudanças no estilo de vida, imposta não somente pelo isolamento social, mas pelo distanciamento das pessoas, pelo medo de ser contaminado. Essas mudanças com certeza impactam de maneiras diferentes em cada pessoa, mas inevitavelmente geram um estresse, que segundo artigo publicado pelo Instituto Nacional de Ciência e Tecnologia de NeuroImunomodulação (INCT-NIM) do Instituto Oswaldo Cruz e da Universidade Federal Fluminense (UFF), podem levar a alterações imunológicas com um aumento de substâncias inflamatórias mesmo em pessoas não infectadas. Os autores ainda explicam que as reações pela infectabilidade do vírus nas células do sistema nervoso central (SNC), são capazes de produzir substâncias inflamatórias que alterariam a plasticidade neuronal, diminuiriam a produção de neurotransmissores e poderiam também afetar a produção de cortisol, conhecido como o hormônio do estresse. Essas alterações estariam associadas as manifestações psiquiátricas, que podem levar dias ou meses para surgirem, como ocorre no transtorno de estresse agudo e no transtorno de estresse pós-traumático (TEPT).[23]

A resposta ao estresse depende muito do modo como o indivíduo processa a informação e avalia as situações ou estímulos a serem considerados como relevantes e/ou ameaçadores, podendo surgir respostas tanto a nível cognitivo, fisiológico ou comportamental. No cognitivo, distingue-se o modo como se responde e como se é afetado pelo estresse, no comportamental, as respostas ao estressor se baseiam no enfrentamento (ataque), na evitação (fuga) e na passividade (colapso).[24] Por fim, no fisiológico, a ansiedade e o medo, assim como o estresse, se orientam diante a uma ameaça. A partir daí, uma série de respostas comportamentais e neurovegetativas caracterizam a reação de medo. As estruturas do sistema septo-hipocampal e a amígdala recebem informações colhidas pelos sistemas sensoriais, criando representação frente ao mundo exterior. Substâncias como a noradrenalina, a dopamina, a serotonina e o ácido gama-aminobutírico (GABA) ajudam a compreender a neurofisiologia que envolve a ansiedade e o estresse. Na resposta aguda ao estresse, há um aumento importante de noradrenalina na fenda sináptica, e em relação à dopamina, o estresse aumenta a liberação e o metabolismo desse neurotransmissor no córtex pré-frontal, estabelecendo o envolvimento da dopamina com estados de hipervigilância. A serotonina por sua vez exerce um duplo papel na regulação do comportamento de defesa, facilitando as reações defensivas da amígdala e inibiria o mesencéfalo. Portanto, as respostas mediadas pela serotonina teriam um sentido adaptativo.[25,26]

E finalizando os não menos importantes, os receptores benzodiazepínicos (BZD) e o GABA estão presentes em toda parte no SNC, afetando diversos sistemas funcionais. Contudo, os sistemas neuronais envolvidos na regulação da ansiedade, são núcleos lateral e basolateral da amígdala, os quais são ricos em receptores BZD. Ou seja, em situação de risco e perigo o corpo reagirá com comportamentos de fuga, como: alterações cardiovasculares, constituindo em elevação da pressão arterial, taquicardia, vasoconstrição na pele etc. Um dos responsáveis por tais manifestações é o hipotálamo liberador de corticotrofina (CRF), vasopressina e outros neuropeptídeos reguladores, que promovem a secreção do hormônio adrenocorticotrófico (ACTH) o qual leva à liberação do cortisol.[24-26]

Reações Psicológicas mais Comuns

É inevitável alertar que a atual situação pandêmica, por si só, já é um forte fator gerador de estresse, como já foi visto em outras situações de grandes epidemias na história. O evento com tamanha grandiosidade, poder de disseminação, da gravidade de sintomas e da letalidade, afeta a sociedade impactando diretamente na capacidade de adaptação as adversidades inerentes a uma verdadeira enxurrada de incertezas, medos, angústias acarretando perturbações da saúde mental do homem.[2,27] Segundo as coordenadoras da cartilha de recomendações gerais sobre a Saúde Mental e Atenção Psicossocial na Pandemia da COVID-19 do Ministério da Saúde (MS) e da Fundação Osvaldo Cruz (Fiocruz), Noal e Damásio.[28]

> *"Estima-se, que entre um terço e metade da população exposta a uma epidemia pode vir a sofrer alguma manifestação psicopatológica, caso não seja feita nenhuma intervenção de cuidado específico para as reações e sintomas manifestados."*

Cabe aqui lembrar que o estresse também não pode ter seu papel na sobrevivência do homem desconsiderado, afinal, ele alerta para os desafios do cotidiano. Sem dúvida, o estresse está intimamente ligado ao processo individual de adaptação, de equilíbrio, da resiliência, da intensidade apresentadas pelas demandas externas e internas de cada um. Porém mesmo entendendo que a situação atual seja estressante por si só, a maneira como cada um está lidando com a pandemia frente as questões protetivas implantadas, a perda da liberdade, a mudanças radicais na rotina, adaptação ao trabalho virtual, aos diferentes receios e preocupações, pode trazer sentimentos de ansiedade elevada, desânimo, solidão, raiva, frustração, tristeza e medo, podendo propiciar um adoecimento quando se é considerado em padrões individuais e coletivos de enfrentamento.[29]

Existe uma coexistência do estresse com a ansiedade e da ansiedade com o medo. O estresse excessivo pode causar diminuição da concentração e da atenção, prejudicando o rendimento cognitivo e das suas relações sociais. Assim como a ansiedade patológica pode aumentar não somente a chance para doenças de cardiovasculares, obesidade e diabetes, mas para alterações no padrão de sono, sensação de medo intenso e até crises de pânico.

A prática clínica já mostra os efeitos da pandemia e de toda sua carga emocional no aumento nas alterações do padrão de sono, que em pacientes com diagnósticos pregressos de ansiedade e depressão, a alteração torna-se um fator agravador dos transtornos psiquiátricos. Os profissionais de saúde que estão na linha de combate direto acabam sendo mais acometidos por transtornos de sono como mostra a pesquisa feita pela Associação Brasileira do Sono (ABS), no período de maio a junho de 2020, mostrou que 41% dos entrevistados apresentaram novas queixas ou piora dos quadros de insônia.[30]

As manifestações de medo foram ainda intensificadas pelo número exacerbado de informações veiculadas pelas mídias, proliferando notícias diárias de vidas perdidas, de famílias arrasadas e destruídas pela dor da perda, da saudade, do desespero da partida sem o último adeus, pela falta de assistência hospitalar. Acrescido ao medo de adoecer, de morrer e até mesmo do questionamento e do não entendimento do: "porque comigo?", esses sentimentos intensos e aflitivos têm acarretado sofrimento, sensação de desamparo, elevando ainda mais o desgaste emocional das pessoas.

É importante refletir que as mídias sociais e as plataformas tiveram importante papel nas orientações divulgando as medidas como estratégias de combate, uma vez que as mídias fazem parte da rotina e do cotidiano das pessoas. Elas permitem a rápida disseminação do conhecimento de diferentes localidades do mundo, sem restrições de barreiras geográficas, ainda mais em um momento em que o isolamento social foi decretado como uma forte arma contra a disseminação do vírus.[31,32]

Embora o uso das mídias ajude a propagar as mensagens, orientações e contribuam para minimizar o distanciamento entre as pessoas, aliviando os sentimentos negativos oriundo do isolamento, estudos destacam que o consumo dessas informações desenfreado e que de certa maneira as mídias sociais foram tomadas por notícias alarmantes, nem sempre verdadeiras (*fake news*)[31,33] acarretando como consequência o desenvolvimento ou agravamento de distúrbios psíquicos, sofrimento psicológico e transtornos mentais. Essa disseminação de desinformações sobre a pandemia é conceituada segundo a Organização Mundial da Saúde (OMS) como infodêmico.[32] Portanto, é notório que existem desafios a serem superados para uso positivo das mídias sociais frente ao enfrentamento da pandemia.[31,33]

Cabe ainda ressaltar que fatores estressores, traumáticos, ansiogênicos ou mesmo depressivos, são quadros psicopatológicos e os critérios diagnósticos específicos para cada uma dessas condições exigem uma avaliação diagnóstica criteriosa e atenção especializada em saúde mental.

▸ Recomendações para o Enfrentamento da Doença da COVID-19 e Suas Complicações na Saúde Mental

O que se tem percebido, é que toda essa situação decorrida da pandemia da COVID-19, acaba por manter as pessoas em constante estado de estresse elevado, por um tempo além do desejado. Assim sendo, essa exposição anormal e constante ao estresse afeta consequentemente e negativamente a saúde física e mental. Por isso é indicado que seja planejado uma rotina dentro de casa, com a manutenção de horários regulares para alimentação, sono, atividades físicas e trabalho. Com a demanda da necessidade do trabalho remoto, é importante cuidar para que ocorram intervalos entre cada hora trabalhada e que se possível sejam pausas positivas, ativas e prazerosas como assistir um bom filme, escutar uma boa música, fazer uma caminhada.[14,34]

A elevação hormonal de cortisol e de outros hormônios ligados ao estresse facilita o desenvolvimento de obesidade, que conjuntamente com a ansiedade ou depressão podem propiciar ou ainda agravar doenças cardíacas e metabólicas. O comportamento sedentário foi intensificado durante a pandemia em 40% e diante disso ocorre uma maior probabilidade de aparecerem sintomas depressivos, propiciando pensamentos intrusivos, repetitivos e catastróficos que levam à ansiedade, e comuns no transtornos de estresse pós-traumático (TEPT) e no transtorno de estresse agudo. A atividade física regular pode ser um grande aliado para o alívio, pois estudos mostram que pessoas mais fisicamente ativas têm um risco entre 17% e 25% menor de desenvolver depressão e ansiedade ao longo da vida.[35]

Outro ponto importante para o alívio dessa ansiedade é selecionar o que se ouve e o que se vê sobre a pandemia, reservando apenas um ou dois momentos do dia para se informar, devendo ser evitado notícias sensacionalistas que só aumentam a angústia e o medo. A pandemia existe sim, mas como tudo vai passar. O entendimento da realidade e o pensamento positivo ajuda o equilíbrio e o bem-estar. Ademais manter a positividade promove a não disseminação da ansiedade, portanto não repassar informações alarmistas ajuda a proteger a todos, principalmente as crianças e os idosos, não fomentando o medo e o pânico. Ensinar, tirar dúvidas sobre os comportamentos preventivos de higiene, da importância e manutenção do distanciamento, do uso adequado da máscara, ajuda a conter a doença. E os ensinamentos acolhem e minimizam os medos, gerando conforto, uma sensação de não abandono e de bem-estar geral. Por isso, nesse período diminuir distâncias usando positivamente as mídias, a internet, cria e alimenta vínculos e laços afetivos extremamente importante na redução da solidão e na tristeza.[14]

Ajudar as pessoas é um fator promotor de bem-estar, capaz de reduzir custos individuais com a saúde, incluindo familiares. A solidariedade e a cooperação auxiliam ambos os lados e aumentam a satisfação e os vínculos sociais.[36] Lembrando sempre que as emoções exercem influências decisivas na adoção de estratégias que resultam maior probabilidade no bem-estar do indivíduo e de seus próximos, por isso falar e focar em experiências positivas sempre reconfortam e alimentam sentimentos de esperança.

As mudanças radicais impostas pela pandemia, alteraram a dinâmica familiar, eis que surge o grande desafio frente uma nova rotina e a realidade de muitas famílias que tiveram desde se reorganizar financeiramente ou até tiveram perda de empregos e padrão econômico, até famílias que não puderam parar de trabalhar. Em pesquisa conduzida pela Fundação Oswaldo Cruz (Fiocruz) com 44.062 brasileiros de diferentes regiões do país, no período entre abril e maio de 2020, 55% dos participantes relataram redução na renda familiar.[37]

Todas essas diferentes situações trazem novos desafios a serem superados e geram, sem dúvida, pensamentos desastrosos, aflitivos e trazem em comum a necessidade de adaptação e de reorganização. Por tanto, é hora de investir na qualidade do convívio familiar e nas relações intrafamiliares criando atividades em grupo que ocupem a família como organizar tarefas necessárias para o bem-estar da casa, e atividades de lazer como rever fotos antigas, jogos de tabuleiros, refeições conjuntas. Atividades que minimizem discussões, desentendimentos e situações conflitantes que podem levar a casos de violência doméstica. O diálogo e o respeito são as palavras chaves para esses momentos.

Ainda dentro dessa linha de desafios psicossociais enfrentados pela atual situação, é relevante refletir sobre a estigmatização e discriminação de pessoas infectadas ou mesmo naqueles que estão em contato com o vírus como os profissionais da saúde, da limpeza e outros serviços essenciais vinculados à saúde. Apesar de sofrerem com a estigmatização ambos os grupos acabam emocionalmente fragilizados e, portanto, é preciso incitar a compreensão, empatia e valorizar a realidade vivida por cada um e por todos, isso repercute na manutenção da saúde mental tão urgentemente necessária para a sociedade.[38,39]

Ainda dentro desse contexto de recomendações e cuidados frente a saúde mental durante a pandemia, o uso das Práticas Integrativas e Complementares em Saúde (PICS) como terapêutica potencializadora do cuidado tem sido reconhecida e incorporada pelo Sistema Único de Saúde (SUS) brasileiro,[40] dentre essas podemos chamar a atenção para acupuntura e a auriculoterapia frente aos relatos de bem-estar e alívio de sintomas psíquicos. Técnicas de meditação e intervenções baseadas em *mindfulness* têm sido utilizadas como estratégia de promoção de saúde física e mental com a proposta para a redução de estresse e ansiedade. Porém, é importantíssimo alertar para as pessoas que fazem tratamento e acompanhamento psiquiátricos a manter a regularidade e contato com seus médicos psiquiatras e equipe de referência.[34]

Conclusão

Mesmo diante do cenário catastrófico para saúde mental mundial, cabe pontuar que toda a crise é sempre um aprendizado e importante momento de reflexão sobre o que se pode avançar não somente na ciência, mas na busca pelo respeito as diversidades, pelo entendimento do outro e de si próprio, valorizando a vida. Há ainda muito o que estudar e aprender sobre os efeitos que a síndrome pós-COVID-19, portanto pensar em promoção de saúde mental se torna um desafio global, trabalhando a relação complexa entre sofrimento psíquico e o modo de existir individualista do homem moderno. Unir esforços em diferentes áreas do conhecimento para transpor e superar o equilíbrio nesse momento de tamanha complexidade é talvez a maior conquista dessa geração.

"O segredo da saúde mental e corporal está em não se lamentar pelo passado, não se preocupar com o futuro, nem se adiantar aos problemas, mas viver sabia e seriamente o presente." Buda.

Referências Bibliográficas

1. Souza DO. A pandemia de COVID-19 para além das Ciências da Saúde: reflexões sobre sua determinação social. Ciência & Saúde Coletiva [online]. 2020 v. 25, suppl 1 [Acessado 5 Jun 2021], pp. 2469-2477. https://doi.org/10.1590/1413-81232020256.1.11532020. ISSN 1678-45.
2. Brasil. Ministério da Saúde (BR). Centro de Operações de Emergências em Saúde Pública COE-COVID-19. Plano de contingência nacional para infecção humana pelo novo coronavírus COVID-19 [Internet]. Brasília: Ministério da Saúde; 2020 [citado 2020 abr 7]. 24 p. https://portalarquivos2.saude.gov.br/images/pdf/2020/fevereiro/13/plano-contingencia-coronavirus-COVID19.pdf
3. Associação Brasileira de Psiquiatria (ABP). Atendimentos psiquiátricos no Brasil sofrem impacto da pandemia de COVID-19. [homepage internet] 2020. https://www.abp.org.br/post/atendimentos-psiquiatricos-no-brasil-sofrem-impacto-da-pandemia-de-covid-19.
4. Vigo D, Patten S, Pajer K, Krausz M, Taylor S, Rush B e col. Mental Health of Communities during the COVID-19 Pandemic. Can J Psychiatry. 2020 Oct; 65(10):681-687. https://pubmed.ncbi.nlm.nih.gov/32391720/ doi: 10.1177/0706743720926676. Epub 2020 May 11.
5. Organização Mundial de Saúde (OMS). Relatório Mundial de Saúde. Saúde mental: nova concepção, nova esperança [Internet]. Genebra: OMS; 2001 [cited 2017 Jun 25]. https://www.who.int/whr/2001/en/whr01_djmessage_po.pdf.
6. Anselmi L, Barros FC, Minten GC, Gigante DP, Horta BL, Victora CG. Prevalência e determinantes precoces dos transtornos mentais comuns na coorte de nascimentos de 1982, Pelotas, RS. Rev. Saúde Pública, São Paulo, 2008. v. 42, supl. 2, p. 26-33. http://www.scielo.br/scielo.php?script=sci_arttext&pid=S0034-89102008000900005&lng=en&nrm=iso [4 May 2021] https://doi.org/10.1590/S0034-89102008000900005.
7. Rocha SV, Almeida MMG, Araújo TM, Virtuoso Júnior JS. Prevalência de transtornos mentais comuns entre residentes em áreas urbanas de Feira de Santana, Bahia. Rev. bras. epidemiol., São Paulo, 2010; v. 13, n. 4, p. 630-640, http://www.scielo.br/scielo.php?script=sci_arttext&pid=S1415790X2010000400008&lng=en&nrm=iso [14 May 2021]. https://doi.org/10.1590/S1415-790X2010000400008.
8. Moreira JKP, Bandeira M, Cardoso CS, Scalon JD. Prevalência de transtornos mentais comuns e fatores associados em uma população assistida por equipes do Programa Saúde da Família. J Bras. Psiquiatr. 2011;60(3):221-6. https://www.scielo.br/pdf/jbpsiq/v60n3/12.pdf [03 JUN 2021] https://doi.org/10.1590/S0047-20852011000300012.
9. Yao H, Chen H, Xu Y. Patients with mental health disorders in the COVID-19 epidemic [Internet]. Lancet; 2020. [citado em 2020 Jul 31]; 7(4): e21. https://doi.org/10.1016/S2215-0366(20)30090-0.
10. Goularte JF, Serafim SD, Colombo R, Hogg B, Caldieraro MA, Rosa AR. COVID-19 and mental health in Brazil: Psychiatric symptoms in the general population. J Psychiatr Res. 2021 Jan;132:32-37. doi: 10.1016/j.jpsychires.2020.09.021. Epub 2020 Sep 30. PMID: 33038563; PMCID: PMC7527181.
11. Savassi LCM, Bedetti AD, Abreu ABJ, Costa AC, Perdigão RM da C, Ferreira TP. Ensaio acerca das curvas de sobrecarga da COVID-19 sobre a atenção primária. J Manag Prim Health Care [Internet]. 27º de outubro de 2020 [citado 5º de junho de 2021];12:1 https://www.jmphc.com.br/jmphc/article/view/1006 doi: https://doi.org/10.14295/jmphc.v12.1006.
12. Nardi A, Araripe Neto AGA, Abdo C, Souza FGM, Rohde LA. O impacto da pandemia na saúde mental. In: Rohde, LA. Editors. Guia de saúde mental pós-pandemia no Brasil. [s/l, s/n] 2020:14-21. https://www.pfizer.com.br/sites/default/files/inline-files/Guia-de-Saude-Menta-%20pos-pandemia-Pfizer-Upjohn.pdf.
13. Brooks SK., Webster RK., Smith LE, Woodland L, Wessely S, Greenberg N, Rubin GJ. (2020). The psychological impact of quarantine and how to reduce it: rapid review of the evidence. The Lancet, 395(102227), 912-920. https://doi.org/10.1016/S0140-6736(20)30460-8 [10 Mai 2020].
14. Brasil. Ministério da Saúde. Biblioteca virtual em saúde. [homepage na internet]. Saúde mental e a pandemia de COVID-19. [atualizado 22 Fev 2021. acesso 10 jun 2021] www.bvsms.gov.br/ultimas-noticias/3427-saude-mental-e-a-pandemia-de-covid-19.

15. Monahan C, Macdonald J, Lytle A, Apriceno M, Levy SR. COVID-19 and ageism: How positive and negative responses impact older adults and society. Am Psychol. 2020 Oct;75(7):887-896. https://psycnet.apa.org/record/2020-51010-001.
16. Brasil - Ministério da Mulher, da Família e dos Direitos Humanos [homepage na Internet]. Ouvidoria Nacional de Direitos Humanos (ONDH). Disque 100. Relatório violência contra crianças e adolescentes. Brasília, DF: ONDH; 2019 [cited 2020 May 25]. https://www.gov.br/mdh/pt-br/acesso-a-informacao/disque-100-1.
17. Platt B, Guedert JM, Coelho EBS. Violence against children and adolescents: notification and alert in times of pandemic. Revista Paulista de Pediatria [online]. 2021, v. 39 [Acessado 8 junho 2021]. e2020267. https://doi.org/10.1590/1984-0462/2021/39/2020267. Epub 28 Out 2020. ISSN 1984-0462.
18. Mançano A, Marchiori E, Zanetti G, Escuissato DL, Duarte BC, Apolinário LA. Complicações pulmonares após uso de crack: achados na tomografia computadorizada de alta resolução do tórax. Jornal Brasileiro de Pneumologia [online]. 2008, v. 34, n. 5 [Acessado 6 Junho 2021] , pp. 323-327. https://doi.org/10.1590/S1806-37132008000500012. Epub 02 Jun 2008. ISSN 1806-3756.
19. Barbosa DJ, Gomes MP, Gomes AMT, Souza FBA de. Relação entre o consumo de drogas psicoativas e COVID-19: síntese de evidências. J Manag Prim Health Care [Internet]. 31º de agosto de 2020 [citado 6º de junho de 2021];12:1.https://www.jmphc.com.br/jmphc/article/view/1000doi:https://doi.org/10.14295/jmphc.v12.1000.
20. Bezerra G, Sena AS, Braga S, dos Santos ME, Correia LF, Clementino KM, e cols. O impacto da pandemia por COVID-19 na saúde mental dos profissionais de saúde: revisão integrativa. REAID [Internet]. 4set.2020 [citado 5jun.2021];93:e-20012. http://www.revistaenfermagematual.com.br/index.php/revista/article/view/758. https://doi.org/10.31011/reaid-2020-v.93-n.0-art.758.
21. Barbosa RAA, Silva AA, Andrade MMP, Alves TF, Bontempo APS Impacto da pandemia na saúde mental de profissionais de saúde em contexto pandêmico: revisão bibliográfica. In: Anais da 19º Jornada Científica do Hospital Universitário de Brasília. Anais...Brasília (DF) HUB, 2020. https://www.even3.com.br/anais/19jornadacientificadohub/310936-impacto-da-pandemia--na-saude-mental-de-profissionais-de-saude-em-contexto-pandemico--revisao-bibliografica [05 jun 2021 23:30].
22. Dantas ESO. Saúde mental dos profissionais de saúde no Brasil no contexto da pandemia por COVID-19. Interface - Comunicação, Saúde, Educação [online]. 2021, v. 25, suppl 1 [5 junho 2021], e200203. https://doi.org/10.1590/Interface.200203. Epub 08 Jan 2021. ISSN 1807-5762.
23. Raony I, Figueiredo CS, Pandolfo P, Giestal-de-Araujo E, Bomfim POS, Savino W. Psycho-Neuroendocrine-Immune Interactions in COVID-19: Potential Impacts on Mental Health. Frontiers in imunology; May 2020 [7 junho 2021] https://doi.org/10.3389/fimmu.2020.01170.
24. Margis R, Picon P, Cosner AF, Silveira RO. Relação entre estressores, estresse e ansiedade. R. Psiquiatr. 25' (1): 65-74, abril 2003. https://www.scielo.br/j/rprs/a/Jfqm4RbzpJhbxskLSCzmgjb/?lang=pt&format=pdf.
25. Zink, CF, Stein JL, Kempf L, Hakimi S Hakimi, Meyer-Lindenberg A. Vasopressin modulates medial prefrontal cortex-amygdala circuitry during emotion processing in humans.. The Journal of Neuroscience, 30, (20): 7017-7022, 2010. https://www.ncbi.nlm.nih.gov/pmc/articles/PMC2880169/ [12 mai 2021] doi: 10.1523/JNEUROSCI.4899-09.2010.
26. Kapczinski F, Quevedo J, Izquiedo e cols. Bases biológicas dos transtornos psiquiátricos [recurso eletrônico]: uma abordagem translacional. 3. ed. rev. e atual. Porto Alegre : Artmed, 2011.
27. https://edisciplinas.usp.br/pluginfile.php/5799297/mod_resource/content/1/Bases%20Biologicas%20dos%20Transtornos%20Psiqui%C3%A1tricos.pdf.
28. Faro A, Bahiano MA, Nakano TC, Reis C, Silva BFP, Vitti LS COVID-19 e saúde mental: a emergência do cuidado. Estudos de Psicologia (ampinas) [online]. 2020, v. 37 [Acessado 8 junho 2021], e200074. https://doi.org/10.1590/1982-0275202037e200074 . Epub 01 Jun 2020. ISSN 1982-0275. https://doi.org/10.1590/1982-0275202037e200074.

29. Brasil. Ministério da Saúde (BR)e Fundação Osvaldo Cruz (Fiocruz). cartilha de recomendações gerais sobre a Saúde Mental e Atenção Psicossocial na Pandemia do COVID-19.[internet]. Atualizado Mai 2020 Brasilia. https://www.fiocruzbrasilia.fiocruz.br/
30. Louro V, Louro FS, Duarte PG. O estresse gerado pela pandemia como risco para adoecimento mental e físico do músico a partir das neurociências cognitivas, Rev.Música, v. 20n. 2 p. 379-396 –Dossiê Música em Quarentena. Universdade de São Paulo, dezembro de 2020ISSN2238-762. https://www.revistas.usp.br/revistamusica/article/view/178817/167000.
31. Drager L, Genta P. Estudo brasileiro revela aumento de casos de insônia entre os profissionais de saúde na pandemia. Sono [Internet]. 2020 Abr-Jun [citado 2020 Ago 12];22:13. http://www.absono.com.br/assets/revista_sono_edicao_22_referencia_paginacao.pdf.
32. Araújo AH, Silva IL, Santos RL. Evidências científicas acerca do impacto das mídias sociais no enfrentamento da pandemia da covid-19. Rev.Interfaces,2020.V.8;n.3. https://interfaces.leaosampaio.edu.br/index.php/revistainterfaces/article/view/860 doi: http://dx.doi.org/10.16891/2317 434X.v8.e3.a2020.pp7 66 774.
33. Segura MS. Con alerta pero sin pánico. El rol de los medios durante la pandemia. Rev Fac Cien Med Univ Nac Cordoba [Internet]. 31 de marzo de 2020 [citado 6 de junio de 2021];77(1):55-8. https://revistas.unc.edu.ar/index.php/med/article/view/28066 doi: https://doi.org/10.31053/1853.0605.v77.n1.28066.
34. Yasir A, Xiaojian H, Munir A, Abdul R, Jingwen S, Saba NA. Modeling Impact of Word of Mouth and E-Government on Online Social Presence during COVID-19 Outbreak: A Multi-Mediation Approach. Int. J. Environ. Res. Public Health, v. 17, 2020. https://www.mdpi.com/1660-4601/17/8/2954 doi: https://doi.org/10.3390/ijerph17082954.
35. Rodhe LA e cols. Guia de saúde mental pós-pandemia no brasil. Instituto de ciências integradas. Upjohn-pfseir.131p. [5 junho 2021].
36. https://www.pfizer.com.br/sites/default/files/inline-files/Guia-de-Saude-Menta-%20pos-pandemia-Pfizer-Upjohn.pdf.
37. Schuch FB, Bulzing RA, Meyer J, López-Sánchez G, Grabovac I, Willeit P et al. Moderate to vigorous physical activity and sedentary behavior change in self-isolating adults during the COVID-19 pandemic in Brazil: a cross-sectional survey exploring correlates. medRxiv [Preprint]. 2020 Jul 16 [cited 2020 Sept 13]: [21p.]. https://www.medrxiv.org/content/10.1101/2020.07.15.20154559v1.full.pdf. doi: 10.1101/2020.07.15.20154559.
38. Viegas MP, Oliveira ER, Falcone EMO. Fatores motivacionais, cognitivos, emocionais e os efeitos relacionados ao voluntariado. Rev. bras.ter. cogn.v. 15, n. 1, p. 66-74, jun. 2019. http://pepsic.bvsalud.org/scielo.php?script=sci_arttext&pid=S1808-56872019000100010&lng=pt&nrm=iso [09 jun. 2021]. http://dx.doi.org/10.5935/1808-5687.20190010.
39. Silva IM, Schmidt B, Lordello SR, Noal DS, Crepaldi MA, Wagne A. As relações familiares diante da COVID-19: recursos, riscos e implicações para a prática da terapia de casal e família. Pensando fam., Porto Alegre, v. 24, n. 1, p. 12-28, jun. 2020. http://pepsic.bvsalud.org/scielo.php?script=sci_arttext&pid=S1679-494X2020000100003&lng=pt&nrm=iso.
40. Bezerra CB,e cols. Impacto psicossocial do isolamento durante pandemia de covid-19 na população brasileira: análise transversal preliminar. Saúde e Sociedade [online]. 2020, v. 29, n. 4 [Acessado 9 Junho 2021], e200412. https://doi.org/10.1590/S0104-12902020200412 Epub 11 Dez 2020.
41. Xiang YT e cols. Timely mental health care for the 2019 novel coronavírus outbreak is urgently needed. [Internet]. Lancet; 2020 v.7 (3) 228-229. [Mar 2020] https://www.thelancet.com/journals/lanpsy/article/PIIS2215-0366(20)30046-8/fulltext doi: https://doi.org/10.1016/S2215-0366(20)30046-8.
42. Sousa IMC, Tesser CD. Medicina Tradicional e Complementar no Brasil: inserção no Sistema Único de Saúde e integração com a atenção primária. Cad Saude Publica. 2017;33(1):e00150215. doi: 10.1590/0102-311x00150215.

Insônia na Síndrome Pós-COVID-19   38

Eline Rozária Ferreira Barbosa

▸ Introdução

A saúde mental na pandemia foi afetada, não apenas nos pacientes com COVID-19, mas, também, em pessoas não infectadas, devido ao isolamento social e medidas restritivas, além do tempo de quarentena gerar maior vulnerabilidade socioeconômica (dificuldades financeiras e desemprego)[1] e sintomas como ansiedade e estresse nos trabalhadores dos serviços essenciais.[2] Também foram descritos maior frequência de depressão, fadiga, transtorno de estresse pós-traumático e síndromes neuropsiquiátricas, todas podendo impactar negativamente na qualidade do sono.[3]

Em pacientes com síndrome pós-COVID-19, há um declínio da qualidade de vida em 44,1% (coorte italiana)[4] e queixas de distúrbios do sono em 30,8%.[5] Em uma revisão sistemática, o risco de insônia na fase aguda da doença foi de 41,9% (22,5%-50,5%) e no pós-COVID-19, a frequência caiu para 12,1% (8,6%-16,3%).[3] Em uma coorte com 1.617 pacientes de Wuhan (média de seguimento após início dos sintomas de 186 dias), a frequência de dificuldade para dormir foi de 26%.[6] Em um seguimento de 12 semanas após a admissão hospitalar, 24% dos pacientes britânicos relataram insônia.[7]

Além disso, foram significativamente associados ao estágio crônico da doença vários outros achados, como humor deprimido (10,5%), ansiedade (12,3%), irritabilidade (12,8%), comprometimento da memória (18,9%), fadiga (19,3%)[3] e sono não reparador.[8]

▸ Definição de Insônia

Insônia é a dificuldade persistente de iniciar o sono ou continuar a dormir, apesar de circunstâncias adequadas que o promovam, além de alterações na consolidação e duração do sono. É importante salientar que tal dificuldade acarreta prejuízo do funcionamento diurno, sendo relatadas fadiga, irritabilidade e alterações do humor, além de comprometimento cognitivo. O transtorno de insônia crônica (definido como duração maior que três meses, por três ou mais noites por semana) reduz a qualidade de vida e o funcionamento social e laboral e não ocorre exclusivamente devido a outro transtorno do sono.[9]

Fisiopatologia

O coronavírus ataca as células endoteliais cerebrais via transmembrana, por meio dos receptores da enzima de conversão da angiotensina II, levando à inflamação (ativação de neutrófilos, macrófagos, produção de trombina e vias do complemento, e também à tempestade de citocinas), promovendo a deposição de microtrombos. Desse modo, achados de necropsia mostra lesões hipóxico-isquêmicas no cérebro. Além disso, a inflamação sistêmica leva à depleção de monoaminas (serotonina, dopamina, norepinefrina) e ativação microglial, levando ao aumento da produção de glutamato e aumento da expressão dos receptores de N-metil-D-aspartato (NMDA), gerando excitotoxicidade. Todos esses mecanismos em conjunto contribuem para induzir sintomas neuropsiquiátricos novos ou a exacerbação de sintomas preexistentes.[10]

Abordagem Multidisciplinar da Insônia

Segundo o Consenso Brasileiro de Insônia (2019): pacientes insones geralmente apresentam fatores predisponentes à insônia como: hiperalerta, aumento da reatividade a estímulos ou amplificação da resposta ao estresse. Em adição a esses, comportamentos inadequados relacionados ao sono, doenças clínicas e psiquiátricas podem atuar como fatores perpetuadores. É de suma importância sua identificação para o adequado diagnóstico e tratamento da insônia.

A anamnese é fundamental para a caracterização da queixa de insônia. Devemos classificar a insônia:
- Por seu aspecto temporal (tempo de início), tempo de duração do sono, momento da noite em que ocorre;
- Fatores desencadeantes e perpetuadores (associações cognitivas errôneas, má higiene do sono);
- Presença de condições clínicas associadas (arritmias, doença cardíaca congestiva, dispneia; doença pulmonar obstrutiva crônica, enfisema, asma; distúrbios gastrointestinais e urológicos prévios, hipotireoidismo, hipertireoidismo, diabetes melito; artrite reumatoide, osteoartrite, fibromialgia);
- Doenças psiquiátricas associadas (transtornos de ansiedade, depressão, transtorno afetivo bipolar, esquizofrenia);
- Outros distúrbios do sono que podem piorar a insônia (roncos, bruxismo, apneia obstrutiva do sono, síndrome das pernas inquietas);
- Uso de medicação que pioram a insônia (inibidores da recaptação de serotonina e noradrenalina, inibidores da monoaminoxidase, metilfenidato, β-bloqueadores, agonistas e antagonistas do receptor α, diuréticos, oxicodona, codeína);
- Hábitos que pioram a insônia (uso de estimulantes, como excesso de cafeína, tabagismo, uso de álcool e drogas ilícitas).

Algumas ferramentas diagnósticas são úteis na investigação da insônia, dentre elas, a mais relevante é o "diário do sono": um gráfico que o próprio paciente preenche com informações relativas aos fatores que podem interferir na qualidade e duração de seu sono. Além de existir alguns questionários padronizados (sonolência diurna, qualidade do sono), o exame de polissonografia é uma ferramenta que só é utilizada quando há suspeita de coexistência de outro distúrbio do sono associado ou discrepância entre a percepção do paciente do quanto dormiu e o tempo objetivo de sono (insônia paradoxal). Já a actigrafia é útil quando é necessário avaliar períodos mais longos do ciclo sono-vigília do paciente.[11]

A Insônia segundo a Medicina Tradicional Chinesa – Diagnóstico e Tratamento

Segundo a Medicina Tradicional Chinesa (MTC), a insônia pode ser causada por preocupação ou trabalho excessivos enfraquecendo o sistema baço-pâncreas (Pi) e coração (Xin), desarmonia afetando coração e rim (Shen), hiperatividade do Yang do fígado (Gan), deficiência de Qi do coração e da vesícula biliar (Dan) e desordem de Qi do estômago (Wei).[12]

A síndrome pós-COVID-19 gera deficiência de Qi e Yin do pulmão (Fei), coração e baço-pâncreas, conforme citado nos capítulos anteriores. O patógeno epidêmico, tido como "toxina úmida", é acompanhado de calor e transformação em fleuma.

Desse modo, o baço-pâncreas enfraquecido pode gerar redução de Qi e Xue, afetando também sua víscera acoplada (estômago).

A deficiência de Yin e Xue deixam de nutrir coração, sendo causa de irritabilidade, insônia, ansiedade, palpitação, sono não reparador e déficit cognitivo.

A deficiência de Yin pode gerar calor no coração e também gera desarmonia entre coração e rim (inabilidade da água em controlar o fogo). O paciente apresenta insônia inicial, agitação ou despertar após curto período de sono. Também apresenta sintomas como calor nos 5 palmos, vertigem e déficit de memória. Deve-se nutrir Yin e reduzir o fogo: BL23, BL15, KI3, PC7, LR3, HT7.

Dessa maneira, a insônia inicial (dificuldade em iniciar o sono), despertares no meio da noite, excesso de sonhos está associada a deficiência de Xin e Pi, sendo o princípio terapêutico tonificar Qi e Yin do Xin e Pi, além de nutrir o Xue de Xin: BL20, BL15, HT7, SP6.

Para remover a mucosidade de Pi/Wei: CV12, ST40, ST25, PC6.[12]

Em um estudo randomizado e controlado com acupuntura Shan em 72 pacientes com insônia, foi usado o seguinte protocolo: GV20, GV24, EXHN3 (Yintang), Anmian, HT7, SP6. Os pacientes do grupo intervenção apresentaram melhora significativa em parâmetros objetivos do sono no seguimento (2 e 4 semanas pós-tratamento): tempo total de sono, eficiência do sono, redução no número de despertares. Do ponto de vista da MTC, pontos do vaso governador (GV) regulam o estado de hipervigilância noturna, já que o meridiano comanda todos os meridianos Yang do corpo e os conecta com todos os meridianos Yin. Assim, regular o vaso-governador pode corrigir o desbalanço Yin-Yang e restaurar o ciclo sono-vigília fisiológico.[13]

A literatura não contém dados específicos sobre o tratamento da insônia na síndrome pós-COVID-19 baseada na Medicina Tradicional Chinesa, uma vez que a doença é nova e o conhecimento está sendo construído com base em observações atuais. No entanto, o tratamento de insônia por meio da acupuntura é bastante utilizado. Em revisão sistemática da Cochrane (2011), a acupuntura mostrou uma tendência a melhorar a qualidade do sono (13 estudos, 883 participantes, OR 3,08, IC 95% 1,93-4,90), quando utilizada como tratamento adjuvante. Há poucos relatos de efeitos adversos, e quando ocorre são considerados leves. No entanto, devido à heterogeneidade dos estudos, alto risco de vieses, inexistência do cálculo do tamanho de amostras para demonstrar efeito estatístico adequado, estudos de melhor qualidade poderão demonstrar (ou descartar) evidências do efeito da acupuntura na insônia.[14]

Alguns artigos abordam o tema do tratamento da insônia por meio de acupuntura. Em metanálise com 1.061 pacientes, 13 estudos preencheram os critérios de inclusão (um em perimenopausa, três em pacientes com depressão maior, um em insônia combinada a ansiedade e oito estudos em insônia crônica). Nessa metanálise, tanto o grupo acupuntura quanto o Sham acupuntura obtiveram melhora nos desfechos (ISI e índice de qualidade de sono de Pittsburg – PSQI). Em comparação ao grupo Sham, houve uma redução clinicamente significativa do PSQI (Média = -3,60, 95% CI: -4,88, -2,33; I^2 = 91%) (ISI: MD = -1,93, 95% CI: -2,89, -0,98; I^2 = 90%). O papel do efeito placebo na acupuntura, diferentemente da abordagem farmacológica, pode ser reconhecido como terapêutico, em conformidade com a abordagem integralizada (médico-biopsicossocial) e deve ser mais investigado.[15]

Deve-se Ter em Mente uma Abordagem Multidisciplinar na Insônia

- Mudança no estilo de vida, com exposição à luz e exercício físico regular (pela influência da temperatura corporal no ritmo circadiano atrasar o início do sono em pessoas que realizam exercício físico noturno, dessa maneira, deve-se evitar atividade física de maior intensidade até duas horas antes do horário de dormir). A luz natural sincroniza o ciclo sono-vigília ao ambiente, sendo que o escurecimento atua como facilitador do início do sono, pelo aumento da produção de melatonina. A exposição à luz artificial prolongada no período noturno contribui para o atraso do início do sono, especialmente em insones.[11,16]
- Educação do paciente, voltada à realização da higiene do sono (conjunto de hábitos que permitem regularizar o padrão vigília-sono e modificações ambientais e comportamentais que auxiliem a melhora do sono).
- Abordagem psicoterapêutica: a terapia cognitivo-comportamental para insônia (TCC-I) é o tratamento de primeira linha no tratamento da insônia crônica. Essa terapia baseia-se em psicoeducação, higiene do sono, treinamento para relaxamento, terapia de controle de estímulos, terapia de restrição de tempo de sono e terapia cognitiva. Geralmente são aplicadas de 6 a 8 sessões presencialmente (individual ou coletivamente) por terapeuta capacitado.[17]
- Avaliação médica e tratamento medicamentoso: o tratamento medicamentoso pode ser oferecido se a TCC-I não estiver disponível ou se for pouco eficaz. Benzodiazepínicos, agonistas do receptor gaba-A, alguns antidepressivos são eficazes no tratamento de curto prazo da insônia (por quatro semanas ou menos). Anti-histamínicos, antipsicóticos, melatonina e fitoterápicos não são recomendados, baseados nas evidências disponíveis. Os efeitos adversos dos tratamentos medicamentosos (sonolência diurna, tolerância, cefaleia, dentre outros) tendem a ser subestimados nos ensaios clínicos devido a limitada duração do tratamento nos estudos. Alguns efeitos adversos, apesar de raros, podem ser preocupantes (p. ex.: comportamentos anormais durante o sono e risco de acidentes com drogas-Z, como o zolpidem, eszopiclone e zaleplon).[17-19]
- Abordagem de outros distúrbios do sono associados (p. ex.: síndrome das pernas inquietas, apneia obstrutiva do sono, com o dispositivo de pressão aérea positiva – CPAP e outras terapias indicadas, como fonoterapia e fisioterapia do sono).[11]

Todos esses tratamentos não são excludentes com a acupuntura, pelo contrário, técnicas complementares podem se somar, visando à melhoria da integralidade do indivíduo.

Conclusão

Insônia e sono não reparadores são sintomas relatados como parte da síndrome pós--COVID-19. Na anamnese, podem ser avaliados fatores predisponentes e perpetuadores da insônia e questionários de sono. Do ponto de vista da MTC, a insônia pode decorrer da deficiência de Qi de baço-pâncreas (Pi) e estômago (Wei) e de Yin e Xue de coração (Xin), desarmonia afetando coração e rim (Shen), hiperatividade do Yang do fígado (Gan), deficiência de Qi do coração e da vesícula biliar (Dan). O tratamento deve ser multidisciplinar, visando à integração da acupuntura com técnicas de terapia cognitivo-comportamental, medicação e tratamento de patologias associadas.

Referências Bibliográficas

1. Brooks SK, Webster RK, Smith LE et al. The psychological impact of quarantine and how to reduce it: rapid review of the evidence. Lancet 2020; 395: 912-20.
2. Bai Y, Lin C-C, Lin C-Y, Chen J-Y, Chue C-M, Chou P. Survey of stress reactions among health care workers involved with the SARS outbreak. Psychiatr Serv. 2004;55:1055-1057.
3. Rogers JP, Chesney E, Oliver D et al. Psychiatric and neuropsychiatric presentations associated with severe coronavirus infections: a systematic review and meta-analysis with comparison to the COVID-19 pandemic. Lancet Psychiatry. 2020; 7: 611-627.
4. Carfi, A., Bernabei, R., Landi, F. & Gemelli Against COVID-19 Post-Acute Care Study Group. Persistent symptoms in patients after acute COVID-19. J. Am. Med. Assoc. 324, 603-605 (2020).
5. Garrigues E, Janvier P, Kherabi Y, Le Bot A, Hamon A, Gouze H, Doucet L, Berkani S, Oliosi E, Mallart E, Corre F, Zarrouk V, Moyer JD, Galy A, Honsel V, Fantin B, Nguyen Y. Post-discharge persistent symptoms and health-related quality of life after hospitalization for COVID-19. J Infect. 2020 Dec;81(6):e4-e6. doi: 10.1016/j.jinf.2020.08.029. Epub 2020 Aug 25. PMID: 32853602; PMCID: PMC7445491.
6. Huang, C. et al. 6-month consequences of COVID-19 in patients discharged from hospital: a cohort study. Lancet 397, 220-232 (2021).
7. Arnold, D. T. et al. Patient outcomes after hospitalisation with COVID-19 and implications for follow-up: results from a prospective UK cohort. Thorax https://doi.org/10.1136/thoraxjnl-2020-216086 (2020).
8. Nalbandian, A., Sehgal, K., Gupta, A. et al. Post-acute COVID-19 syndrome. Nat Med 27, 601-615 (2021). https://doi.org/10.1038/s41591-021-01283-z
9. American Academy of Sleep Medicine. International Classification of Sleep Disorders. 3rd ed. Darien, IL: American AcademyofSleep Medicine; 2014.
10. Boldrini M, Canoll PD, Klein RS. How COVID-19 Affects the Brain. JAMA Psychiatry. Published online March 26, 2021. doi:10.1001/jamapsychiatry.2021.0500
11. Insônia: do diagnóstico ao tratamento / [Andrea Bacelar, Luciano Ribeiro Pinto Jr. [coordenação geral]. - São Caetano do Sul, SP: Difusão Editora; São Paulo: Associação Brasileira do Livro, 2019.
12. WANG, L.G. - Tratado Contemporâneo de Acupuntura e moxibustão. São Paulo: CEIMEC, 2005 (481-487).
13. Yin X, Gou M, Xu J, Dong B, Yin P, Masquelin F, Wu J, Lao L, Xu S. Efficacy and safety of acupuncture treatment on primary insomnia: a randomized controlled trial. Sleep Med. 2017 Sep;37:193-200. doi: 10.1016/j.sleep.2017.02.012. Epub 2017 Mar 8. PMID: 28899535.
14. Cheuk DK, Yeung WF, Chung KF, Wong V. Acupuncture for insomnia. Cochrane Database Syst Rev. 2012 Sep 12;(9):CD005472. doi: 10.1002/14651858.CD005472.pub3. PMID: 22972087.
15. Liu C, Xi H, Wu W, Wang X, Qin S, Zhao Y, Zheng S, Wan Q, Xu L. Placebo effect of acupuncture on insomnia: a systematic review and meta-analysis. Ann Palliat Med. 2020 Jan;9(1):19-29. doi: 10.21037/apm.2019.11.15. PMID: 32005059.
16. Van Maanen, A., Meijer, A. M., van der Heijden, K. B. and Oort, F. J. The effects of light therapy on sleep problems: a systematic review and meta-analysis. Sleep Med. Rev., 2016, 29: 52-62.
17. Riemann D, Baglioni C, Bassetti C, Bjorvatn B, DolencGroselj L, Ellis JG, Espie CA, Garcia--Borreguero D, Gjerstad M, Gonçalves M, Hertenstein E, Jansson-Fröjmark M, Jenum PJ, Leger D, Nissen C, Parrino L, Paunio T, Pevernagie D, Verbraecken J, Weeß HG, Wichniak A, Zavalko I, Arnardottir ES, Deleanu OC, Strazisar B, Zoetmulder M, Spiegelhalder K. Europeanguideli-

ne for thediagnosisandtreatmentofinsomnia. J Sleep Res. 2017 Dec;26(6):675-700. doi: 10.1111/jsr.12594. Epub 2017 Sep 5. PMID: 28875581.
18. Sateia MJ, Buysse DJ, Krystal AD, Neubauer DN, Heald JL. Clinical practice guideline for the pharmacologic treatment of chronic insomnia in adults: an American Academy of Sleep Medicine clinical practice guideline. J Clin Sleep Med. 2017;13(2):307-349.
19. FDA Drug Safety Communication. FDA adds Boxed Warning for risk of serious injuries caused by sleepwalking with certain prescription insomnia medicines. US FoodandDrugAdministration. Publicado em 14/05/2019; data de acesso: 20/05/2021. Endereço eletrônico: https://www.fda.gov/drugs/drug-safety-and-availability/fda-adds-boxed-warning-risk-serious-injuries-caused-sleepwalking-certain-prescription-insomnia.

39 Distúrbios da Saúde Mental na Síndrome Pós-COVID-19 pela Medicina Tradicional Chinesa

Agamenon Honório Silva, José Carlos Albuquerque

▸ Introdução

No final de dezembro de 2019, uma epidemia de pneumonia causada por um novo tipo de infecção por coronavírus (SARS-COV-2), ocorreu em Wuhan, província de Hubei e se espalhou rapidamente. O Centro Nacional de Controle e Prevenção de doenças, anunciou um novo tipo de pneumonia por coronavírus e incluiu as doenças infecciosas nacionais de categoria B a adotar medidas de prevenção e controle das doenças infecciosas da categoria A.[1]

A situação de prevenção e controle da epidemia é relativamente grave, com a análise e pesquisa de casos com sequelas pulmonares e renais extensas, manifestadas por alterações bioquímicas e imagens renais anormais e sequelas neurológicas com repercussão importante nas manifestações emocionais, principalmente com sintomas depressivos e ansiosos.

▸ Manifestações Clínicas

Pelo momento que estamos vivendo na pandemia, todo paciente que apresenta sintomas de resfriado ou gripe é suspeito de estar infectado pela COVID-19, com recomendação de ficar em isolamento e procurar atendimento médico, seja por consulta presencial ou teleconsulta.

Os sintomas mais frequentes apresentados pelos pacientes infectados vão desde sintomas respiratórios como tosse, falta de ar, perda do olfato, dor de garganta, como sintomas digestivos apresentando náuseas, perda do paladar e do apetite, dor de estômago, diarreia, e sintomas gerais como fadiga, dores musculares e torácica.

Um número considerável desses pacientes, em torno de 15%, evoluirá para formas graves dessa patologia, necessitando de internação hospitalar pela natureza da "tempestade inflamatória" que esses mesmos pacientes desenvolverão, em virtude da agressividade do patógeno com consequente lesão tecidual importante no aparelho respiratório, cardiocirculatório, geniturinário e tecido nervoso.[1,2]

Diagnóstico

Além das queixas e sintomas característicos, à avaliação anamnéstica e exame físico do paciente somam-se alterações nos exames laboratoriais e de imagem:
- PCR elevada.
- Hemograma (índice neutrófilo/linfócito maior que 3).
- Dímero-D (maior que 500).
- Fibrinogênio.
- Ferritina sérica.
- Tomografia pulmonar (imagem em vidro fosco).
- Saturação pulmonar inferior a 95%.

Síndrome Pós-COVID-19

A recuperação na síndrome pós-COVID-19 é lenta e deixa marcas no paciente, sintomas como fadiga, dispneia, insônia, dificuldade de memória, transtorno do estresse pós-traumático – TEPT, ansiedade e depressão com sintomas de irritabilidade são queixas comuns no nosso consultório, e nos move, como profissionais de saúde, a compreender cada vez mais a necessidade de avaliar o paciente como um todo, reafirmando assim pela abordagem da acupuntura, que enxerga a relação mente-corpo-natureza como indissociáveis.

O objeto principal deste capítulo é a visão da Medicina Tradicional Chinesa (MTC) no diagnóstico e tratamento dos sintomas emocionais na síndrome pós-COVID-19.

Compreensão da Patogênese da Nova Pneumonia do SARS-CoV-2 no Pulmão e nos Rins pela Medicina Tradicional Chinesa

– O pulmão e os rins estão intimamente relacionados

A MTC diz que a conexão dos meridianos é a base para a função pulmonar e renal. *Lingshu Meridian* diz "O pulso do rim, pé e Shao Yin do rim para o fígado e diafragma para o pulmão". "O Sutra da Dificuldade diz: "Expire o coração e os pulmões e inale o fígado e os rins". *Qing Lin Pei Qin* conclui: "Os pulmões são o dono do Qi e os rins a raiz do Qi" ...respirar é harmonia. "A expiração depende principalmente da função de promulgação do pulmão. A inalação depende da função de supressão do pulmão, por um lado e por outro a absorção e contenção do rim. Mantenha a profundidade da respiração. Portanto no trabalho clínico da MTC, os rins são usados para tratar doenças pulmonares crônicas, como disfunção pulmonar e edema pulmonar, com bons resultados.[2,3]

A comunidade da MTC considera que a epidemia do coronavírus pertence a categoria de "epidemia de toxina úmida".[5] O autor acredita que sua patogênese central é a membrana do Triplo Aquecedor que bloqueia o mecanismo do Qi e produz toxinas úmidas e outros produtos patológicos. Wuhan, no início da pandemia, experimentou um inverno quente, e as condições de clima úmido e frio também agravam seus fatores úmidos e tóxicos. Combinado com relatos de casos clínicos, os pacientes frequentemente relatam sintomas de fadiga, sintomas digestórios, diarreia, boca amarga, língua com saburra gordurosa, sintomas que estão de acordo com as características úmidas referidas pela Medicina Tradicional Chinesa.[6]

O *Tratado das Doenças Causadas pelo Ataque do Frio e Doenças Diversas* (*Shang Han Za Bing Lun*) tem sido considerado ao longo dos séculos uma obra magistral escrita em 205 d.C.

Capítulo 39 • Distúrbios da Saúde Mental na Síndrome Pós-COVID-19 pela Medicina Tradicional Chinesa

Visto como o mais eminente médico da dinastia Han oriental, Zhang Zhong viveu entre 150 e 219 d.C. e tem na medicina chinesa o lugar preponderante que Hipócrates representa na medicina ocidental.

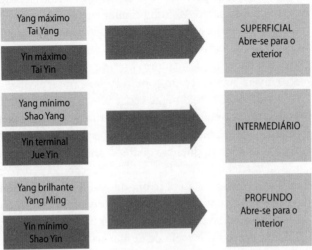

FIGURA 39.1. Os seis estágios. Fonte: Esquema cedido pelo colaborador Dr. Hildebrando Sábato.

Os Seis Estágios, descritos pela primeira vez em 220 d.C., apresentava deficiências ao explicar as doenças epidêmicas. Era aplicado às doenças que se pensava serem "capturadas" pela transmissão por meio da pele, como o resfriamento, mas não o resfriado comum, causado por um vírus, mas o que acontece quando uma exposição ao frio causa sintomas no organismo.

Na dinastia Mung, Wu You Xing (1582-1652), em seu livro "*Sobre as Epidemias Febris*" (温疫 论), propôs uma nova etiologia para a doença febril epidêmica. Isso significa que as doenças epidêmicas de calor não são causadas diretamente por fatores climáticos (não são vento/frio/calor de verão/úmido) agindo fora do tempo adequado ou com excesso de condições. Em vez disso são causados por "Li Qi" (Qi epidêmico) ou "Za Qi" (Qi heterogêneo ou complexo) que residem entre o "céu e a terra". A natureza de uma doença epidêmica variará de acordo com a natureza do Qi heterogêneo específico.

Os males do "Li Qi" são invisíveis e sem forma, eles são visíveis somente pelos seus efeitos dentro do corpo, podem atacar em qualquer estação e têm uma natureza febril ou quente. Podem ser recebidos do "céu" ou por meio de um contato direto, contagioso. Os "males nocivos" entram no corpo pelo nariz e pela boca e não pela pele ou pelos corporais, como era assumido antes da teoria de Wu You Xing. O Qi maligno, uma vez que entra no organismo e aloja na "membrana basal" Mo Yuan, que está localizada entre as partes internas e externas do corpo. O "Li Qi" se manifesta no corpo com os mesmos sinais e sintomas dos seis excessos 六淫 (Liu Yin: vento/frio/calor do verão/umidade/secura/fogo). Eles diferem dos seis excessos por sua grande força e poder contagioso, passam rapidamente e se difundem amplamente entre as pessoas, invadem o corpo independentes de constituição, idade ou força física, todas as pessoas podem ser infectadas.

Onde está a Mo Yuan a "membrana basal"?

O conceito de sistema de membrana do corpo consistia em:

1. Sistema externo: músculos e ligamentos 经筋.

2. Sistema interno: a membrana fonte "Mo Yuan" (膜 原).

A teoria de Wen Bing relaciona o Triplo Aquecedor a "Mo Yuan". As funções do San Jiao podem se referir especificamente às membranas do grande omento, pleura, cavidade pleural, diafragma, membrana respiratória, pericárdio, mucosa gastrintestinal, membrana de filtração glomerular e membranas de parede do tubo capilar e peritônio relacionados.

A função do Triplo Aquecedor na Mo Yuan é regular a passagem das águas e o fluxo de Qi.

O patógeno Li Qi depois de entrar no corpo pode atacar as "Mo Yuans" – membrana basal que cerca o corpo dependendo da sua força ou fraqueza.

A teoria dos "quatro níveis" explica como compreender e tratar as doenças febris, quando os Xie Qi atingem o exterior, ou eventualmente vencem esse nível e penetram o interior. Algumas das síndromes descritas nos quatro níveis são idênticas as descritas nas Seis Camadas. Isso mostra que o organismo tem uma série de estratégias para lidar com doenças invasivas, e algumas são apropriadas tanto para doenças quanto para doenças quentes.

Essas teorias são usadas até hoje na MTC. A identificação do padrão dos quatro níveis ajudou médicos chineses a classificar a epidemia de SARS há alguns anos e a atual COVID-19. Trata-se da ocorrência da invasão dos Xie Qi – agentes patogênicos externos – vento, frio, umidade (infecciosos como bactérias ou vírus) que geralmente entram pelo nariz ou boca. Também podem penetrar por meio de feridas na pele, olhos ou em qualquer outro orifício corporal.

COVID-19 e Doenças Mentais

Nos três meses após testar para COVID-19, um em cada cinco pacientes recuperados (18%) recebeu um diagnóstico psiquiátrico.

Cientistas da Universidade de Oxford relataram que os pacientes têm maior chance de serem diagnosticados com uma doença psiquiátrica, principalmente ansiedade e depressão após um episódio de COVID-19 do que outras doenças.[6]

No período entre 14 e 90 dias após o diagnóstico de COVID-19, 5,8% dos pacientes recuperados no estudo tiveram diagnóstico registrado de doença psiquiátrica, comparado a 3,4% dos pacientes com outras doenças, significa quase o dobro. Não foram incluídos sintomas mentais que aparecem nas duas primeiras semanas como delírios e transtornos transitórios de cognição, que são comuns em pacientes internados com COVID-19. O estudo mostra limitações, em particular, porque o período de acompanhamento foi de somente 90 dias – 55,7% estavam na faixa clínica em ao menos uma dimensão de psicopatologia, 36% em duas dimensões, 26% em três e 10% em quatro dimensões. Mulheres e pacientes com história psiquiátrica prévia apresentaram maiores índices de psicopatologia em todas as dimensões.[6]

Pacientes tratados ambulatorialmente apresentaram maior frequência de ansiedade e alteração do sono.

Os coronavírus são potencialmente neurotrópicos, podendo causar dano cerebral, com infiltração e tempestades de citocinas envolvidas na resposta imune e causar inflamação. Os sobreviventes da COVID-19 teriam um aumento da prevalência de condições psiquiátricas como Transtorno do Humor, TEPT e insônia

O vírus promove alterações significativas na estrutura do córtex cerebral, a região mais rica em neurônios e responsável por funções complexas como memória, atenção, consciência e linguagem. Infecta e se replica nos astrócitos, as células mais abundantes do SNC.

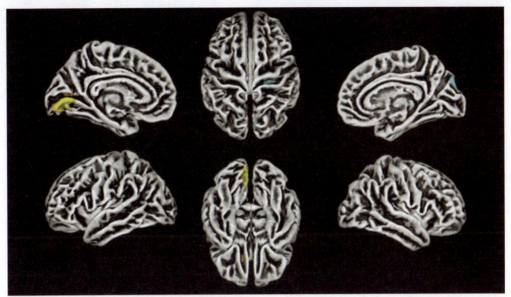

FIGURA 39.2. Exames de ressonância magnética feitos na Unicamp em 81 pacientes com sintomas neuropsiquiátricos pós-COVID-19 revelam alterações na estrutura do córtex cerebral. As áreas em amarelo apresentam redução na espessura cortical. As marcas azuis correspondem às áreas com espessura aumentada. Fonte: medRxiv 2020.10.09.20207464; doi:https://doi.org/10.1101/2020.10.09.20207464.

▶ Tratamento das Sequelas Emocionais pela Medicina Tradicional Chinesa

O aparecimento de enfermidades mentais é determinado pela força ou debilidade do Qi do organismo, se os fatores patogênicos vencerem, causarão desequilíbrio entre o Yin e o Yang, com isso haverá transtornos de órgãos e vísceras, desordem na circulação de Qi e Xue gerando distúrbios mentais.

Os fatores patógenos exógenos podem gerar enfermidades mentais, principalmente o vento, calor de verão e o fogo.

O capítulo sobre "exposição repetida" sobre o Yin e Yang de Su Wen diz que a ira afeta Gan, euforia danifica Xin, preocupação prejudica Pi, tristeza afeta Fei e o medo depaupera Shen. A alteração anormal das emoções danifica os órgãos internos.

– Princípios que regem a seleção de pontos

A seleção deve ser dirigida para a teoria dos meridianos, estar baseada nos sintomas, selecionar os pontos seguindo, principalmente o meridiano afetado, combinando com as características de determinados pontos.

Seleção de pontos de acordo com os sintomas

O capítulo de Nan Jing *"quarenta e cinco dificuldades"* reforça a importância dos pontos de influência: CV12, LR13, GB34, GB39, BL17, BL11, LU9, CV17:
- Debilidade de Xin e Pi: BL17.
- Com pesadelos, depressão e palpitação: BL43 e HR7.

GV24, BL15, GV11 para acalmar Xin e acalmar a alma.

Método de combinação de pontos: consiste em usar de maneira combinada pontos com efeitos similares para que reforcem seu efeito curativo.

- Combinação de pontos do mesmo meridiano:
  - Para palpitação: HT3, HT4, HT5, HT7.
- Combinação exterior/interior:
  - Para insônia por estancamento do fígado: LR3, LR14 associados a GB3 e GB14.
- Combinação de pontos dorsais e ventrais:
  - Para insônia, amnésia, pesadelos, palpitações por deficiência do coração e baço: CV11, CV12, CV14 (anteriores), BL43, BL44 (posteriores).
- Para tratar depressão, identifique sempre o padrão:
  - Estancamento do Qi: LR3, PC6, CV17, LR14, ST36, SP6.
  - Surgimento de fogo: LR2, LR3, GB34, ST36, ST25, LR14.
  - Fleuma: LR14, BL18, CV17, CV22, PC6, ST40, ST36, SP6.
  - Com ansiedade: BL15, CV14, CV17, BL43, HT7, PC6.
  - Xin e Pi deficientes: BL15, BL20, CV12, ST36 (Moxa), SP6, HR7, GV20.
- Tratando insônia:
  - Com fogo de Gan: LR2, LR3, BL18, BL14, BL19, GB34, PC7.
  - Calor e fleuma em Xin: CV12, ST235, ST36, ST40.
  - Xin e Pi deficientes: BL15, BL20, ST36, CV12, GV20 (Moxa), SP6, HR7, BL20, SP1.
  - Deficiência de Yin e excesso de fogo: BL23, KI3, KI7, SP6, HR6, Anmian.
  - Fogo em Xin: BL15, CV14, HR7, HR9, PC8, BL1.
  - Dan e Xin deficientes: BL15, BL19, CV17 (Moxa), CV14, HR5 e SP6.

Conclusão

Vivemos um momento difícil em todo planeta com o advento de uma pandemia que desafia a Medicina, devido a multiplicidade de sintomas próprios dessa moléstia que assola a humanidade, mas, sabedores que as políticas públicas são de mister importância para controle e tratamento da COVID-19, tendo na vacina sua principal arma na prevenção e combate.

Não podemos fechar os olhos às políticas equivocadas e ideologizadas que só retardam e fortalecem a doença. Nessa proposta, de tratar as sequelas, a MTC desponta como um tratamento eficaz, porque busca entender a "raiz", a causa do adoecimento e assim oferecer uma ferramenta que auxilie o organismo a se reorganizar, sem efeitos deletérios em uma estrutura já tão abalada pelo vírus.

Referências Bibliográficas

1. Medical expert group of Tongji hospital. Quick guide to the diagnosis and treatment of pneumonia for novel coronavirus infections. 3rd ed. Herald Med. 2020. [cited 2020 Feb 2]. Available from: http://kns.cnki.net/kcms/detail/42.1293.r.20200130.1803.002.html
2. Zhang Nan, Fu Yi. Tratar a fibrose intersticial pulmonar idiopática da correlação pulmão-rim[j]. Chinese Medicine and Pharmacy, 2019, 34 (10): 46684670
3. Zhang Li, Zhu Xue, Meng Yun et al. A fibrose intersticial pulmonar é tratada a partir do rim [j] Journal of Yunnan College of Traditional Chinese Medicine, 2014, 37 (1): 26-28. Zhang L, Zhu X, Meng Y, et al, Treatment of pulmonar interstitial fibrose from kidney [j]. Journal of Yunnan University of Traditional Chinese Medicine, 2014, 37, (1); 26-28.
4. Wang Yuguang, Qi Wensheng, Ma Jiaju et al. As características clínicas da nova pneumonia por coronavírus (2019 nCov) na Medicina Tradicional Chinesa e a exploração preliminar da diferenciação da síndrome [j/OL]. Journal of Traditional Chinese Medicine, 61 (4) (2020-01-29) [2020-02-12]. Http://kns.cnki.net/kcms/detail/11.2166.R.20200129.1258.002.htmL

5. Miao Qing, Cong Xiaodong, Wang Bing et al. Compreendendo e pensando na Medicina Tradicional Chinesa na pneumonia causada por nova infecção por coronavírus [j /OL]. Journal of Chinese Medicine (2020-02-06) [2020-02-12]. Http://kns.cnki.netqkcms/detail/11.2166.R.20220205.1606.002.html. Miao Q, Cong XD, Wang B et al. Reconhecimento e pensamento de pneumonia infectada pelo novo coronavírus em Medicina Tradicional Chinesa [j/OL]. Jornal da tradição.
6. Varatharaj A. Thomas N. Ellul Ma. et al. Complicações de COVID-19 em 153 pacientes: um estudo de vigilância em todo o Reino Unido. Lances Psychiatry.2020;(publicado ontem line em 25 de junho).https://doi.org/10.1016/S2215-0366(20)30287X.

Síndrome Pós-COVID-19 na Oftalmologia 40

Paulo Ricardo Souza Sampaio

▸ Introdução

Nos dias atuais, a oftalmologia não é uma especialidade que permita uma consulta médica virtual. Também é uma especialidade que depende, para a maioria dos exames, de equipamentos de médio porte, sensíveis a calibração e de difícil transporte para consulta domiciliar. Com essas características, muitos pacientes deixaram de realizar suas avaliações com a regularidade habitual.

É por esse motivo que este capítulo tem a pretensão de apresentar, não somente os problemas relacionados a própria infecção viral, mas, também, aqueles secundários ao confinamento familiar, com escolarização e trabalho virtual.

As alterações serão apresentadas em conformidade com as diversas áreas que compõem o trabalho do especialista.

▸ Vício de Refração

Nossos olhos têm a capacidade de ajustar a visão conforme a distância do objeto observado. O olho normal é capaz de enxergar um objeto de aproximadamente 5 centímetros a 6 metros de distância. Olhos que necessitam lentes negativas para obter o mesmo resultado visual são chamados míopes. Os que necessitam lentes positivas são os hipermetropes. Há ainda, os astigmatas que tem curvaturas diferentes nos eixos corneanos.

Para enxergar para perto o cristalino humano sofre alteração na curvatura tornando-se mais refringente, fenômeno esse chamado acomodação visual. Essa capacidade acomodativa em ajustar o grau do próprio olho começa a desaparecer ao redor dos quarenta anos de idade e recebe o nome de presbiopia.

A tolerância acomodativa máxima de uma criança de 5 anos é de 4 graus. Com essa competência ela é capaz de enxergar, sem nenhum esforço, um objeto a 33 centímetros do olho. Infelizmente não é essa a distância que eles usam para os "*games* de celular". Para essa diversão o aparelho é posicionado a 15 centímetros do rosto, exigindo uma acomodação de 6 graus (ou 2 graus acima da tolerância acomodativa máxima). Quando esse esforço visual se prolonga por muito tempo, ocorre um espasmo na musculatura ciliar, que faz o ajuste da acomodação surgindo uma "falsa" miopia. A criança começa a apresentar sintomas de astenopia como: lacrimejamento, baixa visão para longe, dor de cabeça, cansaço visual... Esse espasmo de acomodação tende a se agravar com a perpetuação do esforço visual.

Essas crianças não precisam óculos. O tratamento consiste em suspender o uso do celular, procurar olhar e focalizar objetos a longa distância e, em casos severos, uso de colírios que promovam o relaxamento forçado da musculatura ciliar: os colírios midriáticos. O tratamento pode durar alguns meses e não é incomum a recidiva.

O mesmo problema atinge jovens que estudam em computador e com adultos em *home office*. A imposição do teletrabalho e do tele-estudo, que muitos querem tornar perene, por conveniência ou genuína crença dos seus méritos, também nos deve convocar para um debate sobre a qualidade visual que resultará disso.

A comunicação digital, as videoconferências, o trabalho remoto são eufemismos de uma mesma circunstância que repercutirá na função visual. É importante também lembrar que essa realidade deve ser interpretada, não apenas no contexto das vantagens econômicas e sociais, mas também como um enorme desafio a consciência humana ao exercício dos afetos e ao nosso relacionamento com os outros.

Estrabismo

Associado às alterações provocadas pelo isolamento nos vícios de refração alguns infantes também apresentaram desvios oculares. Reduzido o esforço visual para perto o quadro desapareceu.[1]

Segmento Anterior

- Pálpebras

A inflamação crônica das pálpebras é chamada blefarite. Essa doença foi observada, não somente como primeiro sinal clínico da COVID-19, mas também na forma de uma manifestação tardia, com elevada incidência na era pós-pandemia. Elas ocorrem por anormalidade no orifício meibomiano com hiperemia e telangiectasia da margem palpebral.[2]

- Conjuntiva

A inflamação mais frequentemente observada foi conjuntivite folicular. Vários pacientes sintomáticos trouxeram história de vermelhidão ocular mono ou bilateral em associação a sintomas do trato respiratório.[3,4] A resolução de uma parcela significativa dos casos mais severos ocorreu entre 1 e 2 semanas de tratamento com colírio lubrificantes e, em alguns, casos com gotas de antibiótico tópico.[5] A maioria dos pacientes relatou toque inadvertido das mãos nos olhos. Há publicações que relatam resultados do teste de ácido nucleico positivo para SARS-CoV-2 no saco conjuntival.[6] Em crianças e pacientes alérgicos a associação entre rinite, sinusite e conjuntivite mostrou ser frequente.[7,8]

- Episclera

A maioria dos casos de esclerite é idiopática e autolimitada. Cerca de um terço deles pode estar associado a infecções virais, incluindo Ebola, HSV e hepatite C e, agora, possivelmente, vírus SARS-CoV-2.[9,10]

▸ Segmento Posterior

- Retina

As oclusões vasculares na forma de oclusão de veia central da retina foram as mais frequentemente observadas em pacientes com hipertensão arterial e dislipidemias.[11,12] Os casos de oclusão da artéria central da retina apareceram em pacientes com elevadas taxas de marcadores inflamatórios.[13,14] Na região do ABC Paulista, no Brasil, o estudo transversal realizado em pacientes internados para tratamento da COVID-19, mostrou em 55% dos pacientes, a presença de hemorragias retinianas periféricas, hiperpigmentação macular, palidez setorial da retina, hemorragias peripapilares em forma de chama, exsudatos duros e manchas de algodão.[15]

- Úvea

As uveítes observadas parecem serem decorrentes do fato que as células imunes recrutadas pelo vírus, nas paredes dos vasos, produzam edema celular endotelial. Indiretamente, a infecção viral pode induzir uma resposta imune com disfunção endotelial associada à apoptose.[16]

▸ Neuro-Oftalmologia

Os casos mais graves relacionam o aparecimento de papiloflebites, neurite óptica (em especial arterite de células gigantes), paralisia facial e acidente vascular encefálico.

Nos casos de neurite óptica, os pacientes apresentaram perda de visão dolorosa, defeito pupilar aferente relativo no olho mais gravemente afetado, com alterações de campo visual e realce do nervo óptico na ressonância magnética. O tratamento no Brasil tem seguido as mesmas linhas de um caso típico de neurite óptica, com metilprednisolona intravenosa, seguida de prednisolona oral levando à recuperação visual e resolução do edema de disco.[17] Para os pacientes portadores de uveíte crônica, como p. ex., os de Behçet, o Grupo Internacional de Estudos sobre uveítes recomendou a manutenção do tratamento imunossupressor alegando que os interferons α e β, bem como os medicamentos anti-IL-6 (tocilizumab), podem reduzir a "síndrome da tempestade das citocinas".[18]

▸ Órbita

A literatura internacional apresenta casos que possam estar relacionados à COVID-19, associados a dacrioadenites[19] e celulite orbitária associada à sinusite.[20] Alguns autores sugerem, nos casos em que a causa bacteriana da infecção é incerta, aguardar a evolução antes de prescrever antibióticos.[21] No Brasil a associação amoxicilina-clavulanato tem mostrado bons resultados práticos ainda não relatados na literatura.

▸ Reações Oculares Relacionadas a Vacinas contra COVID-19

O LifeSiteNews[22], em maio de 2021, informa que a Organização de Saúde da Comunidade Europeia recebeu uma relação com 19.916 efeitos colaterais das vacinas testadas para a COVID-19. Desse total, 303 casos de cegueira (não informa se mono ou binocular), 1.625 casos com "dificuldades" visuais (não relata quais), sendo os demais descritos de pequena importância e resolução satisfatória. No momento da elaboração deste capítulo, a pesquisa em base Medline, WHO, Lilacs, Lipecs resultou negativa na busca associada das palavras "cegueira", "vacina" e "COVID".

Controle do Glaucoma durante a Pandemia

Em vários países foram desenvolvidas técnicas para tentar fazer o monitoramento doméstico de pressão intraocular, o teste de campo visual virtual e a fotografia de disco de maneira remota. Embora exista certa euforia no trato do tema[23], os resultados ainda precisam ser analisados com critérios técnicos mais acurados.

Conclusão

As alterações provocadas, tanto pelo confinamento social, como aquelas provocadas pela COVID-19 (e suas complicações), exigem atenção e seguimento especializado de longa duração. Esses atendimentos não podem ser negligenciados e devem ser realizados, sempre que possível, em regime presencial, pois o risco de transmissão viral, por meio do instrumental médico, que é cuidadosamente mantido em condições ideais de uso, é extremamente baixo.

Referências Bibliográficas

1. Vagge A, Giannaccare G, Scarinci F, Cacciamani A, Pellegrini M et al. Acute Acquired Concomitant Esotropia From Excessive Application of Near Vision During the COVID-19 Lockdown.J Pediatr Ophthalmol Strabismus. 57: e88-e91, 2020 10 20.
2. Meduri A, Oliverio GW, Mancuso G, Giuffrida A, Guarneri C, Venanz R et al. Ocular surface manifestation of COVID-19 and tear film analysis. Sci Rep; 10(1): 20178, 2020 11 19.
3. Chen L, Deng C, Chen X, Zhang X, Chen B, Yu H, Qin, Y et al. Ocular manifestations and clinical characteristics of 535 cases of COVID-19 in Wuhan, China: A cross-sectional study Acta Ophthalmol. 2020;98:e951-9.
4. Uguz FK, Demirkol A, Demirkol Y, Akçay L. Evaluation of outpatients with only conjunctivitis for SARS-CoV-2 infection during COVID-19 pandemic. Arq. Bras. Oftalmol. 2021 Apr, 84(2): 195-196.
5. Nayak B, Poddar C, Panigrahi MK, Tripathy S, Mishra B. Late manifestation of follicular conjunctivitis in ventilated patient following COVID-19 positive severe pneumonia Indian J Ophthalmol. 2020; 68:1675-7.
6. Guo D, Xia, J, Wang Y, Zhang, X, Shen Y, Tong, JP. Relapsing viral keratoconjunctivitis in COVID-19: a case report.Virol J; 17(1): 97, 2020 07 08.
7. Diaferio L, Parisi GF, Brindisi G, Indolfi C, Marchese, G, Ghiglioni, D et al. Cross-sectional survey on impact of paediatric COVID-19 among Italian paediatricians: report from the SIAIP rhino-sinusitis and conjunctivitis committee. Ital J Pediatr; 46(1): 146, 2020 Oct 06.
8. Ferreli F, Gaino, F, Russo E; Di Bari M, Pirola F, Costantino, A et al. Clinical presentation at the onset of COVID-19 and allergic rhinoconjunctivitis. J Allergy Clin Immunol Pract; 8(10): 3587-3589, 2020.
9. Mangana CM, Kargacin AB, Barraquer RI. Episcleritis as an ocular manifestation in a patient with COVID-19 Acta Ophthalmol. 2020 doi: 10.1111/aos.14484.
10. Otaif W, Al Somali AI, Al Habash A. Episcleritis as a possible presenting sign of the novel coronavirus disease: A case report? Am J Ophthalmol Case Rep. 2020;20.
11. Walinjkar JA, Makhija SC, Sharma HR, Morekar SR, Natarajan S. Central retinal vein occlusion with COVID-19 infection as the presumptive etiology Indian J Ophthalmol. 2020; 68:2572-4.
12. Gaba WH, Ahmed D, Al Nuaimi RK, Al Dhahani AA, Eatmadi H. Bilateral central retinal vein occlusion in a 40-year-old man with severe coronavirus disease 2019 (COVID-19) pneumonia Am J Case Rep. 2020;21: e927691.
13. Acharya S, Diamond M, Anwar S, Glaser A, Tyagi P. Unique case of central retinal artery occlusion secondary to COVID-19 disease IDCases. 2020;21:e00867.

14. Dumitrascu OM, Volod O, Bose S, Wang Y, Biousse V, Lyden PD. Acute ophthalmic artery occlusion in a COVID-19 patient on apixaban J Stroke Cerebrovasc Dis. 2020;29:104982.
15. Pereira LA, Soares LCM, Nascimento PA al Retinal findings in hospitalised patients with severe COVID-19 British Journal of Ophthalmology Published Online First. 2020-317576.
16. Zapata MÁ, García SB, Sánchez A, Falcó A, Otero-Romero S, Arcos G et al. Retinal microvascular abnormalities in patients after COVID-19 depending on disease severity Br J Ophthalmol. 2020 -317953.
17. Tisdale AK, Chwalisz BK. Neuro-ophthalmic manifestations of coronavirus disease 19 Curr Opin Ophthalmol. 2020;31:489-94.
18. Zierhut M, D.Smet de M, Gupta V, Pavesio C, Nguyen QD, Chee S et al. Evolving Consensus of International Uveitis Study Group, Intraocular Inflammation Society, and Foster Ocular Inflammation Society with Uveitis in the Time of COVID-19 Infection. Klin Monbl Augenheilkd 2020; 237(09): 1124-1128.
19. Martínez Díaz M, Copete Piqueras S, Blanco Marchite C, Vahdani K. Acute dacryoadenitis in a patient with SARS-CoV-2 infection? Orbit. 2021:1-4.
20. Turbin RE, Wawrzusin PJ, Sakla NM, Traba CM, Wong KG, Mirani N et al. Orbital cellulitis, sinusitis and intracranial abnormalities in two adolescents with COVID-19 Orbit. 2020; 39:305-10.
21. Leis J A, Born K B, Theriault G, Ostrow O, Grill A, Johnston K B et al. Using antibiotics wisely for respiratory tract infection in the era of covid-19 BMJ 2020; 371:m4125.
22. disponível em https://www.lifesitenews.com/news/19916-eye-disorders-including-blindness--following-covid-vaccine-reported-in-europe em 05/05/2021.
23. Vinod K, Sidoti, PA.Glaucoma care during the coronavirus disease 2019 pandemic. Curr Opin Ophthalmol. 32(2):75-82.2021.

A Síndrome Pós-COVID-19 e Manifestações Oculares

41

Henrique Edgar Sidi

Introdução

Atualmente, as recomendações relativas à COVID-19 e à oftalmologia estão de acordo com os níveis de evidências 4 e 5 do sistema de classificação da metodologia Oxford CBME. As pesquisas realizadas até o momento são limitadas e mostram uma escassez de casos com envolvimento ocular. Conforme a pandemia evolui, a necessidade de mais informações reforçará nosso entendimento sobre a COVID-19, e suas implicações para a saúde ocular.

As alterações oftalmológicas no pós-COVID-19 podem ser, para fins didáticos, classificadas como diretas e indiretas. As indiretas são invariavelmente relacionadas a mudanças de hábitos sociais geradas pela pandemia, ou seja, secundários ao confinamento domiciliar com tarefas escolares e trabalho virtual, e lazer quase exclusivamente associado a esforço visual.

Então discutiremos os seguintes comprometimentos oculares:
- Indiretos:
  - Vícios de refração.
  - Patologias da musculatura extrínseca ocular.
  - Olho seco.
- Diretos:
  - Patologia da conjuntiva e córnea.
  - Patologia das pálpebras.
  - Patologia do trato uveal.
  - Patologia da retina.
  - Patologia do nervo óptico.

Vícios de Refração

Neste tópico devemos dividir em dois grupos distintos a população: o primeiro grupo se refere as crianças e adolescentes, e, portanto, ainda em crescimento e sujeito a alterações anatômicas do desenvolvimento; e o segundo grupo, dos adultos que já tem sua estrutura anatômica definida.

Nas crianças, o esforço acomodativo gerado pelo uso dos *smartphones* e *tablets* em uma curta distância e por tempo prolongado pode gerar alterações anatômicas e já se observa aumento significativo em "falsas" miopias (em uma refração com cicloplegia essa miopia desaparece, mostrando ser somente resultado do esforço excessivo) e miopias geradas pela solicitação excessiva da musculatura acomodativa alterando a anatomia ocular em formação.

Nos adultos, tanto os jovens com sua atividade escolar no computador e o lazer no *smartphone*, como *home office*, esse espasmo de acomodação tende a ser extremamente desconfortável, com sintomas de astenopia como ardência, lacrimejamento, baixa visão para longe, dor de cabeça e outros.

Na medicina ocidental, o único recurso terapêutico é suspender o esforço visual para perto, nesses dispositivos, e nos casos mais graves, uso de colírios midriáticos que induzem o relaxamento forçado da musculatura ciliar.

Na Medicina Tradicional Chinesa (MTC), o nosso arsenal terapêutico é um pouco mais abrangente. Esse esforço excessivo é entendido em termos de fisiopatologia, como consumo excessivo de sangue do fígado (Gan Xue). Os sintomas de astenopia são sintomas causados pela deficiência de sangue, podendo chegar à estagnação de sangue com o sintoma de cefaleia.

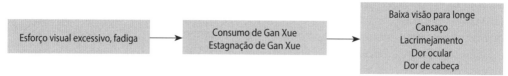

FIGURA 41.1. Fisiopatologia esforço visual.

Se o paciente tiver sido acometido pela COVID-19, como o padrão sindrômico principal desses pacientes, nessa fase da doença é a deficiência de Yin e Xue, esse quadro será absolutamente mais significativo com a exacerbação desses sintomas.

Para o tratamento, recomendamos pontos de acupuntura relacionados com essas síndromes:
- Pontos locais para o olho: GB14, EXHN4 (Yuyao), EXHN5 (Taiyang).
- Pontos a distância: GB37.
- Pontos para tonificar e circular o sangue: SP6, SP10, BL17.

Patologia da Musculatura Ocular Extrínseca

Esse tipo de quadro envolve desde os espasmos de acomodação, vistos no quadro anterior, porém, com aumentos da solicitação ocular, chegando não só a sintomas, como também, a quadros de estrabismo com alterações severas da motilidade ocular.

Nesse tópico, temos exatamente a mesma etiologia do tópico anterior, relacionada ao esforço visual, porém acrescida da tensão emocional gerada pela pandemia de modo geral, tudo o que envolve o receio da doença, a limitação das atividades sociais e restrição na qualidade de vida a que foram submetidas as pessoas.

A fisiopatologia é a mesma, e, portanto, a suspensão das atividades visuais para perto são a primeira recomendação a ser feita. Em muitos casos, com somente essa ação, o quadro regrediu.[1] Com o acréscimo do fator emocional, tendem a ser mais fortes esses quadros.

Na visão da MTC, nesse caso, além da deficiência de sangue do fígado (Gan Xue), temos o fator emocional que se manifesta como estagnação do fígado (estagnação do Qi e Xue do Gan).

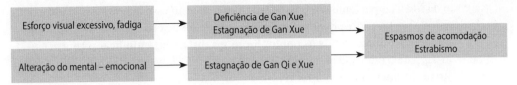

FIGURA 41.2. Fisiopatologia alterações da motilidade ocular.

Para o tratamento, além do proposto para o consumo de sangue do fígado, a harmonização do fígado e acamar o mental (Shen) será importante.

Pontos locais para o olho: GB14, EXHN4 (Yuyao), EXHN5 (Taiyang):
- Pontos a distância: GB37.
- Pontos para tonificar e circular o sangue: SP6, SP10, BL17.
- Pontos para harmonizar o Qi e Xue do Gan: BL18, LR14, LR3, GB34.
- Pontos para acalmar o Shen: Yintang (EXHN3), HT7, PC6, GB20.

Olho Seco

É uma doença multifatorial, relacionada com a superfície ocular e lagrima, que traz sintomas como ardência, alteração da acuidade visual, fotofobia, e possíveis danos a superfície ocular como ceratite e úlceras corneanas.

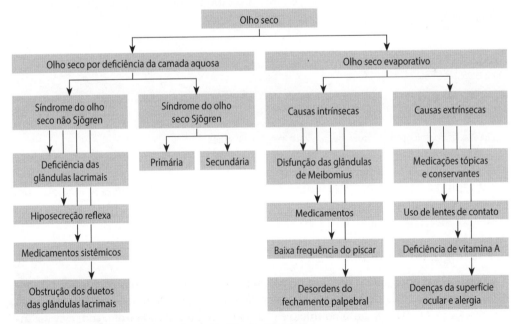

FIGURA 41.3. Classificação de olho seco. Fonte: Modificada de Dews.[2]

Por força das modificações no estilo de vida relacionadas ao pós-COVID-19, o aumento da atividade visual para perto reduz, significativamente, a frequência do piscar pelo mecanismo de atenção e isso leva a um aumento da evaporação do filme lacrimal e perda de eficiência na distribuição pela superfície ocular, gerando olho seco.

Na visão da MTC, o paciente em pós-COVID-19 tem todo esse quadro associado à deficiência de Yin e Xue, levando a quadros mais intensos de olho seco.

Para o tratamento, utilizaremos os pontos locais e a distância, e tonificar o rim:

Pontos locais para o olho: GB14, EXHN4 (Yuyao), EXHN5 (Taiyang), BL62, BL1, BL2, GB1:
- Pontos a distância: GB37, LI4, LU5.
- Pontos para tonificar e circular o sangue: SP6, SP10, BL17.
- Pontos gerais: CV9 (mobilizar líquidos), CV6, KI3, KI7.

Patologia da Conjuntiva e Córnea

O achado mais comum foi conjuntivite folicular, característica de patologias virais. Tem sido frequente na clínica oftalmológica os pacientes sintomáticos com queixa de vermelhidão ocular mono ou bilateral em associação a sintomas do trato respiratório.[3,4]

Em algumas publicações relatam resultados do teste de ácido nucleico positivos para SARS-CoV-2 no saco conjuntival.[6] Já nas crianças e pacientes com atopia, a associação entre rinite, sinusite e conjuntivite mostrou ser frequente.[7,8]

A fisiopatologia em MTC da rinite alérgica e das conjuntivites virais, que tanto compromete a conjuntiva, está ligada a dois fatores: deficiência dos sistemas do Qi Defensivo do pulmão e do rim (e do Du Mai, o Vaso Governador, responsável pela conexão entre rim e nariz) e retenção de vento no nariz (normalmente proveniente de invasões de vento-frio ou vento-calor). Assim, a partir do Du Mai, do ponto LI20 (que tem ramo interno ligado a BL1) e pelo fato da conjuntiva ser um tecido regido pelo Jing de pulmão, atinge a conjuntiva.

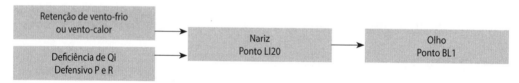

FIGURA 41.4. Fisiopatologia do acometimento viral e alérgico dos olhos.

Para o tratamento, os pontos recomendados são:

BL12, BL13, LU7, LI20, GV23, GB20, GV4, BL23, KI3, SL3, BL62 (para associação com patologia viral e alergia).

Pontos locais para o olho: GB14, EXHN4 (Yuyao), EXHN5 (Taiyang), BL1, BL2.

Patologia da Pálpebra

As pálpebras apresentam um tipo de patologia crônica, blefarite ou meibomite, relacionada com as glândulas de Meibomius, submetidas a infecção estafilocócica. Foi observada nos casos da COVID-19, tanto no início e como uma manifestação tardia, com elevada incidência na era pós-pandemia.[5] É também a fonte de Hordéolos e Calázios. Tem sua fisiopatologia pela MTC ligada a deficiência de Yin do rim, levando a ascensão de Yang do fígado, e consequente deficiência de Qi ou Yang do baço. Assim teremos a associação de calor e mucosidade, que chegam aos olhos pelo meridiano do fígado.

Para o tratamento sugerimos BL18, LR14, LR3, BL20, LR13, SP3 (para tratar fígado e baço), SP6 (tonificar Yin), GB14, GB1, ST1, TE23, EXHN4 (Yuyao), EXHN5 (Taiyang).

Patologia do Trato Uveal

As uveítes, são processos inflamatórios, que podem guardar correlação com patologias virais, por indução resposta imune, com disfunção endotelial associada à apoptose.[9] Na MTC, entendemos esses processos ligados à ascensão de Yang ou fogo do fígado com vento interno, às vezes, também, associados a fleuma.

Tratamento: BL18, LR14, LR3, LR2, GB34, LR8 (tratar fígado), GB20, B12, GV14 (tratar vento), GB37, LR4 (pontos à distância), GB14, EXHN4 (Yuyao), EXHN5 (Taiyang), BL62, BL1, GB1, ST1, TE23. Para tratar a Fleuma, ponto ST40.

Retina e Nervo Óptico

Foram observadas oclusões vasculares, mais frequentemente, em pacientes com hipertensão arterial e dislipidemias,[11,12] notadamente, em pacientes com elevadas taxas de marcadores inflamatórios.[13,14] Com relação ao nervo óptico, foram relatados casos mais graves de papiloflebites e neurite óptica (em especial arterite de células gigantes).

No entendimento da MTC, as oclusões vasculares estão relacionadas à ascensão de Yang ou vento-fogo do fígado, que chega aos olhos e o calor invade o sangue com estagnação e coagulação do sangue levando à oclusão. Pode ainda haver a fleuma como fator obstrutivo, além da estagnação do Xue.

Com mecanismo semelhante, as neurites ópticas ocorrem por ascensão de fogo do fígado, com consequente estagnação de sangue. A presença de umidade-fleuma também pode estar presente na neurite quando há edema do nervo óptico.

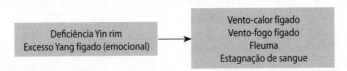

FIGURA 41.5. Fisiopatologia comum de uveítes, oclusões vasculares e neurites ópticas pela MTC.

O tratamento sugerido envolve os seguintes pontos:
- Pontos a distância: GB37.
- Pontos para tonificar e circular o sangue: SP6, SP10, BL17.
- Pontos para harmonizar o Qi, vento e Xue do Gan: BL18, LR14, LR3, LR2 (sedação), GB34, LR8, GB20.
- Pontos para umidade-fleuma: SP9, ST40.
- Pontos locais: GB14, EXHN4 (Yuyao), EXHN5 (Taiyang), BL1, ST1, TE23.

Conclusão

A síndrome pós-COVID-19, como já teve sua fisiopatologia compreendida e relacionada com deficiência residual de Qi, Yin e Xue nos leva a compreender por que as patologias dessa etapa da doença estão relacionadas a inflamação, alergia (calor deficiente ou deficiência de Yin); infecciosas (calor e mucosidade, por deficiência de Yin, ascensão de Yang, deficiência de Qi); ou geradas e agravadas pelo esforço visual e muscular (deficiência de Qi e Xue).

Como o órgão que rege a visão, os olhos e a lágrima é o fígado (Gan), será o órgão mais importante a ser tratado em tonificação de seus aspectos de deficiência de Yin e Xue; circular a estagnação de Qi e Xue e sedar a ascensão de Yang ou Huo (fogo), além da remoção do vento interno. Mas devemos estar atentos à influência nessas patologias, da deficiência residual de Qi de baço-pâncreas (Pi), rim (Shen) e tonificação do Qi defensivo (Wei), sem jamais esquecer um dos conceitos fundamentais da MTC: a orientação da importância do repouso adequado, ingestão de alimentos de ótima qualidade para formar um sangue nutritivo, e o tratamento da mente fortemente abatida por todos os aspectos dessa pandemia.

Referências Bibliográficas

1. Vagge A, Giannaccare G, Scarinci F, Cacciamani A, Pellegrini M et al. Acute Acquired Concomitant Esotropia From Excessive Application of Near Vision During the COVID-19 Lockdown. J Pediatr Ophthalmol Strabismus. 57: e88-e91, 2020 10 20.
2. Dry Eye Workshop (DEWS) Committee. The definition and classification of dry eye disease: report of the definition and Classification Subcommitteee of the International Dry Eye Workshop 2007; 5:75-92.
3. Chen L, Deng C, Chen X, Zhang X, Chen B, Yu H, Qin, Y et al. Ocular manifestations and clinical characteristics of 535 cases of COVID-19 in Wuhan, China: A cross-sectional study Acta Ophthalmol. 2020;98:e951-9.
4. Uguz FK, Demirkol A, Demirkol Y, Akçay L. Evaluation of outpatients with only conjunctivitis for SARS-CoV-2 infection during COVID-19 pandemic. Arq. Bras. Oftalmol. 2021 Apr, 84(2): 195-196.
5. Meduri A, Oliverio GW, Mancuso G, Giuffrida A, Guarneri C, Venanz R et al. Ocular surface manifestation of COVID-19 and tear film analysis. Sci Rep; 10(1): 20178, 2020 11 19.
6. Guo D, Xia, J, Wang Y, Zhang, X, Shen Y, Tong, JP.Relapsing viral keratoconjunctivitis in COVID-19: a case report. Virol J; 17(1): 97, 2020 07 08.
7. Diaferio L, Parisi GF, Brindisi G, Indolfi C, Marchese, G, Ghiglioni, D et al. Cross-sectional survey on impact of paediatric COVID-19 among Italian paediatricians: report from the SIAIP rhino-sinusitis and conjunctivitis committee. Ital J Pediatr; 46(1): 146, 2020 Oct 06.
8. Ferreli F, Gaino, F, Russo E; Di Bari M, Pirola F, Costantino, A et al.Clinical presentation at the onset of COVID-19 and allergic rhinoconjunctivitis. J Allergy Clin Immunol Pract; 8(10): 3587-3589, 2020.
9. Zapata MÁ, García SB, Sánchez A, Falcó A, Otero-Romero S, Arcos G et al. Retinal microvascular abnormalities in patients after COVID-19 depending on disease severity Br J Ophthalmol. 2020 -317953.
10. Dumitrascu OM, Volod O, Bose S, Wang Y, Biousse V, Lyden PD. Acute ophthalmic artery occlusion in a COVID-19 patient on apixaban J Stroke Cerebrovasc Dis. 2020;29:104982.
11. Walinjkar JA, Makhija SC, Sharma HR, Morekar SR, Natarajan S. Central retinal vein occlusion with COVID-19 infection as the presumptive etiology Indian J Ophthalmol. 2020;68:2572-4.
12. Gaba WH, Ahmed D, Al Nuaimi RK, Al Dhahani AA, Eatmadi H. Bilateral central retinal vein occlusion in a 40-year-old man with severe coronavirus disease 2019 (COVID-19) pneumonia Am J Case Rep. 2020;21:e927691.
13. Acharya S, Diamond M, Anwar S, Glaser A, Tyagi P. Unique case of central retinal artery occlusion secondary to COVID-19 disease IDCases. 2020;21:e00867.

Eletroacupuntura e Eletroestimulação Funcional na Síndrome Pós-COVID-19

Liaw Wen Chao

▶ Introdução

O surto de uma nova doença coronavírus humana, a COVID-19, tem assumido uma escala sem precedentes, desde o final de dezembro de 2019, tornando-se a quinta pandemia documentada, desde a gripe espanhola de 1918. Oficialmente denominada síndrome respiratória aguda grave coronavírus 2 (SARS-CoV-2) pelo Comitê Internacional de Taxonomia de Vírus, foi declarada uma emergência de saúde pública de interesse internacional pela Organização Mundial da Saúde (OMS), em 30 de janeiro de 2020, e uma pandemia em 11 de março de 2020.[1]

A maioria dos indivíduos, que contrai a COVID-19, se recupera totalmente em poucas semanas. Entretanto, algumas pessoas – mesmo aquelas que tiveram versões leves da doença – podem continuar com sintomas persistentes por semanas e até meses após a recuperação inicial. Até o presente momento, não há um prazo determinado para se estabelecer uma condição lenta e persistente em indivíduos com sequelas duradouras de COVID-19. Diferentes autores usaram os termos "*long* COVID-19", "*long haulers*", "pós--COVID-19", "sintomas persistentes da COVID-19", "manifestações pós-COVID-19", "síndrome pós-COVID-19", dentre outros.[3] Neste capítulo nós adotaremos o termo síndrome pós-COVID-19 para agrupar uma série de sintomas, que podem durar semanas ou meses após a primeira infecção por SARS-CoV-2, ou que podem aparecer somente a partir de semanas após a doença. A síndrome pós-COVID-19 pode acometer qualquer indivíduo que contraiu COVID-19, mesmo nas doenças leves ou assintomáticas.[4]

Os sinais e sintomas mais comuns que perduram ao longo do tempo podem incluir:
- Fadiga.
- Falta de ar ou dificuldade para respirar.
- Tosse.
- Dor nas articulações.
- Dor no peito.
- Problemas de memória, concentração ou sono.
- Dor muscular ou dor de cabeça.
- Batimento cardíaco rápido ou acelerado.

- Perda de cheiro ou sabor.
- Depressão ou ansiedade.
- Febre.
- Tontura ao se levantar.
- Sintomas agravados após atividades físicas ou mentais.

Pesquisas estão sendo feitas para melhor compreendermos quais serão os efeitos de longo prazo e como a COVID-19 poderá afetar as pessoas ao longo do tempo. Grandes centros médicos e grupos de apoio estão sendo criados para fornecer atendimento à pessoas que apresentem sintomas persistentes ou doenças relacionadas após a recuperação da COVID-19. Neste capítulo abordaremos alguns importantes aspectos relacionados à dor e disfunção do sistema musculoesquelético, dores articulares e fadiga, e sua abordagem por meio da eletroacupuntura (EA) e estimulação elétrica funcional (FES).

Sintomas Persistentes Pós-COVID-19

Os sintomas musculoesqueléticos incluem tanto a mialgia quanto a artralgia, com uma taxa de incidência na faixa entre 1,5%-61,0%.[5] Juntamente com a fadiga – reportada por até 58% dos pacientes que foram infectados pela COVID-19,[3] estão dentre as queixas mais prevalentes, que comprometem aspectos físicos e emocionais do paciente e motivam a busca por tratamento em clínicas e consultórios médicos.

– Distúrbios musculoesqueléticos

A mialgia é um sintoma de dor ou desconforto relacionada a lesão da musculatura esquelética, causada principalmente por infecção sistêmica ou local, e pode ser indicativo do comprometimento do sistema nervoso ou imunológico. Geralmente mais difusa do que localizada, pode ser causa de dor referida, provavelmente associada à produção de prostaglandina E2, pela via de estimulação das citocinas, que por sua vez, intermediam a dor por meio de nociceptores periféricos.[5] O SARS-CoV-2 pode se ligar à enzima conversora da angiotensina II (ECA2) para infectar o músculo esquelético.[6] A mialgia durante a infecção viral geralmente é mediada pela interleucina-6. Mao *et al.* (2020) observaram níveis significativamente mais elevados de creatinofosfoquinase (CPK) e desidrogenase láctica (LDH) em pacientes com lesão muscular, independe de sua gravidade. Contagens mais altas de neutrófilos, proteína C-reativa e dímero-D, e contagens mais baixas de linfócitos[5] também foram observados. Atenção especial deve ser dada ao paciente que apresente mialgia focal, pela possibilidade rabdomiólise, síndrome potencialmente fatal, que pode ser identificada pela alta concentração de CPK sérica e/ou aparecimento de mioglobinúria.[5] Entretanto, resultados de autópsia de pacientes infectados por COVID-19 não indicaram infecção com SARS-CoV-2 no músculo esquelético.[7] Esses sintomas são de grande relevância na avaliação dos critérios diagnósticos, uma vez que indivíduos com infecção grave têm maior probabilidade de apresentar sintomas atípicos precoces.[8]

– Fadiga

Quando a infecção por SARS coronavírus emergiu do Sudeste Asiático, no início de 2003, foi relatada uma síndrome pós-viral crônica, caracterizada por fadiga crônica, mialgia variável inespecífica, depressão e distúrbios do sono. Esses efeitos adversos de longo prazo de SARS são semelhantes aos experimentados por pacientes com síndrome da fadiga crônica (SFC) e fibromialgia. Relatórios recentes indicam uma carga contínua de sintomas significativamente semelhantes em pacientes com CoVID-19. Perrin *et al.* (2020) propuseram que, semelhante ao ocorrido após o surto de SARS, uma parte dos pacientes afetados por COVID-19 pode desenvolver uma síndrome pós-COVID-19 grave, caracterizada por efeitos adversos de longo prazo semelhantes à encefalomielite miálgica (EM)/síndrome de fadiga crônica (SFC), como fadiga persistente, mialgia difusa, sintomas depressivos e sono não restaurador.[9] Outros sintomas relacionados incluem dor, deficiência neurocognitiva, sintomas sugestivos de disfunção autonômica e piora dos sintomas globais após pequenos aumentos na atividade física e/ou cognitiva.[3] Os sintomas de EM/SFC são frequentemente exacerbados por exercícios ou estresse, sintomas conhecidos como mal-estar pós-esforço e podem ocorrer na ausência de quaisquer achados clínicos ou laboratoriais significativos.[10] Fulcher e White (2000) relacionaram a baixa capacidade de exercício em pacientes com SFC à fraqueza muscular do quadríceps, baixa aptidão física e alta porcentagem de massa corporal. A melhora da aptidão física pós-tratamento foi associada ao aumento da capacidade ao exercício. Esses dados implicam que o descondicionamento ajuda a manter a deficiência física na SFC e que um tratamento bem elaborado para reverter essa disfunção ajuda a melhorar o condicionamento físico.[11]

– Dores articulares

A artralgia está presente em 14,9% dos pacientes com COVID-19.[11] O diagnóstico de artrite viral, que equivale a cerca de 1% de todos os casos de artrite inflamatória aguda, deve ser considerado em todos os pacientes com início súbito de flogose poliarticular. Análise detalhada das características epidemiológicas, clínicas e sorológicas é necessária para ajudar os médicos a diagnosticar a artrite viral; e o envolvimento oligoarticular ou poliarticular (simétrico ou assimétrico), a boa resposta aos anti-inflamatórios não esteroides (AINEs), a manifestação clínica caracterizada por um início precoce (nas primeiras semanas de infecção sintomática) e uma presença autolimitada são os elementos que apontam para uma artrite viral.[12]

▸ **Eletroacupuntura**

A acupuntura é uma modalidade terapêutica baseada nas teorias da Medicina Tradicional Chinesa (MTC). Seus efeitos terapêuticos em condições relacionadas à dor já são bem conhecidos e seu uso amplamente difundido. A eletroacupuntura (EA) consiste na aplicação de impulsos elétricos de corrente pulsada não polarizada, ajustada por meio de parâmetros de intensidade, frequência e largura de pulso – executados por meio de um equipamento gerador de estímulos, com ou sem manipulação simultânea das agulhas.[11] As respostas ao tratamento por EA nas dores nociceptivas, neuropáticas ou mistas resultam em uma combinação de efeitos locais, segmentares, suprasegmentar e regulatórios centrais, a partir da excitação de receptores aferentes primários de alto e baixo limiar de despolarização, localizados em pontos de meridianos de acupuntura.[13]

– Mecanismos antinociceptivos na dor aguda

Estímulos de intensidade nociva produzidos na dor aguda aumentam a atividade dos nociceptores, cujos neurônios fazem sinapse com neurônios de projeção no corno dorsal de medula espinhal (CDME) por vias ascendentes em direção aos centros supraespinais, finalizando no: (1) tálamo, importante centro de processamento da dor; (2) córtex somatossensorial, que atua na organização de informações temporoespaciais, ativando respostas neuroendócrinas e cardiovasculares, e (3) sistema límbico, relacionada à dimensão afetiva e motivacional da dor. Em paralelo, neurônios aferentes do CDME fazem sinapses com neurônios motores do corno anterior e neurônios simpáticos da coluna intermediolateral, sendo responsáveis, respectivamente, pela atividade muscular reflexa da dor, espasmo da musculatura lisa e vasoconstrição reativa. A modulação em resposta a essa transmissão nociceptiva se faz por meio da ativação do sistema inibitório da dor em dois níveis:[14,15]

1. No CDME os neurônios aferentes primários de alto limiar sofrem inibição pré-sináptica pela ação da encefalina a partir da ativação de fibras Aβ de baixo limiar, que por sua vez exercerão ação excitatória sobre interneurônios inibitórios presentes na substância gelatinosa. Esse mecanismo, descrito inicialmente por Melzack e Wall em 1965, é conhecido como "teoria do controle do portão da dor."[16]
2. A resposta da via analgésica descendente ocorre a nível supraespinal envolvendo estruturas límbicas (córtex cingulado anterior e córtex insular, núcleo do trato solitário (NTS), núcleos da amígdala e do hipotálamo), seguida da ativação de núcleos da formação reticular do tronco encefálico: substância cinzenta periaquedutal (PAG), núcleo magno da rafe (NMR), lócus ceruleus (LC) – que contém neurônios ricos em serotonina e noradrenalina. Os neurônios da PAG modulam indiretamente o CDME por meio da medula rostral ventromedial (RVM), relé comum às vias inibitórias descendentes. Resumidamente, os neurônios da PAG estimulam os neurônios serotonérgicos dentro da RVM que se projetam diretamente para o CDME de modo a reduzir sua hiperexcitabilidade por meio de conexões com neurônios relacionados à dor. Dessa maneira, podemos afirmar que a ativação dos neurônios na via descendente estimula a liberação de serotonina e noradrenalina de seus axônios a nível espinhal, o que por sua vez induz a secreção de encefalinas pelos interneurônios do CDME, inibindo os neurônios sensitivos primários e neurônios de projeção. Consequentemente, ocorre a redução da liberação de neurotransmissores nociceptivos como glutamato, substância P (SP) e peptídeo geneticamente relacionado a calcitonina (CGRP).[17] O sistema opioide, via β-endorfina, encefalina ou dinorfina, atua nos receptores opioides do tipo μ, κ e δ,[18] e o sistema endocanabinoide, via anandamida (ANA) e 2-araquidonoilglicerol (2-AG), atuam nos receptores CB1 e CB2[19] – agindo sinergicamente na modulação da dor nociceptiva.

– Dor neuropática

Na dor neuropática (DN) ocorre a hiperexcitabilidade do CDME, provocada pela formação de focos ectópicos originários a partir da fibra lesada ou do gânglio da raiz dorsal.[20,21] A lesão das fibras periféricas induz ao aumento de mediadores algogênicos como SP, serotonina e ATP no local da lesão, que juntamente com a presença de citocinas pró-inflamatórias contribuem para a perpetuação do estímulo nociceptivo,[22] inibição da via analgésica, sensibilização central, e facilitação descendente.[14]

– Bases neurofisiológicas e mecanismos de ação analgésica da acupuntura

Ativação do sistema de controle da dor (Gate Control Theory)

Em 1965, a revista Science publicou o artigo *Pain Mechanisms: A New Theory* no qual Melzack e Wall introduziram a teoria na qual o controle do mecanismo de passagem é afetado pela atividade relativa nas fibras de grande e pequeno diâmetro, com a primeira inibindo a transmissão (fechando a comporta) e a última facilitando a transmissão (abrindo a comporta).[16] Desde então, essa teoria revolucionou nossa compreensão sobre os mecanismos e manejo da dor.

Liberação de opioides endógenos

O agulhamento de pontos de acupuntura ativa os mecanorreceptores e envia sinais aferentes ao longo dos tratos ventrolaterais, o que ativa os núcleos cerebrais relevantes que modulam a sensação de dor, por meio das vias inibitórias descendentes. Com base em experimentos pioneiros com animais, Han *et al.* (2003) demonstraram que variadas frequências de EA levam à liberação endógena de diferentes tipos de neuropeptídeos analgésicos; a saber, EA a 2 Hz acelera a liberação de encefalina, ß-endorfina e endomorfina, enquanto EA a 100 Hz aumenta seletivamente a liberação de dinorfinas.[22,11] A estimulação em uma única frequência, seja baixa ou alta, não seria suficiente para desencadear a liberação simultânea dos quatro tipos de peptídeos opioides. Eles observaram que a estimulação alternada de frequências baixas (ou dispersas) de 2 Hz e altas (ou densas) de 100 Hz, espaçadas de maneira que o efeito residual produzido pela estimulação dispersa pudesse se sobrepor ao produzido pela estimulação densa, induziu o máximo efeito sinérgico.[22] Essa topologia é conhecida como estimulação denso-dispersa 2/100 Hz (Figura 42.1). Já Kim *et al.* relataram a redução do efeito analgésico e antialodínico da EA

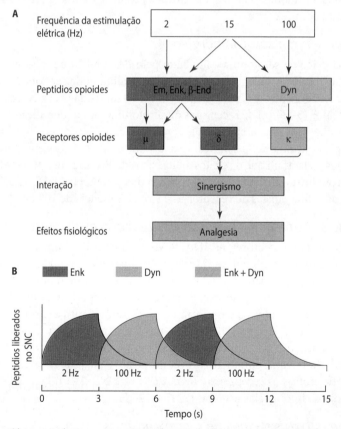

FIGURA 42.1. A – Peptídeos opioides e receptores opioides envolvidos na analgesia induzida por eletroacupuntura de diferentes frequências. Em 15 Hz, há um envolvimento parcial de componentes envolvidos em ambas as outras duas frequências. Abreviaturas: Dyn, dinorfina A; β-End, β-endorfina; Em, endomorfina; Enk, encefalinas. A ativação simultânea de todos os três tipos de receptores opioides produz um efeito analgésico sinérgico. **B** – Modelo para o efeito analgésico sinérgico produzido pela estimulação alternada de baixa e alta frequência (EA-DD). A estimulação em 2 Hz facilita a liberação de encefalina, que em 100 Hz estimula a liberação de dinorfina. As áreas sobrepostas indicam a interação sinérgica entre os dois peptídeos. Fonte: Adaptado de HAN, 2003.[22]

a partir da ação do peptídeo anti-opioide colecistoquinina (CCK).[23] Esse resultado foi corroborado por Lee et al., que demonstraram que a presença do receptor CCK-A, local de ação da CCK no hipotálamo, pode diminuir o efeito analgésico da EA.

Modulação do sistema adrenérgico

Neurônios noradrenérgicos presentes no NMR, LC, PAG e núcleos A_1, A_2, e A_{4-7} do tronco cerebral projetam para o prosencéfalo e descendem pelos tratos dorsolaterais em direção ao CDME,[11,14] aonde localmente receptores α1-adrenérgicos facilitam a sinalização nociceptiva, e antagonicamente, receptores α2-adrenérgicos exercem uma função inibitória.[11,14] Os resultados de Kwon et al. (2000) demonstram que tanto a EA de baixa (4 Hz) quanto de alta (100 Hz) frequência aumentaram o número de neurônios de imunorreatividade semelhante a Fos (FLI), usados como marcadores de atividade neural – no LC, núcleo dorsal da rafe, núcleo arqueado do hipotálamo (Arc), A_5 e A_7. Embora ambas as frequências tenham induzido um aumento significativo no LC, a alta frequência teve um efeito mais forte em comparação com a baixa frequência.[23] Por outro lado, Napadow et al. (2009) afirmaram que a atividade do LC diminuiu após o tratamento com acupuntura, embora a atividade PAG tenha aumentado após o tratamento com EA.[24]

Modulação do sistema serotoninérgico

O efeito analgésico da serotonina é mediado pelo PAG, NRM e receptores serotoninérgicos presentes no CDME. A liberação espinhal de encefalina pode ser conduzida por uma via descendente serotonérgica[25,26] e é, pelo menos em parte, induzida pela ativação dos receptores 5-HT_3. Sete subtipos (5-HT_{1-7}) de receptores de serotonina foram identificados. 5-HT_1, 5-HT_2 ou 5-HT_3 são conhecidos por serem os mais comumente implicados no efeito analgésico espinhal induzido pela estimulação periférica. Usando um modelo de dor inflamatória em ratos, Chang et al. (2004) relataram que os efeitos analgésicos da EA de 2, 10 e 100 Hz foram abolidos pela administração intraventricular de antagonistas dos receptores 5-HT_{1A} e 5-HT_3, porém foi potencializado por antagonistas do receptor 5-HT_2 na frequência de 100 Hz.[11,27]

Modulação do sistema de sinalização dos receptores de glutamato

O glutamato e seus receptores NMDA, AMPA/cainato desempenham um papel fundamental na transmissão espinhal de informações nociceptivas e na sensibilização central em condições fisiológicas e patológicas. Evidências sugerem que o bloqueio dos receptores NMDA e AMPA/KA é capaz de reforçar a analgesia da acupuntura. Sun et al., reportaram que a EA de 2 Hz reduziu, tanto o comportamento de dor, quanto a expressão da imunorreatividade do subtipo NR1 do receptor NMDA nas lâminas superficiais do CDME em ratos com DN.[11,28,29] Usando um protocolo semelhante em modelo de ratos com dor inflamatória induzida por CFA (adjuvante completo de Freund), Choi et al. (2005), relataram uma expressão diminuída de ambos os receptores NMDA (NR-1 e NR-2A) no CDME após analgesia com EA em todas as frequências testadas (2, 15 e 120 Hz).[11,29,30]

Modulação de outros sistemas de neurotransmissores

Descobriu-se que vários outros mediadores nociceptivos são modulados pela EA, incluindo somatostatina, fator neurotrófico derivado da glia e canabinoides. Dong et al., descobriram que a EA em ratos com CCI induziu a expressão de mRNA da somatostatina, e mRNA do fator neurotrófico derivado da glia, no gânglio da raiz dorsal e no corno dorsal espinhal. Chen et al., utilizaram tanto a EA de 2 Hz quanto de 100 Hz em ratos com dor inflamatória causada por CFA, e descobriram que a dor foi significativamente reduzida, sendo bloqueada por CB2 seletivo, mas não CB1, antagonistas do receptor, sugerindo que EA induz analgesia por meio de um aumento na anandamida endógena e ativação dos receptores CB2. Utilizando uma linha de pensamento semelhante, Zhang *et al.*, demonstraram que a EA de 100 Hz induziu a analgesia e um aumento da expressão de CB2, por meio de imunoensaio e coloração de fluorescência em queratinócitos e células inflamatórias infiltrantes (p. ex., macrófagos e células T) em modelos de ratos com indução de CFA.[11]

Modulação da plasticidade neural associada à LTP e LTD

Descritos na área CA1 do hipocampo como a base da plasticidade neural para aprendizagem e memória, os fenômenos de potenciação de longo prazo (LTP) e depressão de longo prazo (LTD) podem estar relacionados ao mecanismo de analgesia da EA. Xing *et al.* (2003), descobriram que EA de 2 Hz induziu o LTD de potenciais de campo evocados por fibras C no CDME de ratos com DN, e que foi abolido pelo antagonista do receptor NMDA MK-801 ou pelo antagonista opioide naloxona. Interessantemente, quando foi aplicada a EA a 100 Hz ao invés de 2 Hz, obteve-se LTP nos mesmos ratos com DN, mas LTD nos ratos controle, sendo esses efeitos mitigados pelo ácido gama-aminobutírico (GABA) e antagonistas do receptor 5-HT.[11,31] Do mesmo modo, MA *et al.* (2009), relataram que a EA de 2 Hz inibiu significativamente o LTP dos potenciais evocados por fibras C produzindo um alívio geral na DN.[11,32] Esse conceito de plasticidade neural LTP/LTD pode muito bem explicar os efeitos analgésicos de longo prazo da eletroestimulação.

Ativação do sistema de controle inibitório difuso da dor

No fenômeno conhecido como controle inibitório nocivo difuso (DNIC), entradas nociceptivas de aferentes sensoriais são moduladas pela inibição descendente dos centros supraespinhais e superiores, quando dois estímulos nocivos são aplicados heterotopicamente, processo envolvendo receptores polimodais com sinais mediados por fibras Aδ e C.[11] Por exemplo, os termos contrairritação ou "analgesia por hiperestimulação" são correspondentes a estímulos dolorosos aplicados em uma área do corpo resultando em efeitos analgésicos em outras áreas.[33] Bao *et al.* (1991), observaram que a EA de 100 Hz e o calor nocivo inibiram a condução da fibra C dos neurônios de ampla variação dinâmica (WDR) da medula espinhal por um mecanismo semelhante ao DNIC. A aplicação de capsaicina inibiu seletivamente as fibras do tipo C, mas mantiveram a inibição verificada pelo registro dos potenciais de ação durante a eletroestimulação – indicando que a fibra C não era essencial na analgesia pela EA, mas bloqueava a resposta inibitória da aplicação de calor nocivo, indicando, consequentemente, que a fibra C é importante para o fenômeno do DNIC.[11,34]

Frequência randômica de estimulação

O tratamento da DN e seus potenciais benefícios terapêuticos ainda constituem um desafio para médicos e pacientes. Nesse contexto, a EA denso-dispersa (DD)[2,11,29,35] tem sido amplamente utilizada na prática clínica, com relatos significativos de melhora analgésica quando comparada a outras modalidades de eletroterapia. No entanto, o seu uso continuado ou repetitivo pode ocasionar a redução ou perda de seu efeito analgésico. Esse fenômeno é conhecido como tolerância analgésica à EA.[29,36-38] Uma nova topologia de eletroestimulação, conhecida como frequência randômica (FR), vem sendo utilizada para contornar os mecanismos de bloqueio analgésico em decorrência da tolerância analgésica apresentada por pacientes submetidos a tratamento com EA-DD. A FR consiste em uma sequência pseudoaleatória de estímulos não sequenciais e não repetitivos, que por mecanismos ainda não completamente elucidados, reduz ou retarda o surgimento do fenômeno da tolerância analgésica (Figura 42.2). Em um trabalho de pesquisa pré-clínico, Chao *et al.*, relataram a superioridade da EA-FR sobre a EA-DD, ambas programadas dentro do espectro de baixa-frequência (2 a 10 Hz), no controle da DN induzida por contrição do nervo ciático (CCI) em ratos. Cinco grupos de animais foram comparados: controle falsamente operado, controle operado com CCI, tratamento com EA-DD 2-10 Hz e outro submetido a tratamento com EA-FR em varredura de 2 a 10 Hz, ambos por 20 e 40 minutos, respectivamente, e finalmente, um grupo submetido a FR em varredura de 2 a 10 Hz na região da concha auricular por 20 min. Todos os grupos tratados com EA-FR, seja nos pontos periféricos de acupuntura (VB34 e ST36) ou nos pontos da orelha, obtiveram melhor resultado na avaliação dos desfechos (alodinia, hiperalgesia e dor espontânea). Esse trabalho está em fase de revisão para publicação. Mais estudos sobre o potencial terapêutico e mecanismos de ação da EA-FR, bem como a sua aplicabilidade – são necessários para que essa técnica possa ser seguramente indicada para o manejo clínico dos pacientes.

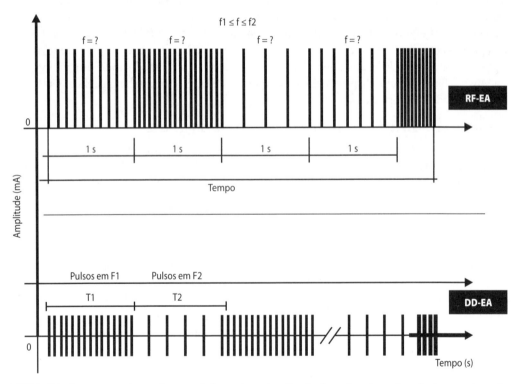

FIGURA 42.2. A corrente denso-dispersa é formada pela alternância entre duas frequências previamente determinadas, enquanto a frequência randômica é formada por pulsos não repetitivos e não sequenciais de forma pseudoaleatória dentro de um espectro de frequências. Fonte: Autoria própria.

Efeitos da eletroacupuntura na tempestade de citocinas

A pandemia de SARS-CoV-2 revelou o papel crítico de uma resposta imunológica eficaz e o efeito devastador provocado pela desregulação imunológica. A tempestade de citocinas e a síndrome de liberação de citocinas são síndromes inflamatórias sistêmicas envolvendo níveis elevados de citocinas circulantes e hiperativação de células imunes que podem ser desencadeadas por várias terapias, patógenos, cânceres, doenças autoimunes e distúrbios monogênicos.[39] Em um recente estudo publicado na revista Neuron, Qiufu MA *et al.* (2020), utilizaram com sucesso a EA para controlar tempestades de citocinas em camundongos com inflamação sistêmica, por meio da ativação de diferentes vias de sinalização que desencadearam uma resposta pró-inflamatória ou anti-inflamatória em animais com inflamação sistêmica induzida por endotoxinas (LPS). Foram três fatores determinantes da resposta da EA: local, intensidade e tempo de tratamento. A equipe procurou determinar o papel preciso das células cromafins e neurônios noradrenérgicos (Figura 42.3). Em um conjunto de experimentos, os pesquisadores aplicaram EA de 10 Hz em baixa intensidade (0,5 mA) no ponto ST36 localizado nas patas traseiras de camundongos com tempestade de citocinas causada por uma toxina bacteriana. Essa estimulação ativou o eixo vago-adrenal, induzindo a secreção de dopamina pelas células cromafins das glândulas adrenais. Os animais tratados dessa maneira tiveram níveis mais baixos, de três tipos principais de citocinas indutoras de inflamação e tiveram maior sobrevivência do que os ratos controle – 60% dos animais tratados com acupuntura sobreviveram, em comparação com 20% dos animais não tratados. Curiosamente, o eixo vago-adrenal pode ser ativado por meio da EA dos membros posteriores, mas não a partir de pontos de acupuntura abdominais – uma descoberta que mostra a importância da somatotopia na condução de vias anti-inflamatórias específicas.

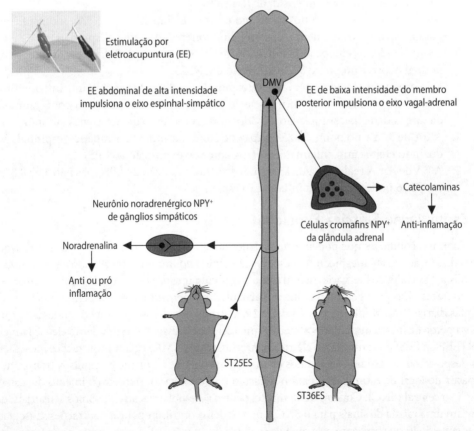

FIGURA 42.3. Diferentes vias de sinalização podem desencadear respostas pró ou anti-inflamatórias em animais com inflamação sistêmica induzida por endotoxinas. Fatores determinantes da resposta da EA: local, intensidade e tempo de tratamento. Fonte: Adaptado de Liu, 2020.[40]

Em outro experimento, a equipe aplicou EA de alta intensidade (3 mA) nos pontos ST36 na pata traseira e no ponto ST25 no abdômen de camundongos com sepse. Essa estimulação ativou as fibras nervosas noradrenérgicas no baço. A estimulação de alta intensidade do abdômen produziu resultados marcadamente diferentes dependendo de quando o tratamento ocorreu. Animais tratados com acupuntura imediatamente antes de desenvolverem tempestade de citocinas, experimentaram níveis mais baixos de inflamação durante a doença subsequente e tiveram melhor desempenho. Essa medida preventiva de estimulação de alta intensidade aumentou a sobrevida de 20% para 80%. Em contraste, os animais que receberam acupuntura após o início da doença e durante o pico da tempestade de citocinas evoluíram com piora da inflamação e doença mais grave. Os resultados demonstram como o mesmo estímulo pode produzir resultados dramaticamente diferentes dependendo da localização, tempo e intensidade.[40]

Resultados do estudo:
1. Existe uma organização somatotópica na condução do eixo vago-adrenal.
2. Esse eixo pode ser evocado por estimulação de baixa intensidade (0,5 mA) no ponto de acupuntura ST36 do membro posterior em ratos, produzindo efeitos anti-inflamatórios.
3. Embora a EA em ST36 com intensidade de 0,5 mA possa induzir c-Fos em neurônios eferentes vagais no rombencéfalo, não se observa o mesmo fenômeno na EA em ST25, mesmo com alta intensidade (3 mA).
4. Além disso, a EA de 0,5 mA, tanto no ponto ST25 quanto em ST36, foi insuficiente para induzir c-Fos em neurônios pré-ganglionares simpáticos espinhais.
5. Assim sendo, os efeitos anti-inflamatórios produzidos pela EA de baixa intensidade podem ocorrer no ponto ST36, mas não em ST25.
6. Essa organização somatotópica, em termos de produção de efeitos anti-inflamatórios, a partir de pontos de acupuntura selecionados, começa a desaparecer com o aumento da intensidade da estimulação, devido ao recrutamento de novas vias autonômicas.
7. A EA de 3 mA no ponto ST25 é capaz de conduzir um eixo simpático-espinhal, produzindo efeitos anti-inflamatórios (EA antes da exposição ao LPS).
8. A EA de 3 mA realizada por 15 minutos antes da injeção de LPS, mas não a de 0,5 mA em ST36 pode suprimir a inflamação esplênica.

Estimulação Elétrica Funcional

Algumas condições que podem causar danos ao sistema nervoso humano, podem provocar uma disfunção, ou até mesmo, uma desnervação rápida do músculo, resultando em fraqueza ou paralisia. Essa falta de inervação neural torna o músculo incapaz de produzir voluntariamente as forças necessárias para gerar o movimento articular que permitirá o desempenho funcional das tarefas diárias.[41] Na síndrome pós-COVID-19, a atrofia por desuso durante o repouso na cama causa perda de massa muscular por mecanismos celulares ativos.[42] A estimulação elétrica funcional (EEF ou FES) e a estimulação elétrica neuromuscular (NMES) geram contrações musculares ao despolarizar os axônios abaixo dos eletrodos estimulantes, por meio impulsos transmitidos a partir do local de estimulação para o músculo (via periférica), sem envolvimento do sistema nervoso central (SNC). Concomitantemente, ocorre a despolarização de axônios sensoriais, que enviam uma rajada de sinais para o SNC, e que podem contribuir para as contrações musculares mediante sinais que trafegam pela medula espinhal (via central). Essa associação pode trazer vantagens quando o FES é utilizado para restaurar o movimento ou reduzir a atrofia muscular[43] na reabilitação funcional, especialmente no desempenho muscular e articular. FES e NMES podem ser utilizados para melhorar a força muscular, aumentar a amplitude de movimento, reduzir o edema, reduzir a hipotrofia ou atrofia, cicatrizar o tecido e diminuir a dor.

Pacientes que evoluem para a condição de uma síndrome pós-viral crônica apresentam queixas de fadiga crônica e mialgia variável inespecífica.[5] A aplicação de FES deve ser personalizada após criteriosa avaliação do paciente e determinação do programa terapêutico. A programação específica dos parâmetros de estimulação elétrica: frequência, largura e largura do pulso, ciclo de trabalho, intensidade/amplitude, tempo de rampa, padrão de pulso, frequência e duração do tratamento, e grupo muscular ativado – são essenciais para a correta abordagem do paciente.

– Parâmetros de estimulação elétrica

Frequência

Os músculos respondem a potenciais de ação únicos com um breve período de ativação e, em seguida, relaxamento. A resposta muscular a um único estímulo é uma contração muito breve com uma força baixa. Para produzir contrações mais fortes, ativações sucessivas devem ser aplicadas antes do relaxamento do estímulo anterior.[42] O FES consiste na aplicação de uma série de impulsos elétricos aferentes, que quando associadas a movimentos repetitivos de intensidade crescente podem facilitar a recuperação da função motora. As frequências de estimulação elétrica adotadas para essa finalidade podem variar amplamente, de acordo com o objetivo da tarefa ou intervenção, mas o padrão mais frequentemente adotado para se obter os melhores resultados terapêuticos está na faixa entre 20-50 Hz.[41,44] A estimulação intermitente em baixa frequência (20 Hz) produz contrações mais suaves em baixos níveis de força, por meio do recrutamento preferencial de fibras do tipo I, objetivando-se assim a prevenção de fadiga ou desconforto. Frequências mais altas (50 Hz) são aplicadas para o recrutamento preferencial de fibras do tipo II, com maior resposta na produção de força, mas com um alto índice de fatigabilidade. Na reabilitação funcional de pacientes diagnosticados com fadiga, mialgia e artralgia na síndrome pós-COVID-19, os parâmetros de frequência deverão ser, portanto, na faixa de 20 Hz, considerando que esses indivíduos deverão apresentar graus variados de atrofia muscular, especialmente após hospitalização.

Na abordagem inicial do tratamento, é importante fazer uma gradação dos estímulos até alcançar a frequência e intensidade desejadas, visando não somente o conforto do paciente, mas também evitar a sobrecarga tanto local quanto sistêmica. O período entre o início da estimulação até o início real da frequência desejada é conhecido como tempo de rampa, normalmente ajustados de 1 a 3 segundos dependendo da sensibilidade e resposta que o paciente apresente. Os tempos de rampa também podem ser modulados em aplicações de múltiplos músculos, como para ficar em pé e caminhar, para produzir gradações suaves de tetania entre músculos individuais e reproduzir mais de perto o movimento natural.[41]

Largura de pulso

A cronaxia é o parâmetro de excitabilidade que permite a escolha da largura de pulso ideal para a estimulação de qualquer tecido excitável. Descrita inicialmente por Louis Lapicque em seu artigo *Définition expérimentale de l'excitabilité*, publicado em 1909, a cronaxia é a duração do pulso de um estímulo de corrente de força duas vezes superior à corrente de limiar para um pulso de estímulo de duração infinita, definida como reobase. Para facilitar a compreensão desses dois descritores, vamos considerar que um estímulo pode ser definido por dois parâmetros elétricos: energia e carga. A energia mínima ocorre quando a duração de pulso equivale ao valor da cronaxia, e a carga mínima ocorre em um pulso de duração infinita, conhecida como reobase. Essas duas grandezas definem a curva de intensidade-duração que caracterizam as fibras excitáveis a partir de seus diferentes limiares de despolarização. Sendo assim, a cronaxia varia dentre os diferentes tipos de tecido: os músculos de contração rápida têm uma cronaxia menor e os de contração lenta têm uma cronaxia maior. O intervalo de tempo definido para a aplicação de um único pulso é conhecido como largura do pulso (LP). Para produzir respostas de recrutamento muscular que resultem em extensões de quadríceps dinâmicas no FES ou NMES utilizamos larguras de pulso entre 300 μs a 600 μs. Entretanto, larguras de pulso superiores ou inferiores a essa faixa podem ser utilizadas de acordo com o resultado terapêutico desejado para o paciente. Por exemplo, a LP pode ser aumentada à medida que a fadiga muscular começa, potencialmente recrutando mais fibras na área circundante, em um esforço para aumentar o tempo de desempenho.

Lagerquist et al. compararam as larguras de pulso de 50, 200, 500 e 1.000 μs quando a estimulação de 20 Hz foi aplicada ao músculo solear. LP mais largas produziram contrações mais fortes de flexão plantar além de aumentar as propriedades contráteis gerais.[45] Atenção especial deve ser dispensada no manuseio do paciente portador de síndrome pós-COVID-19, que devido à sua condição similar à SFC, pode apresentar baixa capacidade de exercício, fraqueza muscular e fragilidade física e emocional.

Ciclo de trabalho

Os músculos requerem um suprimento contínuo de oxigênio e glicose para gerar trabalho sustentado e, portanto, as contrações devem ser intermitentes, porque o fluxo sanguíneo é restringido durante as contrações fortes. O ciclo de trabalho (atividade/descanso) e o número de contrações em uma sessão permitem um grande número de combinações possíveis.[42] A estimulação elétrica no FES é intervalada, com períodos intercalados de ativação (T_{on}) e repouso (T_{off}) do estímulo aplicado, para permitir uma melhor resposta de recuperação e produção de torque quando comparados com a utilização de estimulação constante. O ciclo de trabalho é expresso sob a forma de uma relação entre o tempo em que o estímulo permanece ligado e desligado. Por exemplo, uma relação 5:5 significa que T_{on} = 5 s e T_{off} = 5 s, enquanto uma relação 5:10 significa T_{on} = 5 s e T_{off} = 10 s, e assim por diante. O ciclo de trabalho é programado objetivamente para que o paciente não atinja rapidamente o estado de fadiga do músculo, mas que possa, ao contrário, aumentar sua resistência à fadiga, seguindo os princípios do treino de resistência muscular localizada. Esse programa, que pode ser realizado junto ao paciente com fraqueza ou atrofia pós-COVID-19, inicia-se, geralmente, apenas com a eletroestimulação muscular passiva, que pode evoluir para um treinamento misto, associando-se movimentos de baixa intensidade aos estímulos elétricos aplicados, ajustados para acomodar as necessidades do paciente, bem como os objetivos do tratamento.

Amplitude/intensidade

Os equipamentos de eletroterapia são programados para aplicar estímulos em fonte de corrente (corrente constante) ou em fonte de tensão (voltagem constante). Para se manter uma densidade de corrente equivalente aplicada a eletrodos de superfície com diferentes áreas de contato com a pele, será necessário dosar a intensidade do estímulo. Segundo a curva de intensidade-duração descrita por Lapicque, o produto da intensidade de corrente pela duração do pulso determinará a quantidade total de carga recebida pelo paciente a cada estímulo. Outro parâmetro que contribuirá para a fadiga é a força da corrente administrada. Quanto maior a intensidade, mais forte é o efeito despolarizante nas estruturas subjacentes aos eletrodos. Intensidades mais altas podem promover aumentos de força; ganhos de força são consistentemente encontrados após o treinamento com programas de estimulação elétrica.

Trabalhos recentes, examinando os parâmetros ideais para estimulação, sugeriram que intensidades mais baixas podem induzir mais *input* do sistema nervoso central, do que intensidades mais altas. Amplitudes mais altas de NMES ativam um grande número de fibras musculares que criam fortes contrações mediadas pela periferia, mas a transmissão antidrômica pode ocorrer (transmissão neural para o corpo celular em vez da transmissão ortodrômica normal para longe do corpo celular). A transmissão antidrômica bloqueia os impulsos motores e sensoriais que emanam do conjunto motor espinhal, resultando em menos ativação geral do SNC. A intensidade também influencia o conforto do paciente, com intensidades mais altas sendo normalmente menos toleradas; no entanto, a frequência e a intensidade inevitavelmente determinarão a qualidade da contração muscular produzida.[41,43]

Eletromioestimulação de corpo inteiro (WB-EMS)

A COVID-19 está contribuindo potencialmente para a crescente prevalência e gravidade das doenças crônicas, juntamente com suas múltiplas morbidades na população afetada, criando uma pressão cada vez maior nos sistemas de saúde internacionais. Há um entendimento, de que o exercício pode influenciar positivamente a maioria, senão, todos os fatores de risco, doenças e condições incapacitantes. Originalmente criada e lançada comercialmente na Alemanha em 2009, a eletromioestimulação de corpo inteiro em baixa frequência (80-85Hz) (WB-EMS) é uma tecnologia de treinamento promissora com disseminação rápida e ampla, particularmente na Europa e no Extremo Oriente, chegando agora também no Brasil. Sua metodologia pode ser definida como "aplicação simultânea de estímulos elétricos por meio de pelo menos seis canais de corrente ou participação de todos os principais grupos musculares, com um impulso de corrente eficaz para desencadear adaptações musculares". Essa estimulação simultânea de grandes áreas musculares, cada uma com intensidade de impulso dedicada, oferece a "eficácia do tempo" do WB-EMS, uma característica fundamental desse método de treinamento. Essa característica única de eficiência e alta carga de trabalho com baixo esforço voluntário pode resultar em resultados benéficos para pacientes afetados com deficiências musculoesqueléticas. No entanto, até o presente momento, ainda faltam publicações que apresentem evidências robustas a respeito dos efeitos induzidos por WB-EMS nos resultados relacionados à saúde.[46]

Limitações da estimulação elétrica funcional

Embora a estimulação elétrica tenha a capacidade de produzir movimento em músculos desnervados, paralisados ou espásticos, ela é inerentemente menos eficiente do que o movimento humano. Mais importante ainda, o FES pode induzir fadiga neuromuscular excessiva em pacientes suscetíveis, e deve ser utilizado criteriosamente em pacientes recuperados da infecção por COVID-19 que continuem apresentando sintomas musculoesqueléticos. Múltiplas causas são atribuídas à fadiga excessiva observada durante o tratamento por FES: primeiro, a eletroestimulação neuromuscular tem a tendência de alterar a ordem normal de recrutamento das unidades motoras. No movimento humano normal, as unidades motoras menores e resistentes à fadiga são ativadas primeiro, o que ajuda a retardar o início da mesma; entretanto, sugere-se que o recrutamento das unidades motoras em contrações evocadas eletricamente seja mais aleatório, comprometendo assim o índice normal de resistência à fadiga, o que pode ser referido como uma reversão do princípio do tamanho de Hennemann.

Em segundo lugar, as estimulações das fibras musculares são feitas simultaneamente, muito diferente do processo normal, que não é sincronizado, e altamente eficaz no recrutamento e desrecrutamento de unidades motoras vistas durante as contrações musculares voluntárias. Nessas contrações, o sistema motor humano compensa a fadiga, aumentando a taxa de disparo de unidades motoras ativas e/ou recrutando novas unidades motoras para substituir outras que foram desrecrutadas devido à fadiga. Essa ativação simultânea observada durante o FES pode produzir padrões de movimento repentinos, às vezes descoordenados e ineficientes, em vez da gradação suave de força tipicamente vista no movimento humano.

Terceiro, eletrodos estimuladores de superfície direcionam a corrente precisamente abaixo da área de superfície do eletrodo, e como a corrente viajará através de várias viscosidades do tecido subcutâneo que criam resistência, sua força será diminuída e a profundidade de penetração será reduzida. Outra limitação do FES está relacionada à sua eficácia questionável a longo prazo após a descontinuação do tratamento. O FES tem um papel relevante na reeducação muscular ou restauração do movimento, mas não está indicado para ser uma intervenção de longo prazo.

Conclusão

A reabilitação de pacientes com COVID-19 é frequentemente complexa e desafiadora, pois os pacientes podem desenvolver uma miríade de deficiências multiorgânicas de longo prazo, afetando os sistemas respiratório, cardíaco, neurológico, digestivo e musculoesquelético, além de sintomas que se assemelham à síndrome da fadiga crônica (SFC) e fibromialgia. O impacto na mobilidade e no retorno às atividades da vida diária é grave.[42] Uma proporção elevada de sobreviventes de COVID-19 desenvolveram fraqueza muscular adquirida na UTI, e apesar de terem feito fisioterapia com terapeutas experientes, 44% não conseguiam andar 100 m após 30 dias da alta hospitalar, e seguiram com o tratamento em caráter ambulatorial (ou domiciliar).[47] Além disso, muitos pacientes com síndrome pós-COVID-19 apresentam sintomas contínuos de fadiga, fraqueza e falta de ar.[42]

A acupuntura e a eletroacupuntura, por meio de seus variados mecanismos de ação associados à inserção e manipulação de agulhas, potencializados pela adição de estimulação elétrica por corrente pulsada não polarizada – podem trazer benefícios à abordagem integrativa no modelo de tratamento centrado no paciente. A estimulação elétrica neuromuscular também incorpora esse modelo terapêutico, e pode ser utilizado na prevenção da atrofia muscular, melhora da força e função muscular, manutenção do fluxo sanguíneo e redução do edema.

Até o presente momento não se sabe quanto tempo pode demorar a recuperação da síndrome pós-COVID-19, mas pesquisas estão em andamento. Outros vírus além do SARS-CoV-2 também podem causar sintomas duradouros. De acordo com a *British Heart Foundation*, baseados no tempo de evolução dos sintomas de outros vírus, os sintomas longos do SARS-CoV-2 podem desaparecer em três meses, e a sensação de fadiga em seis meses. No entanto, essas são estimativas aproximadas e os tempos de recuperação podem ser diferentes para cada indivíduo. A síndrome pós-COVID-19 é uma condição recente de interesse global, e pesquisadores e profissionais de saúde continuam trabalhando para entender suas causas, opções de tratamento e potencial de recuperação.

Referências Bibliográficas

1. Yu J, Chai P, Ge S, Fan X. Recent Understandings Toward Coronavirus Disease 2019 (COVID-19): From Bench to Bedside. Front Cell Dev Biol. 2020;8. doi:10.3389/fcell.2020.00476.

2. Lopez-Leon S, Wegman-Ostrosky T, Perelman C et al. More than 50 Long-term effects of COVID-19: a systematic review and meta-analysis. medRxiv. Published online January 30, 2021. doi:10.1101/2021.01.27.21250617.
3. COVID-19 (coronavirus): Long-term effects. Mayo Clinic. Accessed May 16, 2021. https://www.mayoclinic.org/diseases-conditions/coronavirus/in-depth/coronavirus-long-term-effects/art-20490351.
4. Weng L-M, Su X, Wang X-Q. <p>Pain Symptoms in Patients with Coronavirus Disease (COVID-19): A Literature Review</p>. JPR. 2021;14:147-159. doi:10.2147/JPR.S269206
5. Mao L, Jin H, Wang M et al. Neurologic Manifestations of Hospitalized Patients With Coronavirus Disease 2019 in Wuhan, China. JAMA Neurol. 2020;77(6):683-690. doi:10.1001/jamaneurol.2020.1127.
6. Baptista AF, Baltar A, Okano AH et al. Applications of Non-invasive Neuromodulation for the Management of Disorders Related to COVID-19. Front Neurol. 2020;11. doi:10.3389/fneur.2020.573718.
7. Ding Y, He L, Zhang Q et al. Organ distribution of severe acute respiratory syndrome (SARS) associated coronavirus (SARS-CoV) in SARS patients: implications for pathogenesis and virus transmission pathways. J Pathol. 2004;203(2):622-630. doi:10.1002/path.1560.
8. Perrin R, Riste L, Hann M, Walther A, Mukherjee A, Heald A. Into the looking glass: Post-viral syndrome post COVID-19. Med Hypotheses. 2020;144:110055. doi:10.1016/j.mehy.2020.110055.
9. Poenaru S, Abdallah SJ, Corrales-Medina V, Cowan J. COVID-19 and post-infectious myalgic encephalomyelitis/chronic fatigue syndrome: a narrative review. Therapeutic Advances in Infection. 2021;8:20499361211009384. doi:10.1177/20499361211009385.
10. Fulcher KY, White PD. Strength and physiological response to exercise in patients with chronic fatigue syndrome. Journal of Neurology, Neurosurgery & Psychiatry. 2000;69(3):302-307. doi:10.1136/jnnp.69.3.302.
11. Leung L. Neurophysiological basis of acupuncture-induced analgesia--an updated review. J Acupunct Meridian Stud. 2012;5(6):261-270. doi:10.1016/j.jams.2012.07.017.
12. Parisi S, Borrelli R, Bianchi S, Fusaro E. Viral arthritis and COVID-19. Lancet Rheumatol. 2020;2(11):e655-e657. doi:10.1016/S2665-9913(20)30348-9.
13. Millan MJ. Descending control of pain. Prog Neurobiol. 2002;66(6):355-474. doi:10.1016/s0301-0082(02)00009-6.
14. Basbaum AI, Gautron M, Jazat F, Mayes M, Guilbaud G. The spectrum of fiber loss in a model of neuropathic pain in the rat: an electron microscopic study. Pain. 1991;47(3):359-367. doi:10.1016/0304-3959(91)90229-Q.
15. Melzack R, Wall PD. Pain mechanisms: a new theory. Science. 1965;150(3699):971-979. doi:10.1126/science.150.3699.971.
16. Almeida TF, Roizenblatt S, Tufik S. Afferent pain pathways: a neuroanatomical review. Brain Res. 2004;1000(1-2):40-56. doi:10.1016/j.brainres.2003.10.073
17. Kieffer BL. Recent advances in molecular recognition and signal transduction of active peptides: receptors for opioid peptides. Cell Mol Neurobiol. 1995;15(6):615-635. doi:10.1007/BF02071128.
18. Pertwee RG. Cannabinoid receptors and pain. Prog Neurobiol. 2001;63(5):569-611. doi:10.1016/s0301-0082(00)00031-9.
19. Urban MO, Gebhart GF. Supraspinal contributions to hyperalgesia. Proc Natl Acad Sci U S A. 1999;96(14):7687-7692. doi:10.1073/pnas.96.14.7687.
20. Ossipov MH, Dussor GO, Porreca F. Central modulation of pain. J Clin Invest. 2010;120(11):3779-3787. doi:10.1172/JCI43766.
21. Campana WM. Schwann cells: activated peripheral glia and their role in neuropathic pain. Brain Behav Immun. 2007;21(5):522-527. doi:10.1016/j.bbi.2006.12.008.
22. Han J-S. Acupuncture: neuropeptide release produced by electrical stimulation of different frequencies. Trends Neurosci. 2003;26(1):17-22. doi:10.1016/s0166-2236(02)00006-1.

23. Kwon Y, Kang M, Ahn C, Han H, Ahn B, Lee J. Effect of high or low frequency electroacupuncture on the cellular activity of catecholaminergic neurons in the brain stem. Acupunct Electrother Res. 2000;25(1):27-36. doi:10.3727/036012900816356235.
24. Napadow V, Dhond R, Park K et al. Time-variant fMRI activity in the brainstem and higher structures in response to acupuncture. Neuroimage. 2009;47(1):289-301. doi:10.1016/j.neuroimage.2009.03.060.
25. Aimone LD, Jones SL, Gebhart GF. Stimulation-produced descending inhibition from the periaqueductal gray and nucleus raphe magnus in the rat: mediation by spinal monoamines but not opioids. Pain. 1987;31(1):123-136. doi:10.1016/0304-3959(87)90012-1
26. Kim W, Kim SK, Min B-I. Mechanisms of Electroacupuncture-Induced Analgesia on Neuropathic Pain in Animal Model. Evid Based Complement Alternat Med. 2013;2013. doi:10.1155/2013/436913.
27. Chang F-C, Tsai H-Y, Yu M-C, Yi P-L, Lin J-G. The central serotonergic system mediates the analgesic effect of electroacupuncture on ZUSANLI (ST36) acupoints. J Biomed Sci. 2004;11(2):179-185. doi:10.1007/BF02256561.
28. Sun R-Q, Wang H-C, Wan Y et al. Suppression of neuropathic pain by peripheral electrical stimulation in rats: mu-opioid receptor and NMDA receptor implicated. Exp Neurol. 2004;187(1):23-29. doi:10.1016/j.expneurol.2003.12.011.
29. Zhao Z-Q. Neural mechanism underlying acupuncture analgesia. Prog Neurobiol. 2008;85(4):355-375. doi:10.1016/j.pneurobio.2008.05.004.
30. Choi B-T, Kang J, Jo U-B. Effects of electroacupuncture with different frequencies on spinal ionotropic glutamate receptor expression in complete Freund's adjuvant-injected rat. Acta Histochem. 2005;107(1):67-76. doi:10.1016/j.acthis.2004.07.008.
31. Xing G, Liu F, Wan Y, Yao L, Han J. [Electroacupuncture of 2 Hz induces long-term depression of synaptic transmission in the spinal dorsal horn in rats with neuropathic pain]. Beijing Da Xue Xue Bao Yi Xue Ban. 2003;35(5):453-457.
32. Ma C, Feng K-H, Yan L-P. [Effects of electroacupuncture on long-term potentiation of synaptic transmission in spinal dorsal horn in rats with neuropathic pain]. Zhen Ci Yan Jiu. 2009;34(5):324-328.
33. Melzack R. Prolonged relief of pain by brief, intense transcutaneous somatic stimulation. Pain. 1975;1(4):357-373. doi:10.1016/0304-3959(75)90073-1.
34. Bao H, Zhou Z, Yu Y, Han J. [C fiber is not necessary in electroacupuncture analgesia, but necessary in diffuse noxious inhibitory controls (DNIC)]. Zhen Ci Yan Jiu. 1991;16(2):120-124.
35. Han J-S. Acupuncture and endorphins. Neurosci Lett. 2004;361(1-3):258-261. doi:10.1016/j.neulet.2003.12.019.
36. Huang C, Hu Z-P, Jiang S-Z, Li H-T, Han J-S, Wan Y. CCK(B) receptor antagonist L365,260 potentiates the efficacy to and reverses chronic tolerance to electroacupuncture-induced analgesia in mice. Brain Res Bull. 2007;71(5):447-451. doi:10.1016/j.brainresbull.2006.11.008.
37. Han JS, Ding XZ, Fan SG. Cholecystokinin octapeptide (CCK-8): antagonism to electroacupuncture analgesia and a possible role in electroacupuncture tolerance. Pain. 1986;27(1):101-115. doi:10.1016/0304-3959(86)90227-7.
38. Bian JT, Sun MZ, Han JS. Reversal of electroacupuncture tolerance by CCK-8 antiserum: an electrophysiological study on pain-related neurons in nucleus parafascicularis of the rat. Int J Neurosci. 1993;72(1-2):15-29. doi:10.3109/00207459308991620.
39. Fajgenbaum DC, June CH. Cytokine Storm. New England Journal of Medicine. 2020;383(23):2255-2273. doi:10.1056/NEJMra2026131.
40. Liu S, Wang Z-F, Su Y-S et al. Somatotopic Organization and Intensity Dependence in Driving Distinct NPY-Expressing Sympathetic Pathways by Electroacupuncture. Neuron. 2020;108(3):436-450.e7. doi:10.1016/j.neuron.2020.07.015.
41. Doucet BM, Lam A, Griffin L. Neuromuscular electrical stimulation for skeletal muscle function. Yale J Biol Med. 2012;85(2):201-215.

42. Burgess LC, Venugopalan L, Badger J et al. Effect of neuromuscular electrical stimulation on the recovery of people with COVID-19 admitted to the intensive care unit: A narrative review. J Rehabil Med. 2021;53(3):jrm00164. doi:10.2340/16501977-2805.
43. Bergquist AJ, Clair JM, Lagerquist O, Mang CS, Okuma Y, Collins DF. Neuromuscular electrical stimulation: implications of the electrically evoked sensory volley. Eur J Appl Physiol. 2011;111(10):2409-2426. doi:10.1007/s00421-011-2087-9.
44. de Kroon JR, Ijzerman MJ, Chae J, Lankhorst GJ, Zilvold G. Relation between stimulation characteristics and clinical outcome in studies using electrical stimulation to improve motor control of the upper extremity in stroke. J Rehabil Med. 2005;37(2):65-74. doi:10.1080/16501970410024190.
45. Lagerquist O, Collins DF. Influence of stimulus pulse width on M-waves, H-reflexes, and torque during tetanic low-intensity neuromuscular stimulation. Muscle Nerve. 2010;42(6):886-893. doi:10.1002/mus.21762.
46. Kemmler W, Weissenfels A, Willert S et al. Efficacy and Safety of Low Frequency Whole-Body Electromyostimulation (WB-EMS) to Improve Health-Related Outcomes in Non-athletic Adults. A Systematic Review. Front Physiol. 2018;9:573. doi:10.3389/fphys.2018.00573.
47. Medrinal C, Prieur G, Bonnevie T et al. Muscle weakness, functional capacities and recovery for COVID-19 ICU survivors. BMC Anesthesiol. 2021;21(1):64. doi:10.1186/s12871-021-01274-0.

Auriculoterapia Chinesa na Síndrome Pós-COVID-19

43

Hiaeno Hirata Ayabe, Leticia Regina Ayabe Ishikawa

▸ Conceito

A auriculoterapia faz parte da Medicina Tradicional Chinesa (MTC). É uma técnica que utiliza o pavilhão auricular para o diagnóstico e tratamento das disfunções físicas e psicossomáticas, por meio de uma observação, detecção por aparelhos e estimulação de pontos específicos na orelha. Considera-se nessa estimulação, um reflexo neurológico privilegiado, promovendo a liberação de neurotransmissores, controle do sistema imunológico e processos inflamatórios.[1]

▸ Histórico

As primeiras menções sobre a relação corpo e orelha, foram encontradas na China, em 500 a 400 a.C., no livro médico *Ling Shu Jing*, no qual há descrição sobre a orelha mostrando que os meridianos são originados na face dorsal das mãos que ascendem para ela.[2] O ouvido está direta ou indiretamente conectado com 12 meridianos e ao estimulá-lo é possível restaurar o equilíbrio entre o Qi e o sangue.

Em dezembro de 1958, Ye Xiao Wu publica na revista médica tradicional de Xangai, os estudos realizados pelo médico francês Paul Nogier e a representação da orelha de um feto em posição pré-natal. Apesar da codificação moderna de Paul Nogier, os chineses conseguiram criar uma escola com base na concepção do Yin-Yang e na doutrina do Zang Fu (órgãos e vísceras).[3]

Em junho de 1987, em Seul (Coreia do Sul), na III Conferência de Nomenclatura dos Pontos, foi criado o mapa das áreas e pontos de terapia auricular.[2]

Em 1991, a professora Dra. Huang Li-Chun editou, em Beijing, um dos trabalhos mais importantes da auriculoterapia publicado na China: "*Tratado Sobre o Diagnóstico e Tratamento por Meio dos Pontos Auriculares*".[3]

▸ Pontos Auriculares

Atualmente, existem algumas divergências entre os mapas ocidentais e chineses. Por esse motivo, se faz necessária uma validação clínica rigorosa no futuro, tendo em vista os diferentes planos de fundo histórico, quando foram categorizadas as doenças e as síndromes clínicas.[4]

A Figura 43.1 traz os pontos auriculares segundo a MTC.

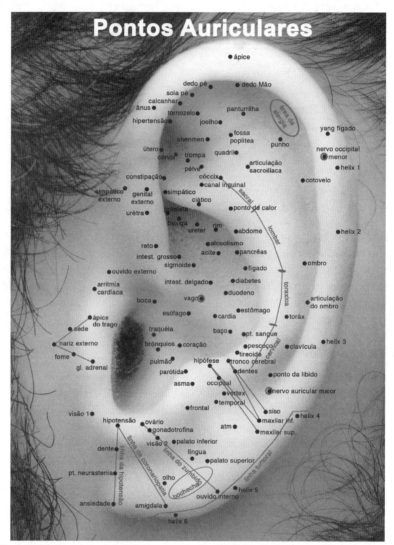

FIGURA 43.1. Representação dos pontos auriculares segundo a MTC (Escola Huang Li Chun). Fonte: Autora: Hiaeno Hirata Ayabe. Produção fotográfica: Alexandre V.P. Vale.

Relação com os Zang Fu

Na prática clínica tem-se observado estreita relação entre o aparecimento de pontos de alta condutividade elétrica na orelha e a desarmonia funcional dos Zang Fu.

Relação com o Sistema Nervoso Central — Inervação[5]

- Nervo auriculotemporal;
- Nervo facial;

- Bulbo raquidiano (nervos vagos, glossofaríngeo);
- Nervo auricular maior;
- Nervo occipital menor.

Relação com o Sistema Neurovegetativo

O comportamento da condutividade elétrica nos pontos auriculares possui estreita relação com o sistema neurovegetativo.

O nervo vago modula a resposta imunológica aos processos inflamatórios no corpo (Pavlov e Tracey, 2012) e é composto de fibras sensoriais e motoras (Berthoud e Neuhuber, 2000).[6]

Métodos Diagnósticos segundo a Dra. Huang Li Chun[5]

Os métodos diagnósticos são constatados por meio de:
- Inspeção da orelha: morfologia, cor, descamação e pápulas, que mostram se a enfermidade é aguda ou crônica.
- Pressão em pontos dolorosos: ponto doloroso ou não; verifica se a enfermidade é aguda ou crônica.
- Marca deixada na pressão: proeminências ou edemas.
- Palpação: mudanças morfológicas: depressão, cordão e edemas após a palpação.
- Exploração elétrica: alteração da resistência elétrica do ponto, pelas variações auditivas ou visuais do instrumento elétrico, verifica doenças agudas ou crônicas, tumores e enfermidades dolorosas.
- Diferenciação de síndromes pela observação, palpação, exploração elétrica, anamnese e conclusão do diagnóstico sindrômico da patologia.

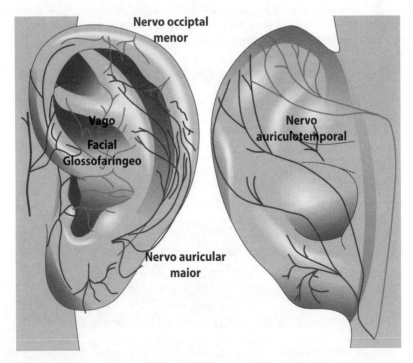

FIGURA 43.2. Distribuição dos nervos no pavilhão auricular. Fonte: Auriculoterapia, E. Garcia, Roca, 1999.

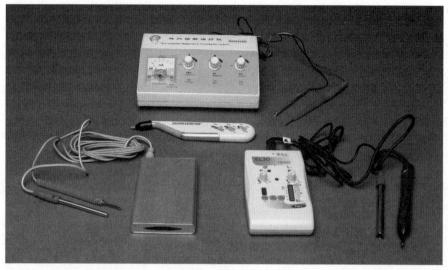

FIGURA 43.3. Modelos de aparelhos para estimulação e detecção elétrica de pontos auriculares. Fonte: Autora: Hiaeno Hirata Ayabe. Produção fotográfica: Alexandre V.P. Vale.

Tratamento com Auriculoacupuntura

O tratamento se inicia com a seleção de pontos, após um bom diagnóstico, seguido de: uso de agulhas filiformes com manipulação durante a puntura em tonificação ou sedação nos pontos; uso de sementes de vacaria ou similares; moxabustão; laserterapia; eletroacupuntura com estímulos; e massagem em áreas específicas alteradas.

O ciclo de tratamento é de 7 a 10 sessões, em dias seguidos ou alternados. E, após o tratamento é recomendável o uso de sementes de retenção, que duram uma semana. Fazer uma pausa de sete dias e repetir o ciclo, se necessário.

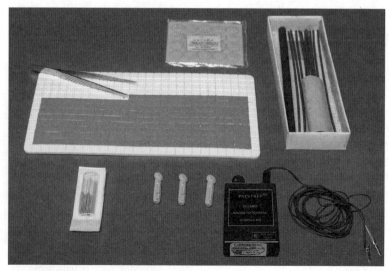

FIGURA 43.4. Modelos de materiais usados em auriculoacupuntura. Sementes de vacaria, bastão de moxa, agulhas 0,20×15, lancetas para sangria e aparelho estimulação elétrica de pontos auriculares. Fonte: Autora: Hiaeno Hirata Ayabe. Produção fotográfica: Alexandre V.P. Vale.

– Pontos sugeridos no diagnóstico e tratamento de algumas enfermidades pós-COVID-19

Encefalopatias
- Zona correspondente da cefaleia (frontal, parietal ou temporal, vértex, occipital).
- Órgão correspondente ao local de cefaleia (como: frontal-estômago).
- Sangria no ápice.
- Shen Men.
- Subcórtex nervoso.
- Simpático.
- Vago.

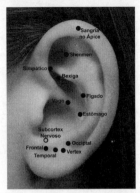

FIGURA 43.5. Esquema de pontos auriculares sugeridos para o tratamento de encefalopatias. Fonte: Autora: Hiaeno Hirata Ayabe. Produção fotográfica: Alexandre V.P. Vale.

Anosmia e ageusia
- Nariz interno.
- San Jiao e endócrino.
- Pulmão.
- Intestino grosso (IG).
- Baço.
- Boca.
- Coração.
- Shen Men.
- Estômago (E).

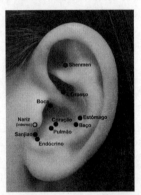

FIGURA 43.6. Esquema de pontos auriculares sugeridos para o tratamento de anosmia e ageusia. Fonte: Autora: Hiaeno Hirata Ayabe. Produção fotográfica: Alexandre V.P. Vale.

Ansiedade e depressão
- Shen Men.
- Simpático.
- Subcórtex nervoso.
- Coração.
- Fígado.
- Ponto de neurastenia.
- Ansiedade.
- Vago.
- Sangria no ápice.

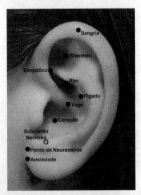

FIGURA 43.7. Esquema de pontos auriculares sugeridos para o tratamento de ansiedade e depressão. Fonte: Autora: Hiaeno Hirata Ayabe. Produção fotográfica: Alexandre V.P. Vale.

Complicações respiratórias
- Sangria no ápice.
- Pulmão.
- Coração.
- Simpático.
- Shen Men.
- Vago.
- Ansiedade.
- Glândula adrenal.
- Rim.
- Tórax.

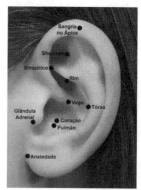

FIGURA 43.8. Esquema de pontos auriculares sugeridos para o tratamento de complicações respiratórias. Fonte: Autora: Hiaeno Hirata Ayabe. Produção fotográfica: Alexandre V.P. Vale.

Complicações musculoesqueléticas – Rhabdomyolisis
- Shen Men.
- Baço.
- Zona Correspondente da dor.
- Rim.
- Sangria no ápice.
- Nervo occipital menor.
- Nervo auricular maior.

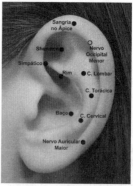

FIGURA 43.9. Esquema de pontos auriculares sugeridos para o tratamento de complicações musculoesqueléticas. Fonte: Autora: Hiaeno Hirata Ayabe. Produção fotográfica: Alexandre V.P. Vale.

Fadiga crônica
- Sangria no ápice.
- Boca.
- Baço.
- Fígado.
- Simpático.
- Neurastenia ponto e área.
- Coração.
- Rim.

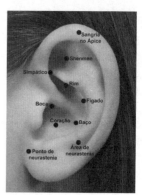

FIGURA 43.10. Esquema de pontos auriculares sugeridos para o tratamento de fadiga crônica. Fonte: Autora: Hiaeno Hirata Ayabe. Produção fotográfica: Alexandre V.P. Vale.

– Função dos pontos sugeridos nas enfermidades pós-COVID-19
- Sangria no ápice: retira o calor tóxico e a dor.
- Shen Men: seda e equilibra o Qi (energia).
- Simpático: modula o tônus vascular e promove o relaxamento do corpo.
- Rim: controla a via das águas, pânico, ossos e medula.
- Fígado: controla a estagnação do Qi, Xue e vento.
- Coração: controla a distribuição do sangue e a mente.
- Subcórtex cardiovascular, nervoso e digestivo: controlam a córtex cerebral, o coração, a mente, e o sistema digestório.
- Nervo occipital menor e auricular maior: promovem analgesia nos membros inferiores e superiores.
- Vago: modula inflamação e imunidade.
- Nariz interno: melhora olfação.
- Zona correspondente: área do órgão ou local do corpo afetado.
- San Jiao e Endócrino: melhoram a essência e imunidade.
- Baço: responsável pelo paladar e nutre os músculos.
- Boca: atua no paladar.
- Estômago e intestino grosso: dispersa o calor e fogo no meridiano Yang Ming (E-IG).
- Pulmão: favorece o Wei Qi (energia de defesa).
- Ponto e área de neurastenia: tratam insônia e pesadelos.
- Ansiedade: acalma a mente.
- Tórax: favorece o pulmão.
- Glândula Adrenal: controla a imunidade e inflamação.

Referências Bibliográficas

1. Hou PW, Hsu HC, Lin YW, Tang NY, Cheng CY, Hsieh CL. The History, Mechanism, and Clinical Application of Auricular Therapy in Traditional Chinese Medicine. Evidence-Based Complementary and Alternative Medicine [Revista científica na Internet]. 2015 [acesso 22 mai. 2021]; 2015(ID 495684):13. Disponível em: http://dx.doi.org/10.1155/2015/495684.
2. Guimarães RC, Boucinhas JC. Auriculoterapia: Visão Oriental Visão Ocidental. Recife: Universidade de Pernambuco; 1997. p. 13-14.
3. García EG. Auriculoterapia. Martins EIS, tradutor. São Paulo: Roca, 1999. p. 15-27.
4. Romoli M. Diagnóstico da Acupuntura Auricular. Fornazieri LC, tradutor. São Paulo: Roca, 2013. p. 20.
5. Huang LC. Auricular Medicine: The New Era of Medicine & Healing. Orlando: Auricular Medicine International Research and Training Center; 2005. p 85-87. ISBN: 0-9766501-0-X.
6. Kaniusas E, Szeles JC, Kampusch S, Alfageme-Lopez N, Yucuma-Conde D, Li X, et.al. Non-invasive Auricular Vagus Nerve Stimulation as a Potential Treatment for COVID19-Originated Acute Respiratory Distress Syndrome. Front. Physiol. [Revista científica na Internet]. 2020 [acesso 22 mai. 2021]; 11(890):11. Disponível em: https://doi.org/10.3389/fphys.2020.00890.

Auriculoterapia Francesa na Síndrome Pós-COVID-19

44

Fernando Mendes Sant'Anna, Yves Rouxeville,
Pascal Vidal, Lucas Bonacossa Sant'Anna

▸ Introdução

Este capítulo tem por objetivo descrever sucintamente a técnica de auriculoterapia francesa (AF), e como essa técnica pode ser aplicada no tratamento dos sintomas pós--COVID-19. Iniciamos por uma breve descrição da técnica, da anatomia e inervação da orelha, do diagnóstico e tratamento do ponto e da cartografia mais utilizada. Falamos então, resumidamente, sobre os principais sintomas que apresentam os pacientes após a infecção pelo novo coronavírus. A seguir, colocamos uma série de sugestões de protocolos de tratamento a serem utilizados nas principais manifestações pós-COVID-19, como cansaço, anosmia/disgeusia, insônia e ansiedade/angústia. Como bônus, finalizamos com uma proposta de tratamento e prevenção da COVID-19, pela medicina fotônica, técnica desenvolvida pelo Prof. Pierre Magnin[(†)] e ensinada pelo seu discípulo mais próximo, o Dr. Pascal Vidal.

▸ Auriculoterapia

A auriculoterapia é uma disciplina médica reconhecida.[1-4] Inicialmente, devido à sua prática com agulhas, foi confundida com acupuntura. No entanto, a acupuntura é uma medicina tradicional de origem chinesa com mais de 3 mil anos de existência, enquanto a auriculoterapia foi descoberta na França, em 1951, pelo Dr. Paul Nogier (1908-1996), médico de Lyon.[5]

No Brasil, diferenciamos claramente as abordagens chinesa e ocidental da auriculoterapia. Chamamos de **auriculoterapia francesa** (AF), a abordagem ocidental consistente com a medicina do século 21, e de auriculoterapia a concepção chinesa, de descrição recente sob a perspectiva da tradição.

Na França, a auriculoterapia foi classificada pelo Prof. Jean Bossy entre os microssistemas da acupuntura[6], assim como a mão, couro cabeludo, planta do pé, face, dentes e cavidades nasais.

Este capítulo tem por objetivo descrever sucintamente a técnica de auriculoterapia francesa, e como essa técnica pode ser aplicada no tratamento dos sintomas pós-COVID-19. Como bônus, finalizamos com uma proposta de tratamento da COVID-19 pela medicina fotônica,[7] técnica desenvolvida pelo Prof. Pierre Magnin[†] e ensinada pelo seu discípulo mais próximo, o Dr. Pascal Vidal.

▶ Racional Médico para a Auriculoterapia[2-4,8]

A auriculoterapia, criada há duas gerações, tem uma sólida base anatômica, neurobiológica (Pr. Jean Bossy) e histológica (Pr. René Sénélar *et al.*), complementada por trabalhos em embriologia (Dr. René Bourdiol),[9] em neurologia (Pr. Jean Bossy),[8] em teletermografia (Dr. Michel Marignan), em neuroimagem (Dr. Yunsan Méas) e outros dados instrumentais ou biológicos.

Consideramos a orelha como um posto de vigia, um desvio do tronco cerebral, no caminho que liga os órgãos e o cérebro. Os seus dois pavilhões, comparáveis a um pavilhão de leitura e a um pavilhão de comando, permitem analisar, controlar e até corrigir distúrbios fisiopatológicos.

▶ Inervação da Orelha[4,6]

Parte do pavilhão auricular e do tragus são inervados pelo nervo auriculotemporal, ramo da divisão mandibular (V3) do nervo trigêmeo (5º par craniano). O lóbulo é inervado pelo plexo cervical superficial (raízes de C1-C2-C3). A concha é inervada pelo nervo vago (10º par) e pelo nervo facial (7º par).[10] De forma inconsistente, o tragus também é inervado pelo nervo glossofaríngeo (9º par) em sua porção externa e pelo nervo facial na porção interna, que recobre o meato auditivo externo (Figura 44.1).

É importante lembrar que o pavilhão auricular não é inervado apenas pelos nervos espinhais, como são os membros, tórax, abdômen e dorso. O diagrama do Prof. Jean Bossy[8] mostra claramente que:

1. O nervo trigêmeo (divisão mandibular – V3), predominância simpática, origina-se do tronco cerebral e inerva parte do pavilhão auricular (onde o sistema musculoes-

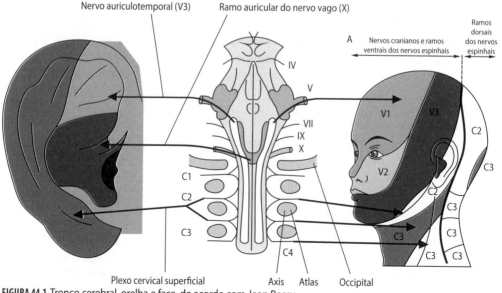

FIGURA 44.1. Tronco cerebral, orelha e face, de acordo com Jean Bossy.

quelético é representado) e parte do tragus (representação das funções de coordenação e controle).
2. O plexo cervical superficial (C1-C2-C3), predominância simpática, inerva boa parte da fossa escafoide, o lóbulo e a cauda da hélice (onde estão representados os vasos que irrigam o sistema nervoso central).
3. Os nervos vago (X) e facial (VII), parassimpáticos, também se originam do tronco encefálico e inervam a concha (onde estão representados os órgãos do tórax e abdômen).

Toda essa inervação, particularmente as áreas do trigêmeo e os nervos cervicais, frequentemente se confunde, e seus limites são variáveis.[11] O estudo de Peukers et al., que envolveu dissecção de 14 orelhas de 7 cadáveres,[12] evidenciou o curso completo da inervação das mesmas (Tabela 44.1).

TABELA 44.1. Padrão de inervação da superfície lateral da orelha[12]

	RANV	GNA	NAT
Ramo ascendente da hélice	20%	-	80%
Joelho da hélice	-	9%	91%
Cauda da hélice	-	100%	-
Fossa escafoide	-	100%	-
Antihélice	73%	9%	18%
Antitragus	-	100%	-
Tragus	45%	46%	9%
Concha cimba (superior)	100%	-	-
Concha cava (inferior)	45%	55%	-
Lóbulo	-	100%	-

RANV, ramo auricular do nervo vago; GNA, grande nervo auricular; NAT, nervo auriculotemporal.

A densidade e a brevidade das conexões entre o pavilhão auricular, tronco encefálico e nervos cervicais explicam a eficácia clínica da estimulação do pavilhão auricular. Interessante ainda lembrar que a orelha é o único local do organismo em que o vago se exterioriza, e onde podemos acessá-lo de maneira simples e não invasiva.

Cartografias da Orelha[13,14]

Paul Nogier[15] e René Bourdiol[9] fizeram mapas mostrando a localização dos órgãos em um indivíduo saudável (Figura 44.2). Os chineses examinaram milhões de pessoas com doenças crônicas. Ambos têm razão, pois a metodologia era diferente. É uma fisiopatologia simples!

Assim como a plasticidade cerebral é bem aceita, há um eco da plasticidade auricular que se nota nas doenças complexas, crônicas ou multifatoriais.

Exame Clínico[13]

Paul Nogier mostrou que a aplicação de um estímulo que pode ser prejudicial (p. ex., um pinçamento doloroso) em um lugar preciso do corpo de um indivíduo leva ao aparecimento de uma zona pontual (alerta? defesa?) no pavilhão da orelha desse indivíduo. Esse é um "ponto" reflexo revelado, efetivamente provocado pela dor do pinçamento.

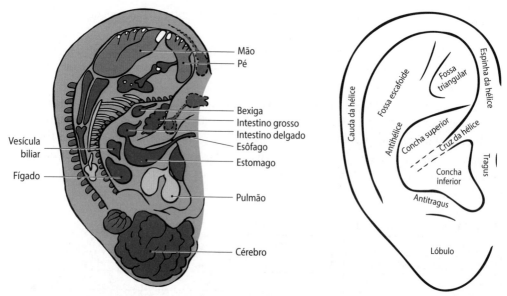

FIGURA 44.2. Representação dos órgãos na orelha e das diferentes estruturas do pavilhão auricular.

A busca precisa de pequenas áreas de dor com pressão interdigital (entre o polegar e o indicador) é parte essencial do diagnóstico auricular, que será precedido por uma anamnese e exame físico geral, para estabelecer um diagnóstico clássico.

Para casos simples e recentes, o médico pode ficar satisfeito com a abordagem sintomática, opinião *a priori* baseada no diagnóstico clássico estabelecido, e aplicado de acordo com as cartografias.

Finalmente, é possível para o médico analisar variações sutis na amplitude do pulso do paciente, ocorrendo por alguns segundos (RAC-VAS – reação autonômica circulatória ou *vascular autonomic signal*), decorrentes de diferentes estímulos, e percebidas pela palpação cuidadosa do pulso radial.[16,17]

▸ Controle Instrumental[13,17]

Todos os pontos e áreas específicas podem ser detectados por detecção elétrica diferencial. Os dados instrumentais devem ser entendidos como a diferença entre duas medições (aquela do ponto, de 1 mm²), *versus* a média da medição do ambiente próximo (um círculo de raio de 2 mm centrado pelo ponto) sob a forma de dois pratos de uma balança (um sobe enquanto o outro desce).

Em problemas claros e recentes, o ponto é detectado principalmente em baixa impedância. Na dor crônica e em pacientes vagotônicos, a área ao redor do ponto é mais frequentemente encontrada em baixa impedância (em relação ao ponto). Logo, o ponto em si é detectado em alta impedância.

Nos últimos cinco anos, a explicação para esse fenômeno tem sido associada a distúrbios vasomotores de origem autonômica: queda da impedância pontual associada à vasoconstrição arteriolar simpática tipo alfa 1 ($\alpha 1$); diminuição da impedância da área ao redor do ponto (também conhecido como "aumento da impedância" do ponto, para facilitar), ligada a uma reação simpática do tipo beta 2 ($\beta 2$), que provoca vasodilatação do ponto.

Os neurobiologistas indicam que os dois compartimentos eferentes (sistema nervoso vegetativo e sistema nervoso cerebrospinal) não são estanques: há interações entre eles. Para um estudo real da qualidade elétrica do ponto, não podemos, portanto, estar satisfeitos com uma opinião estreita e dogmática, como a mera queda na impedância do ponto (60%-70% das medições). Portanto, é necessário medir os dois lados, uma vez que a queda na impedância da área ao redor do ponto representa 20% a 25% das medições.

Os Diversos Tipos de Estímulos em Auriculoterapia

Os principais tipos de tratamento utilizados em auriculoterapia são:
- Com invasão cutânea: agulhas (em geral utilizamos, no Brasil, as 0,25 × 15 mm), agulhas semipermanentes (ASP), cauterização.[13,14]
- Bioestimulação a *laser*.[13,17]
- Fisioterapia auricular: eletricidade transdérmica, vários campos magnéticos.[10,13]
- Projeção de luzes coloridas de filtros cromáticos transportados por fótons.[7,13]
- Acupressão auricular.[10,13]

Eficácia Clínica da Auriculoterapia[2,4,14]

A auriculoterapia está indicada principalmente distúrbios funcionais com um componente psicoemocional e/ou doloroso:
- Todas as dores (nocicepção, neuropatia, neuralgia).
- Todas as formas de ansiedade, distúrbios de adaptação com ansiedade, distúrbios do sono.
- Distúrbios funcionais digestivos ou relacionados à desregulação hormonal.
- Vícios (tabagismo, alcoolismo, benzodiazepínicos etc.).

Auriculoterapia na COVID-19

Várias evidências científicas e clínicas estão surgindo sobre os efeitos subagudos e de longo prazo da COVID-19, que podem afetar vários sistemas orgânicos.[18] Os primeiros relatórios sugerem efeitos residuais da infecção por SARS-CoV-2, como fadiga, dispneia, dor no peito, distúrbios cognitivos, artralgia e declínio na qualidade de vida.[19-21]

Em revisão recentemente publicada,[22] os autores definiram a síndrome pós-COVID-19 aguda como sintomas persistentes e/ou complicações tardias ou de longo prazo da infecção por SARS-CoV-2 além de quatro semanas do início dos sintomas. Com base na literatura recente, ela é dividida em duas categorias: (1) COVID-19 sintomática subaguda ou contínua, que inclui sintomas e anormalidades presentes de 4 a 12 semanas além da COVID-19 aguda; e (2) síndrome crônica ou pós-COVID-19, que inclui sintomas e anormalidades persistentes ou presentes além de 12 semanas do início da COVID-19 aguda e não atribuíveis a diagnósticos alternativos.

Um estudo italiano[19] mostrou persistência de sintomas em 87,4% de 143 pacientes que receberam alta hospitalar depois da COVID-19, em um *follow-up* médio de 60 dias após o início dos sintomas. Fadiga (53,1%), dispneia (43,4%), artralgia (27,3%) e dor torácica (21,7%) foram os sintomas mais comuns, e 55% dos pacientes apresentavam dois ou mais sintomas. Outro estudo, americano,[23] envolvendo 1.250 pacientes seguidos após a alta pelos mesmos 60 dias, mostrou que, dentre os 488 pacientes que completaram o estudo, cerca de 32,6% referiam sintomas persistentes, sendo dispneia o mais comum (22,9%), seguido de tosse (15,4%) e anosmia e/ou disgeusia (13,1%). Em um estudo de coorte prospectivo[21] de Wuhan, China, as consequências de longo prazo da COVID-19 aguda foram avaliadas em 1.733 pacientes até seis meses a partir do início dos sintomas. A maioria dos pacientes (76%) referiu pelo menos um sintoma. A queixa mais comum foi fadiga/fraqueza muscular (63%), seguida por distúrbios de sono (26%) e ansiedade/depressão (23%).

Nesse contexto, a auriculoterapia pode ajudar bastante, uma vez que sua atuação no desequilíbrio autonômico é bem conhecida.[24,25] A seguir, iremos propor alguns protocolos de tratamento para alguns dos sintomas pós-COVID-19 mais comuns: fadiga/dispneia, distúrbios de sono, ansiedade/depressão, anosmia e/ou disgeusia. É importante lembrar que esses pacientes apresentam, via de regra, importante desequilíbrio simpático-parassimpático, cujo reequilíbrio é o principal alvo do tratamento com auriculoterapia.

– Fadiga

Conforme publicado nos *Les Cahiers d'ICAMAR nº 25*,[26] Rouxeville recomenda, para a fadiga/astenia pós-viral, dois tratamentos, utilizando acupressão auricular (com bastonete de vidro) ou agulhas: um para reforçar o sistema imunitário e outro para combater a fadiga propriamente dita. Se o tratamento for realizado por acupressão, ambos podem ser feitos no mesmo dia.

– Reforçar imunidade

Tratar, em apneia inspiratória, por 8-10 segundos (em caso de acupressão), ou 3 segundos (em caso de agulhas) as seguintes zonas (Figura 44.3): porção posteroinferior da hemiconcha inferior (**timo**), **hipotálamo** (sob o sulco antitragal), no meio da concha superior (**ponto mestre abdominal**) e no ápice da hélice, lateralmente ao ponto da alergia (**timo em fase 3 de Nogier**).

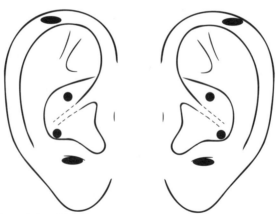

FIGURA 44.3. Zonas para reforço da imunidade (em ambas as orelhas).

Quando o tratamento for feito por agulhas, deve ser precedido pela detecção elétrica diferencial dos pontos: se estiver em alta impedância, tratar em apneia inspiratória por 3 segundos; se em baixa impedância, agulha convencional durante 15 a 20 minutos. Repetir em 4 a 7 dias. No caso de acupressão auricular, pode ser realizado diariamente, duas vezes ao dia, até melhora. Se o paciente não aguentar se manter em apneia por oito segundos, efetuar uma pressão firme por 30 segundos no ponto.

- Fadiga/astenia pós-viral

Tratar, em apneia inspiratória, por 8 a 10 segundos (em caso de acupressão), ou 3 segundos (em caso de agulhas) as seguintes zonas (Figura 44.4): abaixo do tragus, próximo à crista tragal (**cortisol 2**), muro da concha toracolombar (**medula suprarrenal**), concha superior direita (**fígado**) e **ponto zero**.

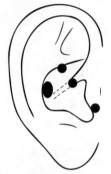 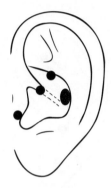

FIGURA 44.4. Pontos a pesquisar na fadiga pós-viral.

Se o tratamento for feito por acupressão auricular, deve ser feito três vezes por dia, em cada orelha, até melhora. Se o paciente não aguentar se manter em apneia por 8 segundos, efetuar uma pressão firme por 30 segundos no ponto.

No caso de agulhas, realizar detecção elétrica do ponto antes do tratamento: se estiver em alta impedância, tratar em apneia inspiratória por 3 segundos; se em baixa impedância, agulha convencional durante 15 a 20 minutos. O tratamento pode ser repetido em 4 a 7 dias.

- Ansiedade/depressão leve

Os pontos devem ser detectados por pressão dolorosa ou detecção elétrica diferencial caso sejam usadas agulhas para tratar. Repetir o tratamento em 4 a 7 dias e tratar apenas pontos detectáveis.[27]

No caso de tratamento por acupressão (manter pressão firme durante 30 segundos com uma caneta de ponta romba ou com bastonete de vidro abaixo do limiar doloroso do paciente), esse pode ser realizado em ambas as orelhas, três vezes ao dia, até melhora.

Tratar: ponto zero, 0', Shen Men, ponto mestre sensorial (PMS) – cruz do relaxamento (Figura 44.5).

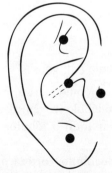 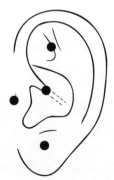

FIGURA 44.5. Pontos para ansiedade/depressão leve.

– Angústia/distúrbios de sono

O tratamento tanto pode ser feito tanto por agulhas, *laser*, infravermelho, como por acupressão, seguindo as mesmas regras do que foi descrito no item anterior (ansiedade).

Pontos a pesquisar e tratar:[27] (1) zero, (2) 0', (3) Shen Men, (4) maravilhoso, (5) ACTH lóbulo, (6) sistema límbico, (7) ômega (córtex pré-frontal), (8) bulbo (Figura 44.6).

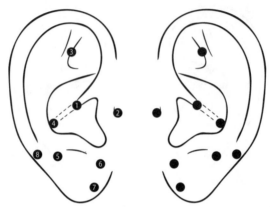

FIGURA 44.6. Pontos a pesquisar para angústia e distúrbios de sono.

– Anosmia e disgeusia

Anosmia (perda do olfato) e ageusia (perda do paladar) são distúrbios para os quais os cuidados convencionais muitas vezes não são eficazes. De acordo com Ader *et al.*:[28]

1. **Odor**: as células receptoras são quimiorreceptores sensíveis às variações químicas externas. Os axônios amielinizados desses neurônios constituem o nervo olfatório (I par craniano) que se projeta no bulbo olfatório ipsilateral do cérebro. Uma das vias utilizadas induz a abertura dos canais de sódio, a outra via induz a abertura dos canais de cálcio. A resposta é analisada nos lobos olfatórios localizados na parte interna dos lobos frontais do córtex cerebral e no córtex límbico.

2. **Paladar**: os receptores de sabor são quimiorreceptores que respondem a variações químicas externas. Os quatro sabores básicos são: salgado, doce, azedo, amargo. As papilas gustativas são inervadas pelos nervos trigêmeo (V), facial (VII), glossofaríngeo (IX) e vago (X). As extensões centrais desses nervos chegam no bulbo; outros vão sem cruzar para o tálamo; outros são projetados no córtex gustativo primário, no córtex parietal. As interconexões com o olfato desempenham um papel no reconhecimento desses sabores, pois essa discriminação desaparece ou é fortemente atenuada quando o olfato é perturbado.

– Zonas do pavilhão auricular a explorar na anosmia e disgeusia[29]

Na **anosmia**: principalmente a parte da frente do lóbulo (córtex frontal e pré-frontal).

Na **disgeusia**: principalmente a parte de trás do lóbulo (trigêmeo, maxilar, bulbo).

Quando ocorrem simultaneamente: explorar todo o lóbulo, anterior e posterior (Figura 44.7).

Em todos os casos, pesquisar: a **parte inferior do lóbulo** (córtex frontal, parietal e temporal), o **tálamo** (no antitragus) e o **ponto da decussação** (também conhecido como medular).

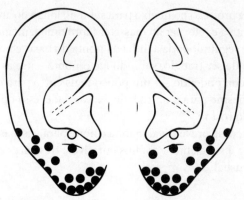

FIGURA 44.7. Zonas do pavilhão auricular a explorar na anosmia e disgeusia pós-COVID-19.

Algumas dicas importantes[29]

1. Pesquisar os pontos em ambas as orelhas.
2. Tratar apenas os pontos detectáveis.
3. Após tratar os pontos encontrados, finalizar pelo tratamento do ponto zero, que é um ponto de equilíbrio geral da orelha.
4. No caso de acupressão auricular o tratamento pode ser feito mais de uma vez por dia. Se usar agulhas, tratar uma vez por semana.
5. Inicialmente utilizar agulhas simples de maneira a sentir a reatividade do paciente. Nas sessões seguintes, de acordo com a necessidade, poderão ser usadas agulhas semipermanentes (ASP).

Medicina Fotônica no Tratamento e Prevenção da COVID-19

Foge dos objetivos desse capítulo discorrer sobre a chamada medicina fotônica, desenvolvida pelo ilustre Prof. Pierre Magnin. Resumidamente, trata-se de método de tratamento de patologias por meio da projeção de fótons (cores), que regeneram os acoplamentos eletromagnéticos perturbados, normalizando e equilibrando o sistema neurovegetativo e reconstituindo os sistemas de proteção da saúde.[7]

O Dr. Pascal Vidal, discípulo do Prof. Magnin e difusor do método após seu falecimento, publicou o protocolo seguir[30] em 2020, onde os autores propõem uma sequência de aplicação de determinadas cores da Wratten-Kodak para prevenção e tratamento da COVID-19.

Fonte de luz: uma simples lanterna pode bastar, desde que seja uma fonte de luz branca fria (muito importante).

Sequência: azul real 47, turquesa 44 e verde 58.

Locais de aplicação (mantenha os olhos fechados ao projetar luz no rosto):
- **Locais 1 e 2**: comece no ponto entre as sobrancelhas, projete no seio frontal, a partir do ângulo óculo-nasal, siga a borda inferior do arco da sobrancelha até o ângulo externo do olho, para retornar ao seio maxilar área (local 2). O tempo de projeção é de 1 minuto para as três cores.
- **Local 3**: projete nos lábios fechados e na área entre a ponta do nariz e o lábio superior (aproximadamente 30 segundos) e depois para a parte posterior da garganta com a boca aberta (aproximadamente um minuto). Os tempos fornecidos são aqueles para o azul 47 e turquesa 44, a duração pode ser um pouco menor para verde 58.

- **Local 4**: faça uma projeção no queixo para subir ao longo do arco mandibular até a origem da tuba auditiva e retornar ao masseter (aproximadamente um minuto por cor).
- **Local 5**: termine seguindo toda a linha da ponta do nariz e projete na asa do nariz do lado que acabou de ser tratado, subindo até o ponto entre as sobrancelhas (cerca de um minuto por cor, podendo ser um pouco mais curto para o verde 58).

Em seguida, faça o mesmo para o outro lado. Na verdade, essa operação deve ser realizada em ambos os lados do rosto.

Repetições: como medida preventiva, manhã e noite para pessoas expostas. Caso contrário, uma aplicação diária é suficiente. Para fins curativos, três vezes ao dia acompanhado de terapia medicamentosa usual.

Comentários

Não há razão para temer uma reação adversa a esse tratamento. Seu interesse essencial é que possa ser realizado por uma pessoa que não conhece a auriculoterapia e não percebe o sutil RAC-VAS (reação autonômica circulatória ou pulso de Nogier).

Esse tipo de cuidado permite que o efeito benéfico de cores auxilie o maior número de pessoas possível, de maneira segura.

Por outro lado, as durações e frequências de aplicação indicadas nos parecem o máximo para agir sem perigo, com o objetivo de diminuir a virulência viral nos alvéolos infectados e, assim, ajudar o sistema imunológico a reagir.

Essa proposta de utilização de cores faz parte de um esquema informativo. Ultrapassar esses tempos é desnecessário e pode até produzir o efeito contrário ao desejado.

Conclusão

A auriculoterapia francesa (AF), descoberta na França, em 1951, pelo Dr. Paul Nogier, é hoje uma disciplina médica reconhecida, sendo classificada entre os microssistemas de acupuntura. Tem sólida base anatômica, neurobiológica, histológica e clínica, com ação reconhecida e comprovada em várias patologias.

É diferente da auriculoterapia chinesa, pois seu racional médico é baseado na medicina ocidental. A pesquisa dos pontos na orelha é feita pela palpação dolorosa e/ou detecção elétrica diferencial, e apenas os pontos detectados são tratados.

A síndrome pós-COVID-19 pode ser definida como sintomas persistentes e/ou complicações tardias ou de longo prazo da infecção por SARS-CoV-2 além de quatro semanas do início dos sintomas. Algumas das manifestações mais comuns dessa síndrome são: fadiga/dispneia, distúrbios de sono, ansiedade/depressão, anosmia e/ou disgeusia.

Nesse capítulo, mostramos alguns protocolos de tratamento que utilizam a técnica de AF para o manejo dos sintomas pós-COVID-19. Como se trata de técnica simples e barata, como cresce em nosso meio o número de pacientes que sofrem dessa síndrome, e diante da escassez de tratamentos eficazes para a mesma, acreditamos de tais protocolos possam vir a ajudar muitos daqueles que sofrem das sequelas da COVID-19.

Referências Bibliográficas

1. Niboyet JÉH. Rapport sur certaines techniques de soins ne faisant pas l'objet d'un enseignement organisé au niveau national: acupuncture, homéopathie, médecine manuelle. Sainte-Ruffine: Maisonneuve; 1984.

2. Gueguen J, Barry C, Seegers V, Falissard B. Évaluation de l'efficacité de la pratique de l'auriculothérapie [Internet]. Inserm; 2013. Disponível em: https://www.inserm.fr/sites/default/files/2017-11/Inserm_RapportThematique_EvaluationEfficaciteAuriculotherapie_2013.pdf
3. Rangon C-M, Rouxeville Y, Nogier R. L'Auriculothérapie, une réflexothérapie très élaborée [Internet]. GETCOP; 2019. Disponível em: https://www.getcop.org/wp-content/uploads/2019/12/Pr%C3%A9sentation-Auriculotherapie-3-d%C3%A9c.-2019.pdf
4. Rouxeville Y. Livre blanc de l'auriculothérapie en 2020. 2020.
5. Working Group on Auricular Acupuncture Nomenclature (1990: Lyon F, World Health Organization. Traditional Medicine Unit. Report on the Working Group on Auricular Acupuncture Nomenclature, Lyon, France, 28-30 November 1990. 1991;(WHO/TRM/91.2. Unpublished). Disponível em: https://apps.who.int/iris/handle/10665/60870
6. Bossy J, Prat-Pradal D, Taillandier J. Les microsystèmes de l'acupuncture. Paris: Masson; 1984.
7. Magnin P, Vidal P, Bécu P. De la chromothérapie à la médecine photonique: un arc-en-ciel de santé. Escalquens: Dangles; 2017.
8. Bossy J. Bases neurobiologiques des réflexothérapies. Paris: Masson; 1983.
9. Bourdiol RJ. Éléments d'auriculothérapie. Moulins-lès-Metz: Maisonneuve; 1980.
10. Rouxeville Y. Auriculotherapie: acupuncture auriculaire [Internet]. Paris: Springer; 2007 [citado 9 de maio de 2018]. Disponível em: http://site.ebrary.com/id/10210895
11. He W, Wang X, Shi H, Shang H, Li L, Jing X et al. Auricular Acupuncture and Vagal Regulation. Evidence-Based Complementary and Alternative Medicine. 2012;2012:1-6.
12. Peuker ET, Filler TJ. The nerve supply of the human auricle. Clin Anat. janeiro de 2002;15(1):35-7.
13. Rouxeville Y. Les clés de l'auriculothérapie: clinique et pratique. Bruxelles: Satas; 2016.
14. Nogier R. La santé par l'oreille: comprendre et utiliser l'auriculothérapie. Paris: Mango; 2018.
15. Nogier PMF. Introduction pratique à l'auriculothérapie. S.l.: Maisonneuve; 1980.
16. Nogier PFM, Magnin. De l' auriculothérapie à l'auriculomédecine. Paris: Maisonneuve; 1981.
17. Rouxeville Y, Méas Y. Panorama de l'auriculothérapie et de l'auriculomédecine [Internet]. Paris; New York: Springer; 2011 [citado 9 de maio de 2018]. Disponível em: http://site.ebrary.com/id/10494269.
18. Gupta A, Madhavan MV, Sehgal K, Nair N, Mahajan S, Sehrawat TS et al. Extrapulmonary manifestations of COVID-19. Nat Med. julho de 2020;26(7):1017-32.
19. Carfi A, Bernabei R, Landi F, Gemelli Against COVID-19 Post-Acute Care Study Group. Persistent Symptoms in Patients After Acute COVID-19. JAMA. 11 de agosto de 2020;324(6):603-5.
20. Tenforde MW, Kim SS, Lindsell CJ, Billig Rose E, Shapiro NI, Files DC et al. Symptom Duration and Risk Factors for Delayed Return to Usual Health Among Outpatients with COVID-19 in a Multistate Health Care Systems Network — United States, March-June 2020. MMWR Morb Mortal Wkly Rep. 31 de julho de 2020;69(30):993-8.
21. Huang C, Huang L, Wang Y, Li X, Ren L, Gu X et al. 6-month consequences of COVID-19 in patients discharged from hospital: a cohort study. The Lancet. janeiro de 2021;397(10270):220-32.
22. Nalbandian A, Sehgal K, Gupta A, Madhavan MV, McGroder C, Stevens JS et al. Post-acute COVID-19 syndrome. Nat Med. abril de 2021;27(4):601-15.
23. Chopra V, Flanders SA, O'Malley M, Malani AN, Prescott HC. Sixty-Day Outcomes Among Patients Hospitalized With COVID-19. Ann Intern Med. abril de 2021;174(4):576-8.
24. Kaniusas E, Szeles JC, Kampusch S, Alfageme-Lopez N, Yucuma-Conde D, Li X et al. Non-invasive Auricular Vagus Nerve Stimulation as a Potential Treatment for COVID19-Originated Acute Respiratory Distress Syndrome. Front Physiol. 28 de julho de 2020;11:890.
25. Stavrakis S, Stoner JA, Humphrey MB, Morris L, Filiberti A, Reynolds JC et al. TREAT AF (Transcutaneous Electrical Vagus Nerve Stimulation to Suppress Atrial Fibrillation). JACC: Clinical Electrophysiology. março de 2020;6(3):282-91.
26. Rouxeville Y. Conseils contre la fatigue, en acupression auriculaire, à proposer aux patients atteints par la COVID-19. Les Cahiers d'ICAMAR. 9 de dezembro de 2020;25:60-1.

27. Rouxeville Y. Gestion de crise sanitaire - Apport de l'acupression auriculaire. Les Cahiers d'ICAMAR. junho de 2020;24:118-24.
28. Ader J-L, Carré F, Dinh-Xuan AT, Duclos M. Physiologie générale. Issy-les-Moulineaux: Masson; 2006.
29. Rouxeville Y, Vulliez C. Conseils d'acupression auriculaire dans l'anosmie et l'agueusie liées à COVID-19. Les Cahiers d'ICAMAR. 28 de março de 2021;26:18-21.
30. Vidal P, Rouxeville Y. Proposition d'utilisation des couleurs d'après leurs propriétés décrites par la médecine photonique à visée préventive par rapport à l'infection à Sars-Cov2 et d'aide dans le cas d'infection avérée. Les Cahiers d'ICAMAR. junho de 2020;25:59.

Escalpeana de Wen na Síndrome Pós-COVID-19

45

Wu Tu Hsing, Leandro Ryuchi Iuamoto

▸ Introdução

A síndrome pós-COVID-19 consiste na persistência ou desenvolvimento de sequelas após 3 a 4 semanas, desde o início dos sintomas em pacientes infectados pelo SARS-COV-2.[1,2]

Devido à pandemia da COVID-19, muitos pacientes desenvolvem sequelas com manifestações, variando desde trombose em quase todos os locais do corpo, até déficits neurológicos. No Brasil, a pandemia atingiu a população de uma maneira tão intensa que deixará muitos casos com sequelas.

A acupuntura escalpeana de Wen é muito utilizada no Brasil para tratamento de acidente vascular cerebral isquêmico (AVCI), com resultados promissores,[3] além de outras disfunções do sistema nervoso central, bem como patologias envolvendo dor osteomioarticular. Pela eficácia da técnica no tratamento de distúrbios do sistema nervoso central, houve um avanço na aplicação da técnica de acupuntura escalpeana, sendo possível aplicar também, para o manejo de sequelas pós-COVID-19, minimizando suas manifestações.

As principais sequelas pós-COVID-19 envolvem: manifestações pulmonares, cardiológicas, neurológicas, psiquiátricas, hematológicas, renais, olfativas e gustativas, endocrinológicas, gastrointestinais e hepatobiliares.[2]

Neste capítulo, serão abordadas técnicas de acupuntura escalpeana para manejo das sequelas, de acordo com as respectivas manifestações nos diferentes sistemas acometidos.

▸ Referências Anatômicas Específicas da Superfície do Escalpe e a Sua Correspondência ao Córtex Cerebral

Os pontos utilizados na acupuntura escalpeana correspondem à distribuição funcional no córtex cerebral:[4]

1. Linha mediana longitudinal anteroposterior: do ponto médio entre as sobrancelhas, na região frontal até a margem inferior da protuberância occipital.
2. Protuberância parietal: localiza-se traçando um ponto, que está a mais ou menos, 6 cm acima e 1,5 a 2 cm posteriormente do ápice das orelhas. Nessa localização há uma proeminência óssea, em ambos os lados do crânio.

3. Tuberosidade occipital: projeta-se uma área na região posterior do crânio, na proeminência óssea do osso occipital, na linha mediana.
4. Fissura de Sylvius: de acordo com a localização neuroanatômica, pode-se delimitar essa fissura a partir de um ponto localizado a uma polegada e meia posterior e 5/8 polegadas rostralmente (acima) do canto do olho até a protuberância parietal.
5. Sulco central: na linha mediana longitudinal anteroposterior, estabelece-se o ponto médio. O ponto mais rostral do sulco central deve localizar-se exatamente no ponto médio (GV20). O sulco pode ser localizado traçando-se uma linha do GV20 até o aspecto anterolateral do crânio, obliquamente, formando um ângulo de 67,5° com a linha mediana anteroposterior. A extremidade inferior do sulco central está localizada quando ele se encontra com a fissura de Sylvius.

Pode-se dividir o escalpe facilmente em diferentes áreas funcionais e utilizá-las para a aplicação clínica.

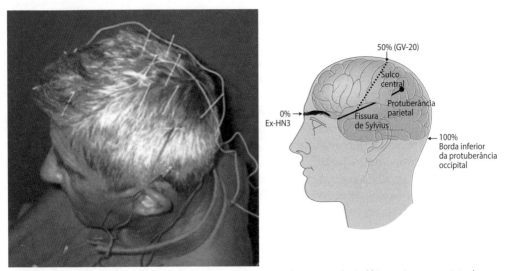

FIGURA 45.1. Agulhas inseridas nas áreas de tratamento junto com eletroestimulação.[3,5] Fonte: Imagem originalmente cedida da tese apresentada à Faculdade de Medicina da Universidade de São Paulo para obtenção do título de Doutor em Medicina – São Paulo, 2001.

Método de Agulhamento

1. Inserção das agulhas: insere-se a agulha fazendo um ângulo de 15° com a pele. Empurra-se a agulha com um movimento de rotação e pressão por meio da camada subcutânea.
2. Estimulação e manipulação das agulhas: insere-se a agulha em rotação, de 2 a 4 cm ao longo do subcutâneo.

Sugestão de Tratamento por meio da Localização das Áreas de Agulhamento[6]

1. Área sensitiva: está localizada a 1 cm posterior e ao longo do sulco central, inicia-se na linha mediana longitudinal anteroposterior até o sulco cerebral lateral (fissura de Sylvius). Utiliza-se essa área para o tratamento de distúrbios sensitivos do lado contralateral do corpo. O 1/5 superior é utilizado no tratamento da área cervical, tronco

e extremidades inferiores, o 2/5 a seguir, para o tratamento do membro superior e o 2/5 inferior, para a face e a língua.
2. Área motora: essa área está localizada a 1 cm anterior e ao longo do sulco central. A extremidade superior está na linha mediana longitudinal anteroposterior e a inferior quando se encontra com a fissura de Sylvius. Essa área é utilizada no tratamento de distúrbios motores do lado contralateral do corpo. O 1/5 superior é utilizado para o tratamento do tronco e extremidades inferiores; o 2/5 do meio para o segmento cervical e membro superior; e o 2/5 inferior, para os distúrbios na face, faringe e língua.
3. Área do controle do tremor e do tônus muscular: essa área está localizada a 3 cm do ponto médio da linha mediana longitudinal anteroposterior, anterior e paralela à área motora, que é correspondente ao córtex pré-motor (giro 6). É utilizada para o tratamento de espasticidade, movimentos involuntários, tremor dos membros, mão em garra, entre outros.
4. Área sensitiva e fortalecimento das pernas: está localizada bilateralmente, a 3 cm frontal ao GV20 e 1 cm de distância e paralela à linha mediana longitudinal anteroposterior, sentido anteroposterior, atravessando as áreas motoras e sensitivas. Essas linhas (bandas) são utilizadas para lombalgia, ciatalgia contralateral, distúrbios do "Jiao" inferior englobando distúrbios da micção, impotência, ptoses do útero, cólon irritável e neurodermatite (líquen simples crônico), dentre outros.
5. Área do controle dos vasos sanguíneos: essa área está a 2 cm anterior e paralela à área do controle do tremor e do tônus muscular. A estimulação dessa área é utilizada no tratamento de hipertensão arterial essencial e na promoção da circulação sanguínea periférica.
6. Área de zumbido: essa área está localizada no topo das orelhas, cerca de 1,5 a 2 cm anterior à linha mediana longitudinal da orelha (borda anterior da orelha). O agulhamento deve ser partindo da fissura de Sylvius no sentido caudal. É utilizada para o tratamento de zumbidos e distúrbios da audição.
7. Área auditiva e vertigem: essa área está localizada no topo das orelhas, junto à linha mediana longitudinal da orelha. O agulhamento deve ser partindo da fissura de Sylvius no sentido caudal. É utilizada para o tratamento de labirintite, vertigem, zumbido e distúrbios da audição.
8. Área de vertigem: essa área está localizada no topo das orelhas, cerca de 1,5 a 2 cm posterior à linha mediana longitudinal da orelha (borda posterior da orelha). O agulhamento deve ser partindo da fissura de Sylvius no sentido caudal. É utilizada para o tratamento de labirintite e vertigens.
9. Área do balanço: essa área está localizada a 4 cm lateralmente à tuberosidade occipital e tem cerca de 4 cm de extensão. Está paralela à linha mediana longitudinal anteroposterior bilateralmente. É utilizada no tratamento de desequilíbrio, causados pelo acometimento do cerebelo (ex.: ataxia cerebelar).
10. Área visual: para localizar essa área, deve-se traçar uma linha horizontal 4 cm acima da tuberosidade occipital. Nessa linha horizontal, o agulhamento deve ser 1,5 cm lateral em sentido caudal. É utilizada para tratamento de acometimentos visuais.
11. Área associada a visão: para localizar essa área, deve-se traçar uma linha horizontal 4 cm acima da tuberosidade occipital. Nessa linha horizontal, o agulhamento deve ser realizado no ponto médio ou 1/3 lateral entre a linha mediana (linha que passa pela tuberosidade occipital) e a linha posterolateral (margem do cabelo), no sentido caudal. É utilizada também para tratamento de acometimentos visuais.

12. Área de linguagem I: localizada anteriormente à extremidade lateral inferior das áreas pré-motoras (correspondendo a porções do triângulo e do giro frontal inferior), o que corresponde a área motora da face. Essa área é utilizada para tratamento de afasias motoras.
13. Área de linguagem II: localizada na região posteroinferior da protuberância parietal. Para se localizar essa área, deve-se traçar uma linha normal longitudinal passando pela região posteroinferior da protuberância parietal. Dessa linha normal, deve-se realizar o agulhamento a 45º no sentido inferoanterior e outra agulha inferoposterior (são 2 agulhas). Essa área é utilizada para tratamento de afasia sensorial.
14. Áreas de linguagem III: essa área é denominada área de formação da linguagem. Para se localizar essa área, deve-se traçar uma linha horizontal na borda superior da orelha. Do encontro dessa linha com a linha da margem lateral do cabelo (posterior a orelha), 1 cm posterior, deve-se realizar o agulhamento paralelamente a linha da margem lateral do cabelo. Essa área é utilizada para tratamento de distúrbios na formação da linguagem.
15. Área frontal: essa é uma grande área localizada na região anterior à área do controle vascular. Pode também ser denominada de área das 5 agulhas frontais:
    - Insere-se uma agulha na linha mediana longitudinal anteroposterior, cerca de 2 cm posterior à linha de inserção do cabelo, prolongando cerca de 3 cm em sentido posterior apontando para GV20.
    - Inserem-se duas agulhas nos aspectos laterais do osso frontal, cerca de 2 cm posterior aos pontos ST8 (Tou-Wei 頭維) em sentido posterior apontando para GV20.
    - As últimas 2 agulhas são inseridas entre as duas áreas descritas anteriormente, em sentido posterior apontando para GV20. Essa área pode ser também chamada de área da "sedação", utilizada no tratamento de estresse, ansiedade, baixa concentração, insônia, dor refratária ao tratamento e outros problemas psíquicos.
16. Área pré-frontal: há sete linhas (bandas) na área pré-frontal cujos limites se localizam a 2 cm anterior e 2 cm posterior à linha de inserção do cabelo frontal (totalizando 4 cm de extensão). O agulhamento deve ser realizado no sentido frontal, iniciando 2 cm posterior à linha de inserção do cabelo frontal. As bandas são:
    - Banda central: essa banda está localizada na linha mediana longitudinal anteroposterior. É utilizada no tratamento de distúrbios nasais, da boca, língua e da região faríngea. Essa linha é útil também para a "sedação" (diminuição da ansiedade) e aumento de imunidade.
    - Jiao superior ou área pulmonar (primeira banda lateral à banda central): essa banda está cerca de 1 a 2 cm lateral e paralelamente à linha mediana longitudinal anteroposterior. Utilizada no tratamento de patologias pulmonares, brônquicas e cardíacas.
    - Jiao médio ou área do estômago e vesícula biliar (segunda banda lateral): essa banda está em cima da linha pupilar, paralela à linha mediana longitudinal anteroposterior. É utilizada nos distúrbios gástricos, pancreáticos, hepáticos e da vesícula biliar, além de desconfortos do abdômen em geral.
    - Jiao inferior ou área genital e do intestino (terceira banda lateral): essa banda está localizada no ângulo frontal do cabelo ou protuberância frontal ou ST8 (Tou-Wei 頭), paralela à linha mediana longitudinal anteroposterior. A área posterior à linha de inserção do cabelo é utilizada no tratamento de patologias vesicais e genitais externas. É sempre associada com a estimulação da área sensitivo-motora dos

membros inferiores. A região anterior à linha de inserção do cabelo é utilizada no tratamento de distúrbios intestinais e do baixo ventre.
17. Linha mediana longitudinal anteroposterior (banda):
   – Banda frontoparietal: essa banda está localizada na linha mediana, tem cerca de 1,5 a 2 cm de largura em ambos os lados (ou seja, 3 a 4 cm de largura total). Inicia-se na linha frontal de inserção do cabelo e segue-se posteriormente até o ponto GV20. Pode ser dividida em quatro porções: o primeiro 1/4 anterior é utilizado para aliviar tensões, aumentar a imunidade em geral e tratar as inflamações nasofaríngeas; o segundo 1/4 é utilizado para o tratamento de problemas do Jiao superior e no tratamento de patologias pulmonares (inclui as patologias dos seios da face); o terceiro 1/4 é útil no tratamento de patologias do Jiao médio (inclui as disfunções dos órgãos abdominais superiores); o 1/4 posterior é utilizado no tratamento de problemas do Jiao inferior (inclui as disfunções dós órgãos abdominais inferiores e da genitália externa). O agulhamento deve ser realizado em sentido posteroanterior na linha mediana e se necessário 1 cm bilateral como reforço (totalizando três agulhas).
   – Banda parieto-occipital: essa banda está localizada na linha mediana, tem cerca de 1,5 a 2 cm de largura. Inicia-se no ponto GV20 e estende-se posteriormente até a altura da tuberosidade occipital. Divide-se em quatro porções: a porção do 1/4 anterior é utilizada no tratamento de acometimentos no segmento craniano e cervical; o segundo 1/4 é utilizado para tratar região dorsal; o terceiro 1/4 para acometimentos lombares e o 1/4 inferior para acometimentos sacrococcígeos.

Aplicações na Síndrome Pós-COVID-19

A acupuntura escalpeana de Wen (Dr. Tom Sintan Wen) pode ser utilizada conjuntamente com a acupuntura clássica ou isolada para as manifestações abaixo descritas.[2]

– Manifestações pulmonares

Para o tratamento de dispneia e fadiga consequentes a infecção de COVID-19, pode ser utilizado o ponto Jiao superior, área pulmonar (primeira banda lateral à banda central) 1 a 2 cm lateral e paralelamente à linha mediana longitudinal anteroposterior; linha mediana longitudinal anteroposterior (banda), primeiro 1/4 anterior que é utilizado para aliviar tensões, aumentar a imunidade em geral e tratar as inflamações nasofaríngeas. O segundo 1/4 é utilizado para o tratamento de problemas do Jiao superior e no tratamento de patologias pulmonares (inclui as patologias dos seios da face).

– Manifestações cardiológicas

Para o tratamento de palpitações, dispneia e até dor torácica, podem ser utilizados os pontos da área do controle dos vasos sanguíneos, a 2 cm anterior e paralela à área do controle do tremor e do tônus muscular; além disso, pode ser utilizada a banda do Jiao superior.

– Manifestações neurológicas e psiquiátricas

O quadro clínico envolve fadiga, mialgia, cefaleia, distúrbios cognitivos, ansiedade, depressão, distúrbios do sono.
Para ansiedade, depressão e insônia:
- Áreas mais utilizadas: cinco agulhas frontais (Q) (Figura 45.2).

Uma das sequelas é a dificuldade de raciocínio, com dificuldade na interpretação, que pode ser intermitente. Para esse caso podemos utilizar o ponto EXHN1 (Sìshéncōng 四神聰) agulhando de uma forma centrífuga, afastando-se do ponto GV20 (DU20 Bǎihuì 百會).

Para a ocorrência de tontura ou vertigem:

- Áreas mais utilizadas: área auditiva e vertigem (F) e área de vertigem (G) (Figura 45.2).

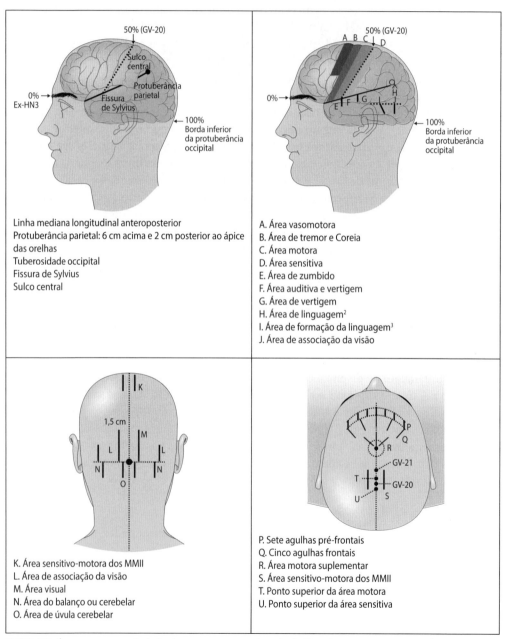

FIGURA 45.2. Áreas no couro cabeludo da acupuntura escalpeana de Wen. Fonte: Imagens originalmente cedidas da Disciplina de Telemedicina do Departamento de Patologia da Faculdade de Medicina da Universidade de São Paulo (FMUSP).

Em casos mais graves, há a ocorrência de acidente vascular cerebral isquêmico. Entre as áreas mais utilizadas estão:

- Área sensitiva e fortalecimento das pernas (área sensitivo-motora de MMII).
- Área motora de MMII, MMSS e face.
- Área sensitiva de MMII, MMSS e face.
- Área motora suplementar (idealização do movimento).
- Área da linguagem 2 e 3 (área da linguagem 1 é a própria área motora da face), se a hemiplegia for do lado direito (Figuras 45.2 e 45.3).

Para tratamento de desequilíbrio decorrente de lesão cerebelar, utiliza-se:

- Área do balanço localizada a 4 cm lateralmente à tuberosidade occipital com cerca de 4 cm de extensão. Estão paralelas à linha mediana longitudinal anteroposterior.

Anosmia e ageusia podem ser tratadas pelo primeiro 1/4 anterior da banda frontoparietal.

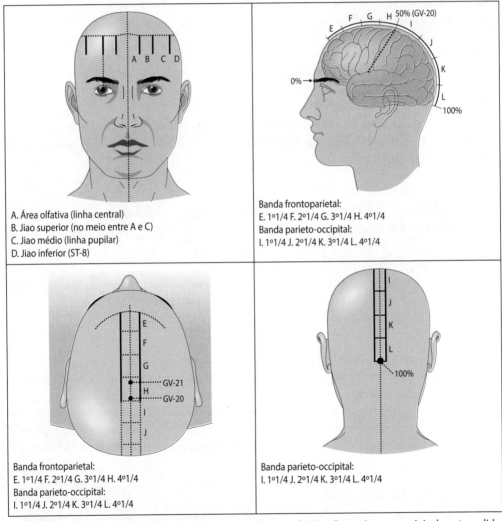

FIGURA 45.3. Áreas no couro cabeludo da acupuntura escalpeana de Wen. Fonte: Imagens originalmente cedidas da Disciplina de Telemedicina do Departamento de Patologia da Faculdade de Medicina da Universidade de São Paulo (FMUSP).

– Manifestações hematológicas

Pacientes apresentam fenômenos tromboembólicos, com duração do estado inflamatório desconhecido, sendo possível utilizar a área do controle dos vasos sanguíneos para melhora da circulação sanguínea periférica.

– Manifestações osteomioarticulares

Em casos de dores osteomioarticulares, as áreas mais utilizadas são: área motora (C), área sensitiva (D), banda frontoparietal, e banda parieto-occipital, (Figuras 45.2 e 45.3).

– Manifestações renais

A diminuição no ritmo de filtração glomerular bem como complicações renais como insuficiência renal aguda se fazem presentes. É importante o conhecimento dos pontos da área sensitiva e fortalecimento das pernas; pode-se utilizar a banda de sete agulhas frontais que consiste na área posterior do Jiao inferior, área genital e do intestino (terceira banda lateral), localizada no ângulo frontal do cabelo, paralela à linha mediana longitudinal anteroposterior. Associada com a estimulação da área sensitivo-motora dos membros inferiores, pode-se ainda utilizar a área vasomotora.

– Manifestações endocrinológicas

Agravamento de diabetes melito, tireoidite subaguda bem como desmielinização óssea podem se fazer presentes. Algumas áreas podem ser abordadas, como: Jiao inferior (área genital e do intestino).

– Gastrointestinal e hepatobiliar

Distúrbios de motilidade do trato gastrointestinal podem ser abordados pelo Jiao inferior (área genital e do intestino).

– Manifestações dermatológicas

Quedas de cabelo por conta de reações infecciosas e estresse estão presentes. É importante realizar acupuntura utilizando as cinco agulhas frontais (Q) (Figura 45.2).

Conclusão

As sequelas da COVID-19 envolvem a avaliação de múltiplos sistemas e podem levar a complicações importantes que impactam na morbidade e mortalidade à longo prazo. É necessário portanto o acompanhamento clínico e manejo multidisciplinar das sequelas. A acupuntura escalpeana é uma técnica importante para auxiliar no tratamento e manejo das complicações decorrentes da infecção pelo SARS-COV-2, servindo como suporte. É possível associar outras técnicas de acupuntura clássica e sistêmica, além de complementar com outras terapias e medicamentos, se necessário.

Referências Bibliográficas

1. Datta, S. D., Talwar, A. & Lee, J. T. A proposed framework and timeline of the spectrum of disease due to SARS-CoV-2 infection: illness beyond acute infection and public health implications. J. Am. Med. Assoc. 324, 2251-2252 (2020).

2. Nalbandian, A., Sehgal, K., Gupta, A. et al. Post-acute COVID-19 syndrome. Nat Med 27, 601-615 (2021).
3. Hsing WT, Imamura M, Weaver K, Fregni F, Azevedo Neto RS. Clinical effects of scalp electrical acupuncture in stroke: a sham-controlled randomized clinical trial. J Altern Complement Med. 2012 Apr;18(4):341-6.
4. Yeh CC, Wang CH, Maa SH. A conceptual framework of the effectiveness of acupuncture [in Mandarin Chinese]. Hu Li Za Zhi 2007;54:5-9.
5. Wu TH, Azevedo Neto RS de. Modificações clínicas e cintilográficas de pacientes com acidente vascular cerebral isquêmico crônico tratados pela estimulação elétrica subcutânea. 2001.
6. Wen TS, Hsing WT. Manual Terapêutico de Acupuntura. 1ª Edição. São Paulo: Editora Manole, 2008.

YNSA na Síndrome Pós-COVID-19

46

Alexandre Massao Yoshizumi

▸ O que é YNSA?

A cranioacupuntura de Yamamoto (YNSA – *Yamamoto new scalp acupuncture*) criada pelo Dr. Toshikatsu Yamamoto é uma acupuntura somatotópica com distribuição de pontos de acupuntura localizados na cabeça, que representa todas as partes do corpo humano. É constituído de nove microssistemas, sendo cinco com finalidade terapêutica e quatro com finalidade diagnóstica.[1-3]

Pontos terapêuticos:
1. Pontos básicos (11): corresponde ao aparelho locomotor. Iniciam-se na letra A até a letra K.
2. Pontos sensoriais (4): órgãos do sentido: olho, nariz, boca e ouvido.
3. Pontos cerebrais (3): cérebro, cerebelo e gânglios basais.
4. Pontos ípsilon – Yamamoto (12): representam o Zang Fu ou órgãos internos.
5. Pontos dos 12 pares cranianos.

Áreas de investigação diagnóstica:
1. Palpação abdominal.
2. Palpação cervical.
3. Palpação no braço.
4. Palpação na mão (IG4).

Na região frontal (**Yin**) e occipital (**Yang**) existem três somatotopias com finalidades terapêuticas, com pontos para o aparelho locomotor (11 pontos – A, B, C, D, E, F, G, H, I, J, K), para os órgãos dos sentidos (4 pontos – olho, nariz, boca e ouvido) e pontos cerebrais (cérebro, cerebelo e gânglios basais).[1-3]

Os pontos de A a K denominam-se pontos básicos e suas indicações são para tratar os problemas musculoesqueléticos. Os pontos sensoriais são indicados para patologias relacionadas aos órgãos dos sentidos e os pontos cerebrais são utilizados para sequelas neurológicas e distúrbios emocionais.

Esses pontos são facilmente detectáveis à pressão (tornam-se dolorosos). Os resultados, em geral, são imediatos; as agulhas devem ser aplicadas apenas do lado que apresenta o problema.

Na região temporal se localizam, bilateralmente, os pontos Y (Yamamoto), em número de 12 pontos, que representam os órgãos internos (correspondem ao Zang Fu da Medicina Tradicional Chinesa). Com eles se faz o tratamento dos órgãos internos alterados. O diagnóstico dessas alterações deve ser realizado por meio da palpação do abdômen e/ou da região cervical, que constituem as somatotopias diagnósticas da YNSA, ou pelo método tradicional clássico (anamnese energética, tomada chinesa dos pulsos e/ou exame da língua).[1-3]

▸ Pontos Básicos

Os pontos básicos Yin estão localizados ao nível da linha anterior de implantação do cabelo e os pontos básicos Yang possuem a representação espelhada situada acima da sutura lambdóidea.[1-3]

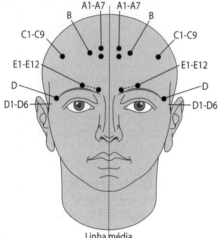

Indicações:
1. Qualquer disfunção e dores envolvendo o sistema locomotor
2. Alterações patológicas, ferimentos ou pós-operatórios
3. Paralisias
4. Hemiplegias
5. Paraplegias
6. Parestesias
7. Disfunções de órgãos internos
8. Asma, bronquite e dispneia
9. Palpitações
10. Hiperventilações
11. Anginas

FIGURA 46.1. Pontos básicos: vista frontal (Yin).[1]

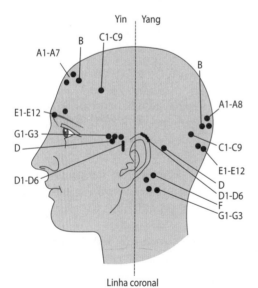
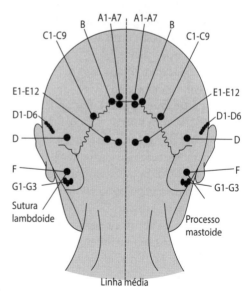

FIGURA 46.2. Pontos básicos: vista lateral e posterior (Yang).[1]

TABELA 46.1. Descrição dos pontos básicos localizados na região frontal (Yin)

Nome	Localização	Característica	Nomenclatura	Correspondência	Indicações
A	0,5 a 1,0 cm lateralmente da linha média na altura da linha de implantação do cabelo	Comprimento vertical de 2,0 cm	A1 a A7	Cabeça e coluna cervical	Cefaleia tensional, cervicalgia, traumatismos cervicais "em chicote", enxaqueca, vertigem, tonturas e labirintites, paralisia facial, problema de ATM, odontalgia e analgesia pós-cirúrgica ou pós-trauma.
B	0,5 a 1,0 cm lateralmente do ponto A	Ponto único localizado na linha de implantação do cabelo	B	Cintura escapular e ombro	Cervicobraquialgia, cervicalgia inferior, hemiplegia, dor no ombro (pós-trauma ou pós-cirúrgica, bursite e tendinites
C	2,5 cm lateralmente ao ponto B, no ângulo entre a implantação frontal e temporal dos cabelos	Comprimento vertical de 2,0 cm com angulação de 45*	C1 a C9	Extremidades superiores (ombro, braço, cotovelo, antebraço, punho, mão e dedos)	Dor no ombro, bursite, artrite reumatoide, epicondilites, tenossinovite, síndrome do túnel do carpo, distensões musculares, luxações, síndrome de Reynaud, hemiplegia, paraplegia, dores pós-trauma e pós-cirúrgica de membros superiores
D	Na região temporal, 3,0 a 4,0 cm na frente da hélice da orelha e a 1,0 cm acima do arco zigomático	Ponto único localizado na linha de implantação do cabelo na região da costeleta	D	Extremidades inferiores e coluna lombar	Artrite, câimbras, lombalgia, ciatalgia, coxartrose, hérnia de disco, parestesia e paralisia dos membros inferiores, síndrome de Parkinson e lesões desportivas.
Grupo D ou pontos lombares	Na região temporal próximo da implantação da orelha	Comprimento vertical de 1,0 cm	D1 a D6	Coluna lombar (L1 a S1)	Artrite, câimbras, lombalgia, ciatalgia, coxartrose, hérnia de disco, parestesia e paralisia dos membros inferiores, síndrome de Parkinson e lesões desportivas.
E	Na mesma linha vertical do ponto A, 1,0 a 1,5 cm acima das sobrancelhas	Comprimento vertical de 2,0 cm com angulação de 15*	E1 a E12	Região torácica (T1 a T12) E1 = parte superior E12 = parte inferior	Patologias torácicas, dores pós-trauma e pós-cirúrgica da região torácica, neuralgia intercostal, herpes zoster, angina, palpitações, asma, bronquite e dispneia.
F	Na região retroauricular. Na parte mais proeminente do processo mastoide	Ponto único. Associar com o ponto D	F	Nervo ciático (ou isquiático)	Dor ciática e lombalgia.
G	Na região retroauricular ao longo da borda inferior do processo mastoide.	São três pontos que contornam a ponta do processo mastoide formando uma curva	G1 a G3	Joelho G1 – parte medial G2 – parte anterior G3 – parte lateral	Bursite, reumatismo, torção, luxações, artrites e analgesia nas fraturas da patela.

Continua...

TABELA 46.1. Descrição dos pontos básicos localizados na região frontal (Yin) – continuação

Nome	Localização	Característica	Nomenclatura	Correspondência	Indicações
H	0,5 cm acima do ponto B	Ponto único. Associar com o ponto D ou F	H	Ponto lombar extra	Lombalgia, hérnia de disco, parestesia e paralisia dos membros inferiores
I	4,0 a 5,0 cm posterior do ponto C	Ponto único. Associar com o ponto D ou F	I	Ponto lombar ou ciático extra	Lombalgia, hérnia de disco, parestesia e paralisia dos membros inferiores
J	1,0 cm acima do ponto A, ao lado do ponto cérebro na região frontal (Yin)	Ponto único	J	Região dorsal do pé	Parestesia, má circulação, dores na região dorsal do pé
K	1,0 cm acima do ponto A, ao lado do ponto cérebro na região occipital (Yang)	Ponto único	K	Região plantar do pé	Parestesia, má circulação, dores na região plantar do pé

Fonte: Autoria própria.

Pontos Sensoriais ou Órgãos dos Sentidos

Os pontos sensoriais relacionam-se com os órgãos dos sentidos. Cada ponto representa determinado órgão ou estrutura anatômica. Existem quatro pontos sensoriais, os pontos Yin, que se encontram na região da fronte e os pontos Yang, na região do occipício. Todos os pontos sensoriais apresentam-se bilateralmente.[1-3]

TABELA 46.2. Descrição dos pontos sensoriais (olho, nariz, boca e ouvido)

Nome	Localização	Característica	Nomenclatura	Correspondência	Indicações
Olho	1,0 cm abaixo do ponto A7, em uma mesma linha vertical do ponto A	Ponto único	Olho	Olho	Distúrbios oftalmológicos, dor ocular, diminuição da acuidade visual, visão turva, glaucoma, conjuntivite alérgica, estrabismo, epífora, vista cansada, hordéolo, lacrimejamento e olho seco.
Nariz	1,0 cm abaixo do ponto olho, em uma mesma linha vertical do ponto A	Ponto único	Nariz	Nariz	Alergia, anosmia, epistaxe, obstrução nasal, rinite, sinusite, dor pós-operatória ou pós-trauma.
Boca	1,0 cm abaixo do ponto nariz, em uma mesma linha vertical do ponto A	Ponto único	Boca	Boca	Queixa e dores relacionados à cavidade oral e perioral, estomatites, herpes simples, afasia, gengivites, aftas, distúrbio do paladar, dor de garganta, parodontoses. Dor pós-operatória ou pós-trauma.
Ouvido	A meia distância entre o ponto E1 e o ponto C, em uma altura entre o ponto olho e o ponto nariz	Ponto único	Ouvido	Ouvido	Distúrbios auditivos, otite externa, zumbido, otite média, labirintites e surdez. Dor pós-operatória ou pós-trauma.

Fonte: Autoria própria.

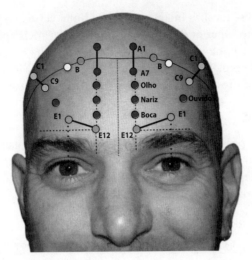

FIGURA 46.3. Pontos sensoriais.

– Pontos para zumbido (Figura 46.4)

Yamamoto descreve quatro pontos para o tratamento do zumbido. São os dois pontos sensoriais ouvido (Yin e Yang) e dois pontos extras de zumbido, que estão lateralmente equidistantes, em um semicírculo no crânio.

Inicia-se o tratamento agulhando o ponto zumbido 1, que corresponde ao ponto sensorial do ouvido Yang e adiciona os pontos à sua frente. Para localizar esse ponto, palpar o processo mastoide e deslizar o dedo em direção para cima até encontrar uma depressão óssea bem sensível.

Para encontrar o ponto zumbido 2, trace uma linha que começa do intertrago e passe em direção ao ápice da orelha, uma linha que forma uma angulação para trás. O ponto mais sensível que encontrar nessa linha à medida que se afasta da orelha é o ponto zumbido 2

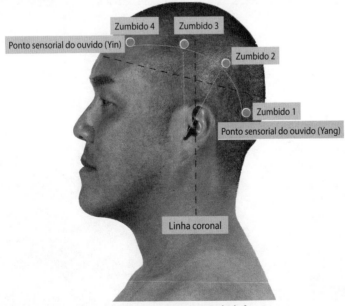

FIGURA 46.4. Localização esquemática dos pontos extras para zumbido.[3]

O ponto zumbido 3 se localiza imaginando uma linha vertical traçada da proeminência do intertrago até o ponto superior de fixação da orelha. O primeiro ponto sensível encontrado com a palpação nessa linha à medida que se afasta da orelha é o ponto zumbido 3.

O ponto zumbido 4 coincide com o ponto sensorial ouvido Yin.

Para obter um melhor resultado, os pontos precisam estar sensíveis à palpação.

▶ Pontos Cerebrais

Os pontos cerebrais possuem três pontos: cérebro, cerebelo e gânglios basais. Englobam uma área com diâmetro oscilando de 4 a 5 cm, iniciando-se 1 cm acima do ponto A1 e terminando na altura da depressão remanescente da fontanela anterior ou bregmática. Possuem pontos na região anterior (Yin) e posterior (Yang).[3]

TABELA 46.3. Descrição dos pontos cerebrais (cérebro, cerebelo e gânglio da base)

Nome	Localização	Característica	Nomenclatura	Correspondência	Indicações
Cérebro	1,0 cm acima do ponto A1, em uma mesma linha vertical do ponto A	Ponto único	Cérebro	Cérebro	Tratamento de todas as patologias neurológicas, tanto motoras como sensitivas.
Cerebelo	1,0 cm acima do ponto Cérebro, em uma mesma linha vertical do ponto A	Ponto único	Cerebelo	Cerebelo	Hemiplegia, paraplegia, enxaqueca migranosa, nevralgia do trigêmeo, síndrome de Parkinson, esclerose múltipla, distúrbio endócrino e visual, vertigem, zumbido, afasia.
Gânglio da Base	Na linha média entre o ponto cérebro e cerebelo	Ponto único	Gânglio da base	Gânglio da base	demência, doença de Alzheimer, epilepsia, insônia, depressão, distúrbios psicológicos, dores crônicas de longa duração.

Fonte: Autoria própria.

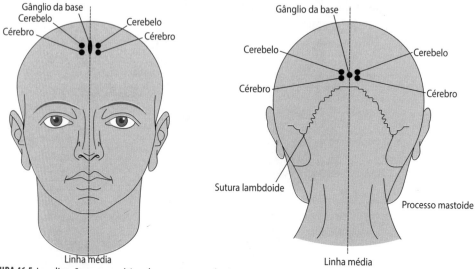

FIGURA 46.5. Localização esquemática dos pontos cerebrais na região Yin e Yang.[1]

Pontos Y (Yamamoto)

Possuem 12 pontos (Tabela 46.4) localizados no lobo parietal e que representam os órgãos internos e suas alterações (Zang Fu). É um ponto que apresenta alta concentração de energia do meridiano correspondente.[1-3]

O sucesso terapêutico no emprego dos pontos Y depende do diagnóstico realizado com a palpação abdominal e/ou cervical ou pelo método tradicional clássico (anamnese energética, tomada chinesa dos pulsos ou exame da língua). Quando a escolha e aplicação da agulha forem corretas, instantaneamente o dolorimento ou alteração da consistência do ponto palpado na cervical ou no abdômen desaparecem.[1-3]

As indicações dos pontos Y englobam disfunções relacionadas a todos os órgãos internos, aos distúrbios de ordem psíquica, motora ou funcional.

TABELA 46.4. Descrição dos pontos Y (Yamamoto)

Nome	Localização	Característica	Nomenclatura	Correspondência
Vesícula biliar	Logo à frente da implantação anterossuperior da orelha	Ponto único, localizado na mesma horizontal do TA e BP	VB	Vesícula biliar
Fígado	Em uma vertical e a 1,0 cm acima do ponto VB	Ponto único	F	Fígado
Coração	Situado 1 cm acima do ponto fígado em uma mesma vertical	Ponto único	C	Coração
Bexiga	O mais caudal-posterior, diretamente sobre o malar, na metade da distância entre orelha e os limites temporais de implantação dos cabelos.	Ponto único	B	Bexiga
Rim	0,5 a 1,0 cm acima do ponto da bexiga.	Ponto único	R	Rim
Baço-pâncreas	0,5 a 1,0 cm acima do ponto do rim	Ponto único, localizado na mesma horizontal do TA e VB	BP	Baço-pâncreas
Estômago	0,5 a 1,0 cm acima do ponto do BP e na frente do F	Ponto único, localizado na mesma horizontal do F e ID	E	Estômago
Pericárdio ou circulação sexo	0,5 a 1,0 cm acima do ponto do E	Ponto único, localizado na mesma horizontal do C e P	P ou CS	Pericárdio
Intestino grosso	Na mesma horizontal da bexiga, mas na linha de implantação dos cabelos.	Ponto único	IG	Intestino grosso
Triplo aquecedor	0,5 a 1,0 cm acima do ponto do IG e na frente do BP. No ângulo formado pela linha de implantação do cabelo na sua lateral.	Ponto único.	TA	Triplo Aquecedor
Intestino delgado	0,5 a 1,0 cm acima do ponto do TA	Ponto único. localizado na mesma vertical do TA e IG	ID	Intestino delgado
Pulmão	0,5 a 1,0 cm acima do ponto do TA	Ponto único. localizado na mesma vertical do TA e IG	P	Pulmão
Afasia motora (Broca)	Entre os pontos do E e do BP na área Yin (anterior)	Ponto único	AM	Afasia motora
Afasia sensitiva (Wernicke)	Entre os pontos do E e do BP na área Yang (posterior)	Ponto único	AS	Afasia sensitiva

Fonte: Autoria própria.

– Indicações dos ponto Y (Yamamoto)
- Disfunções relacionadas a todos os órgãos internos.
- Distúrbios de ordem psíquica, motora ou funcional.
- Distúrbios do trânsito intestinal: diarreia ou obstipação
- Hérnia de hiato, diverticulite.
- Dores no peito, dispneia, hiperventilação, asma, angina, arritmias, taquicardia.
- Disfunções renais, cálculos renais, poliúria, hipertrofia da próstata.
- Hepatite, pancreatite, diabetes, colecistite e colelitíase.
- Cefaleias, enxaquecas migranosas, neuralgias do trigêmeo e paralisias faciais.
- Hemiplegias, paralisias, paralisias cerebrais e esclerose múltipla.
- Distúrbios cinéticos, dores cervicais, lombalgias.

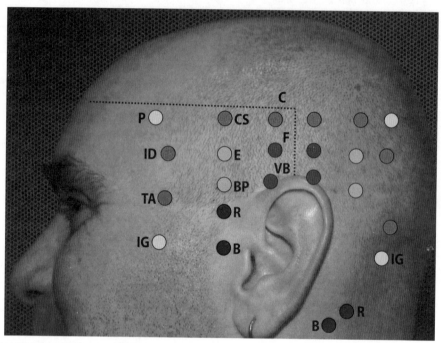

FIGURA 46.6. Esquema pontos Y (Yamamoto).

Pares Cranianos (Nervos Cranianos da YNSA)

É composto de 12 pontos e representam todos os pares cranianos. Estão alinhados em uma vertical a partir do ponto A, próximo à linha de implantação do cabelo (A3), dispostos em uma sequência semelhante a "contas de pérolas", até a região do ponto VG21. A distância entre o 1º par e o último compreende mais ou menos de 6 a 8 cm.[1-3]

Os pontos são dispostos um atrás do outro, em uma sequência linear e separados entre si por uma distância mínima. Cada par craniano corresponde a um órgão ou uma víscera (Zang Fu) e pode ser utilizado para equilibrar a função do Zang Fu alterado, diagnosticado pela palpação, ou como ponto relacionado à função do próprio nervo correspondente.[1-3]

TABELA 46.5. Pares cranianos: função e relação com os órgãos internos e Zang Fu

Nervo craniano		Função	Órgão interno (Zang Fu)
I - Olfatório	Sensitiva	Percepção do olfato.	Rim
II - Óptico	Sensitiva	Percepção visual.	Bexiga
III - Oculomotor	Motora	Controle da movimentação do globo ocular, da pupila e do cristalino.	Pericárdio ou CS
IV - Troclear	Motora	Controle da movimentação do globo ocular.	Coração
V - Trigêmeo	Mista	Controle dos movimentos da mastigação (ramo motor). Percepções sensoriais da face, seios da face e dentes (ramo sensorial).	Estômago
VI - Abducente	Motora	Controle da movimentação do globo ocular.	Triplo Aquecedor
VII - Facial	Mista	Controle dos músculos faciais – mímica facial (ramo motor). Percepção gustativa no terço anterior da língua (ramo sensorial).	Intestino delgado
VIII - Vestibulococlear	Sensitiva	Percepção postural originária do labirinto (ramo vestibular). Percepção auditiva (ramo coclear).	Baço-pâncreas
IX - Glossofaríngeo	Mista	Percepção gustativa no terço posterior da língua, percepções sensoriais da faringe, laringe e palato.	Pulmão
X - Vago	Mista	Percepções sensoriais da orelha, faringe, laringe, tórax e vísceras. Inervação das vísceras torácicas e abdominais.	Fígado
XI - Acessório	Motora	Controle motor da faringe, laringe, palato, dos músculos esternocleidomastóideo e trapézio.	Vesícula biliar
XII - Hipoglosso	Motora	Controle dos músculos da faringe, da laringe e da língua.	intestino grosso

Fonte: Autoria própria.

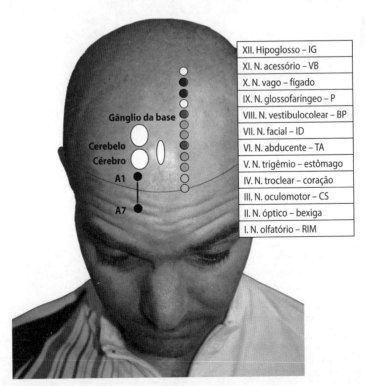

FIGURA 46.7. Pontos pares cranianos e a correspondência com os órgãos internos.

Diagnóstico Cervical

A escolha do lado para realizar a palpação diagnóstica cervical é determinada com a palpação do ponto **IG4 (Hegu)** da mão direita e esquerda e compara-se simultaneamente os dois pontos, o lado que for mais sensível e/ou tiver alguma mudança de textura determinará o lado do tratamento.[1-3]

A palpação da região cervical é realizada palpando-se os pontos mais sensíveis (enrijecimento ou intumescimento) na área dos músculos esternocleidomastoideo e trapézio (Figura 46.8) e detectando qual órgão e/ou vísceras estão alterados.

O tratamento é realizado com o agulhamento dos pontos Y (Yamamoto) ou pontos dos pares cranianos que atuam nos órgãos e/ou vísceras correspondentes.[1-3]

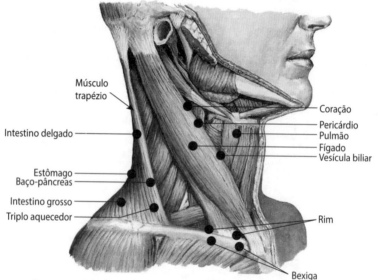

FIGURA 46.8. Esquema dos pontos da palpação cervical. Fonte: Autoria própria.

– Localização dos pontos na região cervical

TABELA 46.6. Descrição dos pontos da palpação cervical

Nome	Localização	Nomenclatura	Correspondência
Bexiga	Na borda posterior do m.ECM, fica discretamente "escondido" atrás da clavícula	B	Bexiga
Rim	Na borda posterior do m.ECM na inserção acima do ponto da bexiga (acima da clavícula)	R	Rim
Fígado	No meio do m.ECM, podendo ser localizado por meio de um simples movimento de vai e vem com o polegar.	F	Fígado
Vesícula biliar	Na borda anterior do m.ECM abaixo do fígado (inferior)	VB	Vesícula biliar
Pericárdio ou circulação Sexo	Na borda anterior do m.ECM acima do fígado (médio). Na mesma linha oblíqua da área da VB.	P ou CS	Pericárdio

Continua...

TABELA 46.6. Descrição dos pontos da palpação cervical – continuação

Nome	Localização	Nomenclatura	Correspondência
Coração	Na borda anterior do m.ECM pouco acima do pericárdio (superior). Na mesma linha obliqua da área da VB e do CS	C	Coração
Intestino grosso	Está situada mais ou menos no meio do m.Trapézio próximo da origem	IG	Intestino grosso
Triplo aquecedor	Na borda interna do m.Trapézio na origem do músculo na clavícula, situado anteriormente ao ponto do IG	TA	Triplo aquecedor
Estômago	No meio do m.Trapézio (vista lateral), acima do ponto IG	E	Estômago
Baço-pâncreas	Na borda anterior do m.Trapézio próximo a 1/2 do pescoço, anteriormente ao E e acima ao TA.	BP	Baço-pâncreas
Intestino delgado	Na borda anterior do m.Trapézio, 1/3 superior. No mesmo plano oblíquo das áreas do BP e TA	ID	Intestino delgado
Pulmão	Está bilateralmente a cartilagem tireoidiana, à frente do m.ECM, na altura da proeminência maior do pomo de Adão. (obs.: palpar simultaneamente os dois pontos)	P	Pulmão

Fonte: autoria própria.

Área de Diagnóstico no Braço

Uma nova área de palpação diagnóstica no braço foi descrita pelo professor Yamamoto para facilitar a investigação de desequilíbrio de áreas como região cerebral (cérebro, cerebelo e gânglios da base), cervical, torácica e lombar.[3]

Existem seis pontos de palpação diagnóstica localizados na face anterior e na posição supina do braço e um no lado posterior (Figura 46.9).

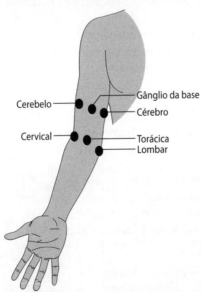

FIGURA 46.9. Nova palpação diagnóstica no braço, representando áreas cerebral, cervical, torácica e lombar. Fonte: Autoria própria.

A região cerebral está localizada na face anterior do braço, 3,0 Tsun acima da prega do cotovelo, em uma mesma horizontal temos:
- Na borda radial do músculo bíceps braquial tem o ponto cerebelo.
- No meio do músculo temos o ponto gânglios da base.
- Na borda ulnar do músculo bíceps braquial tem o ponto cérebro.

Na prega do cotovelo temos:
- Na região lateral da prega do cotovelo, próximo ao epicôndilo radial, no músculo braquiorradial, ao redor do ponto IG11 (Quchi) pesquisamos a área cervical, trata-se com o ponto A1.
- No meio da prega do cotovelo, sobre a aponeurose bicipital, correspondendo ao ponto P5 (Chize) temos a área torácica, trata-se com o ponto E.
- Na região medial da prega do cotovelo, próximo ao epicôndilo medial, no pronador redondo, ao redor do ponto C3 (Shaohai) pesquisamos a área lombar e trata-se com o ponto D.

Tratamento com YNSA

O tratamento se inicia com a seleção de pontos, após um bom diagnóstico, seguido de: uso de agulhas filiformes descartáveis 0,25×15 mm ou 0,20×15 mm; laserterapia; eletroacupuntura com estímulos Burtz de 2 Hz; e massagem em áreas específicas alteradas.

Recomenda-se dois sessões semanais no início de tratamento e conforme a melhora clínica passa-se para um sessão semanal.

Doenças e Síndromes Pós-COVID-19

Nas doenças e síndromes pós-COVID-19 podem ser tratadas utilizando a técnica YNSA, neste capítulo será abordado o tratamento de cefaleia, zumbido, anosmia, vertigem, depressão, ansiedade, fadiga crônica, alterações pulmonares, alterações cardiológicas, alterações gastrointestinais, sequelas de AVE (acidente vascular encefálico), paralisia facial e alterações musculoesqueléticas.

Início do tratamento para qualquer doença com a YNSA:
1. Palpar o ponto IG4 bilateralmente para determinar a lateralidade.
2. Palpar a região diagnóstica no braço.
3. Palpar a região diagnóstica na região cervical e detectar qual Zang Fu está alterado e mais dolorido.

– Pontos sugeridos no diagnóstico e tratamento de algumas enfermidades pós-COVID-19

Cefaleias
- Pontos básicos: ponto A1.
- Ponto cerebrais: ponto cérebro.
- Pontos Y: fígado, vesícula biliar.
- Pontos pares cranianos: X par (fígado) e XI par (VB).

Zumbido
- Pontos básicos: ponto A1.
- Ponto sensoriais: pontos ouvido Yin e Yang e 2 pontos extras.
- Ponto cerebrais: ponto cérebro.

- Pontos Y: fígado e rim.
- Pontos pares cranianos: VIII par – n. vestíbulo coclear.

Anosmia
- Pontos básicos: ponto A1.
- Ponto sensoriais: ponto nariz.
- Ponto cerebrais: ponto cérebro.
- Pontos Y: pulmão e rim.
- Pontos pares cranianos: I par – n. olfatório.

Vertigem
- Pontos básicos: ponto A1.
- Ponto cerebrais: ponto cérebro e cerebelo.
- Pontos Y: fígado, vesícula biliar.
- Pontos pares cranianos: VIII par – n. vestíbulo coclear.

Depressão
- Pontos básicos: ponto A1.
- Ponto cerebrais: ponto cérebro, cerebelo e gânglios da base.
- Pontos Y: rim, fígado, coração, baço-pâncreas e pulmão.
- Pontos pares cranianos: I par (rim), III par (CS), IV par (coração), VIII par (BP), IX par (pulmão) e X par (fígado).

Ansiedade
- Pontos básicos: ponto A1.
- Ponto cerebrais: ponto cérebro, cerebelo e gânglios da base.
- Pontos Y: coração e CS.
- Pontos pares cranianos: III par (CS) e IV par (coração).

Fadiga crônica
- Pontos básicos: ponto A1.
- Ponto cerebrais: ponto cérebro, cerebelo e gânglios da base.
- Pontos Y: rim, fígado, coração, baço-pâncreas e pulmão.
- Pontos pares cranianos: I par (rim), III par (CS), IV par (coração), VIII par (BP), IX par (pulmão) e X par (fígado).

Alterações pulmonares
- Pontos básicos: ponto E.
- Ponto sensoriais: ponto nariz.
- Ponto cerebrais: tratar se tiver positivo na palpação diagnóstica no braço.
- Pontos Y: rim e pulmão.
- Pontos pares cranianos: I par (rim) e IX par (pulmão).

Alterações cardiológicas
- Pontos básicos: ponto E.
- Ponto cerebrais: tratar se tiver positivo na palpação diagnóstica no braço.
- Pontos Y: rim, CS e coração.
- Pontos pares cranianos: I par (rim), III par (CS) e IV par (coração).

Alterações gastrointestinais
- Ponto básico: tratar se tiver positivo na palpação diagnóstica no braço.
- Ponto cerebrais: tratar se tiver positivo na palpação diagnóstica no braço.
- Pontos Y: estômago, TA, ID, BP, F, VB e IG.
- Pontos pares cranianos: V par (estômago), VI par (TA), VII par (ID), VIII par (BP), X par (F), XI par (VB) e XII par (IG).

Sequelas de AVE (acidente vascular encefálico)
- Ponto básico: B e C (para tratar membro superior), D, D1 a D6, H e I (para tratar membro inferior).
- Pontos sensoriais: ponto boca (afasia).
- Ponto cerebrais: ponto cérebro, cerebelo e gânglios da base.
- Pontos Y: rim e fígado.
- Pontos de afasia: ponto afasia de Broca ou de Wernicke.
- Pontos pares cranianos: I par (rim) e X par (F).

Paralisia facial (paralisia de Bell)
- Ponto básico: A1.
- Pontos sensoriais: olho, nariz e boca.
- Ponto cerebrais: ponto cérebro, cerebelo e gânglios da base.
- Pontos Y: rim e fígado.
- Pontos pares cranianos: I par (rim), VII par (n. facial) e X par (F).

Alterações musculoesqueléticas
- Cervicalgia
  - Ponto básico: A1, B e C1.
- Ombralgia
  - Ponto básico: B e C1.
- Dorsalgia
  - Ponto básico: A7, B e E.
- Lombalgia
  - Ponto básico: D, D1 a D6, F, H e I.
- Gonalgia
  - Ponto básico: D e G (G1 a G3).

Referências Bibliográficas

1. Yamamoto, T. & Yamamoto, H. – Yamamoto New Scalp Acupuncture – YNSA. Axel Springer Japan, Tokyo, 1998.
2. Yamamoto, T., Yamamoto, H., Yamamoto, M.M. – Nova Craniopuntura de Yamamoto – NCY, Roca, São Paulo, 2007.
3. Yamamoto, T., Yamamoto, H., Yamamoto, M.M. – Yamamoto New Scalp Acupuncture - YNSA – Miyazaki, 2010.
4. Boucinhas, J. C.– YNSA - A Nova Acupuntura Craniana de Yamamoto. SMBEAV, Natal, 2000.
5. Feely, R. A. – Yamamoto New Scalp Acupuncture – Principles and Practice, Thieme, New York, 2006.

Neuromodulação Vagal Auricular como Tratamento Potencial para a COVID-19

47

Fernando Mendes Sant'Anna, Rodrigo César Lima Resende, Lucas Bonacossa Sant'Anna

▸ Introdução — COVID-19 e Suas Complicações

A COVID-19 é uma doença infecciosa causada pelo SARS-CoV-2, que invade as células epiteliais alveolares, por meio de receptores da enzima conversora da angiotensina II (ECA2).[1,2] A infecção é desencadeada pela ligação da proteína *spike* (S) do SARS-CoV-1 ou SARS-CoV-2 à ECA2[3] e, por meio dessa ligação, o vírus entra na célula hospedeira, onde ocorre depois a inativação da ECA2. Como essa enzima é abundantemente encontrada em células epiteliais alveolares e no miocárdio, lesões potencialmente graves podem ocorrer nos pulmões e coração.[2,4]

A COVID-19 pode causar, especialmente em pessoas mais idosas e/ou com comorbidades presentes, a síndrome de angústia respiratória aguda (SARA), assim como levar à hipoxemia importante e ao aumento de eventos tromboembólicos. Como consequência, o sistema cardiovascular pode sofrer também injúria aguda e/ou crônica, do mesmo modo que o respiratório.[2,3,5]

"A SARA é uma doença clínica e biologicamente heterogênea, associada a muitos processos patológicos que lesam o aparelho respiratório, culminando em aumento da água extravascular no pulmão, complacência reduzida e hipoxemia grave".[6]

Na SARA, os vasos sanguíneos pulmonares de pequeno tamanho se tornam mais permeáveis, o que leva à extravasamento de fluido para os alvéolos, prejudicando a troca gasosa pulmonar.[7] A SARA é caracterizada por inflamação generalizada nos pulmões, tempestades de citocinas inflamatórias e um desequilíbrio da atividade simpático-parassimpático do sistema nervoso autônomo (SNA).[8,9]

▸ O Nervo Vago e a Resposta Inflamatória

O nervo vago (10º par craniano) é o maior e mais importante nervo do sistema nervoso parassimpático e modula a resposta imunológica aos processos inflamatórios que ocorrem em nosso organismo.[10,11] É composto por fibras sensoriais (> 80%) e motoras.[12]

Mediadores inflamatórios liberados diante de uma agressão qualquer (p.ex. citocinas pró-inflamatórias) ativam as fibras aferentes vagais; essas conduzem a informação para o núcleo do trato solitário (NST) e geram potenciais excitatórios pós-sinápticos em neurônios do NST.[10] A organização somatotópica desse último permite a detecção e localização precisa de qualquer processo inflamatório.[11] Uma vez detectado um processo inflamatório, os neurônios do NST ativam o núcleo motor dorsal do nervo vago (NDMV), e as fibras eferentes de ambos (NST e NDMV) desencadeiam dois mecanismos diferentes de resposta imune: a via anti-inflamatória colinérgica (ChAP) e o eixo hipotálamo-hipófise-adrenal (EHHA).[13] Essa resposta inicial pode ser observada na Figura 47.1.

A resposta anti-inflamatória da ChAP é desencadeada pelos neurônios do NDMV que se projetam pelo nervo esplênico (adrenérgico) para o baço, onde linfócitos T que expressam acetilcolina-transferase são ativados. Quando as células T circulam pelo organismo e identificam macrófagos, elas secretam acetilcolina. A acetilcolina se liga aos receptores de

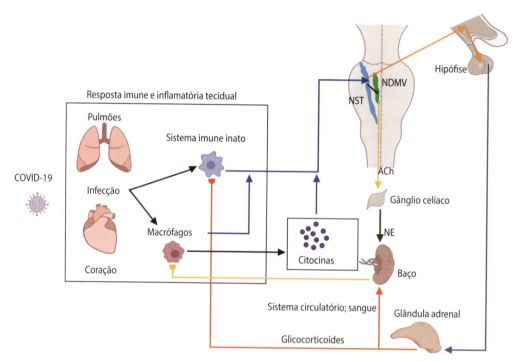

FIGURA 47.1. Diagrama das respostas anti-inflamatórias mediadas pelo nervo vago. O nervo vago desempenha um papel fundamental no eixo neuroendócrino-imune, tendo um duplo papel anti-inflamatório por meio de suas fibras aferentes e eferentes. Em uma infecção, como a causada pela COVID-19, uma resposta imune primária leva à liberação de citocinas pró-inflamatórias, gerando um processo inflamatório no local da infecção, nesse caso, nos pulmões e no coração. As citocinas liberadas são reconhecidas pelas fibras aferentes do nervo vago (setas azuis: informações sobre a inflamação do pulmão, coração e sangue) que transmitem essas informações ao núcleo do trato solitário (NST). A ativação dos neurônios NST dá origem à resposta anti-inflamatória que é gerada por duas vias diferentes. Na primeira, conhecida como "eixo hipotálamo-hipófise-adrenal" (EHHA), os eferentes provenientes do NST para o hipotálamo (setas laranja) estimulam a liberação do hormônio liberador de corticotropina (CRH) que por sua vez estimula a secreção do hormônio adrenocorticotrópico (ACTH) pela glândula pituitária. O ACTH atinge as glândulas adrenais (seta roxa) onde estimula a produção de glicocorticoides (cortisol em humanos). Os glicocorticoides atuam no baço (seta vermelha), o que leva à redução da liberação de citocinas por ação nas células do sistema imunológico. Na segunda, conhecida como "reflexo anti-inflamatório colinérgico", neurônios eferentes do NST atingem o núcleo motor dorsal do nervo vago (NDMV – seta preta, núcleo verde), que estimula neurônios motores colinérgicos a se projetarem para o nervo esplênico no gânglio celíaco (seta amarela). A acetilcolina (ACh), liberada dos terminais pré-ganglionares, excita os neurônios celíacos e provoca a liberação de norepinefrina no baço (NE, seta verde). Então, a resposta esplênica inibe a liberação de citocinas dos macrófagos, diminuindo a inflamação. Fonte: Figura original de Kaniusas E. et al. (2020),[14] traduzida e reproduzida com permissão.

superfície de acetilcolina de macrófagos (e/ou outras células produtoras de citocinas),[10,15] desencadeando transdução de sinal intracelular específica para inibir a liberação de mediadores inflamatórios por macrófagos, levando assim à supressão de citocinas pró-inflamatórias[16] (Figura 47.2). Além disso, os neurônios do NDMV ativados pela infecção levam à liberação direta de acetilcolina em seus terminais eferentes, com os efeitos anti-inflamatórios já mencionados. Com relação ao EHHA, os impulsos provenientes do NST modulam o potencial de membrana de neurônios noradrenérgicos do grupo A2 que se projetam para a área hipotalâmica paraventricular (Figura 47.1). Os neurônios paraventriculares parvocelulares liberam o fator estimulador da corticotropina (CRF), que se liga a receptores específicos expressos pelas células da glândula pituitária. Essas células liberam adrenocorticotropina (ACTH), um hormônio que modula as células da zona fasciculada nas glândulas adrenais, que produzem e liberam glicocorticoides (que possuem forte ação anti-inflamatória) no organismo.[10,17]

Por outro lado, a SARA é caracterizada por amplos processos inflamatórios e concentrações elevadas de citocinas no pulmão, alvos naturais de ambas as vias anti-inflamatórias. Curiosamente, todos os fatores de risco para a SARA, como pneumonia, sepse, aspiração do conteúdo gástrico, trauma, pancreatite, overdose de drogas etc. agravam os sintomas da mesma, aumentando a concentração de citocinas e piorando a inflamação pulmonar.[18]

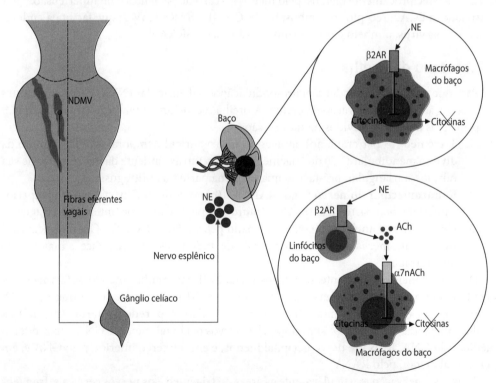

FIGURA 47.2. Esquema da atividade anti-inflamatória dos eferentes vagais. As eferências vagais surgem do núcleo motor dorsal do nervo vago (NDMV) e se projetam para o gânglio celíaco, onde fazem sinapses com o nervo esplênico. A atividade eferente do NDMV provoca estimulação do nervo esplênico que libera norepinefrina (NE) sobre o baço. A NE se liga a receptores β2 adrenérgicos (β2AR) expressos em macrófagos esplênicos e linfócitos esplênicos. A ligação da NE nos macrófagos inibe a liberação de citocinas pró-inflamatórias dessas células. A ligação da NE nos linfócitos provoca a liberação de acetilcolina (Ach) que é reconhecida pelos receptores α7 de acetilcolina (α7nACh) na membrana dos macrófagos. A ativação dos α7nACh provoca uma interrupção da via de liberação de citocinas. Fonte: Figura original de Kaniusas E. et al. (2020),[14] traduzida e reproduzida com permissão.

Equilíbrio Autonômico

Uma mudança no equilíbrio do SNA em direção à predominância simpática (seja por estresse acentuado ou inflamação) pode levar a doenças associadas à esse sistema.[19] Na COVID-19, a hiperatividade do sistema nervoso simpático pode provocar a liberação excessiva de epinefrina e norepinefrina plasmáticas, o que leva à vasoconstrição pulmonar e aumento da permeabilidade capilar.[20]

Nesse ponto, é criado um sistema de *feedback* em favor do sistema simpático que provoca uma piora exponencial dos sintomas. Ou seja, a lesão pulmonar aguda provoca um desequilíbrio adicional com aumento do tônus simpático e elevação significativa de IL (interleucina)-6 e IL-10 plasmáticos, acompanhados por considerável hemorragia, edema, consolidação, atelectasia, infiltração de neutrófilos, edema do epitélio alveolar tipo I e outros efeitos deletérios.[20]

Além disso, a perda de equilíbrio autonômico piora a inflamação originada pela COVID-19, por meio do sistema renina-angiotensina-aldosterona (SRAA), uma cascata de peptídeos vasoativos,[21] que foi recentemente proposta como mediadora da lesão pulmonar provocada pela SARA.[22] De fato, a ativação do sistema nervoso simpático e do SRAA parecem intrínseca e reciprocamente ligados, pelo menos no caso de pacientes com hipertensão.[23] Por outro lado, a ECA2, receptor de ambos, SARS-CoV-1 e SARS-CoV-2, que facilita a endocitose dos dois vírus, também é uma enzima ativadora do SRAA.[21]

Inervação da Orelha

Para que possamos entender a neuromodulação vagal auricular (NVA) precisamos antes de uma noção sobre a inervação da orelha. A orelha recebe uma inervação rica e múltipla.[24] Os principais nervos envolvidos na mesma são:
1. **Trigêmeo** (5º par craniano), através do nervo auriculotemporal (NAT), 1º ramo da divisão mandibular (V3) do trigêmeo: inerva ramo ascendente da hélice, parte de sua raiz, fossa triangular, pré-face e uma pequena parte do antitragus.
2. **Ramo auricular do nervo vago** (RANV), 10º par craniano: inerva concha (superior e inferior), boa parte da anti-hélice (muro) e a parede inferior (interna) do tragus.
3. **Grande nervo auricular** (GNA), formado pelas raízes de C1-C2-C3 (plexo cervical superficial): inerva o lóbulo, fossa escafoide, todo o restante da hélice, a maior parte do antitragus.

De uma maneira inconstante, os **nervos facial** (VII par craniano) e **glossofaríngeo** (IX par) também participam da inervação da orelha,[25] o VII na concha e sob o tragus, e o IX sobre o tragus. Ambos apresentam tônus parassimpático. A **parede posterior** (medial) da orelha é inervada, em seu terço superior, pelos nervos occipital menor e GNA; em seu terço médio, pelo GNA, RANV e nervo occipital menor; e em seu terço inferior, pelo GNA e, em percentual menor, pelo RANV.

Toda essa inervação, particularmente as áreas do trigêmeo e os nervos cervicais, frequentemente se confunde e seus limites são variáveis.[26] O estudo de Peukers e *et al.*, que envolveu dissecção de 14 orelhas de 7 cadáveres,[24] evidenciou o curso completo da inervação das mesmas. Seus resultados podem ser apreciados na Tabela 47.1.

Em revisão recentemente publicada[27], os autores sustentam que os dois principais locais da orelha, onde podemos estimular o nervo vago são a **concha cimba** ou **hemiconcha superior** e a **parede inferior do tragus**, que recobre o meato auditivo externo. As evidências que

TABELA 47.1. Padrão de inervação da superfície lateral da orelha

	RANV	GNA	NAT
Ramo ascendente da hélice	20%	-	80%
Joelho da hélice	-	9%	91%
Cauda da hélice	-	100%	-
Fossa escafoide	-	100%	-
Antihélice	73%	9%	18%
Antitragus	-	100%	-
Tragus	45%	46%	9%
Concha cimba (superior)	100%	-	-
Concha cava (inferior)	45%	55%	-
Lóbulo	-	100%	-

RANV = ramo auricular do nervo vago; GNA = grande nervo auricular; NAT = nervo auriculotemporal.

suportam a estimulação desses locais vêm tanto, dos estudos com dissecção de orelhas em cadáveres[24], quanto de ressonância magnética funcional (fRMI).[28,29]

Interessante lembrar que a orelha é o único local do organismo em que o vago se exterioriza, e onde podemos acessá-lo de maneira simples e não invasiva.

Estimulação Vagal Auricular

Com base nos estudos mencionados anteriormente, partimos do pressuposto que o estímulo do nervo vago por meio do seu ramo auricular produziria: (1) aumento sustentado da atividade parassimpática do sistema nervoso autônomo, que ativará as vias anti-inflamatórias colinérgicas e o EHHA, o que levará a uma forte resposta anti-inflamatória do sistema imunológico e a consequente contenção da SARA associada à COVID-19 e outras doenças; (2) aumento da atividade parassimpática, que irá inverter o equilíbrio autonômico anormal de predominância simpática para parassimpática, contrariando o curso da COVID-19, especialmente sua evolução para SARA.

Mecanismos de Ação

Os efeitos terapêuticos da atividade parassimpática induzida pela estimulação vagal auricular transcutânea (taVNS) são apoiados por uma ampla gama de dados clínicos e experimentais de última geração: diminuição de citocinas pró-inflamatórias e modulação de lesões pulmonares por ativação de vias anti-inflamatórias, melhora das funções pulmonares e cardíacas ajustando o desequilíbrio autonômico etc.[20,30-32]

Resumindo, a estimulação elétrica do nervo vago (VNS) pode ser eficaz no combate à COVID-19 do seguinte modo:[14]

Pela ativação da via anti-inflamatória colinérgica.

Pela ativação da via anti-inflamatória ligada ao EHHA.

Pela restauração do equilíbrio autonômico ao mesmo tempo que aumenta a atividade parassimpática:

- Aumentando a oxigenação.
- Favorecendo a modulação dos efeitos cardiovasculares locais.
- Melhorando o controle respiratório.

Como já vimos anteriormente, a COVID-19 invade a mucosa pulmonar, desencadeando uma série de respostas do sistema imunológico que levam à produção de uma tempestade de citocinas no organismo. Os pacientes apresentam níveis elevados de interleucinas as mais diversas, fator de necrose tumoral alfa (TNF-α), interferon-gama etc.[8] Fibras aferentes vagais nos pulmões detectam esses estímulos inflamatórios,[33] enquanto a VNS, seja ela cervical ou auricular, reduz a tempestade de citocinas pró-inflamatórias por meio do reflexo colinérgico e do EHHA, sem levar à imunossupressão.[31] Logo, espera-se que a VNS reduza a gravidade das complicações e fatalidades relacionadas à inflamação pela COVID-19, ao mesmo tempo que evita respostas imunológicas fortes e degradadoras.

A VNS corrige o desequilíbrio autonômico e aumenta a atividade parassimpática.[11,14] Espera-se que seja especialmente eficaz em pacientes idosos com COVID-19 que apresentam declínio relacionado à idade em suas respostas parassimpáticas naturais a distúrbios endógenos e exógenos, e consequentes complicações graves que levam a fatalidades. Uma regularização do equilíbrio autonômico diminuirá a atividade simpática o que, por sua vez, provocará vasodilatação e, consequentemente, melhorará a oxigenação. Além disso, a liberação de óxido nítrico mediada pela VNS,[34,35] combinada com seus efeitos anti-inflamatórios, media as respostas cardiovasculares, levando potencialmente a uma melhora adicional da oxigenação dos tecidos.[14,36] Diante disso, esperamos que o *feedback* respiratório fornecido pela VNS favoreça o controle da inflamação pulmonar.

Tanto a VNS cervical, quanto a taVNS, apresentam efeitos fisiológicos comparáveis.[36,37] Padrões de atividade cerebral induzidos por taVNS foram semelhantes aos padrões induzidos por VNS cervical[38] com resultados de cura igualmente favoráveis.[39] Do mesmo modo, a VNS e a taVNS aumentam os níveis de norepinefrina no cérebro.[40,41]

▸ Efeitos Terapêuticos da Estimulação Vagal

Desequilíbrios na atividade do SNA têm sido relacionados a muitas desordens clínicas: insuficiência cardíaca,[42] doença inflamatória intestinal[43] e síndromes dolorosas crônicas.[44] Geralmente, os desequilíbrios relatados envolvem atividade simpática elevada associada à déficit de atividade parassimpática.[45]

Estimulação invasiva (implantada cirurgicamente) e não invasiva (transcutânea), são as opções existentes para estimular o nervo vago. Os dispositivos para estimulação transcutânea baseiam-se na existência de uma distribuição de aferentes vagais na região cutânea, tanto na orelha externa (ramo auricular do nervo vago) quanto no pescoço (ramo cervical do nervo vago). A estimulação transcutânea do nervo vago tem sido proposta como um nova intervenção analgésica e anti-inflamatória.

▸ Evidências Experimentais

A modulação no nervo vago resulta em decréscimo da atividade inflamatória e aumento da atividade anti-inflamatória, prevenindo a injúria tissular e aumentando a sobrevida. Por exemplo, a taVNS reduziu a quantidade de citocinas pró-inflamatórias,[50] assim como aumentou níveis de noradrenalina,[38] reforçando os efeitos anti-inflamatórios da estimulação vagal. Em animais, a estimulação do nervo vago propiciou efeitos favoráveis na artrite reumatoide em ratos,[46] assim como reduziu a inflamação intestinal induzida por cirurgia e melhorou o trânsito intestinal.[47] Além disso, evitou o desenvolvimento de choque em ratos por meio da inibição da síntese do fator de necrose tumoral.[48] A taVNS demonstrou a sua eficiência em ratos com endotoxemia letal ou infecção polimicrobiana, reduzindo a produção de fator de necrose tumoral por meio de seus efeitos anti-inflamatórios.[49] A taVNS também suprimiu as respostas inflamatórias induzidas por lipopolissacarídeos em ratos toxêmicos por meio da diminuição dos níveis de citocinas pró-inflamatórias, indicando que ela modula as funções imunes por meio da via anti-inflamatória colinérgica.[50]

Pesquisas de laboratório demonstram efeitos protetores da estimulação vagal para o pulmão.[51] A estimulação vagal protegeu ratos contra a síndrome da angústia respiratória induzida pelo veneno de *Mesobuthus tamulus*, melhorando parâmetros respiratórios, hipoxemia, edema pulmonar e alterações histopatológicas.[52] Também melhorou a função pulmonar na injúria pulmonar aguda, contrabalanceando a predominância do sistema nervoso simpático.[20] Estimulação vagal, com duração de 30 minutos, diminuiu a expressão de TNF-α e IL-6[53] em roedores.

Evidências Clínicas

A VNS modula favoravelmente vários parâmetros cardiovasculares, resultando em uma redução da pressão arterial,[54,55] redução de arritmias[54] e supressão de fibrilação atrial.[32] A VNS inibe a hiperatividade simpática na insuficiência cardíaca[56] e reverte a remodelação cardíaca após infarto do miocárdio.[57] Assim, a VNS poderia modular favoravelmente as complicações cardiovasculares em pacientes com COVID-19, especialmente naqueles com comorbidades, e reduzir a percentagem de desfechos fatais.[14]

A estimulação vagal deve ser levada em consideração no tratamento da injúria pulmonar induzida por ventilação.[58] A estimulação vagal atenuou a injúria pulmonar induzida por ventilação, diminuindo as reações pró-apoptose e pró-inflamatórias. Na injúria pulmonar causada por choque hemorrágico, a estimulação vagal tem prevenido falhas da barreira intestinal e injúrias pulmonares.[59] Além disso, a injúria pulmonar causada pelo choque hemorrágico pode ser aliviada pela estimulação vagal que provoca uma queda da permeabilidade celular.[60] Também mostrou claros efeitos terapêuticos no choque hemorrágico, principalmente devido às suas propriedades anti-inflamatórias, recuperando a permeabilidade e reduzindo a injúria pulmonar.[61]

Huang *et al.* mostraram que a estimulação vagal reduz a inflamação, devolvendo o equilíbrio ao binômio simpático-parassimpático, reduzindo a atividade simpática, e desacelerando a progressão da sepse.[62]

A taVNS tem como efeito, na inflamação, disfunção respiratória e doenças cardiovasculares, a redução da produção de citocinas pró-inflamatórias,[63,64] decréscimo da inflamação em processos crônicos como artrite reumatoide, íleo pós-operatório, doença inflamatória intestinal, inflamação sistêmica e atenuação da resposta inflamatória aguda pós-operatória de lobectomia pulmonar.[13,14,46]

A taVNS melhora a sensibilidade do barorreflexo cardíaco,[65] aumenta a oxigenação venocapilar nos tecidos profundos de pacientes diabéticos,[14] aumenta a temperatura da pele em humanos com disfunções das artérias periféricas e portadores de feridas crônicas por diabetes[66] e melhora sintomas nas doenças arteriais obstrutivas periféricas.[67] Efeitos sistêmicos da taVNS incluem também melhora dos processos metabólicos,[68,69] atenuação de desordens neurológicas,[70,71] aprimoramento das performances cognitivas[72] e alívio da dor.[34,36,73,74]

Pode-se constatar, portanto, pela análise de tantas evidências, que tanto a VNS cervical quanto a taVNS são opções promissoras no tratamento das mais diversas doenças inflamatórias e podem auxiliar pacientes com COVID-19, principalmente idosos e aqueles com comorbidades que têm desequilíbrio simpático-parassimpático importante, com predominância da atividade simpática. Além disso, como já foi mencionado, os resultados são semelhantes para os dois modos de eletroestimulação vagal. A taVNS é promissora por não ser invasiva.

Mais estudos são necessários para que se determine os parâmetros da eletroestimulação e para avaliar até que ponto essa terapêutica pode ser usada para o tratamento da COVID-19 e outras síndromes da angústia respiratória originadas por vírus.

Efeitos Colaterais e Contraindicações

A taVNS é segura, com efeitos colaterais menores, como dor de cabeça, tontura, irritação da pele ou dor.[75,76] A estimulação é geralmente feita de modo intermitente (em torno de 1 hora, 3 a 4 sessões por dia) com uma duração total de estimulação de cerca de 4 a 5 horas por dia.

Já a estimulação vagal auricular percutânea (paVNS) emprega microeletrodos com agulhas o que favorece uma estimulação mais precisa e específica das terminações nervosas.[36,37,77] A impedância cutânea é bem menor, o que permite um estímulo mais eficiente e econômico, com efeitos colaterais mínimos, como sangramento (< 1%) e irritação cutânea (< 10%).[34,78] O estímulo também é realizado de modo intermitente (3 horas on, 3 horas off), mas permanece ativo dia e noite, com um tempo de estimulação bem maior do que na taVNS (12 horas *vs.* 4 a 5 horas), durante 2 a 4 dias. Apesar do tempo de estimulação maior e do uso de agulhas, mais do que 80% dos pacientes tratados dessa maneira expressaram elevado grau de satisfação e poucos ou nenhum efeito colateral.[34,73,78]

Efeitos adversos da taVNS muito leves foram relatados, observados em poucos casos:[74,79] reflexo de tosse de Arnold, reflexo vaso-vagal, lacrimejamento, bradicardia, todos eles sendo efeitos indiretos de reflexos vagais aferentes-eferentes.

A taVNS é contraindicada para pessoas com hipersensibilidade vagal, hemofilia, psoríase vulgar no local da aplicação, e para pacientes com dispositivos implantáveis ativos, como marca-passos, por sua possível interferência com o dispositivo de estimulação. Não há relatos de eventos adversos especiais e contraindicações de taVNS em infecções virais, como a COVID-19.[14]

Parâmetros de Estimulação

A taVNS é produzida pela estimulação elétrica auricular não invasiva do nervo vago,[14] por meio de eletrodos posicionados na concha cimba e/ou na parte inferior do tragus, podendo ser utilizadas tanto a orelha esquerda quanto a direita, uma vez que a informação aferente vagal se mescla ao atingir o tronco cerebral.[37,80] Não temos disponível no Brasil o dispositivo que realiza a estimulação vagal auricular percutânea (paVNS), o AuriStim (Multisana, Áustria).

As fibras nervosas podem ser classificadas em três grupos, com base no seu diâmetro: o grupo A (Aa, Ab, Ag e Ad), grupo B e grupo C. Diferentes tipos de fibras nervosas têm diâmetros e espessuras de bainha de mielina diferentes (Tabela 47.2), o que corresponde a diferentes velocidades de condução, com fibras mais mielinizadas tipicamente ligadas a velocidades de condução mais rápidas.[81]

No nível cervical, o nervo vago consiste principalmente de fibras C amielínicas de pequeno diâmetro (65%-80%), uma porção menor de fibras B mielinizadas de diâmetro intermediário e fibras A mielinizadas de grande diâmetro.[82] Kraus *et al.*[83] mostraram que, no tratamento da epilepsia, a destruição das fibras C periféricas não influenciou a supressão da

TABELA 47.2. Classificação das fibras nervosas

Tipo de fibra nervosa	Diâmetro (µm)	Velocidade de condução (m/s)	Aferente/eferente	Tipo
Aα	13-20	80-120	Ambas	Sensitiva e motora
Aβ	6-12	33-75	Ambas	Sensitiva e motora
Aγ	5-8	4-24	Eferente	Motora
Aδ	1-5	3-30	Aferente	Sensitiva
B	<3	3-14	Aferente	Autonômica
C	0,2-1,5	0.5-2	Aferente	Sensitiva e motora

convulsão induzida por VNS, e os efeitos terapêuticos da VNS foram atribuídos ao recrutamento máximo de fibras nervosas aferentes A e B espessas.[84] Outros autores[85] mostraram que a taVNS não provoca sensações dolorosas nos participantes, o que sugere que os axônios C aferentes e os axônios Aδ mielinizados finos não são ativados.

Tal como acontece com a estimulação dos ramos cervicais do nervo vago com correntes elétricas de baixa intensidade, o ideal seria que a estimulação do RANV ativasse apenas fibras mielinizadas espessas, sem ativação das fibras C amielínicas de diâmetro reduzido. O RANV é uma fibra sensorial geral e é um dos poucos ramos do vago que não contém fibras motoras. Como tal, seria esperado que as fibras mielinizadas encontradas no RANV fossem axônios sensoriais do grupo A em vez de fibras autonômicas do grupo B. Apenas um estudo determinou o número de axônios mielinizados que estão presentes no RANV.[86] Cerca de 50% dos axônios mielinizados medidos apresentaram diâmetro entre 2,5 e 4,4 µm, o que sugere que eles pertencem ao grupo Aδ. Quase 20% dos axônios mostraram diâmetro > 7 µm, sugerindo que essas fibras pertencem à classe Aβ. No entanto, o RANV contém quase seis vezes menos fibras nervosas da classe Aβ do que aquelas encontradas no ramo cervical do nervo vago. Esse número também variou muito entre os indivíduos, o que pode explicar por que alguns indivíduos não experimentam efeitos terapêuticos após o tratamento com taVNS, assim como explica a base anatômica por trás do mecanismo e eficácia da taVNS.[27]

Deve-se procurar uma sensação de formigamento, como apontado por alguns estudos.[87,88] Isso porque o estímulo não doloroso do RANV recrutaria mais as fibras mielinizadas Aβ na orelha, responsáveis pela mecanorrecepção cutânea e sensação de tato, e não as fibras Aδ, responsáveis pela sensação de dor e temperatura. Ademais, as fibras Aβ, mais espessas (diâmetro entre 7-10 µm) são mais facilmente recrutáveis do que as fibras Aδ, menores (2-5 µm).[37] Para que esse efeito seja obtido, deve-se realizar o estímulo com menores intensidades de corrente, sempre abaixo do limiar doloroso.

Outro parâmetro importante para otimizar o recrutamento das fibras Aβ é a frequência de estimulação.[89] Frequências um pouco mais altas, entre 20-25 Hz, são melhores para estimulação elétrica periférica do sistema nervoso parassimpático, enquanto frequências mais baixas (entre 0,5 e 10 Hz) são melhores para o simpático. Isso porque frequências maiores mostram duração mais estreita do período de despolarização e, portanto, só são capazes de recrutar fibras nervosas maiores e mais facilmente excitáveis,[36] como as fibras Aβ, o que pode indiretamente ativar o sistema nervoso parassimpático. Do mesmo modo, larguras de pulso menores recrutam facilmente fibras mais espessas, enquanto larguras de pulso maiores (tempo mais longo) recrutam tanto fibras mais quanto menos calibrosas.[36] Por outro lado, estudos mais recentes[90,91] têm mostrado bons resultados em doenças inflamatórias com o uso de baixas frequências também, e por isso ainda não se sabe ao certo a frequência ideal a se utilizar.

Muitos estudos têm mostrado que a eficiência do estímulo tem sido aumentada pela estimulação em *burst*, durante 3 a 4 horas por dia.[37,77,92] O *burst* pode ser definido como uma descarga de impulsos durante um curto tempo, seguido de um intervalo. Um ou mais impulsos nervosos desencadeados nas aferências sensoriais vagais em resposta a estímulos elétricos únicos são menos propensos a influenciar a regulação sistêmica ou atividade cerebral (p. ex., o equilíbrio simpático-vagal), do que uma sequência rítmica desses impulsos.[37,93]

Sendo assim, do ponto de vista prático, com base em estudos publicados nos últimos anos, propomos duas opções nos parâmetros da taVNS para o tratamento da COVID-19 e suas manifestações inflamatórias, que podem ser implementadas nos equipamentos de eletroestimulação cutânea MicroStim, EL-30 e EL-608 (NKL Produtos Eletrônicos, Brusque, SC):

1. Estímulos em *burst* na frequência 20 a 25 Hz, largura de pulso 500 μs, intensidade abaixo do limiar doloroso, 30 segundos *on*, 30 segundos *off*.
2. Estímulos em *burst* na frequência de 1 Hz, largura de pulso 500 μs a 1 ms, intensidade abaixo do limiar doloroso, 30 segundos on, 30 segundos off.
3. Nessa terceira opção, propomos um novo conceito de estimulação vagal, baseada em estudos muito recentes.[93] O aparelho já virá programado da seguinte maneira: periodicidade do estímulo 1 Hz, largura de pulso 1 ms, intensidade máxima de 1,5-2 mA (necessária apenas para sentir uma sensação de formigamento), trem de 100 pulsos bifásicos a cada 200 ms (0,2 segundo) permanecendo sem qualquer estímulo por 0,8 segundo e voltando a repetir o estímulo, dessa mesma maneira, nos segundos subsequentes. Trata-se de um novo conceito de *burst*, no qual dentro da periodicidade de 1 Hz se envia uma sequência de impulsos bem rápida, o que se mostrou mais eficaz, nos modelos testados, para excitar fibras Ab e produzir neuromodulação vagal.[70,93]

Ambos os eletrodos são posicionados na concha cimba (superior), ou nas conchas cimba e cava (inferior) e conectados ao equipamento (Figura 47.3). Um novo protótipo se encontra em fase final de implementação no qual os eletrodos são fixados de maneira semelhante a um *headset* e o equipamento de estimulação já se encontra embutido no mesmo. O estímulo deve ser realizado diariamente, por uma hora, 3 a 4 vezes por dia, durante o tempo que o paciente permanecer internado, com intervalos de pelo menos duas horas entre as sessões.

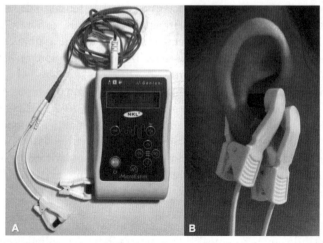

FIGURA 47.3. Equipamento MicroStim e eletrodos posicionados na orelha (concha superior e inferior) para estimulação. (A) MicroStim (NKL Produtos Eletrônicos, Brusque, SC) com eletrodos auriculares; (B) Eletrodos posicionados na orelha, na concha superior (cimba) e inferior (cava).

Nesse caso, o uso de eletroacupuntura auricular convencional apenas uma vez por semana ou mesmo uma vez por dia, durante 20-40 minutos, não tem respaldo na literatura, não podendo ser recomendado com essa finalidade.

Conclusões

A estimulação vagal ativa as vias anti-inflamatórias parassimpáticas, restaura o equilíbrio simpático-vagal e melhora as doenças respiratórias e cardíacas. Trata-se de procedimento clínico seguro e pode ser um tratamento eficaz para a SARA originada pela COVID-19 e vírus semelhantes.

Uma das maneiras mais simples de estimular o nervo vago, restaurando o equilíbrio autonômico, é por meio da estimulação transcutânea de seu ramo auricular (taVNS), que além de produzir efeitos semelhantes aos alcançados pela estimulação vagal cervical, tem a vantagem de ser não invasiva.

A taVNS é um procedimento com poucos efeitos colaterais e contraindicações. Ademais, encontra-se disponível em nosso meio e tem aprovação da ANVISA, o certificado CE europeu e a aprovação do FDA americano para diversas patologias.

Existe ainda um vasto campo de pesquisa para esse método terapêutico, envolvendo diferentes populações de risco (como idosos), e outras doenças inflamatórias potencialmente graves.

Agradecimento

Os autores agradecem ao Professor Eugenijus Kaniusas, professor de bioengenharia da Vienna University of Technology (Áustria), pela consultoria que nos ofereceu na elaboração desse manuscrito e pela gentil permissão em usar as figuras de seu último artigo.

Referências Bibliográficas

1. Hoffmann M, Kleine-Weber H, Schroeder S et al. SARS-CoV-2 Cell Entry Depends on ACE2 and TMPRSS2 and Is Blocked by a Clinically Proven Protease Inhibitor. Cell. 2020;181(2):271-280.e8. doi:10.1016/j.cell.2020.02.052.
2. Zheng Y-Y, Ma Y-T, Zhang J-Y, Xie X. COVID-19 and the cardiovascular system. Nat Rev Cardiol. 2020;17(5):259-260. doi:10.1038/s41569-020-0360-5.
3. Costa IBS da S, Bittar CS, Rizk SI et al. O coração e a COVID-19: O que o Cardiologista Precisa Saber. Arquivos Brasileiros de Cardiologia. 2020;114(5):805-816. doi:10.36660/abc.20200279.
4. Vellingiri B, Jayaramayya K, Iyer M et al. COVID-19: A promising cure for the global panic. Science of The Total Environment. 2020;725:138277. doi:10.1016/j.scitotenv.2020.138277.
5. Guan W, Ni Z, Hu Y et al. Clinical Characteristics of Coronavirus Disease 2019 in China. N Engl J Med. 2020;382(18):1708-1720. doi:10.1056/NEJMoa2002032.
6. Nanchal RS, Truwit JD. Recent advances in understanding and treating acute respiratory distress syndrome. F1000Res. 2018;7:1322. doi:10.12688/f1000research.15493.1.
7. Stevens JP, Law A, Giannakoulis J. Acute Respiratory Distress Syndrome. JAMA. 2018;319(7):732. doi:10.1001/jama.2018.0483.
8. Guo Y-R, Cao Q-D, Hong Z-S et al. The origin, transmission and clinical therapies on coronavirus disease 2019 (COVID-19) outbreak – an update on the status. Military Med Res. 2020;7(1):11. doi:10.1186/s40779-020-00240-0.
9. Zhou F, Yu T, Du R et al. Clinical course and risk factors for mortality of adult inpatients with COVID-19 in Wuhan, China: a retrospective cohort study. The Lancet. 2020;395(10229):1054-1062. doi:10.1016/S0140-6736(20)30566-3.

10. Pavlov VA, Wang H, Czura CJ, Friedman SG, Tracey KJ. The cholinergic anti-inflammatory pathway: a missing link in neuroimmunomodulation. Mol Med. 2003;9(5-8):125-134.
11. Pavlov VA, Tracey KJ. The vagus nerve and the inflammatory reflex—linking immunity and metabolism. Nat Rev Endocrinol. 2012;8(12):743-754. doi:10.1038/nrendo.2012.189.
12. Berthoud H-R, Neuhuber WL. Functional and chemical anatomy of the afferent vagal system. Autonomic Neuroscience. 2000;85(1-3):1-17. doi:10.1016/S1566-0702(00)00215-0.
13. Bonaz B, Sinniger V, Pellissier S. Vagus nerve stimulation: a new promising therapeutic tool in inflammatory bowel disease. J Intern Med. 2017;282(1):46-63. doi:10.1111/joim.12611.
14. Kaniusas E, Szeles JC, Kampusch S et al. Non-invasive Auricular Vagus Nerve Stimulation as a Potential Treatment for COVID19-Originated Acute Respiratory Distress Syndrome. Front Physiol. 2020;11:890. doi:10.3389/fphys.2020.00890.
15. Wang H, Yu M, Ochani M et al. Nicotinic acetylcholine receptor α7 subunit is an essential regulator of inflammation. Nature. 2003;421(6921):384-388. doi:10.1038/nature01339.
16. Wang D-W, Yin Y-M, Yao Y-M. Vagal Modulation of the Inflammatory Response in Sepsis. International Reviews of Immunology. 2016;35(5):415-433. doi:10.3109/08830185.2015.1127369.
17. Bonaz B, Picq C, Sinniger V, Mayol JF, Clarençon D. Vagus nerve stimulation: from epilepsy to the cholinergic anti-inflammatory pathway: VNS and inflammation. Neurogastroenterology & Motility. 2013;25(3):208-221. doi:10.1111/nmo.12076.
18. Yang J, Zheng Y, Gou X et al. Prevalence of comorbidities and its effects in patients infected with SARS-CoV-2: a systematic review and meta-analysis. International Journal of Infectious Diseases. 2020;94:91-95. doi:10.1016/j.ijid.2020.03.017.
19. Stojanovich L, Milovanovich B, de Luka SR et al. Cardiovascular autonomic dysfunction in systemic lupus, rheumatoid arthritis, primary Sjögren syndrome and other autoimmune diseases. Lupus. 2007;16(3):181-185. doi:10.1177/0961203306076223.
20. Liu Y, Tao T, Li W, Bo Y. Regulating autonomic nervous system homeostasis improves pulmonary function in rabbits with acute lung injury. BMC Pulm Med. 2017;17(1):98. doi:10.1186/s12890-017-0436-0.
21. Vaduganathan M, Vardeny O, Michel T, McMurray JJV, Pfeffer MA, Solomon SD. Renin–Angiotensin–Aldosterone System Inhibitors in Patients with COVID-19. N Engl J Med. 2020;382(17):1653-1659. doi:10.1056/NEJMsr2005760.
22. Busse LW, Chow JH, McCurdy MT, Khanna AK. COVID-19 and the RAAS—a potential role for angiotensin II? Crit Care. 2020;24(1):136, s13054-020-02862-1. doi:10.1186/s13054-020-02862-1.
23. Fisher JP, Paton JFR. The sympathetic nervous system and blood pressure in humans: implications for hypertension. J Hum Hypertens. 2012;26(8):463-475. doi:10.1038/jhh.2011.66.
24. Peuker ET, Filler TJ. The nerve supply of the human auricle. Clin Anat. 2002;15(1):35-37. doi:10.1002/ca.1089.
25. Rouxeville Y. Les clés de l'auriculothérapie: clinique et pratique. Satas; 2016.
26. He W, Wang X, Shi H et al. Auricular Acupuncture and Vagal Regulation. Evidence-Based Complementary and Alternative Medicine. 2012;2012:1-6. doi:10.1155/2012/786839.
27. Butt MF, Albusoda A, Farmer AD, Aziz Q. The anatomical basis for transcutaneous auricular vagus nerve stimulation. J Anat. 2020;236(4):588-611. doi:10.1111/joa.13122.
28. Frangos E, Ellrich J, Komisaruk BR. Non-invasive Access to the Vagus Nerve Central Projections via Electrical Stimulation of the External Ear: fMRI Evidence in Humans. Brain Stimul. 2015;8(3):624-636. doi:10.1016/j.brs.2014.11.018.
29. Yakunina N, Kim SS, Nam E-C. Optimization of Transcutaneous Vagus Nerve Stimulation Using Functional MRI. Neuromodulation. 2017;20(3):290-300. doi:10.1111/ner.12541.
30. Chen I-C, Kuo J, Ko W-J, Shih H-C, Kuo C-D. Increased flow resistance and decreased flow rate in patients with acute respiratory distress syndrome: The role of autonomic nervous modulation. Journal of the Chinese Medical Association. 2016;79(1):17-24. doi:10.1016/j.jcma.2015.10.001.

31. Huang Y, Zhao C, Su X. Neuroimmune regulation of lung infection and inflammation. QJM: An International Journal of Medicine. 2019;112(7):483-487. doi:10.1093/qjmed/hcy154.
32. Stavrakis S, Stoner JA, Humphrey MB et al. TREAT AF (Transcutaneous Electrical Vagus Nerve Stimulation to Suppress Atrial Fibrillation). JACC: Clinical Electrophysiology. 2020;6(3):282-291. doi:10.1016/j.jacep.2019.11.008.
33. Carr MJ, Undem BJ. Bronchopulmonary afferent nerves. Respirology. 2003;8(3):291-301. doi:10.1046/j.1440-1843.2003.00473.x.
34. Sator-Katzenschlager SM, Scharbert G, Kozek-Langenecker SA et al. The short- and long-term benefit in chronic low back pain through adjuvant electrical versus manual auricular acupuncture. Anesth Analg. 2004;98(5):1359-1364, table of contents. doi:10.1213/01.ane.0000107941.16173.f7.
35. Brack KE, Patel VH, Mantravardi R, Coote JH, Ng GA. Direct evidence of nitric oxide release from neuronal nitric oxide synthase activation in the left ventricle as a result of cervical vagus nerve stimulation: Vagus nerve stimulation releases NO in the ventricle. The Journal of Physiology. 2009;587(12):3045-3054. doi:10.1113/jphysiol.2009.169417.
36. Kaniusas E, Kampusch S, Tittgemeyer M et al. Current Directions in the Auricular Vagus Nerve Stimulation I – A Physiological Perspective. Front Neurosci. 2019;13:854. doi:10.3389/fnins.2019.00854.
37. Kaniusas E, Kampusch S, Tittgemeyer M et al. Current Directions in the Auricular Vagus Nerve Stimulation II – An Engineering Perspective. Front Neurosci. 2019;13:772. doi:10.3389/fnins.2019.00772.
38. Beekwilder JP, Beems T. Overview of the clinical applications of vagus nerve stimulation. J Clin Neurophysiol. 2010;27(2):130-138. doi:10.1097/WNP.0b013e3181d64d8a.
39. Mercante B, Ginatempo F, Manca A, Melis F, Enrico P, Deriu F. Anatomo-Physiologic Basis for Auricular Stimulation. Medical Acupuncture. 2018;30(3):141-150. doi:10.1089/acu.2017.1254.
40. Lehtimäki J, Hyvärinen P, Ylikoski M et al. Transcutaneous vagus nerve stimulation in tinnitus: a pilot study. Acta Oto-Laryngologica. 2013;133(4):378-382. doi:10.3109/00016489.2012.750736.
41. Li H, Zhang J-B, Xu C et al. Effects and mechanisms of auricular vagus nerve stimulation on high-fat-diet—induced obese rats. Nutrition. 2015;31(11-12):1416-1422. doi:10.1016/j.nut.2015.05.007.
42. De Ferrari GM, Crijns HJGM, Borggrefe M et al. Chronic vagus nerve stimulation: a new and promising therapeutic approach for chronic heart failure. European Heart Journal. 2011;32(7):847-855. doi:10.1093/eurheartj/ehq391.
43. Ghia JE, Blennerhassett P, Kumar-Ondiveeran H, Verdu EF, Collins SM. The vagus nerve: a tonic inhibitory influence associated with inflammatory bowel disease in a murine model. Gastroenterology. 2006;131(4):1122-1130. doi:10.1053/j.gastro.2006.08.016.
44. Farmer AD, Aziz Q. Mechanisms of visceral pain in health and functional gastrointestinal disorders. Scand J Pain. 2014;5(2):51-60. doi:10.1016/j.sjpain.2014.01.002.
45. Farmer AD, Albu-Soda A, Aziz Q. Vagus nerve stimulation in clinical practice. Br J Hosp Med (Lond). 2016;77(11):645-651. doi:10.12968/hmed.2016.77.11.645.
46. Koopman FA, Chavan SS, Miljko S et al. Vagus nerve stimulation inhibits cytokine production and attenuates disease severity in rheumatoid arthritis. Proc Natl Acad Sci U S A. 2016;113(29):8284-8289. doi:10.1073/pnas.1605635113.
47. Matteoli G, Gomez-Pinilla PJ, Nemethova A et al. A distinct vagal anti-inflammatory pathway modulates intestinal muscularis resident macrophages independent of the spleen. Gut. 2014;63(6):938-948. doi:10.1136/gutjnl-2013-304676.
48. Borovikova LV, Ivanova S, Zhang M et al. Vagus nerve stimulation attenuates the systemic inflammatory response to endotoxin. Nature. 2000;405(6785):458-462. doi:10.1038/35013070
49. Huston JM, Gallowitsch-Puerta M, Ochani M et al. Transcutaneous vagus nerve stimulation reduces serum high mobility group box 1 levels and improves survival in murine sepsis. Crit Care Med. 2007;35(12):2762-2768. doi:10.1097/01.CCM.0000288102.15975.BA.

50. Zhao YX, He W, Jing XH et al. Transcutaneous auricular vagus nerve stimulation protects endotoxemic rat from lipopolysaccharide-induced inflammation. Evid Based Complement Alternat Med. 2012;2012:627023. doi:10.1155/2012/627023.
51. Krzyzaniak MJ, Peterson CY, Cheadle G et al. Efferent vagal nerve stimulation attenuates acute lung injury following burn: The importance of the gut-lung axis. Surgery. 2011;150(3):379-389. doi:10.1016/j.surg.2011.06.008.
52. Akella A, Deshpande SB. Vagal efferent stimulation protects against Mesobuthus tamulus venom-induced acute respiratory distress syndrome in rats. Toxicon. 2015;108:189-201. doi:10.1016/j.toxicon.2015.10.013.
53. Johnson RL, Murray ST, Camacho DK, Wilson CG. Vagal nerve stimulation attenuates IL-6 and TNFα expression in respiratory regions of the developing rat brainstem. Respiratory Physiology & Neurobiology. 2016;229:1-4. doi:10.1016/j.resp.2016.03.014.
54. Annoni EM, Xie X, Lee SW et al. Intermittent electrical stimulation of the right cervical vagus nerve in salt-sensitive hypertensive rats: effects on blood pressure, arrhythmias, and ventricular electrophysiology. Physiol Rep. 2015;3(8):e12476. doi:10.14814/phy2.12476.
55. Mahadi KM, Lall VK, Deuchars SA, Deuchars J. Cardiovascular autonomic effects of transcutaneous auricular nerve stimulation via the tragus in the rat involve spinal cervical sensory afferent pathways. Brain Stimulation. 2019;12(5):1151-1158. doi:10.1016/j.brs.2019.05.002.
56. Zhang Y, Popović ZB, Bibevski S et al. Chronic Vagus Nerve Stimulation Improves Autonomic Control and Attenuates Systemic Inflammation and Heart Failure Progression in a Canine High-Rate Pacing Model. Circ Heart Fail. 2009;2(6):692-699. doi:10.1161/CIRCHEARTFAILURE.109.873968.
57. Buchholz B, Donato M, Perez V et al. Changes in the loading conditions induced by vagal stimulation modify the myocardial infarct size through sympathetic-parasympathetic interactions. Pflugers Arch - Eur J Physiol. 2015;467(7):1509-1522. doi:10.1007/s00424-014-1591-2.
58. Johnson RL, Wilson CG. A review of vagus stimulation as a therapeutic intervention. JIR. 2018;Volume 11:203-213. doi:10.2147/JIR.S163248.
59. Reys LG, Ortiz-Pomales YT, Lopez N et al. Uncovering the neuroenteric–pulmonary axis: Vagal nerve stimulation prevents acute lung injury following hemorrhagic shock. Life Sciences. 2013;92(13):783-792. doi:10.1016/j.lfs.2013.02.009.
60. Levy G, Fishman JE, Xu D et al. Vagal nerve stimulation modulates gut injury and lung permeability in trauma-hemorrhagic shock. Journal of Trauma and Acute Care Surgery. 2012;73(2):338-342. doi:10.1097/TA.0b013e31825debd3.
61. Powell K, Shah K, Hao C et al. Neuromodulation as a new avenue for resuscitation in hemorrhagic shock. Bioelectron Med. 2019;5:17. doi:10.1186/s42234-019-0033-z.
62. Huang L-F, Yao Y-M, Dong N, Yu Y, He L-X, Sheng Z-Y. Association between regulatory T cell activity and sepsis and outcome of severely burned patients: a prospective, observational study. Crit Care. 2010;14(1):R3. doi:10.1186/cc8232.
63. Tracey KJ. Physiology and immunology of the cholinergic antiinflammatory pathway. J Clin Invest. 2007;117(2):289-296. doi:10.1172/JCI30555.
64. Stavrakis S, Humphrey MB, Scherlag BJ et al. Low-level transcutaneous electrical vagus nerve stimulation suppresses atrial fibrillation. J Am Coll Cardiol. 2015;65(9):867-875. doi:10.1016/j.jacc.2014.12.026.
65. Antonino D, Teixeira AL, Maia-Lopes PM et al. Non-invasive vagus nerve stimulation acutely improves spontaneous cardiac baroreflex sensitivity in healthy young men: A randomized placebo-controlled trial. Brain Stimulation. 2017;10(5):875-881. doi:10.1016/j.brs.2017.05.006.
66. Széles JC, Litscher G. Objectivation of cerebral effects with a new continuous electrical auricular stimulation technique for pain management. Neurological Research. 2004;26(7):797-800. doi:10.1179/016164104225016100.
67. Payrits T, Ernst A, Ladits E, Pokorny H, Viragos I, Längle F. Vagale Stimulation – eine neue Möglichkeit zur konservativen Therapie der peripheren arteriellen Verschlusskrankheit. Zentralbl Chir. 2011;136(05):431-435. doi:10.1055/s-0031-1283739.

68. Huang F, Dong J, Kong J et al. Erratum to: Effect of transcutaneous auricular vagus nerve stimulation on impaired glucose tolerance: a pilot randomized study. BMC Complement Altern Med. 2016;16(1):218. doi:10.1186/s12906-016-1190-1.
69. Ju Y, Zhang H, Chen M et al. Effects of auricular stimulation in the cavum conchae on glucometabolism in patients with type 2 diabetes mellitus. Complementary Therapies in Medicine. 2014;22(5):858-863. doi:10.1016/j.ctim.2014.09.002.
70. Kampusch S, Kaniusas E, Széles JC. Modulation of Muscle Tone and Sympathovagal Balance in Cervical Dystonia Using Percutaneous Stimulation of the Auricular Vagus Nerve: Auricular Vagus Nerve Stimulation in Dystonia. Artificial Organs. 2015;39(10):E202-E212. doi:10.1111/aor.12621.
71. Ylikoski J, Lehtimäki J, Pirvola U et al. Non-invasive vagus nerve stimulation reduces sympathetic preponderance in patients with tinnitus. Acta Oto-Laryngologica. 2017;137(4):426-431. doi:10.1080/00016489.2016.1269197.
72. Rong P-J, Fang J-L, Wang L-P et al. Transcutaneous vagus nerve stimulation for the treatment of depression: a study protocol for a double blinded randomized clinical trial. BMC Complement Altern Med. 2012;12(1):255. doi:10.1186/1472-6882-12-255.
73. Sator-Katzenschlager SM, Szeles JC, Scharbert G et al. Electrical stimulation of auricular acupuncture points is more effective than conventional manual auricular acupuncture in chronic cervical pain: a pilot study. Anesth Analg. 2003;97(5):1469-1473. doi:10.1213/01.ane.0000082246.67897.0b.
74. Napadow V, Edwards RR, Cahalan CM et al. Evoked Pain Analgesia in Chronic Pelvic Pain Patients Using Respiratory-Gated Auricular Vagal Afferent Nerve Stimulation. Pain Med. 2012;13(6):777-789. doi:10.1111/j.1526-4637.2012.01385.x.
75. Badran BW, Mithoefer OJ, Summer CE et al. Short trains of transcutaneous auricular vagus nerve stimulation (taVNS) have parameter-specific effects on heart rate. Brain Stimulation. 2018;11(4):699-708. doi:10.1016/j.brs.2018.04.004.
76. Mertens A, Raedt R, Gadeyne S, Carrette E, Boon P, Vonck K. Recent advances in devices for vagus nerve stimulation. Expert Review of Medical Devices. 2018;15(8):527-539. doi:10.1080/17434440.2018.1507732.
77. Kampusch S, Kaniusas E, Szeles JC. New approaches in multi-punctual percutaneous stimulation of the auricular vagus nerve. In: 2013 6th International IEEE/EMBS Conference on Neural Engineering (NER). IEEE; 2013:263-266. doi:10.1109/NER.2013.6695922.
78. Kampusch S, Kaniusas E, Thürk F, Felten D, Hofmann I, Széles JC. Device development guided by user satisfaction survey on auricular vagus nerve stimulation. Current Directions in Biomedical Engineering. 2016;2(1):593-597. doi:10.1515/cdbme-2016-0131.
79. Tekdemir I, Aslan A, Elhan A. A clinico-anatomic study of the auricular branch of the vagus nerve and Arnold's ear-cough reflex. Surg Radiol Anat. 1998;20(4):253-257. doi:10.1007/s00276-998-0253-5.
80. Chen M, Yu L, Ouyang F et al. The right side or left side of noninvasive transcutaneous vagus nerve stimulation: Based on conventional wisdom or scientific evidence? International Journal of Cardiology. 2015;187:44-45. doi:10.1016/j.ijcard.2015.03.351.
81. Yap JYY, Keatch C, Lambert E, Woods W, Stoddart PR, Kameneva T. Critical Review of Transcutaneous Vagus Nerve Stimulation: Challenges for Translation to Clinical Practice. Front Neurosci. 2020;14:284. doi:10.3389/fnins.2020.00284.
82. Vonck K, De Herdt V, Boon P. Vagal nerve stimulation — a 15-year survey of an established treatment modality in epilepsy surgery. In: Advances and Technical Standards in Neurosurgery. Vol 34. Advances and Technical Standards in Neurosurgery. Springer Vienna; 2009:111-146. doi:10.1007/978-3-211-78741-0_5.
83. Kraus T, Hösl K, Kiess O, Schanze A, Kornhuber J, Forster C. BOLD fMRI deactivation of limbic and temporal brain structures and mood enhancing effect by transcutaneous vagus nerve stimulation. J Neural Transm. 2007;114(11):1485-1493. doi:10.1007/s00702-007-0755-z.

84. Evans MS, Verma-Ahuja S, Naritoku DK, Espinosa JA. Intraoperative human vagus nerve compound action potentials. Acta Neurol Scand. 2004;110(4):232-238. doi:10.1111/j.1600-0404.2004.00309.x.
85. Stefan H, Kreiselmeyer G, Kerling F et al. Transcutaneous vagus nerve stimulation (t-VNS) in pharmacoresistant epilepsies: a proof of concept trial. Epilepsia. 2012;53(7):e115-118. doi:10.1111/j.1528-1167.2012.03492.x.
86. Safi S, Ellrich J, Neuhuber W. Myelinated Axons in the Auricular Branch of the Human Vagus Nerve: Auricular Vagus Nerve Branch. Anat Rec. 2016;299(9):1184-1191. doi:10.1002/ar.23391.
87. Garcia RG, Lin RL, Lee J et al. Modulation of brainstem activity and connectivity by respiratory--gated auricular vagal afferent nerve stimulation in migraine patients. Pain. 2017;158(8):1461-1472. doi:10.1097/j.pain.0000000000000930.
88. Sclocco R, Garcia RG, Kettner NW et al. The influence of respiration on brainstem and cardiovagal response to auricular vagus nerve stimulation: A multimodal ultrahigh-field (7T) fMRI study. Brain Stimulation. 2019;12(4):911-921. doi:10.1016/j.brs.2019.02.003.
89. Dietrich S, Smith J, Scherzinger C et al. A novel transcutaneous vagus nerve stimulation leads to brainstem and cerebral activations measured by functional MRI / Funktionelle Magnetresonanztomographie zeigt Aktivierungen des Hirnstamms und weiterer zerebraler Strukturen unter transkutaner Vagusnervstimulation. Biomedizinische Technik/Biomedical Engineering. 2008;53(3):104-111. doi:10.1515/BMT.2008.022.
90. Straube A, Ellrich J, Eren O, Blum B, Ruscheweyh R. Treatment of chronic migraine with transcutaneous stimulation of the auricular branch of the vagal nerve (auricular t-VNS): a randomized, monocentric clinical trial. J Headache Pain. 2015;16:543. doi:10.1186/s10194-015-0543-3.
91. Zhang Y, Liu J, Li H et al. Transcutaneous auricular vagus nerve stimulation at 1 Hz modulates locus coeruleus activity and resting state functional connectivity in patients with migraine: An fMRI study. NeuroImage: Clinical. 2019;24:101971. doi:10.1016/j.nicl.2019.101971.
92. Szabó CÁ, Salinas FS, Papanastassiou AM et al. High-frequency burst vagal nerve simulation therapy in a natural primate model of genetic generalized epilepsy. Epilepsy Research. 2017;138:46-52. doi:10.1016/j.eplepsyres.2017.10.010.
93. Kaniusas E, Samoudi AM, Kampusch S et al. Stimulation Pattern Efficiency in Percutaneous Auricular Vagus Nerve Stimulation: Experimental versus Numerical data. IEEE Trans Biomed Eng. Published online 2019:1-1. doi:10.1109/TBME.2019.2950777.

Moxabustão na COVID-19 48

Jorge Kioshi Hosomi, Hildebrando Sábato

Introdução

A moxabustão é um método terapêutico com base na Medicina Tradicional Chinesa (MTC), que usa o calor gerado pela queima de preparações de ervas contendo *Artemisia argyi*, para estimular os pontos de acupuntura. De acordo com a teoria da medicina tradicional, o calor é geralmente aplicado nos pontos de acupuntura durante a moxabustão para curar doenças, regulando a função dos meridianos e dos órgãos viscerais. Uma possível explicação de como a moxabustão funciona é que o calor estimula os pontos de acupuntura, o que aumenta a circulação e alivia a estagnação do Qi.[1]

A moxa (termo reduzido de moxabustão) tem sido usada para prevenir e tratar doenças por mais de 2.500 anos. Zuo Zhuan, da dinastia pré-Qin na China, que registrou uma discussão sobre doença ocorrida em 581 a.C., é considerada a literatura mais antiga sobre moxabustão.[2]

A moxabustão tem sido aplicada no tratamento de uma grande variedade de doenças. As indicações mais frequentes são versão fetal no trabalho de parto, diarreia, colite, incontinência urinária, dismenorreia, osteoartrite do joelho, distúrbio da articulação temporomandibular, lesão de tecidos moles, dor no calcanhar, asma, retenção urinária e herpes zoster. A moxabustão também pode ser usada para tratar fraqueza, fadiga e problemas relacionados ao envelhecimento.[2]

A terapia de moxabustão tradicional é caracterizada pelo uso de moxa como material de queima e pode ser dividida em moxabustão direta e moxabustão indireta dependendo se a moxa está em contato direto com a pele durante a operação. Um cone de moxa colocado diretamente na pele e inflamado é a moxabustão direta, enquanto a moxa mantida a certa distância da pele é a indireta. Os materiais isolantes da moxabustão indireta podem ser ar, alho, gengibre, acônito, sal, dentre outros materiais. A moxabustão moderna, como a moxabustão por micro-ondas, a laser e eletrotérmica, são usadas para simular a estimulação da moxabustão tradicional por métodos físicos ou químicos para atingir os efeitos terapêuticos da moxabustão.[2]

Evidências e Mecanismos de Ação

Pesquisas clínicas vêm sendo conduzidas para investigar a efetividade clínica da moxabustão.[3] Uma análise bibliométrica das tendências de pesquisa com moxa nos últimos 20 anos, publicada em 2020, identificou que as principais condições investigadas foram dor, doença intestinal inflamatória, apresentação fetal, inflamação, síndrome do intestino irritável, osteoartrite e acidente vascular cerebral (AVC).[4]

Foram conduzidos muitos estudos sobre os efeitos da moxabustão no corpo humano ou em animais de experimentação, envolvendo quase todos os principais sistemas fisiológicos, principalmente nas áreas de analgesia, aumento da imunidade e antienvelhecimento. Ao mesmo tempo, pesquisas sobre o mecanismo de ação também se desenvolveram gradualmente, principalmente relacionado aos efeitos térmicos, efeitos de radiação e ações farmacológicas da moxa e seus produtos de combustão.[2] O efeito térmico se relaciona com os receptores térmicos e/ou com receptores polimodais nos pontos de acupuntura. Efeitos na pele podem aparecer como calor, rubor, dor, bolhas, outras irritações cutâneas e queimaduras. Pode levar à vasoconstrição no ponto de queima e vasodilatação ao redor do ponto; aumentar o fluxo sanguíneo arterial periférico e a permeabilidade microvascular. A queima de moxa emite luz visível e radiação infravermelha promovendo circulação sanguínea e estimulando atividades celulares e enzimáticas. E as ações farmacológicas estão relacionadas com os mais de 60 componentes identificados nas folhas da *Artemisia* como óleos voláteis, taninos, flavonoides, esteróis, polissacarídeos.[2]

Uma questão controversa é o efeito da fumaça da moxa como parte de tratamento. A literatura clássica relata que a moxa atua no fortalecimento do corpo, na prevenção de doenças e remoção de transtornos pela fumigação. Pesquisas indicam que óleos essenciais, como eucaliptol, borneol etc., liberados pela queima de folhas de *Artemisia argyi* atuam na esterilização, redução da inflamação, combate a vírus, redução da tosse, alívio da asma e fortalecimento da imunidade. Ensaios clínicos demonstraram que a fumigação com moxa teria efeito comparável com desinfecção do ar ou por ultravioleta de ambientes.[5]

Moxabustão e COVID-19

A natureza dos sintomas da doença se relaciona com as doenças yin, provocada por frio patogênico e umidade. O Yin patogênico lesa o Yang Qi. O princípio de tratamento poderia ser aquecer e tonificar o Yang primário.[6]

A moxabustão atua aquecendo os meridianos, expelindo o frio, recuperando o Yang do colapso, removendo a estagnação, prevenindo doenças e mantendo a saúde.[6]

Na perspectiva ocidental, pesquisas demonstraram que a moxabustão estimula a imunidade regulando várias células e fatores imunológicos. Tem também um papel anti-inflamatório por meio da regulação dos níveis de citocinas inflamatórias e estudos animais demonstraram que a moxa pode inibir processo de fibrose pulmonar.[6,7]

Desde o início da pandemia, vários estudos clínicos com moxabustão foram conduzidos. Por exemplo, 42 pacientes com COVID-19 foram tratados com moxabustão sensível ao calor. O paciente permanecia confortavelmente em decúbito dorsal, mantendo o relaxamento de todo o corpo e com os locais dos pontos Shenque (CV8) e Tianshu (ST25) expostos. O dispositivo de moxabustão foi colocado transversalmente tendo CV8 como centro. Duas partes do bastão de moxa, com 2,5 cm de diâmetro e 4 cm de comprimento, foram acesas e inseridas no dispositivo. A saída de fumaça do dispositivo foi conectada a um exaustor de fumaça portátil. Durante a moxabustão, a temperatura foi controlada por meio de ajuste da alça para que o paciente pudesse sentir a sensação de calor uniforme e confortável. Cada tratamento de moxabustão foi conduzido por 40-60 minutos até que a sensação de calor penetrasse em áreas profundas e distais; foi administrado uma vez ao dia durante três dias. O tratamento aliviou os sintomas como opressão no peito, perda de apetite, lassidão, tensão e ansiedade.[8]

Moxaterapia também foi conduzida em atendimento à distância para equipe de atendimento em linha de frente e pacientes com casos suspeitos e confirmados. O tratamento consistiu em aplicação de adesivo de moxa indireta. A equipe de linha de frente e pacientes no período de observação foram orientados a aplicar moxa nos pontos Zusanli (ST36), Qihai (CV6) e Zhongwan (CV12). Casos leves (frio-umidade e estagnação no pulmão) e casos do tipo comum (frio-umidade acumulada no pulmão) receberam os pontos Hegu (LI4), Taichong (LR3), Zusanli (ST36) e Guanyuan (CV4). No período de convalescença (deficiência de Qi do baço e do pulmão) foram aplicados Dazhui (GV14), Feishu (BL13), Geshu (BL17), Zusanli (ST36) e Kongzui (LU6). A intervenção durou dez dias. Os autores concluíram que houve alívio dos sintomas como tosse e fadiga e melhorou o estado psicológico.[9]

Um estudo controlado e randomizado explorou o efeito terapêutico e o mecanismo do tratamento adjuvante com moxabustão. Um total de 95 pacientes com COVID-19 foram divididos em dois grupos. O grupo moxabustão, além do tratamento da medicina ocidental recebeu moxa em Dazhui (GV14), Feishu (BL13), Qihai (CV6) e Zusanli (ST36) uma vez ao dia, por 14 dias. Houve alívio dos sintomas, redução nos níveis dos índices inflamatórios (IL-6, proteína C-reativa) e melhora no número absoluto de linfócitos T.[10]

Orientações da Associação Chinesa de Acupuntura-Moxabustão

Em resposta à solicitação do governo chinês em solidariedade à luta contra a COVID-19 e para melhor aplicar as técnicas externas de MTC na prevenção, tratamento e reabilitação de COVID-19, a Associação Chinesa de Acupuntura-Moxabustão (CAAM) desenvolveu e publicou um guia para intervenção com acupuntura e moxibustão (*guidance for acupuncture and moxibustion intervention on* COVID-19, segunda edição). O guia contém três sessões, princípio de intervenções por acupuntura-moxabustão, os métodos de intervenções e autointervenções de acupuntura e moxabustão em domicílio, sob orientação médica, no período de convalescença e reabilitação. A descrição das intervenções pode ser acessada no artigo de Liu *et al.* (*understanding of guidance for acupuncture and moxibustion interventions on COVID-19* (Second edition) issued by CAAM)[11] disponível em: https://www.sciencedirect.com/science/article/abs/pii/S1003525720300295?via%3Dihub .

Com relação à autoaplicação de moxabustão, pelo próprio paciente, o guia recomenda os pontos ST26, PC6, LI4, CV6, CV4, SP6 etc., por dez minutos em cada ponto. Sugerem também moxa adesiva, tuina, exercícios físicos tradicionais, dentre outras atividades.

Perspectivas

Um grande número de pacientes curados, especialmente aqueles afetados por formas graves da doença, podem continuar a apresentar fadiga, distúrbios do sono, dor, distúrbios respiratórios, ansiedade e falta de apetite, mesmo após a alta hospitalar. Muitos deles têm necessidade de reabilitação profissional. Na China, a crise de saúde pública causada pelo surto do novo coronavírus evitou que esses pacientes que receberam alta consultassem médicos da MTC em clínicas ambulatoriais de reabilitação, uma vez que estão isolados em casa. Portanto, as intervenções de assistência domiciliar da MTC tornaram-se um método importante para promover a reabilitação e a saúde dos pacientes que receberam alta da COVID-19, particularmente nas circunstâncias atuais. Essas intervenções são técnicas de autocuidado não invasivas centradas na família, baseadas em princípios da MTC. São muito populares e aceitas pela população chinesa com a vantagem da autoadministração, simplicidade, conveniência, efetividade e baixo custo. Assim, elas podem ser uma possibilidade para paciente em alta com COVID-19 que estão isolados em casa. E essas intervenções foram utilizadas com sucesso em surtos epidêmicos prévios, incluindo SARS e influenza H1N1.[12]

Uma revisão das orientações chinesas para intervenções da MTC em domicílio para pacientes em convalescença da COVID-19 analisou os atuais guias dessas intervenções de cuidados em domicílio nesses pacientes.[12] A revisão identificou cincos guias de orientação. Moxabustão e acupressão foram as intervenções mais frequentes. Segundo os autores, a moxa pode efetivamente fortalecer a habilidade corporal de restaurar o Yang e promover o Qi primário. Os pontos mais selecionados nos estudos foram ST36 e CV12. A moxa ou acupressão nesses pontos pode fortalecer o Qi do baço e do estômago para melhorar o apetite dos pacientes. Em síntese, essas intervenções podem ter um efeito benéfico em pacientes de alta da COVID-19, mas ainda são necessários ensaios clínicos randomizados para evidenciar a efetividade no tratamento desses pacientes.

Conclusão

Associar MTC com as terapias médicas ocidentais tem promovido efeito superior na melhora dos sintomas clínicos, diminuído o tempo de hospitalização e prevenido a deterioração das condições de pacientes com COVID-19. À medida que intervenções da MTC são publicadas, pesquisadores têm se debruçado na busca de evidências da efetividade e segurança dessas intervenções por meio de revisões sistemáticas e metanálises. Protocolos foram anunciados e em breve essas revisões serão publicadas. Como exemplo, pode-se citar os seguintes protocolos: "eficácia da acupuntura e moxabustão no tratamento adjuvante de pacientes com COVID-19",[13] "efeitos terapêuticos adjuvantes de moxabustão na COVID-19"[14] e "efeitos de moxabustão para a convalescença da COVID-19".[15]

Referências Bibliográficas

1. Lee MS, Kang JW, Ernst E. Does moxibustion work? An overview of systematic reviews. BMC Res Notes. 2010;3:284.
2. Deng H, Shen X. The mechanism of moxibustion: ancient theory and modern research. Evid Based Complement Alternat Med. 2013;2013:379291.
3. Kim SY, Chae Y, Lee SM, Lee H, Park HJ. The effectiveness of moxibustion: an overview during 10 years. Evid Based Complement Alternat Med. 2011;2011:306515.
4. Park H, Lee IS, Lee H, Chae Y. Bibliometric Analysis of Moxibustion Research Trends over the Past 20 Years. J Clin Med. 2020;9(5):1254.
5. Liang YL. Thoughts on the effects of moxa smoke in the epidemic prevention. World J Acupunct Moxibustion. 2020;30(3):175-7.
6. Xu J, Pan LJ, Jia CS. Exploration on the feasibility of moxibustion in prevention and treatment of COVID-19 from the perspective of modern medical mechanism. World J Acupunct Moxibustion. 2020;30(2):81-4.
7. He W, Shi XS, Zhang ZY, Su YS, Wan HY, Wang Y et al. [Discussion on the effect pathways of preventing and treating coronavirus disease 2019 by acupuncture and moxibustion from the regulation of immune inflammatory response] [resumo]. Zhongguo Zhen Jiu. 2020;40(8):799-802.

8. Huang XB, Xie DY, Qiu Q, Shen Y, Jiao L, Li QL et al. 42 cases of coronavirus disease 2019 of the ordinary type with the adjuvant treatment of heat-sensitive moxibustion 42. World J Acupunct Moxibustion. 2020;30(3):163-6.
9. Chen X, Huang W, Liu BY, Wang H, He LY, Zhao H et al. [Moxibustion therapy in prevention and treatment of coronavirus disease 2019 (COVID-19): construction and application of non-contact diagnosis and treatment mode] [resumo]. Zhongguo Zhen Jiu. 2020;40(10):1027-33.
10. Liu L, Xing XY, He DC, Yang WC, Zhang MY, Wu W et al. [Effect of moxibustion on clinical symptoms, peripheral inflammatory indexes and T lymphocyte subsets in COVID-19 patients] [resumo]. Zhongguo Zhen Jiu. 2020;40(12):1271-5.
11. Liu WH, Guo SN, Wang F, Hao Y. Understanding of guidance for acupuncture and moxibustion interventions on COVID-19 (Second edition) issued by CAAM. World J Acupunct Moxibustion. 2020;30(1):1-4.
12. Xu X, Shi YN, Wang RY, Liu T, Xu J, Mao W et al. Home-based traditional Chinese medicine nursing interventions for discharged patients with COVID-19: a rapid review of Chinese guidelines. Integr Med Res. 2020;9(3):100479.
13. Zhang Q, Xu X, Sun S, Cao F, Li J, Qi X et al. Efficacy of acupuncture and moxibustion in adjuvant treatment of patients with novel coronavirus disease 2019 (COVID-19): A protocol for systematic review and meta analysis. Medicine (Baltimore). 2020;99(28):e21039.
14. Wang ZL, Zhang J, Du DQ, Ma FJ, Yan X, Chen C et al. Adjuvant therapeutic effects of moxibustion on COVID-19: A protocol for systematic review and meta-analysis. Medicine (Baltimore). 2020;99(46):e23198.
15. Zhou Y, Yan X, Ma F, Xia Q, Lu Y, Li W et al. Effects of moxibustion for COVID-19 convalescence: A protocol for systematic review and meta-analysis. Medicine (Baltimore). 2021;100(14):e25389.

Nutrição na Síndrome Pós-COVID-19

49

Adriano Höhl, Ana Lúcia Munaro Tacca Höhl

▶ Introdução

A pandemia causada pelo novo coronavírus continua avançando por todo o mundo e suas consequências econômicas e de saúde ainda são incalculáveis. O número de pacientes com comprometimento funcional relacionada à COVID-19 aumenta rapidamente e a terapêutica multidisciplinar é crucial para reduzir deficiências e ajudar a restabelecer a saúde dos pacientes.[1]

O acesso à alimentação adequada é um pilar fundamental para a promoção e para a recuperação da saúde. O alimento é fonte primária de energia para a manutenção e recuperação da vida. Pode ser, desde um grande aliado na melhora da imunidade e equilíbrio rumo à longevidade, bem com um vilão, piorando o quadro inflamatório, propiciando transtornos metabólicos, responsáveis pelo aumento da morbidade e mortalidade da população mundial.[2] Porém, a pandemia e a necessidade de medidas de contenção do vírus, intensificaram o quadro de insegurança alimentar, que por sua vez está associada a piores desfechos em saúde, tanto em curto, quanto em longo prazo, especialmente nas populações mais vulneráveis.[3]

A dieta influencia na incidência de muitas doenças e por isso, é considerada importante fator modificável para prevenção dessas e recuperação dos pacientes. O padrão dietético tem efeito na expressão de genes relacionados a doenças crônicas, tais como: obesidade, síndrome metabólica, osteoporose, diabetes *mellitus* tipo 2, doenças cardiovasculares, doença renal crônica, doenças neurodegenerativas e câncer.[4] Juntamente com as doenças pulmonares, as doenças crônicas são as principais comorbidades que aumentam o risco para infecção com maior comprometimento pulmonar, sequelas e morte.[5]

Os pacientes que desenvolvem a forma grave da COVID-19 e que necessitam de internação, com ventilação mecânica, associada à sedação, assim como aqueles que cursaram com repouso e imobilização prolongados no leito, podem apresentar redução da força muscular e da função física, deficiências na função respiratória, estado cognitivo, deglutição e comunicação, podendo ainda ocorrer confusão mental. Em todas as fases da doença, esses pacientes se beneficiam com o cuidado nutricional, a fim de retardar, atenuar ou recuperar os efeitos deletérios da doença e da internação prolongada.[6]

Neste capítulo, serão abordadas as principais alterações clínicas pós-COVID-19, relacionadas à alimentação e nutrição, além de suas respectivas condutas nutricionais para pacientes em reabilitação e que podem receber alimentação via oral.

Alterações do Peso Corporal

As evidências, atualmente disponíveis, demonstram que os distúrbios nutricionais estão associados a piores desfechos clínicos, bem como ao aumento do risco de infecção.[8]

A desnutrição por perda é frequentemente observada em pacientes com COVID-19. A perda do apetite, ageusia (perda do paladar), febre e sedação contribuem para a deterioração do estado nutricional. Durante o processo infeccioso, há aceleração do estado catabólico, associado à insuficiência anabólica e, portanto, desencadeando a perda de peso na COVID-19.[7]

A infecção pelo SARS-CoV-2 pode causar inflamação acentuada, especialmente em pacientes com a forma grave da doença. Ocorre morte celular endotelial e epitelial, combinada com extravasamento vascular que levam à produção de quimiocinas e citocinas, resultando em uma reação inflamatória maciça, causando distúrbios na homeostase. Proteínas de fase aguda, tais como: TNF-α, ferritina, proteína C-reativa (PCR), fator de crescimento de fibroblastos, IL, NF-κB, interferon-gama são produzidos e liberados, intensificando a proteólise. Além disso, a imobilização no leito contribui significativamente para a perda muscular e sarcopenia.[7]

Por outro lado, a obesidade é considerada um fator independente e forte que aumenta o risco de piores resultados, pois, é significativamente associada à mortalidade, necessidade de ventilação mecânica e admissão hospitalar.[8] Estudo recente destaca que cerca de 90% dos pacientes admitidos em unidades de terapia intensiva (UTI) com IMC> 35 kg/m^2 necessitaram de ventilação mecânica. Os autores concluíram que a obesidade é um forte fator de risco prognóstico negativo para COVID-19.[9]

A recomendação geral para adultos, após o período de infecção, com condições limitadas de atividade física, é focar em padrões alimentares saudáveis, ricos em alimentos vegetais, incluindo frutas e vegetais frescos, nozes, boas fontes de antioxidantes e ácidos graxos ômega 3, juntamente com baixo teor de gorduras saturadas e açúcares adicionados. Além disso, a restrição energética leve é recomendada para pacientes obesos e obesos-diabéticos. A maioria dessas metas dietéticas pode ser alcançada por meio da adoção da dieta mediterrânea, que é rica em polifenóis com atividades imunoprotetoras e anti-inflamatórias, desempenhando papel coadjuvante tanto na profilaxia quanto na terapia.[10]

Os principais alimentos que compõem a dieta mediterrânea incluem azeite de oliva, frutas e vegetais frescos, legumes, peixes e grãos integrais, além de quantidades moderadas de vinho e carne vermelha.[11]

Imunidade

Para que o sistema imunológico funcione de maneira adequada, é necessário que o estado nutricional esteja adequado, uma vez que, deficiências nutricionais estão relacionadas ao pior funcionamento do sistema imunológico. A nutrição deficiente resulta em uma defesa imunológica deficiente e está frequentemente associada à imunidade prejudicada e ao aumento da suscetibilidade a infecções.[10]

Durante a infecção por SARS-CoV-2, o sistema imunológico intensamente requisitado, secreta citocinas e quimiocinas pró-inflamatórias em excesso, alimentando um círculo vicioso que leva a danos teciduais. Esses pacientes podem desenvolver uma síndrome conhecida como tempestade de citocinas, com níveis marcadamente mais elevados de IFN-γ, CCL-2, CCL-3, TNF e a IL-6.[10] Todo esse desgaste imunológico contribui para o aumento da taxa metabólica basal. Assim, uma estratégia de nutrição otimizada, com o objetivo de alcançar melhores resultados imunológicos, precisa dar suporte à função das células de defesa, permitindo-lhes produzir respostas robustas aos patógenos, tanto para a fase aguda da doença, mas também, evitando quadros de inflamação crônica subjacente.[2]

Vários micronutrientes são essenciais para a imunocompetência, particularmente, vitaminas A, C, D, E, B2, B6 e B12, ácido fólico, ferro, selênio e zinco, assim como ácidos graxos ômega 3 e componentes bioativos como polifenóis.[10]

Dentre os nutrientes citados, a vitamina D e o zinco vêm ganhando destaque devido à importante atuação no sistema imunológico. Os receptores de vitamina D estão presentes em muitas células imunológicas e modulam a resposta a doenças virais, reduzindo também, o risco de infecções respiratórias. A deficiência de vitamina D tem sido observada em pacientes gravemente enfermos e isso tem sido associado ao aumento do tempo de internação na UTI, ventilação mecânica e mortalidade. O zinco está envolvido na regulação das respostas inflamatórias por meio de sua influência na função de leucócitos e linfócitos, incluindo sua proliferação, diferenciação e maturação.[12-14]

A fonte primária de obtenção da vitamina D é síntese endógena por meio da exposição da pele à luz solar, mas também, pode ser obtida na dieta. Para isso deve-se estimular o consumo de alimentos fontes alimentares de vitamina D, como peixes, ovos, leite fortificado e cogumelos.[14] Quanto ao zinco, recomenda-se incluir alimentos fontes, como aves, carne vermelha, nozes, sementes de abóbora, sementes de gergelim, feijão e lentilhas.[11]

Disfagia Pós-Intubação

A disfagia pós-intubação em pacientes criticamente enfermos está relacionada à duração da ventilação mecânica. Pode afetar negativamente o retorno à ingestão oral e está associada à hospitalização prolongada. Além da disfagia, na intubação prolongada pode ocorrer lesão laríngea, traqueal e distúrbio de voz. A disfagia por sua vez, aumenta o risco de pneumonia aspirativa.[15]

Antes de definir a conduta nutricional para o paciente disfágico, é necessária avaliação criteriosa do grau de disfagia. Essa avaliação, realizada por fonoaudiólogo especializado, definirá a textura dos alimentos e a viscosidade dos líquidos que será segura para cada paciente. Nos casos mais graves, a via enteral pode ser indicada até que o paciente melhore a mobilidade e sensibilidade para deglutição. Quando a via oral é possível, essa deve ocorrer de maneira gradativa.[16]

Para pacientes que podem receber alimentação, por via oral, após a alta hospitalar, é recomendado (adaptado de I Consenso Brasileiro de Nutrição e Disfagia em Idosos Hospitalizados, 2011.[17]):

- Realizar de 5 a 6 refeições ao dia (café da manhã, lanche da manhã, almoço, lanche da tarde, jantar e ceia);
- Manter o paciente sentado no momento e ao menos 30 minutos após a refeição;
- Oferecer a alimentação ao paciente em local tranquilo, para favorecer a concentração e, com calma, oferecer pequenas quantidades de alimentos de cada vez;
- Esperar o paciente engolir todo o alimento contido na boca antes que outros sejam oferecidos;
- Respeitar a consistência dos alimentos orientada pelo nutricionista e/ou fonoaudiólogo;

- Evitar misturas de consistência na mesma preparação (p.ex.: canjas, sopas com pedaços e com caldo em líquido fino etc.). As preparações devem ter consistência conforme o grau de disfagia;
- As preparações devem ser oferecidas logo que preparadas, para que não percam a consistência desejada e garantam a segurança;
- Utilizar temperos naturais no preparo dos alimentos, como cebola, alho, salsinha, cebolinha, manjericão, cominho etc.;
- Líquidos em geral (leite, chás, sucos, água etc.) só devem ser oferecidos ao paciente com espessantes ou segundo orientação do fonoaudiólogo;
- Identificar sinais clínicos de aspiração/disfagia;
- Realizar higiene oral;
- Monitorar aceitação alimentar.

Síndrome da Fadiga Crônica

A síndrome da fadiga crônica (SFC), também conhecida como síndrome da disfunção imunológica por fadiga crônica, síndrome da fadiga pós-viral ou encefalomielite miálgica (EM), é caracterizada por fadiga prolongada em combinação com sintomas típicos, como dores musculares e articulares, dores de cabeça, nódulos linfáticos sensíveis, dificuldade de concentração, piora da qualidade da memória e do sono.[18]

Um grupo de pacientes que se recuperou da infecção aguda por COVID-19, pode desenvolver efeitos adversos de longo prazo, semelhantes à sintomatologia de SFC, com fadiga persistente, mialgia difusa, sintomas depressivos e sono não restaurador.[19]

Do ponto de vista nutricional, a recomendação principal é manter dieta variada e balanceada, prestigiando todos os grupos alimentares e respeitando a individualidade de cada caso. Dietas de eliminação deverão ser utilizadas apenas em casos onde há outra condição associada, como intolerâncias, alergias ou síndrome do intestino irritável.[20]

A suplementação apresenta resultados conflitantes na literatura. Campagnolo *et al.* avaliaram 14 estudos intervencionais, todos comprando alguma intervenção nutricional a um grupo placebo. As principais intervenções foram a suplementação com Coenzima Q10, NADH, probióticos e chocolate com alto teor de cacau, rico em polifenóis. Alguns estudos evidenciaram melhora da fadiga autorrelatada, enquanto outros não evidenciaram diferença significativa, o que demonstra discordâncias quanto aos efeitos das suplementações citadas e fortalece a necessidade de conduta nutricional individualizada.[20]

Alterações Sensoriais: Anosmia e Disgeusia

Os distúrbios do olfato e do paladar estão relacionados a vários tipos de infecções virais. Alguns vírus como os causadores da influenza A, herpesvírus, poliovírus, vírus da raiva, vírus da parainfluenza e adenovírus podem usar o nervo olfatório como rota para o sistema nervoso central. No entanto, os mecanismos pelos quais a infecção pelo SARS-CoV-2 leva a alterações olfativas e gustativas ainda estão sendo esclarecidos. Sabe-se que a infecção causa danos ao trato respiratório superior e ao epitélio olfatório, levando às alterações de quimiossensibilidade, como a anosmia ou a disgeusia. A disgeusia, por sua vez, pode ser um resultado secundário da disfunção olfatória. Receptores da enzima conversora de angiotensina II, que é o principal receptor da célula hospedeira do SARS-CoV-2 para ligação e penetração nas células, são amplamente expressos nas células epiteliais da mucosa oral, o que pode explicar a disgeusia observada na fase inicial da COVID-19.[21]

Um estudo multicêntrico europeu investigou a ocorrência de disfunções olfatórias e gustativas em pacientes com infecção por COVID-19. Foi observado que 85,6% e 88,0% dos pacientes relataram disfunções olfatórias e gustativas, respectivamente, evidenciando o quanto esses distúrbios são sintomas frequentes na população estudada.[22] A duração dos sintomas de perda do olfato e/ou paladar é variável, ficando aproximadamente entre 5 dias a 4 semanas, com uma média de uma a duas semanas para a recuperação.[23]

O paladar e o olfato desempenham um papel importante na qualidade de vida e podem interferir diretamente na dieta habitual e no metabolismo dos indivíduos. Por deixar de sentir gosto e cheiro, podem ocorrer mudanças nos hábitos alimentares como aumento do uso de temperos, gorduras, sal e açúcar, contribuindo para piora dos quadros de hipertensão, diabetes e doenças cardiovasculares, que por sua vez, pioram o prognóstico da COVID-19.[23]

Algumas orientações podem auxiliar a melhorar a qualidade das refeições, mesmo quando a percepção de paladar e olfato estiver comprometida:[24]

- Fazer as refeições em ambiente tranquilo e sempre que se sentir melhor.
- Preparar refeições visualmente agradáveis e coloridas.
- Manter boa higiene oral.
- Utilizar temperos naturais como ervas e especiarias.
- Evitar alimentos com alto teor de gordura ou excessivamente doces.

Conclusão

A pandemia de COVID-19 é um problema desafiador de saúde que permanece sem controle em grande parte do mundo. Juntamente com a pandemia em curso, muitos estudos estão sendo desenvolvidos para que os mecanismos fisiopatológicos sejam elucidados e no futuro exista uma terapia específica. A abordagem multidisciplinar é importante para melhor prognóstico e recuperação dos doentes. O mau estado nutricional está relacionado a pior prognóstico, maior mortalidade e dificuldade de reabilitação, portanto a avaliação e o suporte nutricional são fundamentais em todos os casos, principalmente para aqueles em idade avançada ou portadores de comorbidades. O acompanhamento nutricional pós-COVID-19 favorece a recuperação e contribui para a melhor qualidade de vida dos pacientes.

Referências Bibliográficas

1. Carda S, Invernizzi M, Bavikatte G, Bensmaïl D, Bianchi F, Deltombe T, Draulans N, Esquenazi A, Francisco GE, Gross R, Jacinto LJ, Moraleda Pérez S, O'Dell MW, Reebye R, Verduzco-Gutierrez M, Wissel J, Molteni F. The role of physical and rehabilitation medicine in the COVID-19 pandemic: The clinician's view. Ann Phys Rehabil Med. 2020 Nov;63(6):554-556. doi: 10.1016/j.rehab.2020.04.001. Epub 2020 Apr 18. PMID: 32315802; PMCID: PMC7166018.
2. Moscatelli F, Sessa F, Valenzano A, Polito R, Monda V, Cibelli G, Villano I, Pisanelli D, Perrella M, Daniele A, Monda M, Messina G, Messina A. COVID-19: Role of Nutrition and Supplementation. Nutrients. 2021 Mar 17;13(3):976. doi: 10.3390/nu13030976. PMID: 33803015; PMCID: PMC8002713.
3. Wolfson JA, Leung CW. Food Insecurity and COVID-19: Disparities in Early Effects for US Adults. Nutrients. 2020 Jun 2;12(6):1648. doi: 10.3390/nu12061648. PMID: 32498323; PMCID: PMC7352694.
4. Di Renzo L, Gualtieri P, Romano L, Marrone G, Noce A, Pujia A, Perrone MA, Aiello V, Colica C, De Lorenzo A. Role of Personalized Nutrition in Chronic-Degenerative Diseases. Nutrients. 2019 Jul 24;11(8):1707. doi: 10.3390/nu11081707. PMID: 31344895; PMCID: PMC6723746.

5. Ejaz H, Alsrhani A, Zafar A, Javed H, Junaid K, Abdalla AE, Abosalif KOA, Ahmed Z, Younas S. COVID-19 and comorbidities: Deleterious impact on infected patients. J Infect Public Health. 2020 Dec;13(12):1833-1839. doi: 10.1016/j.jiph.2020.07.014. Epub 2020 Aug 4. PMID: 32788073; PMCID: PMC7402107.
6. Considerações sobre a reabilitação durante o surto de COVID-19. OPAS, 2020.
7. Anker MS, Landmesser U, von Haehling S, Butler J, Coats AJS, Anker SD. Weight loss, malnutrition, and cachexia in COVID-19: facts and numbers. J Cachexia Sarcopenia Muscle. 2021 Feb;12(1):9-13. doi: 10.1002/jcsm.12674. Epub 2020 Dec 31. PMID: 33382211; PMCID: PMC7890265.
8. Mentella, MC, Scaldaferri, F., Gasbarrini, A., & Miggiano, G. (2021). O papel da nutrição na pandemia de COVID-19. Nutrients , 13 (4), 1093. https://doi.org/10.3390/nu13041093.
9. Simonnet A, Chetboun M, Poissy J, Raverdy V, Noulette J, Duhamel A, Labreuche J, Mathieu D, Pattou F, Jourdain M; LICORN and the Lille COVID-19 and Obesity study group. High Prevalence of Obesity in Severe Acute Respiratory Syndrome Coronavirus-2 (SARS-CoV-2) Requiring Invasive Mechanical Ventilation. Obesity (Silver Spring). 2020 Jul;28(7):1195-1199. doi: 10.1002/oby.22831. Epub 2020 Jun 10. Erratum in: Obesity (Silver Spring). 2020 Oct;28(10):1994. PMID: 32271993; PMCID: PMC7262326.
10. Cena, H., & Chieppa, M. (2020). Doença por coronavírus (COVID-19-SARS-CoV-2) e nutrição: a infecção na Itália sugere uma conexão? Frontiers in immunology, 11, 944. https://doi.org/10.3389/fimmu.2020.00944.
11. Muscogiuri, G., Barrea, L., Savastano, S., & Colao, A. (2020). Nutritional recommendations for CoVID-19 quarantine. European journal of clinical nutrition, 74(6), 850–851. https://doi.org/10.1038/s41430-020-0635-2.
12. Stachowska, E., Folwarski, M., Jamioł-Milc, D., Maciejewska, D., & Skonieczna-Żydecka, K. (2020). Suporte Nutricional na Doença do Coronavírus 2019. Medicina (Kaunas, Lituânia), 56 (6), 289. https://doi.org/10.3390/medicina56060289.
13. Fedele D, De Francesco A, Riso S, Collo A. Obesity, malnutrition, and trace element deficiency in the coronavirus disease (COVID-19) pandemic: An overview. Nutrition. 2021 Jan;81:111016. doi: 10.1016/j.nut.2020.111016. Epub 2020 Sep 8. PMID: 33059127; PMCID: PMC7832575.
14. Di Renzo L, Gualtieri P, Pivari F, Soldati L, Attinà A, Leggeri C, Cinelli G, Tarsitano MG, Caparello G, Carrano E, Merra G, Pujia AM, Danieli R, De Lorenzo A. COVID-19: Is there a role for immunonutrition in obese patient? J Transl Med. 2020 Nov 7;18(1):415. doi: 10.1186/s12967-020-02594-4. PMID: 33160363; PMCID: PMC7647877.
15. Frajkova Z, Tedla M, Tedlova E, Suchankova M, Geneid A. Postintubation Dysphagia During COVID-19 Outbreak-Contemporary Review. Dysphagia. 2020 Aug;35(4):549-557. doi: 10.1007/s00455-020-10139-6. Epub 2020 May 28. PMID: 32468193; PMCID: PMC7255443.
16. Cuppari, L. Nutrição Clínica no Adulto. São Paulo: Manole, 3ª Ed. 2019.
17. I Consenso Brasileiro de Nutrição e Disfagia em Idosos Hospitalizados/ [coordenadora Myrian Najas]. – Barueri, SP: Minha Editora, 2011. Vários relatores. ISBN 978-85-7868-017-6.
18. Bjørklund G, Dadar M, Pen JJ, Chirumbolo S, Aaseth J. Chronic fatigue syndrome (CFS): Suggestions for a nutritional treatment in the therapeutic approach. Biomed Pharmacother. 2019 Jan;109:1000-1007. doi: 10.1016/j.biopha.2018.10.076. Epub 2018 Nov 5. PMID: 30551349.
19. Perrin, R., Riste, L., Hann, M., Walther, A., Mukherjee, A., & Heald, A. (2020). Into the looking glass: Post-viral syndrome post COVID-19. Medical hypotheses, 144, 110055. https://doi.org/10.1016/j.mehy.2020.110055.
20. Campagnolo, N., Johnston, S., Collatz, A., Staines, D., & Marshall-Gradisnik, S. (2017). Intervenções dietéticas e nutricionais para o tratamento terapêutico da síndrome da fadiga crônica / encefalomielite miálgica: uma revisão sistemática. Journal of Human Nutrition and Dietetics: the Official Journal of the British Dietetic Association, 30 (3), 247-259. https://doi.org/10.1111/jhn.12435.

21. Lee, Y., Min, P., Lee, S., & Kim, SW (2020). Prevalência e duração da perda aguda do olfato ou paladar em pacientes com COVID-19. Journal of Korean medical science, 35 (18), e174. https://doi.org/10.3346/jkms.2020.35.e174.
22. Lechien, J. R., Chiesa-Estomba, C. M., De Siati, D. R., Horoi, M., Le Bon, S. D., Rodriguez, A., Dequanter, D., Blecic, S., El Afia, F., Distinguin, L., Chekkoury-Idrissi, Y., Hans, S., Delgado, I. L., Calvo-Henriquez, C., Lavigne, P., Falanga, C., Barillari, M. R., Cammaroto, G., Khalife, M., Leich, P., ... Saussez, S. (2020). Olfactory and gustatory dysfunctions as a clinical presentation of mild-to-moderate forms of the coronavirus disease (COVID-19): a multicenter European study. European archives of oto-rhino-laryngology : official journal of the European Federation of Oto--Rhino-Laryngological Societies (EUFOS) : affiliated with the German Society for Oto-Rhino--Laryngology - Head and Neck Surgery, 277(8), 2251–2261. https://doi.org/10.1007/s00405-020-05965-1.
23. Santos, R., da Silva, M. G., do Monte Silva, M., Barbosa, D., Gomes, A., Galindo, L., da Silva Aragão, R., & Ferraz-Pereira, K. N. (2021). Onset and duration of symptoms of loss of smell/taste in patients with COVID-19: A systematic review. American journal of otolaryngology, 42(2), 102889. https://doi.org/10.1016/j.amjoto.2020.102889.
24. Maham, L. K.; Escott-Stump, S. Krause: Alimentos, nutrição e dietoterapia. 13ª edição. Rio de Janeiro: Elsevier, 2012.

Dietoterapia Chinesa na Síndrome Pós-COVID-19

50

Marlene Yoko Hirano Ueda, Adriano Höhl

Introdução

A vida é energia. A saúde é proporcionada pelo equilíbrio das energias internas e externas do corpo. A escolha do alimento é fundamental para a manutenção da saúde. No entendimento da Medicina Tradicional Chinesa (MTC), o alimento além de ser a fonte de nutrientes, é também, o remédio, mas, se mal escolhido pode ser o veneno. Ele atua na prevenção, no tratamento das doenças, mas também, pode ser sua causa, quando promove o desequilíbrio de nossas energias.[1]

Na MTC, a comida é conceituada de acordo, não somente por seus aspectos nutricionais, mas também os funcionais. O importante não é somente o que comer, mas como comer. É necessário combinar a temperatura, o sabor, as propriedades nutricionais com as energéticas variando da frieza ao frescor, morno ao calor, respeitando os cincos elementos em seus cincos sabores: ácido, amargo, doce picante e o salgado, cada um com uma propensão por um órgão e canal diferente, desempenhando a sua função.[2]

Na COVID-19, a toxina epidêmica invade o corpo pelo nariz e pela boca, trazendo o calor tóxico que se instala no pulmão (Fei), reprimindo o Qi desse órgão. Ao entrar pela boca, o estômago e baço-pâncreas levando a uma deficiência de Qi e depois a uma deficiência de Yang do baço. A deficiência inicial do Qi do pulmão e do baço, pela dificuldade de transformação e transformação dos alimentos e formação de essência pós-celestial, leva a uma deficiência do Qi e do sangue. Temos como consequência a deficiência de Qi do rim, coração e fígado.[3]

Não é nosso objetivo neste capítulo esgotar o assunto e nem nossa pretensão capacitar o leitor a prescrição da dietoterapia chinesa. Para isso, ele já conta com profissionais capacitados em nutrição convencional, e médicos especializados em nutrologia, sendo alguns, com experiência na medicina chinesa, que poderão trabalhar juntos para a recuperação do paciente.

Abordaremos neste capítulo, algumas orientações para que o médico possa passar ao seu paciente, após realização da anamnese e o diagnóstico da desarmonia, a fim de proporcionar um bem-estar e o equilíbrio do mesmo, durante o tratamento.

▸ Cuidados com o Baço e Estômago (Pi e Wei)

Preparar refeições com alimentos de fonte natural e com mínimo de processamento industrial. Fracionar em 5 a 6 vezes por dia, quantidades menores por refeição. Sendo na fase mais Yang do dia, as refeições maiores. A fase mais Yin do dia, alimentos em menor quantidade. Mastigar bem e engolir devagar (manter direção descendente do Qi do estômago). Hidratação com líquidos com água morna. Evite gelado, preferência temperatura ambiente ou um pouco fresco para evitar diminuir Yang do sistema digestório. Selecionar alimentos e receitas de fácil digestão, principalmente a partir das 18 horas. Evitar temperos forte, comidas gordurosas, processadas e difícil digestão.[4,5]

As refeições devem ser realizadas à mesa e sentado, ambiente calmo e temperatura agradável, evitar discutir assuntos difíceis. Evitar ler, assistir ou usar celulares, tv, computadores, livros e revistas durante as refeições. Permitindo que o processo digestório prossiga fisiologicamente e sem estímulos de reatividade, ou alerta.[4,5]

Evitar consumir alimentos frios retirados da geladeira, preferível o consumo em temperatura ambiente ou aquecido. Evitar excesso de alimentos crus, de natureza fresca/fria (vegetais, frutas, sorvetes). Evitar carne e peixes crus. Evitar o consumo de quantidade excessiva.[4,5]

Excesso de uso de um único sabor ou natureza (tendência o órgão-alvo se tornar deficiente ou estimular excessos), portanto, usar variedades de ingredientes. É frequente a perda dos benefícios do alimento pelo uso incorreto. Pode se então, usar outros ingredientes para trocas e substituições, de acordo com as necessidade e preferências culturais ou regionais. Exemplo de substituto para o trigo, aveia, arroz, milho, trigo-sarraceno, amaranto. No caso do leite e derivados (*whey protein*) de origem animal por leite e derivados, (whey protein) de origem vegetal.[4,5]

Lembrando que o trigo e os laticínios não são vilões, mas são ingredientes que devem ser usados corretamente, conhecendo suas características e dos indivíduos, utilizando seus benefícios e mantendo o equilíbrio do sistema digestório e do corpo.

▸ Tipo de Preparo dos Alimentos

Processados no calor para manter Yang do baço-estômago. Alimentos cozidos em água, em vapor, refogados rapidamente, salteado. Em forma de *flan*, gelatinas, pudim, pastas, massas, como sopas, caldos, mingau, creme, papa. O cozido de arroz branco ou glutinoso (efeito de reabastecer Qi e reforçar o baço e nutrir sangue) pode ser usado em conjunto com outros alimentos ou ervas (tâmara chinesa, olho de dragão, cará). O arroz branco, arroz glutinoso ou com painço pode ser cozido com água até consistência de mingau, papa ou cremes, adicionando-se alimentos, ervas (pedaços, em sucos) e temperos (açúcar, sal etc.). E podem ser oferecidos para convalescentes e para todas as idades. As sopas com carnes, ovos, leite, peixe ou cogumelos juntos com outros ervas ou alimentos. Uso para nutrição. Formas líquidas: infusões, decocção e sucos.[4,5]

▸ Lista de alguns alimentos que poderão ser utilizados em casos de pós-COVID-19 e em outras doenças com mesmo diagnóstico em Medicina Tradicional Chinesa

– Deficiência de Qi baço, deficiência do pulmão[6,7]
- **Arroz branco (Orizae s.):** doce, neutra, baço e estômago. Nutre o baço, harmoniza o estômago e sacia a sede.[4]

- **Arroz glutinoso (Oryzae semen):** sabor doce, natureza morna. Baço, estômago e pulmão. Suplementa o estômago e baço, reabastece o Qi.[4]
- **Aveia (Avena sativa):** doce, morno. Fortalece baço, tonifica e regula Qi.[5,9]
- **Batata comum:** doce, neutro, baço, estômago. Tonifica o baço e o Qi, trata doenças do estômago e constipação crônicas.[4]
- **Batata doce (Ipomoea batatas):** doce, neutra, baço, estômago, intestino grosso. Melhora movimento intestinal, produção de líquidos corpóreos, e sacia sede.[4]
- **Cenoura (Daucus carota):** doce, neutro. Baço, pulmão, fígado. Reforça baço. Indicações: diarreia, sudorese espontânea.[4]
- **Cará/Inhame (Dioscorea sp):** sabor doce, suave, natureza morna. Baço, pulmão. Suplementa o baço e estômago. Tonifica os pulmões e rins. Recomendado para recuperação de doença prolongada e fraqueza pela idade.[8]
- **Cevadinha chinesa (Coix seen):** doce, brando, suave, fria estômago, baço, pulmão. Fortalecem o baço, tonifica os pulmões, reduzem o calor interno, removem a umidade. Uso em obesidade, artralgias, edemas.[8]
- **Maçã (Malus pumila):** doce, azeda equilibra o baço, suaviza inchaço abdominal.[4,5]
- **Soja amarela (Glycine max):** doce, neutra, baço e estômago. Fortalece o baço, remove umidade.[4]
- **Soja preta (Glycine max):** doce, neutra, baço e rim. Fortalece o baço, remove umidade. Nutre o Yin do rim.[4]
- **Tâmara chinesa/Dazao (Zizyphi fructus):** doce, baço, estômago morno, fortalece o baço e estômago e suplementa Qi, para combater fadiga, perda de apetite, falta de ar, nutre o sangue tratando deficiência de sangue, acalma o espirito.[4,12]
- **Boi (carne):** doce, morno, baço e estômago. Fortalece baço e estômago e enriquece Qi e sangue.[4]
- **Frango:** doce, morno, baço e estômago. Fortalece baço e estômago e enriquece Qi e sangue.[4,10]
- **Abadejo, anchova, linguado, pescada branca, tainha:** doce, morno, baço e estômago. Fortalece baço e estômago e enriquece Qi e sangue.[4]

Os alimentos citados acima são indicados em casos de deficiência de Qi para pacientes pós-COVID-19 e também de outras etiologias.[4,5]

– Deficiência de Yin do pulmão[6,7]

- **Açúcar branco:** doce, neutra, pulmão, baço, estômago. Umedece os pulmões, promove produção de fluidos corpóreos. Fortalece o aquecedor médio e alivia espasmos.[4]
- **Amêndoa (Prunus dulcis):** doce, neutra, pulmão, baço, intestino grosso. umedece os pulmões e intestino grosso, alivia respiração difícil, fortalece baço e estômago, restaura o apetite. Para tosse e respiração difícil por secura e deficiências do pulmão.[4]
- **Cana de açúcar (suco):** doce, fria, estômago e pulmão. Alivia a sede, promove produção de fluidos corpóreos e umedece a secura. harmoniza o Jiao médio e baixa o contrafluxo de Qi.[4]
- **Caqui (Diospyros kaki):** doce, um pouco adstringente, fria, pulmões, estômago, intestino grosso. Para tosse seca por secura nos pulmões use caqui fresco ou seco.[4]
- **Damasco (Prunus armeniacae):** doce, azedo, neutra – estômago e pulmões. Promove produção de fluidos corpóreos, sacia a sede, umedece os pulmões e alivia respiração difícil.[4]

- **Gelatina (Gelatine):** sabor doce, natureza neutra. pulmão, fígado, rins suplementam o sangue, controla sangramento, nutre o Yin, umedece a secura.[8]
- **Maçãs (Malus pumila):** doce, azeda. Produzem líquidos, sacia a sede, umedece o pulmão.[4]
- **Peras (Pyrus b.):** doce, um pouco azedo, fresca, pulmão e estômago. Limpa o calor, promove produção de fluidos, umedece secura e dissolve mucos (peras com mel). Reduzem o calor interno, especialmente no coração.[4]
- **Shiitake (cogumelos):** doce, neutro, pulmão, estômago, fígado. umedece o pulmão, nutre o Yin e param os sangramentos.[4]
- **Mel:** doce, neutro, pulmão. umedece o pulmão, e acalma a tosse, fortalece baço e estomago e auxilia a digestão e alivia a dor, umedece intestinos
- **Porco (Sus scrofa domestica):** doce, salgado, neutro. pulmão, baço, fígado. nutre o Yin, umedece a secura e enriquece o sangue.[4]

Os alimentos Yin em geral tem natureza mais fresca, pode se usar associados com alimentos que beneficiam o baço, como o arroz.[5]

- Deficiência Qi do coração[6,7]
    - **Cenoura (Daucus carota):** fortalece o coração.[4]
    - **Coração (miúdos).**[4]
    - **Longan olho de dragão (Longanae arillus):** doce, morno, coração e baço. Suplementa o coração, estabiliza o espírito, tonifica o baço, nutro sangue. Uso em esquecimento, insônia, palpitação devido ao pavor, debilidade, deficiência de Qi e sangue.[11]
    - **Maçã (Malus pumila):** doce, azeda. beneficia o coração, aumentando sua energia.[4]

- Deficiência de Xue do coração[6,7]
    - **Beterraba (Beta L.):** doce, fresca, coração. Nutre sangue, tonifica o coração, acalma o espírito, umedece intestinos, limpa o fígado.[15]
    - **Longan/olho de dragão (Longanae arillus):** doce, morno, coração, baço. Nutre o sangue e acalma o espírito.[11]
    - **Tâmara-da-china/Da zao (Zizyphi fructus):** trata deficiência de sangue, acalma o espírito.[12]

- Deficiência Yin do coração[6,7]
    - **Peras (Pyrus b.):** doce, um pouco azeda. Reduzem calor interno, especialmente no coração. Umedece o pulmão, gera fluidos no corpo.[4]
    - **Trigo (Triticum aestivun):** doce, um pouco frio. coração, rim. Nutre o coração e o rim, alivia a tensão mental, reforça o rim, tonifica o baço, elimina o calor e sacia a sede.[4]

- Deficiência Qi do rim:[6,7] aquecer e fortalecer o Qi do rim
    - **Camarão:** doce, morno, rim. Revigora o rim e fortalece Qi e Yang, promove o aleitamento. Remove toxinas.[4]
    - **Frango (Gallus gallus domesticus):** doce, morno, baço, estômago. Aquece o Jiao médio, nutre o baço. Enriquece e nutre Qi e sangue e tonifica o rim e o Jing.[4,10]
    - **Nozes (Juglandis semen):** doce, morna, pulmões e rins. Aquecem os pulmões, umedecem os intestinos, suplementa o Qi, nutre o sangue. Tosse devido à deficiência, asma, lombalgia, impotência e constipação.[4]

- Deficiência Yin do rim[6,7]
    - **Amora (Mori fructus):** suplementa o fígado e impulsiona o rim, enriquece Yin e suplementa o sangue. Umedece o intestino, e dão brilho aos olhos.
    - **Gergelim preto (Sesamum indicum):** doce, neutro, fígado, rins, intestino grosso. Reforça fígado e rim, reabastece a essência, umedece intestinos.[4]
    - **Gelatina (Gelatine):** sabor doce, natureza neutra. Pulmão, fígado, rins. Suplementa o sangue, controla sangramento, nutre o Yin, umedece a secura, Indicação: deficiência de Yin, inquietação, insônia, tosse devida a deficiência e fadiga, hemoptise, epistaxes, hematoquezia, sangramento funcional.[8]
    - **Gojiberry (Lycii fructus):** doce, neutro, fígado, rim. Deficiência Yin do fígado e rim, debilidade de partes pudendas e joelhos. Nutrem sangue e Yin, essência, aumenta a visão. Fortalece o pulmão. Para a tosse devido às doenças crônicas.[4,13]
    - **Soja preta (Glycine max):** doce, neutra, baço, rim. Nutre Yin do rim. Fortalece o baço. Remove umidade. Remove calor do estômago. Dissolve estase de sangue.[4]
    - **Tomate (Lycopersicon esculentum):** doce, azedo. Reduz calor interno. Resfria o sangue. Regula funções dos rins e fígado. Produzem líquidos corpóreos, sacia sede.[4]
    - **Trigo (Triticum aestivum):** doce, um pouco frio. Coração, rim. Nutre o coração e o rim, alivia a tensão mental, reforça o rim, tonifica o baço, elimina o calor e sacia a sede.[4]
    - **Carne de porco:** doce, salgado, neutro, pulmão, baço, fígado. Fortalece os Yin dos rins. Reduz calor interno.[4]
    - **Marisco/mexilhão:** aumenta energia Yin, tonifica rim e fígado.[4]

- Calor no pulmão[6,7]
    - **Aspargos (Asparagus officinalis):** doce, amargo, fresco. Clareia o calor e umedece o pulmão. Nutre o Yin, aumenta os fluidos do corpo, sacia a sede.[15]
    - **Cenoura (Daucus carota):** doce, neutro, baço, pulmão, fígado. Reforça o baço, auxiliar na digestão. Reforça o fígado, promove acuidade visual. Envia Qi para baixo (contrafluxo de Qi), cessa tosse, clareia o calor. Para tosse devido ao calor faça suco de cenoura ou decocção de cenoura e tâmara chinesa.[4]

- Umidade-fleuma[6,7]
    - **Chá-verde (Camelliae folium):** amargo, doce, fresca. coração, pulmão, estômago clareia a cabeça e a visão, inquietude, sacia a sede, dissolve flegma, remove alimento estagnado, promove diurese, remove toxina. Indicado para dor de cabeça, tontura, sonolência, inquietude, sede, flegma estagnado.[8,14]
    - **Cebola (Allium macrostemum):** para congestão, dor no peito, dificuldade para respirar ou tosse com expectoração devido ao acúmulo de fleuma fria e umidade onde Yang não circula.[4]
    - **Feijão azuki (Phaseoli semen):** sabor doce, azedo. Natureza neutra coração e intestino delgado. Ação: remove calor promove diurese, dispersa o sangue, remove inchaço.[4]
    - **Semente de tanchagem (plantaginis semen):** doce, fria fígado, rim, intestino delgado, pulmões. Ação: regula metabolismo das águas, remove o calor, clareia a visão, dispersa flegma, controla a tosse. Uso em distúrbios oculares.[8]
    - **Cevadinha chinesa (coix semen):** sabor doce, brando, natureza suave fria. estômago, baço, pulmão. Ação: alivia retenção de água, dispersa a umidade, elimina o calor, acalma o entorpecimento, fortalece o baço, controla a diarreia. Uso em contração de tendão, artralgia por vento umidade, edema, diarreia e sede.[8]

- Estagnação de sangue[6,7]
  - **Açúcar mascavo:** doce, morno, baço, estômago, fígado. Nutre o Jiao médio, alivia espasmos, harmoniza o sangue e ativa a estagnação de sangue.[4]
  - **Berinjela (Solanum melongena):** doce, fresco. Promove circulação sanguínea e remove sangue estagnado, o calor, reduz o inchaço e alivia a dor, dissipa o vento e remove obstruções nos canais.[4]
  - **Cebolinha chinesa/Nirá (Allium tuberosum):** doce, acre, morno, rim, estômago, fígado. Reforça o rim e assisti o Yang, aquece o Jiao médio, melhora o apetite e dissolve estase de sangue. Promove circulação sanguínea. Uso em dor torácica por obstrução de Qi no tórax.[4]
  - **Cúrcuma/açafrão (Cúrcuma longa, rizoma):** sabor acre, natureza morna. Baço e fígado. Revigora circulação de Xue, controla a dor, dispersa o sangue estagnado.[8]
  - **Raiz de lótus (Nelumbo nucifera):** doce, fria. Remove o sangue estagnado, clareia o calor, para sangramentos, revigora o estômago.[4]
  - **Soja preta (Glycine max):** dissolve estase de sangue. Remove a água das regiões internas.[4]

- Muco-calor[6,7]
  - **Limão (Citrus limonum):** azedo, um pouco fria, estômago, fígado, pulmão. Esfria e alivia calor de verão, promove a produção de fluidos corporais e sacia a sede, regulariza o estômago. Para tosse devido muco calor, tome decocção de limão com açúcar mascavo.[4]
  - **Nabo (Raphanus sativus):** acre, doce, fresco, estômago e pulmão. Cozido tende a doce e neutro. Limpa o calor, dissolve fleuma, produz fluidos corpóreos, resfria o sangue, induz diurese. Reforça o estômago, promove digestão, envia o contrafluxo de Qi e alivia o tórax. Uso em tosse com expectoração pegajosa devido ao calor nos pulmões, use nabo cru, ou seu suco com açúcar ou suco de gengibre. Cuidado em deficiência Qi e frio no baço e estômago.[4]

Conclusão

Segundo a Medicina Tradicional Chinesa, o alimento é a fonte primária da formação do Qi e do sangue, fundamentais à vida. A dietoterapia chinesa, apresenta bases sólidas para seu uso, segundo a literatura mundial. É necessário fazer uma avaliação bem cuidadosa do paciente na fase pós-COVID-19, analisar suas desarmonias e deficiências, escolhendo os alimentos que mais favoreçam a sua recuperação.

Referências Bibliográficas

1. Zhao X, Tan X, Shi H, Xia D. Nutrition and traditional Chinese medicine (TCM): a system's theoretical perspective. Eur J Clin Nutr. 2021 Feb;75(2):267-273. doi: 10.1038/s41430-020-00737-w. Epub 2020 Sep 3. PMID: 32884122.
2. Zou P. Traditional Chinese Medicine, Food Therapy, and Hypertension Control: A Narrative Review of Chinese Literature. Am J Chin Med. 2016;44(8):1579-1594. doi: 10.1142/S0192415X16500889. Epub 2016 Nov 16. PMID: 27852126.
3. Jiang Q; Kui JY; Guo P; Jiang QH; Xiao HT; Feng M. Comparison of diagnosis and treatment scheme of pneumonia with 2019-novel coronavirus infection on evidence-based medicine. Hua Xi Yao Xue Za Zhi. 2020;35(1):113–116. [Chinese with abstract in English].
4. Jilin L;Peck G : Chinese dietary therapy :Churchill Livingstone 2005.
5. Kastner J: Chinese nutrition Therapy Georg Thieme Verlag, 2004.

6. Ke Ma et al. From the perpective of Traditional Chineses Medicine: Treatment of mental disorders in covid-19 survivors Biomed Pharmacother 2020 Dec: 132:110810.
7. Sheng TH et al. Principles and treatment strategies for the use of chinese herbal medicine in patients at diferente stages of coronavírus infection. Am J Cancer Res 2020: 10(7):2t010- 2031
8. Hsu YS et al: Matéria Médica Oriental. Editora Roca, 1986.
9. Wolever TMS; Rahn M; Dioum EH; Jenkins AL; Ezatagha A; Campbell JE; Chu YF. Effect of oat Beta glucan on affective and physical feeling states in healthy adults: Evidence for reduced headache, fatigue, anxiety and limb/joint pains. Nutrients 2021, 13(5),1534; https://doi.org/10.3390/nu13051534.
10. Suttiwan P; Yuktanandana P; Ngamake S: Effectiveness of essence of chicken on cognitive function improvement:A randomized controlled clinical trial . Nutrients, 2018 Jul; 10(7): 845. doi: 10.3390/nu10070845.
11. Zhang X; Chi S: Bai N: Phytochemical constituents and biological activities of longan (Dimocarpus longan L) fruit: a review. Food sci human well vol 9 issue 2 june 2020 pg 95-102.
12. Chen J;Tsim KWK A review of edible jujube, the Ziziphus jujuba fruit: A Heath food supplement for Anemia. Front Pharmacol.,26 november 2020 https://doi.org/10.3389/fpar.2020.593655.
13. Amagase H; Farnsworth NR. A review of botanical characteristics, phytochemistry, clinical relevance in efficacy and safety of Lycium barbarum fruit (Goji) Food res int 44(2011) 1702-1717
14. Samavat H; Newman AR; Wang R; Yuan JM; Wu AH; Kurzer MS. Effects of green tea catechin extract on sérum lipids in postmenopausal women: a randomized, placebo-controlled clinical trial. Am J Clin Nutrit, vol 104(6), dec 2017,pg 1671-168.
15. Ni M;Neese C: The Tao of nutrition. Tao of Wellness, 2009.

Fitoterapia Chinesa na COVID-19

51

Tazue Hara Branquinho

▸ Introdução

A evolução da doença causada pela invasão de um agente patogênico pela superfície, segundo os conceitos da fitoterapia chinesa, depende da constituição do indivíduo e das características desse agente invasor. E entendendo-se sobre a evolução da doença e toda a fisiopatologia envolvida, desde o início do processo de adoecimento, até o final da doença, devemos supor que na fase da convalescença possa aparecer as deficiências de substâncias vitais, bem como de órgãos, em decorrência do desgaste pela doença ou mesmo, as já preexistentes ao adoecimento, mas em estado mais grave. Podemos também encontrar os excessos remanescentes em decorrência da doença. Nessa doença COVID-19, em especial, naqueles que cursam a doença até em estágios mais avançados, ocorrem produções de substâncias patogênicas e tóxicas pelo próprio organismo que se somam à toxicidade do agente patogênico epidêmico e prejudicam o organismo.[1-4] Tais situações deverão ser cuidadosamente observadas e analisadas por meio da anamnese, inspeção e exame físico do paciente e também, quando necessário, lançar mão de exames laboratoriais para então eleger e aplicar o tratamento mais adequado para a recuperação plena do convalescente. Outrossim, as formulações da fitoterapia chinesa são elaboradas de acordo com os diferentes processos de adoecimento, segundo a teoria da Medicina Tradicional Chinesa (MTC), portanto, para a escolha correta do medicamento faz-se necessário reconhecer a fisiopatologia em curso no indivíduo a ser tratado.[5]

▸ O Que a Fitoterapia Chinesa Pode Fazer?

De acordo com o apresentado no capítulo de fisiopatologia da COVID-19 segundo a teoria da fitoterapia chinesa, essa doença é causada por uma toxina epidêmica, com características de Shi (umidade), que invade o organismo pela superfície, acometendo, em primeira instância, o Fei (pulmão), e a seguir o Wei (estômago) e o Pi (baço). Como sintomas dessa fase inicial da doença, o paciente poderá apresentar sensações de calor ou febre não muito alta, calafrios, dor de garganta, cefaleia, coriza, obstrução nasal, perda de olfato, fadiga, mialgia, tosse, náuseas, vômitos e diarreia.

Nessa fase inicial de invasão do agente patogênico da COVID-19, que na maioria das vezes, ainda não se tem o diagnóstico comprovado da doença pelos exames laboratoriais, podemos nos referir à citação no capítulo 5 das *"Questões Básicas"* de *Huang Di Nei Jing*: *"Quando no começo, o mal (o agente patogênico) ainda estiver na superfície, ao nível da pele, use a sudorese para descarregá-lo"*. É a aplicação do método Hàn Fá, da fitoterapia chinesa, que consiste na expulsão do agente patogênico presente na superfície do corpo por meio da sudorese.[5] O uso dessas fórmulas pode dificultar a penetração do agente patogênico para o interior do corpo. São variadas as fórmulas da fitoterapia chinesa elaboradas para essa finalidade, de acordo com as características do agente patogênico e atendendo aos diversos tipos constitucionais de diferentes indivíduos, que poderão ser acometidos apresentando quadro clínico específico:

- Para indivíduos que têm tendencia a reter umidade apresentando febre, calafrios, sensação de peso, fadiga e dores no corpo; pulso tenso e superficial: fórmula Xiao Qing Long Tang (小青龙汤 ou *Minor Bluegreen Dragon Decoction*), que contém *Herba Ephedra, Ramulus Cinnamomi Cassiae, Rhizoma Zinziberis Officinalis, Herba Cum Radice Asari, Fructus Schizandrae Chinensis, Radix Paeoniae Lactiflorae, Rhizoma Pinelliae Ternatae e Honey-fried Radix Glycyrrhizae Uralensis*.[5,6]
- Para indivíduos com sintomas mais evidentes de cefaleia, cervicalgia e dorsalgia ou mesmo mialgias generalizadas; pulso tenso e superficial: fórmula Ge Gen Tang (葛根汤 ou *Kudzu Decoction*), que contém *Radix Puerariae, Herba Ephedra, Ramulus Cinnamomi Cassiae, Radix Paeoniae Alba, Rhizoma Zinziberis Officinalis Recens, Fructus Zizyphi Jujubae e Radix Glycyrrhizae Uralensis*.[5,6]
- Para indivíduos com deficiência na superfície apresentando temor ao vento, ou sudorese sem que haja a melhora dos sintomas ou ainda com dores musculares generalizadas; pulso moderado ou fraco e superficial: fórmula Gui Zhi Tang (桂枝汤 ou *Cinnamon Twig Decoction*), que contém *Ramulus Cinnamomi Cassiae, Radix Paeoniae Alba, Rhizoma Zinziberis Officinalis Recens, Fructus Zizyphi Jujubae e Honey-fried Radix Glycyrrhizae Uralensis*.[5,6]
- Para indivíduos apresentando mais sensações de calor e febre do que de frio ou calafrios, bem como tosse seca e obstrução nasal; pulso superficial e rápido: fórmula Sang Ju Yin (桑菊饮 ou *Mulberry Leaf and Chrysanthemum Decoction*) que contém *Folium Mori Albae, Flos Chrysanthemi Morifolii, Fructus Forsythiae Suspensae, Herba Menthae Haplocalycis, Radix Platycodi Grandiflori, Semen Pruni Armeniacae, Rhizoma Phragmitis Communis e Radix Glycyrrhizae Uralensis*.[5,7,8]
- Para indivíduos apresentando dores de garganta; pulso superficial e rápido: fórmula Yin Qiao San (银翘散 ou *Honeysuckle and Forsythia Powder*), que contém Flos Lonicerae, *Fructus Forsythiae Suspensae, Radix Platycodi Grandiflori, Fructus Arctii Lappae, Herba Menthae Haplocalycis, Semen Sojae Praeparata, Herba seu Flos Schizonepetae Tenuifoliae, Herba Lophatheri Gracilis, Rhizoma Phragmitis Communis Recens e Radix Glycyrrhizae Uralensis*.[2,5,7,8]
- Para indivíduos que apresentam sintomas gastrintestinais; pulso deslizante ou mole: fórmula Huo Xiang Zheng Qi San (藿香正气散, *Agastache Powder to Rectify the Qi*), que contém *Herba Agastaches seu Pogostemi, Cortex Magnoliae Officinalis, Pericarpium Citri Reticulatae, Folium Perillae Frutescentis, Radix Angelicae Dahuricae, Rhizoma Pinelliae Ternatae, Pericarpium Arecae Catechu, Rhizoma Atractylodis Macrocephalae, Sclerotium Poriae Cocos, Radix Platycodi Grandiflori e Honey-fried Radix Glycyrrhizae Uralensis*.[2,5,8-11]

Os indivíduos que se recuperam da doença no seu estágio inicial, podem apresentar sintomas sequelares da doença, como cefaleia persistente, mialgia, dores articulares, amolecimento de fezes, diarreia, náuseas, perda de apetite, sensação de corpo pesado e lesões pruriginosas do tipo urticária colinérgica.

Antes de instituir qualquer tratamento é importante que o médico tenha a clareza de que a doença já não está mais em progressão, utilizando-se, se for necessário, também exames laboratoriais que confirmem o seu diagnóstico de estadiamento da doença.

Conforme é dito no capítulo da fisiopatologia, o agente epidêmico em questão, invade a superfície, bloqueia o Wei Qi e afeta o Zang Fei. O Zang Fei é também atacado diretamente pelo agente patogênico externo que o alcança penetrando pela sua estrutura de abertura, o nariz. De acordo com a citação *"o pulmão rege a circulação da água"*, a via das águas é então comprometida, levando à situação de distúrbios no metabolismo da água, com consequente formação de umidade no corpo que irá prejudicar as funções de transporte e transformação do Pi. O Zang Pi, assim como ocorreu com o Zang Fei, também poderá ser atacado diretamente pelo agente epidêmico que o alcança penetrando pela sua estrutura de abertura, a boca. Desse modo o Pi e Fei, são os dois órgãos Zang mais afetados nesse estágio da doença epidêmica.

Zhu Dan Xi, da dinastia Ming menciona: *"quando há umidade, a umidade pode vir de fora e de dentro"*.[3,5] Se o indivíduo não conseguiu deter o agente patogênico de lesar o Zang Pi seja porque a sua constituição já era de deficiência desse órgão, ou seja, pela grande carga associada a intensa virulência do agente patogênico, ele irá sofrer a ação da umidade, não só do agente epidêmico, mas também, da umidade gerada pelo seu próprio órgão em mau funcionamento.

A umidade é um agente patogênico Yin, é pesada, viscosa e pode bloquear o movimento do Qi puro, podendo causar estagnações que começam a gerar calor. E a umidade se associa facilmente ao vento, ao frio e também ao calor.[5] Conforme também já dito no capítulo da fisiopatologia, esse calor pode consumir os fluidos, levando o paciente a apresentar tosse seca ou com catarro mais espesso. O calor penetrando no sangue, lesa o seu aspecto Yin e pode favorecer a estase e formação de coágulos. A presença de calor no sangue pode também lesar o Yin do Xin (coração), e o paciente apresentar sudorese noturna e sintomas de perturbação do Shen (mente), como distúrbios do sono, dificuldades no raciocínio, memorização, ansiedade e depressão.

O tratamento necessário para um convalescente desse estágio da doença é limpar o calor e a umidade, tonificar o Qi do Pi e do Fei, fortalecer o Pi e tonificar o Yin. Podemos iniciar o processo com a fórmula Zhu Ye Shi Gao Tang (竹叶石膏汤 ou *Lophaterus and Gypsum Decoction*), que contém *Herba Lophatheri Gracilis, Gypsum Fibrosum, Radix Ginseng, Tuber Ophiopogonis Japonici, Rhizoma Pinelliae Ternatae, Honey-fried Radix Glycyrrhizae Uralensis e Nonglutinous Rice*.[3,5]

Uma vez limpo o calor, com a fórmula acima, podemos continuar o tratamento com a eliminação da umidade e o fortalecimento do Pi e do Qi dos Zang Pi e Fei, com a fórmula Shen Ling Bai Zhu San (参苓白术散 ou *Ginseng, Poria, and White Atractylodes Powder*), que contém *Radix Ginseng, Rhizoma Atractylodis Macrocephalae, Sclerotium Poriae Cocos, Honey-fried Radix Glycyrrhizae Uralensis, Radix Dioscoreae Oppositae, Semen Dolichoris Lablab, Semen Nelumbinis Nuciferae, Semen Coicis Lachryma-jobi, Fructus Amomi e Radix Platycodi Grandiflori*.[2,3,5]

Ou então, pode utilizar a fórmula Xiang Sha Liu Jun Zi Tang (香砂六君子汤 ou *Six-Gentleman Decoction with Aucklandia and Amomum*), que contém *Radix Ginseng, Rhizoma Atractylodis Macrocephalae, Sclerotium Poriae Cocos, Honey-fried Radix Glycyrrhizae Ura-*

lensis, Pericarpium Citri Reticulatae, Rhizoma Pinelliae Ternatae, Fructus Amomi e *Radix Aucklandiae Lappae.*[4,5]

A umidade, Shi, por natureza, pode espalhar por todas as partes do corpo alcançando vísceras, músculos, pele, vasos e ossos.[5] Se houver a persistência de dores musculares na fase da convalescença, pode-se ainda fazer uso da fórmula Gui Zhi Tang e obter bons resultados. Entretanto, se o paciente apresentar sinais de presença de umidade será necessário utilizar ervas capazes de mobilizar e drenar essa substância patogênica. Nessas situações podemos fazer uso da fórmula Yi Yi Ren Tang (薏苡仁汤 - da Ming Yi Zhi Zhang – conhecido também como *Coicis Decoction from Enlightened Physicians*), que contém *Herba Ephedra, Radix Angelicae Sinensis, Rhizoma Atractylodis Macrocephalae, Semen Coicis Lachryma-jobi, Ramulus Cinnamomi Cassiae, Radix Paeoniae Lactiflorae* e *Honey-fried Radix Glycyrrhizae Uralensis*. Essa fórmula poderá trazer resultados melhores para a mialgia e dores articulares com presença de umidade, bem como beneficiar o sangue ressecado e tratar pruridos.[5]

As lesões pruriginosas do tipo urticária colinérgica podem ser tratadas com o uso da fórmula Yi Yi Ren Tang, descrita acima, mas se os sintomas persistirem ou forem recorrentes, avaliar a possibilidade de nova penetração do vento em decorrência da deficiência do Xue (sangue). Caso se confirme o diagnóstico, deve-se continuar o tratamento com fórmulas tônicas de Xue, que contenham ervas que fortalecem, tanto o aspecto Yin, como o aspecto Yang do sangue, como a fórmula Si Wu Tang (四物汤 ou *Four-Substance Decoction*), que contém *Radix Rehmanniae Glutinosae Conquitae, Radix Paeoniae Lactiflorae, Radix Angelicae Sinensis* e *Rhizoma Chuanxiong*.

Uma cefaleia persistente pode estar associada com vento umidade e podemos utilizar a fórmula Chuan Xiong Cha Tiao San (川芎茶调散 ou *Ligusticum Chuanxiong Powder to Taken with Green Tea*), que contém *Herba Menthae Haplocalicis, Rhizoma Chuanxiong, Radix Angelicae Dahuricae, Radix et Rhizoma Notopterygii, Herba Cum Radice Asari, Herba seu Flos Schizonepetae Tenuifoliae, Radix Ledebouriellae Divaricatae* e *Radix Glycyrrhizae Uralensis*. Essa fórmula expulsa o vento da região da cabeça, não importando se é por vento frio, vento calor ou ainda por vento umidade e poderá melhorar esse tipo de cefaleia.[5]

Nos pacientes mais idosos e convalescentes desse estágio da doença, podemos encontrar dores na região inferior do corpo devido a presença de umidade frio em decorrência da deficiência do rim. Pode-se fazer uso de da fórmula Du Huo Ji Sheng Tang (独活寄生汤 ou *Angelica Pubescens and Sangjisheng Decoction*), que contém *Radix Angelicae Pubescentis, Herba cum Radice Asari, Radix Ledebouriellae Divaricatae, Radix Gentianae Qinjiao, Ramulus Sangjisheng, Cortex Eucommiae Ulmoidis, Radix Achyranthis Bidentatae, Cortex Cinnamomi Cassiae, Radix Angelicae Sinensis, Rhizoma Chuanxiong, Radix Rehmanniae Glutinosae, Radix Paeoniae Lactiflorae, Radix Ginseng, Sclerotium Poriae Cocos* e *Honey-fried Radix Glycyrrhizae Uralensis*).[5]

Ainda, em pacientes que sobreviveram dos estágios leve ou moderado, ou mesmo do grave, podemos encontrar comportamentos reativos similares àqueles que são de portadores de transtorno de estresse pós-traumático (TEPT), como nervosismo, desespero, medo, depressão, acompanhados de secura e/ou amargor na boca, irritabilidade, palpitações, insônia, sensação de plenitude ou dor torácica e/ou na região dos hipocôndrios, suspiros frequentes, e pode também, apresentar febre baixa, fadiga e zumbido no ouvido. A língua pode se mostrar vermelha com pouca saburra. O intenso estresse emocional vivido por alguns pacientes pode levar à estagnação do Qi do Gan (fígado) com consequente geração de calor que migra ao seu Fu acoplado Dan (vesícula biliar), levando à presença de calor no meridiano Shao

Yang. Outrossim, é possível também que, durante a evolução da doença, o agente epidêmico tenha penetrado da superfície para dentro, invadindo a camada intermediária, a de Shao Yang, causando a síndrome do Shao Yang, com a presença de calor umidade.

O tratamento nesses casos é limpar o calor do Dan e transformar a fleuma utilizando a fórmula Hao Qin Qing Dan Decoction (蒿芩清胆汤 ou *Artemisia Annuae and Scutellariae Decoction to Clear the Gallbladder*), que contém *Herba Artemisiae Annuae, Radix Scutellariae, Caulis Bambusae in taeniam, Fructus Citri Aurantii, Pericarpium Citri Reticulatae, Rhizoma Pinelliae Ternatae, Sclerotium Poriae Cocos Rubrae* e *Jasper Powder*.[2,5]

Após limpar o calor do Dan, o tratamento poderá prosseguir com fórmulas que acalmam a mente, tonificam o sangue e/ou o Yin como a fórmula Gan Mai Da Zao Tang (甘麦大枣汤 ou *Licorice, Wheat, and Jujube Decoction*), que contém *Radix Glycyrrhizae Uralensis, Semen Tritici Aestivi Levis* e *Fructus Zizyphi Jujubae*, ou ainda, como a fórmula Suan Zao Ren Tang (酸枣仁汤 ou *Sour Jujube Decoction*), que contém *Semen Zizyphi Spinosae, Sclerotium Poriae Cocos, Radix Anemarrhenae Asphodeloidis, Rhizoma Chuaxiong* e *Radix Glycyrrhizae Uralensis*.[4,5] E naqueles que demonstrarem sintomas e sinais de deficiência de Qi poderão ser usadas as fórmulas já acima citadas, como o *Shen Ling Bai Zhu San* ou o *Xiang Sha Liu Jun Zi Tang*. Tais fórmulas poderão ser administradas isoladamente ou de maneira conjunta com aquelas tônicas de Xue ou de Yin, de acordo com o estado do paciente.

Nos convalescentes que conseguiram sobreviver do estágio mais grave, apresentando sintomas como severa dispneia e sudorese acompanhados de palpitações, em decorrência da lesão das camadas de Qi, Ying e Xue, que pode chegar ao colapso do Yang levando ao boqueio das funções dos Zang Fu, faz se necessário tonificar o Qi e o Yin. A recomendação pela teoria da fitoterapia chinesa é a utilização da fórmula *Shen Mai San* (生脉散 ou *Generate the Pulse Powder*), que contém *Radix Ginseng, Tuber Ophiopogonis Japonici* e *Fructus Schizandrae Chinensis*.[2,4,5,8]

Para esses convalescentes é também recomendada a utilização de ervas que melhoram a microcirculação como a *Salvia Milthiorrhizae, Flos Carthami* e *Semen Persicae* para prevenir a evolução da fibrose pulmonar.[2,10]

Esses convalescentes do estágio mais grave apresentam com frequência não só as deficiências das substâncias vitais, mas também de vários, senão de todos os órgãos Zang. É um estado grave consequente a inúmeras lesões sofridas por todo o organismo, por tempo relativamente longo e frequentemente afetando também o aspecto emocional do paciente. Sem dúvida, a fitoterapia chinesa tem muito a ajudar o paciente, com a utilização de fórmulas tonificantes no tratamento das deficiências, mas, essas devem ser administradas de maneira gradativa, na medida que o seu organismo possa processá-las sem acumular mais substâncias patogênicas no seu interior.

▸ Conclusão

É evidente à todos os médicos que praticam a MTC e a medicina convencional do Ocidente (MO), a considerável diferença entre as duas medicinas na abordagem do indivíduo ou da doença. Suas teorias básicas são totalmente distintas, se uma tem base nas teorias filosóficas e de percepções subjetivas, a outra tem base em evidências concretas e mensuráveis. Mas, embora bem diferentes, um mesmo ser humano em situação de doença, pode ser abordado, tanto pelos métodos segundo a teoria da MTC, como pelos da MO e receber diagnósticos distintos. Os diagnósticos são distintos, mas não conflitantes, o que pode permitir abordagens terapêuticas complementares entre si.

Essa abordagem do paciente pelas duas medicinas pode ser bastante interessante em doenças complexas como a COVID-19.

Na fase bem inicial dessa doença, com sintomas inespecíficos similares a um resfriado comum, a MTC pode fazer o diagnóstico de síndrome superficial, em que o agente patogênico ainda se encontra na superfície. Esse diagnóstico reivindica a modalidade terapêutica "Hàn Fǎ", da fitoterapia chinesa, conforme citado anteriormente. O uso dos medicamentos adequados da fitoterapia chinesa nessa fase, poderá expulsar o agente patogênico antes que esse penetre na camada mais profunda do organismo, de acordo com a Teoria das Quatro Camadas de evolução da doença, evitando o agravamento.

Na fase da convalescença, segundo a Teoria dos Meridianos da MTC, os agentes patogênicos, como o calor e a umidade, podem ainda, estarem obstruindo os meridianos causando dores, perda de sensibilidade, sensação de queimação ou de peso em determinada parte do corpo. Nesses casos, pode-se fazer o uso de formulações com ervas, que removem os agentes nocivos dos respectivos meridianos e tratar esses sintomas.

Na fase da convalescença do estágio mais avançado da doença, em que houve lesões do sangue (estase e coagulopatia) com presença de calor e umidade, o paciente pode apresentar sensações de calor e peso no corpo, sudorese noturna, fadiga e também pruridos principalmente nas áreas expostas ao vento do ambiente. Nesses casos, poderão ser utilizadas as fórmulas que eliminam o calor, a umidade e o vento, seguida daquelas que nutrem e revigoram o sangue.

Em outras situações, principalmente naquelas de grave evolução da doença, as tecnologias aliadas ao conhecimento da MO têm se mostrado indispensáveis, como é o caso de ventilação mecânica, diálise, controle da coagulação intravascular disseminada etc., procedimentos esses e equipamentos que verdadeiramente salvam vidas.

Ainda tem muito a ser estudado e pesquisado sobre a abordagem pelas duas medicinas, mas a aplicação da fitoterapia chinesa, principalmente na fase da convalescença da COVID-19, poderá beneficiar significativamente a recuperação do paciente.

Nota

Em função da recente oficialização da comercialização de produtos da MTC pela ANVISA, muitas formulações comumente prescritas no país de origem dessa modalidade terapêutica ainda não dispomos aqui no Brasil. Outrossim, o citado documento de oficialização, a RDC 21 de 25/4/2014, proíbe a comercialização de produtos da MTC que contenha materiais oriundos de animais. As formulações recomendadas para tratamento da doença ou para uso na convalescença que contenham essas substâncias oriundas de animais, embora descritas em artigos e livros, não foram relatadas nesse capítulo.

Referências Bibliográficas

1. Ani Nalbandian, Kartik Sehgal. Elaine Y. Wan, Nature Medicine, vol 27, pag 601-615(2021).
2. Sheng-Teng Huang, Hsiang-Chun Lai, Yu-Chun Lin, Wei-Te Huang, Hao-Hsiu Hung, Shi-Chen Ou, Hung-Jen Lin, Mien-Chie Hung. Principles and Treatment strategies for the use of CHM in patients at different stages of coronavirus infection- Am J Cancer Res 2020;10(7);2010-2031.
3. Ai J, Wu I, Wang T, Deng W, Zhang X. Prevention and Treatment of "Epidemic toxin, pathogenic dampness, and lung deficiency" after COVID-19 recovery based on theory of "Preventive treatment of diseases" in traditional Chinese medicine. Chin Med Cult 2020;3:181-8.
4. Xuedong An, Liyun Duan, Yue Hong Zhang, De Jin, Shenghui Zhao, Rong Rong Zhou, Yingying Duan, Fengmei Lian, Xiaoling Tong, The three Syndromes and six Chinese patent medicine stu-

dy during the recovery phase of COVID-19, An et al.Chin Med(2021)16:44, 10.1186/s13020-021-00454-x.
5. Formulas & Strategies, Bensky D, Barolet R.
6. Shan Han Lun, On cold Damage, trad Craig Mitchell, Feng Ye, Nigel Wiseman.
7. Paul C Kwong, Yuan-Chi Lin, Chung-Jen Chen, A strategy of TCM medicine against COVID--19:linking current basic research and ancient medicine texts.
8. Yang Yang, Md Sahidul Islam, Jin Wang, Yuan Li, Xin Chen, TCM in the treatment of Patients infected with 2019-New Coronavirus (SARS-CoV-2): a Review and Perspective.
9. Mingzhong Xiao, Jiaxing Tian, Yana Zhou, Xiaodong Li, Xiaolin Tong, Efficacy of Huoxiang ZhengQi dropping pills and Lianhua Qingwen granules in treatment of COVID-19: a randomized controlled trial.
10. Hua Luo, Yan Gao, Jian Zou, Siyuan Zhang, Hanbin Chen, Qiao Liu, Dechao Tan, Yan Han, Yonghua Zhao, Shengpeng Wang, Reflections on treatment of COVID-19 with TCM, Luo et al.Chin Med (2020) 15:94, 10.1186/s13020-020-00375-1.
11. Zhenyu Zhao, Yanda Li, Liangyun Zhou, Xiuteng Zhou, Bowen Xie, Wenjin Zhang, Jiahui Sun, Prevention and Treatment of COVID-19 using TCM: a Review.

Reflexões sobre uma Pandemia Inacabada — a Abordagem Homeopática na Pós-COVID-19 e os Seus Desdobramentos

52

Maria de Fátima Della Côrte Marquez, Paulo Rosenbaum

▸ Introdução

> "O homem dotado da inteligência que concebe – homo sapiens – e da mão que executa – homo faber – deve estar a serviço da bondade do Criador para espalhar suas graças."[1]

Trata-se de um grande desafio, a abordagem da homeopatia durante a pandemia do coronavírus, mais especificamente, para os quadros e síndromes relacionadas aos períodos posteriores à moléstia, para pacientes que apresentaram quadros clínicos prolongados que se seguiram à infecção pelo vírus SARS-CoV-2.

A literatura médica já produziu uma impressionante quantidade de *papers* científicos relatando quadros clínicos residuais e de sequelas pós-virais, nas mais variadas áreas e especialidades. Mesmo sabendo, que o *restitutio ad integrum*, como explicou o historiador da medicina Pedro Lain Entralgo é uma ilusão permanente da medicina, após toda e qualquer patologia o organismo afetado pela doença não é mais o mesmo.

No caso das repercussões desencadeadas nas pessoas infectadas pela mutação do coronavírus e que desenvolveram a doença, o número e a extensão de sintomas residuais parecem ser muito significativos. Estão sendo relatados quadros mórbidos severos, que vão desde fibrose pulmonar às síndromes neurológicas de distintas magnitudes, passando por miocardites e descompensações metabólicas das mais variadas gravidades. Por isso mesmo, há até quem defenda que se trata, mais de uma patologia imunológica, do que necessariamente infecciosa.

Crises sanitárias da magnitude que agora presenciamos ocorrem pelo menos uma vez em cada século. Situada entre arte e ciência, a homeopatia se propõe a ser uma medicina do sujeito – uma medicina do especificamente humano. Recomendada pela Organização Mundial da Saúde (OMS) junto com as medicinas tradicionais, o sistema terapêutico homeopático apresenta-se como uma proposta viável, enquanto cuidado clínico efetivo, especialmente na atenção primária à saúde e nas doenças crônicas.

Ressignificar a tradição dessa medicina, é colocá-la em contato com as principais correntes do pensamento contemporâneo, da epidemiologia à filosofia, gerando a oportunidade para que a homeopatia seja compreendida pelos autores atuais. É nessa perspectiva que o tema do adoecimento se contextualiza. A nosso ver, a emergência epidemiológica criada a partir do SARS-CoV-2, não muda o enfoque e o tipo de atuação que uma terapêutica baseada no princípio dos semelhantes se propõe a dispensar aos pacientes. Nesse sentido, a homeopatia presta a sua contribuição em caráter abrangente, seja no antes, no durante ou no pós-adoecimento.

Poder-se-ia sintetizar da seguinte maneira, conforme pensa o filósofo Georg Hans Gadamer; "a saúde é um mistério, a patologia não". Nesse momento, um ano e seis meses após o início da pandemia, temos mais perguntas do que respostas sobre quem são os mais vulneráveis ao vírus, os fatores específicos de risco, o papel das predisposições do heredograma genético, terapêuticas e cuidados efetivos.

As chances probabilísticas de perdemos a homeostase deveriam ser maiores do que conservar a saúde. Felizmente isso não ocorre, e apesar da maior parte das pessoas adoecerem em algum momento de suas vidas, a maioria consegue se recuperar. Seria interessante saber que tipo de resultado tais cálculos estatísticos produziriam.

O médico alemão Samuel Hahnemann, enunciou um "mal-estar subjacente ao complexo sintomatológico dos pacientes"[2] na sua teoria das moléstias crônicas. Mesmo na mais cientificista das teorias médicas atuais permanece uma desconfiança de que a patologia contém ou está contida em um substrato disfuncional com sofrimento mental. Mas será que podemos afirmar que o sofrimento é o adoecimento? Que são sinônimos? Que, quem sofre é doente? Sofrer é decerto uma condição inata do ser humano. A patologia não é só um cruzar quantitativo da linha demarcadora entre o normal e o patológico, mas uma qualidade que mistura velocidades sem sincronia, causas suficientes e desencadeantes. Adoecer é um inominável mal-estar, estado que os clínicos ingleses subdividiram em *ilness* (mal-estar) e *disease* (moléstia ou enfermidade propriamente dita).

▸ A Abordagem da Homeopatia

A homeopatia é uma arte terapêutica que nasceu no século XIX e fundamenta-se em uma longa tradição que mistura o empirismo médico ao vitalismo. Em sua obra metodológica mais significativa, *"Organon da Arte de Curar"*, (1810) Hahnemann[1] oferece instruções de como abordar e tratar doenças obedecendo a três princípios: individualização dos sintomas (não basta conhecer a entidade nosológica, é preciso saber como ela se apresenta em cada sujeito), usar medicamentos segundo o princípio da semelhança (análogo, porém não igual ao princípio vacinal) e doses diminutas (substâncias medicinais atenuadas por processos farmacotécnicos específicos).

O critério homeopático de tratamento para essa nova doença causada por um coronavírus e que nos levou a atual crise, fazendo o mundo refletir sobre a fragilidade humana diante de um agente invisível, é rigorosamente o mesmo. Isso é, qualquer tratamento que se estabeleça precisa ser com base nesses princípios citados.

A melhor maneira de seguir nesse caminho é entender como funciona a homeopatia, resgatar um pouco de sua história, incluindo o seu papel em pandemias, para finalmente compreender a contribuição dessa arte médica, que remonta pouco mais de 200 anos, sobre essa nova doença viral que desorganizou os sistemas de saúde e a economia mundial.

Não poderíamos deixar de fora o parágrafo primeiro do livro que deu a diretriz metodológica dessa arte:

> *"A mais elevada e única missão do médico é tornar saudáveis as pessoas doentes, o que se chama curar.*"*

Fundamentos Históricos e Epistemológicos da Homeopatia

> *"Os remédios só podem curar doenças análogas àquelas que eles próprios podem produzir."*[1]

Na cidade de Meissen, leste da Alemanha, no ano de 1755, nasceu Samuel Hahnemann. Um jovem dotado de uma inteligência ímpar, que possuía o domínio linguístico do hebraico, latim, grego, inglês, francês, italiano, espanhol, árabe e o alemão. Tinha uma capacidade de observação peculiar, um alto grau de juízo crítico diante das terapias convencionais da época. Tais características pessoais moveram o jovem, que se tornou médico, a fundamentar a homeopatia no ano de 1796.

Crítico dos métodos terapêuticos daquele tempo, polêmico, Hahnemann[1] enxergou nos primórdios da medicina hipocrática e na tradição empírica e vitalista, a razão de sua proposta de reformulação. Analogamente, convém lembrar que o principal papel de Hipócrates quando rompe com a medicina mítica para fundar, o que os historiadores da ciência chamam de medicina técnica (do grego *Tekhné* – técnica ou ciência), foi a "invenção" da história clínica.[3]

Sabe-se também, que boa parte da terapêutica usada por Hipócrates era baseada na similitude. Mas o médico de Cós era eclético; admitia que as doenças pudessem ser, tanto tratadas pelo princípio dos contrários (contraria *contrariis curantur*), quanto por meio do princípio dos semelhantes, o que nos faz concluir que ele também criou outro sistema terapêutico "a medicina que convém a cada um".

No caso do princípio dos semelhantes, a expressão latina *"similia similibus curentur"* expressou essa abordagem. Foi nesse conceito que Hahnemann se apoiou e fundamentou suas hipóteses. Um de seus pilares mais básicos consistia em empregar um medicamento com a finalidade de induzir uma ação semelhante aos sinais e sintomas observados nos estudos patogenéticos (experimentação no homem são), uma premissa metodológica da homeopatia.

O estudo das patogenesias (registro de sinais e sintomas das drogas empregadas com finalidade de estudo no homem são) é o eixo experimental que permite compreender as propriedades terapêuticas das substâncias.

Tais eixos que estruturaram a homeopatia, somado ao já comentado uso de medicamentos dinamizados e diluídos além da prescrição do medicamento individualizado com base em uma anamnese ampla, aberta, minuciosa, que segue a um roteiro estabelecido, permitem uma prescrição homeopática observando-se uma totalidade de sinais e sintomas característicos, e que, quando bem observados, conferem eficácia à prescrição.

Não se trata, porém, do engendramento de sistemas de ideias vazias e hipóteses acerca do âmago do processo vital e sobre as origens da doença no interior invisível do organismo (com que tantos médicos, até hoje, vem esbanjando ambiciosamente força e tempo) ou das inúmeras tentativas de explicar sintomas nas doenças e suas causas imediatas, que sempre permanecem ocultas, tentativas essas envoltas em palavras incompreensíveis e estilo rebuscado de expressões abstratas que pretendem soar eruditas a fim de impressionar os ignorantes, enquanto o mundo doente clama inutilmente por auxílio. Estamos fartos desse tipo de extravagância erudita (que tem o nome de arte medicamentosa teórica e até cátedras específicas); é hora de todo aquele que se intitula médico deixar, finalmente, de uma vez por todas, de iludir os pobres indivíduos com palavrórios, começando, então, em contrapartida, a agir, isso é, a auxiliar e curar realmente."[1]

O Papel da Homeopatia nas Epidemias

> *"O homeopata tem por hábito estudar as menores nuances que diferenciam os pacientes, os pequenos detalhes que apontam para o remédio."*[4]

Segundo Rosenbaum,[5] quando uma causa única afeta muitos indivíduos ao mesmo tempo, levando-os a um sofrimento muito semelhante entre si, temos as doenças epidêmicas.

Nos casos passíveis de tratamento medicamentoso, a abordagem depende de como se avalia o caso de vários indivíduos, observando-se a repetição de alguns sintomas peculiares e característicos, que definam "o gênio da epidemia epidêmico", uma espécie de síndrome sintomatológica que caracteriza aquela determinada moléstia e, consequentemente, o medicamento mais indicado para a grande maioria das pessoas afetadas.

Hahnemann se apropriou do conceito de "gênio epidêmico" do médico escocês Thomas Sydenham. Isso significa coletar sinais e sintomas de diversos enfermos pela doença epidêmica em questão e utilizar o princípio da semelhança desses sintomas, se chegar a um medicamento que englobe a totalidade sintomática coletada.

Quando conhecido o "gênio epidêmico" de uma patologia infecciosa é possível buscar tanto o perfil dos sintomas mais prevalentes e tratar os doentes, quanto utilizar o/os medicamento(s) detectado(s) para prevenir a doença.

Foi a partir desse raciocínio, que Hahnemann tratou um surto de sarna, no ano de 1794, e obteve grande sucesso com o uso de um medicamento cujo nome é *hepar sulphur* (*calcarea carbonica + sulphur*).[6]

Mais tarde, com o sucesso das evidências experimentadas, foi possível usar a homeopatia no controle de algumas epidemias da época, e, ao longo desses 200 anos, a tal terapêutica tem sido empregada de modo pontual, no controle e tratamento de algumas epidemias.

No ano de 2020, quando deflagrada a pandemia do coronavírus, homeopatas do mundo inteiro iniciaram estudos a respeito do uso do medicamento homeopático na prevenção e tratamento da COVID-19h por meio da pesquisa do "gênio epidêmico" da doença. No Brasil não foi diferente.

Alguns médicos ligados à Associação Médica Homeopática Brasileira (AMHB) desenvolveram trabalhos no sentido de detectar os possíveis "gênios epidêmicos" da COVID-19 no país, por meio do "estudo preliminar para avaliação de sintomas e medicamentos prevalentes do 'gênio epidêmico' da pandemia de COVID-19 no Brasil".[7]

Recentemente, os homeopatas brasileiros se uniram para ajudar a população brasileira e a "campanha homeopatia na COVID-19" por iniciativa do médico Francis Mourão, organizada pela Associação Médica Homeopática do Paraná (AMHPR e AMHB). Essa proposta acaba de ser lançada com a participação de 500 médicos voluntários, com apoio da Associação Mineira de Farmacêuticos Homeopáticos (AMFH).[8]

Ainda não há dados robustos secundários à contribuição da homeopatia nessa recente pandemia, em razão da observação em tempo exíguo, do emprego mínimo dessa terapêutica pelos serviços de saúde em geral, dos poucos profissionais com a formação homeopática, agravada pelo desconhecimento a respeito da possível contribuição da homeopatia na população em geral e nos governantes.

Não poderíamos deixar de trazer o breve registro de um episódio que teve lugar na cidade de Itajaí, em Santa Catarina, no ano de 2020, onde o prefeito, que é médico homeopata e, portanto, detentor do conhecimento da contribuição da homeopatia em epidemias ao longo de sua história, decidiu utilizá-la de maneira gratuita e não obrigatória, com a intenção de conter a contaminação da população pelo coronavírus com a distribuição de medicamentos que atendessem o conceito de "gênio epidêmico". Entretanto, o Ministério Público local suspendeu a ação.[9]

A Homeopatia como Medicina Complementar nas Sequelas Causadas pela Pandemia do SARS-CoV-2

> "A arte de curar – e aqui importa quem a aplica – é também a ciência não revelada da intuição, do olhar, do toque, da palavra, do ser de fato um agente da saúde e não meramente o aplicador dos protocolos, das estratégias ou dos procedimentos. Para ser 'artístico' é necessário admitir uma dose razoável de imprecisão própria da aplicação humana. Além disso, ser igualmente adepto da desconfiança dos próprios erros e acertos".[5]

Como acima mencionado, presume-se que a abordagem das terapêuticas integrativas e complementares pode ser de grande auxílio no cuidado e tratamento das sequelas causadas pela pandemia. Ela explicitou nossa fragilidade, no sentido de evidenciar que a prática médica exige humildade para um bom atuar clínico.

Temos observado sequelas que vão além dos distúrbios orgânicos induzidos pela infecção vital. Ainda que diversos aspectos da susceptibilidade e da vulnerabilidade dos que foram afetados de modo mais significativo pela patologia não estejam elucidados até o presente momento, sabemos que a morbimortalidade tem um componente individual, referendado pelas autópsias minimamente invasivas conduzidas pelas equipes do Hospital das Clínicas da Faculdade de Medicina da Universidade de São Paulo (FMUSP).[10]

É exatamente nesse componente individual que uma terapêutica baseada na homeopatia deve ser considerada no tratamento de qualquer moléstia, inclusive nos períodos de convalescença e sequelas deixadas pela pandemia. Nessa abordagem também se incluem sequelas psíquicas ocasionadas não exatamente pelo quadro viral e sua resposta imune, mas aquelas decorrentes das políticas de isolamento social e restrições de liberdade impostas pelas autoridades sanitárias. Tais condutas, ainda que adotadas enquanto um esforço para evitar o colapso dos sistemas de saúde, não observou o grande impacto social gerado, como advertiu a Organização Mundial de Saúde (OMS). A nosso ver, faltou um critério científico transdisciplinar mais abrangente quando na adoção de medidas como *lockdown* e suas consequentes repercussões socioeconômicas, especialmente em países em desenvolvimento.

Questões sociais e econômicas, como a diminuição das liberdades individuais e o empobrecimento da população, não podem deixar de ser consideradas. Acreditamos que mereça uma revisão crítica, o fato de que, todo o questionamento com relação a tais fatos não possa ser visto enquanto "negacionismo". A negação existe, mas não deve ser avaliada exclusivamente sob o ponto de vista moral ou político, mas sob a égide do imaginário social e da psicologia, conforme Ernst Becker nos mostra em seu clássico "A Negação da Morte".[11]

Além da hipótese do uso de medicamentos homeopáticos como profiláticos, há uma guerra que se situa mais no campo da política do que no científico sobre a eficácia e segurança de substâncias medicinais.

"Vacinas", sulfato de hidroxicloroquina com ou sem azitromicina associada, transferência de plasma, e, mais recentemente, antiparasitários como a ivermectina entraram no rol das controvérsias sobre qual seria a verdadeira eficácia terapêutica de cada uma delas. Quanto tempo será preciso para usá-las com segurança? Devemos ou não usar drogas que não estejam amplamente testadas em casos que evoluem desfavoravelmente? E quanto a usá-las "precocemente"?

Em muitas epidemias, as medicinas integrativas foram convocadas para unir forças para mitigar a crise sanitária. Podemos exemplificar a epidemia de escarlatina na Europa (1790), a pandemia da cólera (1820) e a gripe espanhola (1918-1920).

Recentemente, o Ministério da Saúde da Índia (Ministério Ayush) sugeriu o uso de medicina ayurvédica e medicamentos homeopáticos para mitigar os sintomas da doença. Também sugeriu o medicamento *Arsenicum álbum,* que foi distribuído maciçamente para a população como medida coadjuvante e profilática para a prevenção da doença causada pela COVID-19. Será preciso esperar e avaliar com estudos epidemiológicos a eficácia desses recursos. Não seria ético e interessante, por parte das autoridades sanitárias, ouvirem o que as outras formas de intervenção médica têm a dizer?

Importante esclarecer que a medicina – apesar das fantasias do senso comum – não é uma ciência exata. Alguns epistemólogos, como Karl Rothuschuld, já a classificaram como uma "ciência operativa". E apesar da medicina ter critérios tecnocientíficos unificadores e consensuais, como a pesquisa científica básica, ensaios clínicos randomizados pesquisados em duplo ou triplo-cego (quando nem os pesquisadores nem os pacientes sabem se estão tomando remédio verdadeiro ou placebo), estudos epidemiológicos de coorte, de comunidade ou transversais, é preciso enfatizar que, ainda assim, ela não tem a uniformidade idealizada, nem é completamente homogênea em seus procedimentos.

Tal fato se evidencia no momento em que as drogas são avaliadas no campo empírico, ou seja, vão ser testadas em grandes populações; são aí onde efeitos colaterais, paradoxais e outros, aparecem e são registrados nas publicações validadas pela revisão dos pares.

Conforme os autores Goodmann e Gilmann[12] escreveram com rara honestidade em seu monumental trabalho "as bases farmacológicas da terapêutica" é somente no momento que as drogas vão ser usadas pelo grande público que saberemos se realmente funcionam a contento e qual a extensão das reações adversas e efeitos colaterais. Os testes experimentais em cobaias e nos seres humanos, apesar de necessários e fundamentais, são preâmbulos.

Quando a terapêutica desce à operacionalidade, como demonstrou o pesquisador norte americano Harris L. Coulter, a verdade é que a arte médica varia de médico para médico, pois se trata de um *aplicatio* que envolve também e principalmente a percepção subjetiva da evolução clínica, o assim chamado "olho clínico", onde a estatística e a "medicina testada" podem não ser suficientes para uma tomada de decisão.

A decisão precisa ser feita especialmente nos quadros graves e agudos como é o caso de uma epidemia que apresenta alta contagiosidade em decorrência da mutação viral. Mutação que nos torna temporariamente desprotegidos para responder à agressão de modo adequado, em função de respostas imunes débeis, onde muitas vezes o processo alergo-inflamatório leva a melhor.

A resposta imune coletiva adequada, a chamada *herd immunity* virá com o tempo e, mais uma vez, sobreviveremos até a próxima eclosão de algum novo vírus oportunista. Por isso, é importante nos atentarmos e investirmos em pesquisas com foco naqueles que se curaram espontaneamente e nos chamados "superimunes".

A filosofia médica comporta muitas tendências e pontos de vista, e isso não deve ser tomado como descrédito. A ciência sempre caminhou por meio de refutações e retificações constantes. Esse é um padrão correto da pesquisa, quando muitas vezes deparamos com o contra intuitivo, o não esperado, e até mesmo o surpreendente na técnica "tentativa e erro", uma vez que a indução empírica também é uma técnica.

Inúmeras propriedades e efeitos medicinais de drogas conhecidíssimas foram descobertas empiricamente, a partir do uso em grandes populações. Enfatizamos que ocorreram desastres clínicos a partir desse "empirismo prático", como o uso da talidomida, e mais recentemente, do anti-inflamatório Rofecoxib. A resposta a esse dilema, é que nada pode ser descartado, e que as pesquisas científicas precisam ser ininterruptas.

Surgem, de tempos em tempos, pesquisas e pesquisadores autônomos como o prêmio Nobel de Medicina Luc Montagnier, virologista que junto a Robert Gallo, descobriu o vírus da AIDS, e Jacques Benveniste, imunopatologista e alergologista francês, que formulou a teoria da "memória da água", que tangenciaram hipóteses muito úteis a validar as premissas defendidas por Hahnemann, não só como uma prática que produz importantes resultados clínicos e com potencial para atuar na atenção primária, mas também enquanto uma *rationale* que faz muito sentido para a epistemologia científica de nossos dias.

Uma publicação recente da Escola de Saúde Pública da Universidade de Harvard recomendou o uso da homeopatia nos sistemas de atenção primária à saúde. No Brasil, o SUS (Sistema Único de Saúde) valida tentativas de ampliar o uso de práticas integrativas por meio da PNPIC (Política Nacional de Práticas Integrativas e Complementares). Recentemente, a Suíça organizou uma consulta popular e a homeopatia foi reconhecida enquanto uma terapêutica a ser oferecida no sistema público de saúde. Sabe-se que ela já foi reintroduzida no currículo de escolas de medicina nos Estados Unidos. Na Alemanha, além de popular, a homeopatia tem larga aceitação pelos médicos e também é usada por grande porcentagem de clínicos e especialistas como tratamento complementar.

Conclusão

A homeopatia nunca conseguiu se universalizar enquanto prática médica,[13] o que dificulta que essa terapêutica, baseada na similitude, possa ser oferecida a todos os pacientes e, em especial, àqueles que sofrem com essa nova pandemia e com as suas sequelas. Ainda conviveremos muito tempo com o sofrimento causado pela pandemia e suas catastróficas consequências clínicas, psicossociais e econômicas, sobre as pessoas, afetadas diretamente ou não. Urge emancipar a política da ciência. A esperança é que, a partir dessa lição de dor não solicitada, a medicina possa rever seus critérios, para enfim dosar em proporções idênticas, cuidado e ciência, empatia e técnica, sensibilidade e ética, perícia e acolhimento. Os pacientes agradecem.

Referências Bibliográficas

1. Hahnemann S. Organon da arte de curar. 6ª ed. São Paulo: Robe Editorial; 1996.
2. Hahnemann Chronic Diseases. 1ª Ed. New Deli: B. Jain Publishers; 1994.
3. Rosenbaum, P. Hahnemann será atual 266 anos depois? Estadão. 10 abr. 2021. Disponível em: https://brasil.estadao.com. br/blogs/conto-de-noticia/hahnemann-sera-atual-266-anos-depois/ (5 jun. 2021).
4. Kent JT. Filosofia Homeopática. 1ª ed. São Paulo: Robe Editorial; 2002.
5. Rosenbaum P. Fundamentos de Homeopatia. 1ª ed. São Paulo: Roca; 2002.

6. Mendes MFR. A aplicação da homeopatia nas epidemias: um levantamento bibliográfico [tese]. Brasília: Instituto de Saúde Integral; 2005. 55 p. Disponível em: http://www.bvshomeopatia.org.br/texto/aplicachoEpidemias_MargarethFRMendes.htm (4 jun. 2021).
7. Dolce Filho R, Nechar RC, Ribeiro Filho A. Estudo preliminar para avaliação de sintomas e medicamentos prevalentes do "gênio epidêmico" da pandemia de COVID-19 no Brasil [monografia]. São Paulo: AMHB; mar. 3, 2020. 21 p. Disponível em: https://pesquisa.bvsalud.org/portal/resource/pt/biblio-1087382 (5 jun. 2021).
8. Rosenbaum, P. O outro Código da Medicina. Sambation Press; 2021.
9. Valécio M. Homeopatia contra coronavírus: Ministério Público barra o uso em Santa Catarina. Instituto de Ciência, Tecnologia e Qualidade. Disponível em: https://www.ictq.com.br/politica-farmaceutica/1348-homeopatia-contra-coronavirus-ministerio-publico-barra-o-uso-em-santa-catarina (5 jun. 2021).
10. Dolhnikoff M, Duarte-Neto AN, Monteiro RAA, Silva LFF, Oliveira EP, Saldiva PHN et al. Pathological evidence of pulmonary thrombotic phenomena in severe COVID-19. Journal of Thrombosis and Haemostasis. April 2020; 18(6). Disponível em: https://www.researchgate.net/publication/340669733_Pathological_evidence_of_pulmonary_thrombotic_phenomena_in_severe_COVID-19/link/5e9cc425299bf13079aa31b6/download (5 jun. 2021).
11. Becker, E. A negação da morte. 3ª ed. Rio de Janeiro: Record; 2007.
12. Brunton, L. As bases farmacológicas da terapêutica de Goodman e Gilman. 12ª ed. Rio de Janeiro: McGraw Hill; 2012.
13. Dossett ML, Davis RB, Kaptchuk TJ, Yeh GY. Homeopathy Use by US Adults: Results of a National Survey. Am J Public Health. 2016 Apr; 106(4):743-5.

Qi Gong no Tratamento das Sequelas da COVID-19

53

Luiz Carlos Souza Sampaio

▶ Introdução

Segundo o alerta epidemiológico, de 12 de agosto de 2020, emitido pela Organização Pan-Americana de Saúde (OPAS) e Organização Mundial de Saúde – Américas (OMS), as sequelas da COVID-19, "não se limitam apenas ao sistema respiratório, tendo sido registradas no sistema cardiovascular e nos sistemas nervoso central e periférico. Também foram documentadas sequelas psiquiátricas e psicológicas".[1] No pulmão, o quadro clínico mais comum e mais grave é a fibrose pulmonar. No sistema cardiovascular, a miocardite, com consequente redução da função sistólica e arritmias.

O declínio cognitivo, em decorrência da hiperatividade do processo inflamatório, tem sido uma queixa comum. Um estudo preliminar, feito com 430 pessoas entre março e fevereiro de 2020, pelo Instituto de Cardiologia do Hospital das Clínicas de São Paulo (INCOR),[2] mostrou que 80% dos participantes da pesquisa apresentaram algum grau de disfunção cognitiva, e, em 62,7% deles, a memória de fixação foi afetada. O estudo ainda demonstrou que na memória de evocação, as alterações foram de 26,8%, e, com relação à percepção visual, o impacto foi notado em 92,4% dos pesquisados.

O alerta epidemiológico sugere ainda, a possibilidade de, em pacientes de meia-idade, tal declínio comece a ocorrer décadas mais tarde, o que implica na necessidade de acompanhamento em longo prazo nos pacientes recuperados da COVID-19.

Outros tipos de manifestações neuropsiquiátricas também foram observados pela possível ação direta do vírus sobre células do sistema nervoso central (SNC). Dentre essas, foram observadas encefalopatia aguda, alterações de humor, psicose, disfunção neuromuscular e processos desmielinizantes, que podem acompanhar uma infecção viral aguda ou podem ocorrer após uma infecção em pacientes recuperados em semanas, meses ou potencialmente mais tempo.

Dentre outras razões, o esforço de contenção da disseminação dessa pandemia, por meio do distanciamento social, tem trazido ao consultório pacientes de várias idades e diferentes estratos sociais. Nesses, percebemos um aumento significativo de sintomas relacionados à ansiedade, alguns agravados com episódios de pânico ou desenvolvimento de comportamento compulsivo.

A sequela pulmonar e cardiovascular tem uma característica crônica de difícil abordagem com os recursos da medicina ocidental e resultam numa perda de qualidade de vida, tanto mais intensa, quanto mais severa a doença. A perda cognitiva tem sido tratada com exercícios cognitivos que focam na atenção e concentração, tendo como fundamento, ativar as funções neuronais pela ativação metabólica.[2]

Ansiedade, episódios de pânico, comportamento compulsivo e quadros de depressão, quando percebidos como um sofrimento maior, têm sido tratados por meio das várias técnicas psicoterápicas, acompanhada ou não de tratamento farmacológico com antidepressivos e/ou ansiolíticos.

A medicina chinesa, por meio de seus procedimentos terapêuticos, como acupuntura, dietoterapia, fitoterapia e Qi Gong, tem se mostrado, nos consultórios e ambulatórios de especialidades, um instrumento terapêutico importante por influenciar de modo positivo a qualidade de vida dos pacientes que a procuram.

Neste capítulo, trataremos especificamente do Qi Gong, que ainda é pouco utilizado. Sua pouca prescrição se deve ao desconhecimento do Qi Gong, como método terapêutico, tanto pelos médicos em geral, quanto por aqueles especialistas em acupuntura.

No Brasil, como em vários países do Ocidente, a medicina chinesa, em sua totalidade, não é reconhecida como uma especialidade médica em si. A especialidade médica reconhecida pelo Conselho Federal de Medicina (CFM) e pela Associação Medica Brasileira (AMB) é a acupuntura, ou seja, uma parte apenas do complexo terapêutico da medicina chinesa.

O curso de especialização, pós-graduação *lato sensu*, e a residência médica, reconhecidas pela Comissão Nacional de Residência Médica, em acupuntura, têm sua base curricular ancorada nos conceitos tradicionais e contemporâneo dessa modalidade terapêutica e suas técnicas afins, como a eletroacupuntura, ventosoterapia, moxabustão, auriculoterapia e craniopuntura. Os programas de especialização e da residência médica, entretanto, não promovem formação em dietoterapia, fitoterapia e Qi Gong, abordando apenas informações básicas desses procedimentos. Desse modo, capacitam o especialista ao uso exclusivo da acupuntura e seus correlatos.

▶ Qi Gong — 气功

Qi (气 em ideograma simplificado ou 氣 tradicional) é descrito na filosofia chinesa antiga, como a origem que constitui a miríade de coisas, a substância que está se movendo constantemente, e o meio de resposta entre a miríade de coisas (miríade com o significado chinês de dez mil coisas, ou seja, todas as coisas). Na medicina chinesa, o termo foi adotado de modo amplo, em praticamente todos os campos, tendo como base o conceito de ser o princípio fundamental de todas as coisas presentes no universo e, como consequência, na Terra e, portanto, no homem.

O conceito de Qi é descrito no *Huang Di Nei Jing* (黄帝内经) ou "*Tratado de Medicina Interna do Imperador Amarelo*"[3,4] como uma substância fundamental que constitui todo organismo, assumindo diversas formas e manifestações fisiológicas. Uma determinada fração do Qi, com diferentes funções fisiológicas, circula pelo organismo por meio de uma vasta rede de "canais" (vasos ou meridianos). O conceito de Qi não tem correlato na medicina ocidental, o que lhe dificulta a compreensão por não praticantes da medicina chinesa.

O ideograma (氣) simboliza, em sua parte superior, o vapor oriundo do cozimento do arroz (米). Ou seja, o vapor que contém a fração mais pura do arroz, sua característica mais sútil. A partir dessa imagem o ideograma pode ser interpretado também como vapor ou mesmo como ar atmosférico. Gong (功) tem vários significados: ato ou serviço meritório, aquisição, resultado, efeito, sucesso, trabalho e habilidade.

O significado dos ideogramas associados está relacionado com "trabalhar o Qi" ou "habilidade de manejar o Qi", cujo objetivo é a tonificação do organismo humano, fortalecendo-o e corrigindo seus desvios fisiológicos. Na prática corrente, o Qi Gong se constitui em uma série de práticas corporais, onde o foco da atenção está dirigido exclusivamente à própria prática coordenada pelos movimentos respiratórios.

Origens do Qi Gong

A história, ou desenvolvimento, do Qi Gong pode ser dividido em quatro períodos.[6]

- Primeiro período

O primeiro período tem início em torno de 1122 a.C., e se estende até cerca de 206 a.C. na dinastia Han. Conhece-se muito pouco a respeito desse período. Seu início guarda relação com a introdução do: 易经 (Yi Jing) ou *Livro das Transformações ou Mutações*,[5] onde o Yi Jing é o primeiro texto que introduz o conceito de Qi e de suas três manifestações básicas: 天 (Tian) céu, 地 (Di) Terra e 人 (Ren) Homem.

A dinastia Shang (1766-1154 a.C.) teve como capital o local onde está situada a atual cidade de An Yang, na província de Henan. Escavações naquele local desenterraram mais de 160.000 peças de casco de tartarugas e ossos de animais cobertos com inscrições em caracteres chineses antigos. Tais textos, conhecidos como "Jia Gu Wen" (Escrituras Oraculares em Ossos) contém, em sua maioria, informações de natureza religiosa. Neles, não existem menções ao conhecimento médico ou mesmo à prática da acupuntura, o que corrobora que o *Tratado de Medicina Interna do Imperador Amarelo* foi coletado, ou escrito, em data posterior a esse período.

Algumas práticas de respiração são descritas, durante a dinastia Zhou (1122-934 a.C.) por Lao Zi (também chamado de Li Er), no seu clássico *Dao De Jing* (*Clássico sobre a Virtude do Caminho*). Nele o autor afirma que o "caminho" para se obter a saúde, está em "*Concentrar o Qi e Adquirir Suavidade*" (*Zhuan Qi Zhi Rou*). Registros históricos dos períodos conhecidos como "Primavera e Outono" e "Estados Combatentes" (770-221 a.C.) descrevem métodos mais completos de treinamento respiratório.

O filósofo daoísta Zhuang Zi (300 a.C.) relata no seu livro Nan Hui Jing, a relação entre saúde e respiração: "*Os homens, que a longo tempo treinam sua respiração, desenvolvem a habilidade de conduzir a respiração límpida até seus calcanhares*". Tal texto é a confirmação de que os daoístas usavam técnicas de respiração como método para promover a circulação do Qi e o fortalecimento do organismo.

Ainda no primeiro período, durante as dinastias Qing e Han (221 a.C. - 220 d.C.) existem várias referências ao *Qi Gong* como no "*Clássico sobre as Dificuldades*" (*Nan Jing*) e no "*Prescrições da Câmara Dourada*" (*Ji Kui Yao Luea*).

- Segundo período

O segundo período começa em 206 a.C. e vai até 512 d.C. A dinastia Han, que durou de 206 a.C. até 220 d.C. foi um período glorioso e pacífico, graças à sabedoria e inteligência de seus imperadores. Foi durante a dinastia Han do Leste (58 d.C.) que o budismo foi trazido da Índia para a China. O imperador tornou-se um adepto fervoroso do budismo e, com isso, fomentou sua popularização por toda a China.

As práticas meditativas e de *Qi Gong*, milenares na Índia, foram absorvidas pelos chineses. Os templos budistas tornaram-se centro de ensino das práticas de *Qi Gong*, marcando uma nova era do *Qi Gong* chinês, com a introdução das teorias e práticas desenvolvidas na Índia. Como o treinamento era diretamente relacionado às práticas budistas, seus escritos tornaram-se esotéricos, deixando, por centenas de anos, o não budistas afastados dos ensinamentos dessas práticas.

Combinando os princípios budistas e daoístas, Zhang Dao-Ling criou uma religião chamada Dao Tiao, onde os métodos meditativos combinavam princípios e técnicas de treinamento das duas fontes. Um ramo independente do budismo foi desenvolvido no Tibete, onde budistas tibetanos foram convidados para dar treinamentos na China, que terminou por absorver muitos de seus métodos. Foi nesse período que os praticantes do Qi Gong tradicional tiveram a oportunidade de comparar suas técnicas com o Qi Gong religioso. Os praticantes religiosos cultivavam o controle de seu Qi num nível mais profundo, conseguiam obter um maior controle sobre seus corpos, mente e, no conceito religioso, seus espíritos. Os praticantes do Qi Gong tradicional se preocupavam mais com o desenvolvimento e a manutenção da saúde. Filósofos e médicos continuaram suas pesquisas com o Qi Gong tradicional.

O daoísta Jun Qian observando os movimentos de certos animais os utilizou para criar o *"Movimento dos Cinco Animais"* (*Wu Qin Xi*), que ensinava às pessoas como incrementar a circulação do Qi por meio de movimentos específicos. Nesse período, o médico Ge Hong mencionou no seu livro *Bao Pu Zi* um método de utilização da mente para conduzir e incrementar o Qi. Entre 420 e 581 d.C. Tao Hong-Jing compilou o *"Escritos para Nutrir o Corpo e Estender a Vida"* (*Yang Shen Yang Ming Lu*), descrevendo várias técnicas de Qi Gong.

- Terceiro período

Durante a dinastia Liang (502-557 d.C.) o imperador Laing Wu Ti, que governava um dos reinos do período das seis dinastias, convidou o monge budista Da Mo (Bodidarma), um príncipe persa da casta dos xátrias, que aprendera a arte marcial vajramushti com o mestre Prajnatara, para pregar o budismo na China. Por sua firmeza de princípios, Da Mo não aceitou as propostas do imperador de privilegiar rituais em detrimento da meditação. Rejeitando a linha inovadora do budismo adotada pelo imperador, Da Mo foi buscar refúgio no templo Shaolin.

Conta a lenda, que no templo, Da Mo tomou contato com as condições precárias de saúde dos monges e resolveu se afastar para buscar uma solução para o problema. Entrou em meditação e retornou depois de nove anos de reclusão ao templo e escreveu dois clássicos: *"O Clássico da Mudança dos Músculos e Tendões"* (*Yi Jin Jing*) e o *"Clássico para Limpar as Medulas – cérebro/mente"* (*Xi Sui Jing*). Depois dos monges terem praticado os exercícios ensinados pelo mestre, descobriram que tinham aumentado sua vitalidade e, principalmente, sua força física.

Desse modo, o treinamento foi integrado às formas anteriores de artes marciais, o que aumentou a efetividade dessas técnicas. Da Mo ficou imortalizado como primeiro patriarca do budismo Chan (conhecido como linha Zen em japonês) e da linha Shaolin de artes marciais.

Os monges Shaolin foram os responsáveis pelo desenvolvimento dos "Cinco Estilos Animais de Gong Fu" técnica marcial que imita os movimentos de luta do tigre, leopardo, dragão, cobra e grou. Com o crescimento das artes marciais no templo Shaolin, a procura por parte de crianças e jovens para ingressar no templo aumentou muito. Como nem todos eram aceitos, em suas redondezas foram se instalando mestres de artes marciais que se aproveitavam da fama do templo.

Isso propiciou o aparecimento de várias escolas fora do templo, a exemplo de Chao Yuan-Fang que compilou o texto *"Origem e Sintomas de Várias Doenças"* (*Zhu Bing Yuan Hou Lun*), verdadeira enciclopédia, que lista 260 maneiras de aumentar o fluxo de Qi. Ainda nesse período, Sun Si-Miao, médico e escritor chinês que viveu no período da dinastia Sui e Tang, escreveu as *"Mil Prescrições de Ouro"* (*Qian Jin Fang*) que é um método de conduzir o Qi e elaborou, também, o uso dos "Seis Sons" que os budistas e daoístas utilizaram para regular o Qi nos órgãos internos, além de ter Introduzido as 49 técnicas de massagem de Lao Zi.

Outro médico Wang Tao (702-772 a.C.) escreveu *"O Segredo Extra Importante"* (*Qian Jin Fang*) texto que se refere ao uso da respiração e das terapias herbáceas nas desordens de circulação do Qi.

Durante as dinastias Song, Jin e Yuan (960-1368 d.C.), Zhang An-Dao escreveu *"Segredos para Nutrir a Vida"* (*Yang Shen Jue*) e Zhang Zi-He *"O Ponto de Vista de Confúcio"* (*Ru Men Shi Shi*), que, basicamente, descrevem o uso do Qi Gong para a cura de ferimentos e entorses.

Li Guo no *"Livro Secreto do Quarto da Orquídea"* (*Lan Shi Mi Cang*) descreve a técnica de Qi Gong e medicamentos à base de ervas para a cura de doenças internas e Zhu Dan-Xi em *"Tese Posterior do Estudo Completo"* (*Ge Zhi Yu Lun*) propõe uma explicação teórica para a utilização do Qi Gong no tratamento das doenças. Ainda durante a dinastia Song, Chang San-Feng criou o Tai Ji Quan, técnica marcial de Qi Gong diferente do Shaolin; esse enfatiza o Wai Dan (elixir externo) Qi Gong, enquanto o Tai Ji Quan enfatiza Nei Dan (elixir interno) Qi Gong.

Nesse período, ao lado da matéria médica chinesa e dos exercícios de Qi Gong, a prática da acupuntura se desenvolveu de modo significativo, graças ao trabalho de Wang Wei-Yi, que em 1026 d.C., desenhou e construiu o Homem de Bronze da acupuntura, onde poderia ser estudados a localização dos pontos de acupuntura.

Antes desse período, as várias publicações que discutiam a teoria, princípios e técnicas de tratamento por acupuntura, divergiam umas das outras e deixavam muitos pontos sem esclarecimento. O mesmo Wang em *"Ilustração da Acupuntura e Moxabustão do Homem de Bronze"* (*Tong Ren Yu Xue Zhen Jiu Tu*), explicou a relação dos 12 sistemas com os 12 vasos de Qi (meridianos), esclarecendo pontos confusos e organizando, de modo sistemático, os princípios e teoria da acupuntura.

Em 1034 d.C., Wang Wei-Yi tratou o Imperador Ren Zong com acupuntura. A partir daí, o sucesso da prática floresceu. O imperador, em reconhecimento, construiu um templo a Bian Que, a quem se atribui o Nan Jing, referenciando-o como o ancestral da acupuntura. A técnica da acupuntura desenvolveu muito até que os Jin do Norte requisitasse o Homem de Bronze e outras tecnologias da acupuntura como condição para a paz.

Voltando ao Qi Gong, na dinastia Song do Sul (1127 - 1279 d.C.) o Marechal Yue Fei desenvolveu vários exercícios de Qi Gong interno e de arte marcial para desenvolver a saúde de seus soldados. Dentre eles destacamos: "As Oito Peças de Brocado", "Estilo Marcial Interno Xing Yi" e "Estilo Águia". Outras obras sobre o Qi Gong a partir desse período são: *"Passo do Tigre"* (*Hu Bu Gong*), *"Doze Posturas"* (*Shi Er Zhuang*) e *"Mendigo"* (*Jiao Hua Gong*). Cao Yuan escreve o *"Importante Documento Secreto para a Proteção do Corpo"* (*Bai Bao Shen Mi Yao*) onde descreve práticas de Qi Gong com movimento e estacionário.

A partir desse período, Chen Ji em *"Breve Introdução para Nutrir o Corpo"* (*RuYang Shen Fu Yu*) expõe sobre os três tesouros (San Bao): essência (Jing), Qi e mente (Shen), Wang Fan-An no *"Introdução Completa às Prescrições Médicas"* (*Yi Fan Ji Jie*) traz uma revisão e sumário de materiais publicados anteriormente. Wang Zu-Yuan no *"Explicação ilustrada do*

Gong Interno" (*Gong Tu Shuo*) apresentou as "Doze Peças de Brocado" e explicou a ideia de se combinar o Qi Gong estacionário com o de movimento.

No final da dinastia Ming (cerca de 1640 d.C.), os guerreiros de Taiyang desenvolvem o *"Estilo marcial do Dragão de Fogo"* (*Huo Long Gong*) e Dong Hai-Chuan, em 1860, desenvolveu e começou a ensinar a *"Palma dos Oito Trigramas"* (*Ba Gua Zhang*), estilo que ganhou popularidade em todo o mundo atual.

Na dinastia Qing, pela primeira vez, as técnicas de meditação e arte marciais tibetanas tornaram-se popular na China, devido o interesse e divulgação por parte dos imperadores Manchu no palácio real e em outros setores importantes da sociedade.

– Quarto período

Até 1911, a sociedade chinesa foi bem conservadora e voltada para o passado. Mesmo com a expansão do contato chinês com os demais países, esses exerceram pouca influência além das regiões costeiras. Com a queda da dinastia Qing, em 1911, e a instituição da República, o país começou a sofrer transformações profundas.

Desde então, a prática do Qi Gong iniciou uma nova era com a facilidade de comunicação com o Ocidente e sua influência no Oriente. A perda da mentalidade tradicional em Taiwan e Hong Kong fez surgir vários estilos de Qi Gong, sendo ensinados de modo aberto e com a publicação de muitos dos documentos secretos. O público praticante de Qi Gong aumentou significativamente com a oportunidade de estudar e compreender vários estilos de Qi Gong e compará-los com práticas corporais de outros países como Índia, Japão, Coreia e Oriente Médio.

Segundo Gu Liuxing, citado no livro de Catherine Despeux, Tai Chi Chuan, considerado grande historiador do *Tai Ji*, relata que o próprio presidente Mao Ze-Dong foi um grande incentivador da prática, tendo sido retirados, entretanto, todos os elementos considerados não científicos à época. Na revolução cultural, a maioria das atividades chinesas tradicionais, como a prática do Qi Gong em geral, e do Tai Ji Quan, no particular, sofreram certo repúdio, sendo considerados como "entulho da filosofia capitalista". Com a morte de Mao e a prisão do "Bando dos Quatro" que incluía a esposa de Mao, as atividades de Qi Gong foram, gradualmente sendo retomadas nos parques das cidades chinesas, por praticantes de todas as idades.

Em Xang Hai (Xangai), Catherine[6] conta em seu livro, Tai Chi, que "pudemos constatar pessoalmente, em agosto de 1980, a atividade febril que ali reinava, desde meninas que faziam exercícios de flexibilização, preparando-se para a prática das artes acrobáticas, até as senhoras de certa idade que vinham respirar ar fresco e fazer exercícios de alongamento". Em Taiwan, a prática teve início com a chegada dos chineses que acompanharam Chiang Kai-chek em sua fuga do continente e da vitória maoísta. Esses, principalmente os da província de Fujian, praticavam mais as técnicas do Shao Lin Quan.

▸ Qi Gong no Brasil

No Brasil, o Qi Gong, sob a forma de arte marcial foi introduzido em 1940, em São Paulo, no bairro da Liberdade, por W. Lee Chang, e em seguida por Chang Kowk Wai, mestre em vários estilos de Qi Gong, dentre eles: Onze Rotinas de Shaolin (Bei Shao Lin em mandarim ou Bak SilLam em cantonês), Cailifo (Cai LI Fo em mandarim ou Choy Li Fat em cantonês), Yangshi Taijiquan, Baguazhang, Xingyiquan, louva-deus sete-estrelas, Liu He Quan, Luo Han Quan, Zi Ran Men, e Qi Gong marcial.

Chegando em 1960, no Brasil, mestre Chan, como é conhecido dentre seus discípulos, participou da formação do Centro Social Chinês, onde ministrou aulas de Kung Fu por doze anos. Chan Kowk Wai também ministrou aulas na Universidade de São Paulo (USP) durante sete anos.

Em 1973, fundou a Academia Sino-Brasileira de Kung Fu e desde então, formou vários professores que perpetuam os conhecimentos por todo o Brasil e em outros países, como Argentina, Canadá, Chile, Espanha, e Estados Unidos.

Outra figura representativa do Qi Gong foi o mestre Liu Pai Lin, general aposentado pelo exército chinês, que lutou ao lado de Chiang Kai Shek e foi um dos introdutores da Medicina Tradicional Chinesa (MTC) no Brasil. Divulgou por todo o país, a prática do Tai Chi Pai Lin, oferecendo também cursos de formação em massagem Tui Na e meditação Tao Yin. Falecido em dezembro de 2000, sua técnica de Tai Ji ainda é muito praticada e ensinada por seus filhos e seguidores. Tivemos pouco contato pessoal com o mestre Pai Lin, conhecemos sua técnica de Tai Ji, por meio de suas discípulas Maria Lucia Lee e Jerusha Chang.

O Lian Gong foi introduzido no Brasil em 1987 por Maria Lúcia Lee, professora de filosofia e artes corporais chinesas. O Lian Gong Shi Ba Fa, técnica de Qi Gong moderna, foi criado em 1974, pelo médico ortopedista chinês Dr. Zhuang Yuan Ming, residente em Xangai.

A técnica foi inspirada em outras sequências tradicionais de exercícios terapêuticos chineses, como o "Exercícios dos Oito Brocados da Seda" (Ba Duan Jin), "O Jogo dos Cinco Animais" e o "Exercício dos Camponeses" (Yi Jin Jing), dentre outros. Zhuang visitou o Brasil duas vezes, em 1997 e 1999, realizando cursos de aperfeiçoamento na técnica e participando do I e II Encontros Nacionais de Lian Gong em 18 Terapias, em São Paulo e Santos, respectivamente. Tivemos a oportunidade de participar da prática do Lian Gong, com Maria Lucia, em reuniões na AMBA e em congressos médicos de acupuntura.

O Ministério da Saúde incluiu o Lian Gong, dentre as práticas da Medicina Tradicional Chinesa, a serem oferecidas à população pelo Sistema Único de Saúde (SUS), por meio da Portaria 971, de 3 de maio de 2006. No final da década de 1990, o Dr. Jou Eel Jia, introduziu e promoveu em sua clínica em São Paulo, várias práticas incluídas nas chamadas artes Chan (ou Zen em japonês), como a cerimônia do chá, onde as práticas meditativas são centradas nas experiências do gosto, o Hua Tao (ou Ikebana em japonês) onde a meditação tem como foco os arranjos florais e, por uma questão de racionalidade de espaço, desenvolveu a prática do tiro olímpico com pistola de ar, em substituição a prática da arqueira. Nessa, além da concentração na postura, o foco está centrado no momento que o tremor da mão cessa por frações de segundos, experiência que pude participar enquanto fui membro da clínica IBRAPHEMA.

Dr. Jou foi o introdutor da primeira sala de meditação no Hospital do Servidor Público Municipal de São Paulo, dando início assim a prática da meditação como método terapêutico no serviço público. Foi também um grande incentivador e difusor das práticas corporais em locais públicos em São Paulo e em postos de saúde. Junto com as monjas budistas Sinceridade e Miao Yi, estimulou a prática budista da meditação no templo Zu Lai, em Cotia, São Paulo, onde tivemos contato com a filosofia e a psicologia associada à religião budista.

Também no final dos anos 1990, a Associação Médica Brasileira de Acupuntura – AMBA, trouxe para São Paulo uma discípula do Dr. Ming Pang, que nos passou toda a sua experiência particular e aprendizado no hospital e centro de pesquisa fundado pelo Dr. Ming Pang.

O Huaxia Zhineng Qigong Healing and Training e Huaxia Zhineng Qigong Research Center foram locais onde toda a terapêutica estava centrada exclusivamente em técnicas de

Qi Gong interno, Zhineng Qi Gong (智能气功) e externo, que lembra a imposição das mãos (passe) dos espíritas. O Falun Gong ou Falun Da Fa foi criado por Li Hongzhi, e apresentado ao público em maio de 1992, em Changchun, Jilin. A prática foi um grande sucesso na década de 1990, onde se estimou em 70 milhões, o número de seus praticantes. O Falun Gong foi banido em 22 de julho de 1999, por ser visto como contrário aos propósitos do Partido Comunista Chinês.

Com e extinção do Falun Gong, foram proibidos na China, a reunião de praticantes do Qi Gong, o que acarretou o fechamento do Hospital Huaxia e do centro de treinamento, sendo perdido o seu contato no Brasil.

Pesquisas com o Qi Gong na Área da Saúde

Como descrito nos parágrafos anteriores, os estilos e de Qi Gong foram se multiplicando e tomando várias formas, sendo difícil, senão impossível, conhecer a todos.

De modo geral, para a preservação da saúde e método terapêutico, podemos dividir o Qi Gong em duas categorias, o Qi Gong interno, onde o praticante dos vários estilos se beneficia da prática constante (Nei Gong), e o Qi Gong externo onde o "médico" aplica técnicas de Qi Gong (Wai Gong). Essa prática tem se difundido no Ocidente com o a sua denominação japonesa de Reiki.

Na França, por volta de 1980, começaram estudos mais sistematizados com o Tai Ji Quan, principalmente na área de coordenação visomotora. Os estudos mostraram que o praticante de Tai Ji melhora a propriocepção e a orientação espacial, além da melhora da amplitude de movimentos articulares.[6] Além disso, se observou aumento da resistência física às doenças, notadamente dentre portadores de câncer, além de efeitos benéficos sobre o sistema respiratório e cardiovascular.

Em uma análise bibliográfica recente, Rui Xue Hu et al.,[7] identificaram-se 886 estudos clínicos, incluindo, 47 revisões sistemáticas, 705 ensaios clínicos randomizamos, 116 estudos clínicos controlados não randomizamos, 12 séries de casos e seis descrições de casos.

Os estudos foram conduzidos em 14 países tendo como doenças prevalentes: diabetes, doença pulmonar obstrutiva crônica, hipertensão, acidente vascular cerebral, espondilose cervical, hérnia de disco lombar, insônia, osteoartrite de joelho, lombalgia, osteoporose, doença coronariana, câncer de mama, periartrite de ombro, depressão e síndrome metabólica.

Em 55,5% dos estudos, a modalidade de Qi Gong "Ba Duan Jin" foi a mais pesquisada, seguida pelo "Health Qi Gong", "Dao Yin Shu" "Wu Qin Xi" e "YiJinJing". Os estudos comparativos foram feitos com pessoas saudáveis, tratamento convencional, principalmente da medicina moderna ou com uso de medicamentos chineses, acupuntura, educação física, psicoterapia, ioga etc. Resultados favoráveis, descritos em 97% dos trabalhos analisados, foram: condicionamento físico, qualidade de vida, dor e indicadores de saúde mental.

Fang Fen et al.,[8] descrevem em seu artigo no American Journal of Geriatric Psychiatry, uma pesquisa extensa no Pubmed sobre Qi Gong e tratamento e reabilitação da COVID-19 em idosos. Nela foram destacadas as vantagens possíveis do Qi Gong para esses pacientes.

Yang Zhang et al. observaram, em sua revisão sistemática de 26 trabalhos pesquisados, que em pacientes portadores de câncer, infectados pelo SARS-CoV-2 e que foram submetidos a exercícios alternativos tradicionais (Qi Gong) observou-se uma efetiva melhoria na qualidade de vida, ansiedade, depressão, sofrimento e fadiga. Mas não apresentaram melhora na qualidade do sono, ganho de massa muscular e dor.

Os demais estudos levantados no Pubmed estão relacionados a protocolos de pesquisa.[10] Nesses, não foram identificados trabalhos específicos de Qi Gong na reabilitação das sequelas da COVID-19 até o momento. Os trabalhos principais foram feitos em Wuhan, com resultados ainda sendo analisados.

Conclusão

A medicina chinesa, por meio da acupuntura e seus derivados, da matéria médica chinesa, da orientação nutricional ou da prática de Qi Gong tem sido uma ferramenta importante na terapêutica de várias doenças, seja como tratamento principal ou como adjuvante ao tratamento ocidental convencional.[11]

O Qi Gong tem como fundamento em seu estilo interno a concentração mental e o trabalho respiratório profundo, e nos estilos dinâmicos, a elasticidade muscular e amplitude do movimento articular. A grande variedade de estilos, se por um lado, compromete estudos científicos, por outro, favorece sua aplicação em várias afecções clínicas, sejam físicas ou mentais.

Técnicas mais simples e estáticas, como o 坐禅 (Zuo Chan) ou a "meditação sentado", são fáceis de serem aprendidas e podem ser praticadas mesmo por pessoas com limitações físicas ou de idade, por exigirem uma atenção mais exclusiva na postura e na respiração. A própria respiração abdominal, aquela que se dá pelo movimento do diafragma por contração e distensão da musculatura abdominal, ao invés da torácica, realizada de modo profundo e cadenciado, já favorece o surgimento de uma sensação de bem-estar e relaxamento. Tenho ensinado para meus pacientes essa técnica e, quando esses começam a praticar, referem melhora das condições físicas e da qualidade de sono e manejo da ansiedade. Para pacientes que, naturalmente, são mais ativos ou que estejam agitados, essa técnica não é recomendada, pois a condição de excitação, tanto física, como mental impede uma adesão maior ao método. Nesses casos, prefiro ir ensinando exercícios como o 八段锦 (Ba Duan Jin) ou "Oito peças de brocado" ou 练功 (Lian Gong), que são mais recomendados pela atividade e pela simplicidade de seus movimentos.

Pela falta de tradição cultural, nem sempre as técnicas de Qi Gong são a melhor opção, porque nem todos se "encantam" com o método. Nesses casos podemos adaptar os princípios do Qi Gong que é a atenção no movimento associada a técnicas de respiração mais profunda e coordenada aos exercícios convencionais como Pilates, natação ou hidroginástica.

Os exercícios em geral e o Qi Gong, em particular, apresentam grande potencial de utilização como terapêutica para as sequelas imediatas e tardias de várias doenças, dentre elas a COVID-19. Por isso, se faz necessário sua inclusão na formação do médico acupunturista.

Referências Bibliográficas

1. Organização Pan-Americana de Saúde – OPAS e Organização Mundial de Saúde – OMS, Alerta Epidemiológico, complicações e sequelas da COVID-19, publicação de agosto de 2020 em https://www.paho.org/bra/dmdocuments/covid-19-materiais-de-comunicacao-1/Alerta%20epidemiologico%20-%20Complicacoes%20e%20sequelas%20da%20COVID-19.pdf.
2. Souza, Ludmila, COVID-19 deixa disfunções cognitivas em 80% dos pacientes, diz estudo, Agência Brasil 10/02/21 in https://agenciabrasil.ebc.com.br/saude/noticia/2021-02/covid-19-deixa-disfuncoes-cognitivas-em-80-dos-pacientes-diz-estudo.
3. Veith, I., "The Yellow Emperor's Classic of Internal Medicine" University of California Press, 1972.
4. Maoshing, N., "The Yellow Emperor's Classic of Medicine, Shambala, Boston and London, 1995.

5. Wilhelm, R. "I Ching - O Livro das Mutações" Editora pensamento, São Paulo, 1989.
6. Despeux, C. "Tai-Chi Chuan, Arte Marcial, técnica da longa vida" Editora Pensamento, Sãp Paulo, 1981.
7. Rui,Xue Hu; Mei, Han; Bao,Yong Lai; Shi, Bing Liang; Bing,Jie Chen; Nicola, Robinson; Kevin Chen; Jian-Ping Liu "Evidence Base of Clinical Studies on Qi Gong: A Bibliometric Analysis" in "Complement Ther Med" action2020 May;50:102392. doi: 10.1016/j.ctim.2020.102392. Epub 2020 Apr.
8. Feng, F.; Tuchman, S.; Denninger, J.W.; Fricchioni G.L. e Yeung, A. Em "Qi Gong for the prevention, treatment, and rehabilitation of COVID-19 infeccion in older adults; The American Journal of Geriatric Phychiatry, 2020 Aug 28(8): 812-819, publicado em maio de 2020.
9. Yang, Z. "How Can Alternative Exercise Traditions Help Against the Background of the COVID-19 in Cancer Care? An Overview of Systematic Reviews", Cancer Manag Res. 2020; 12: 12927–12944. Published online 2020 Dec 17. doi: 10.2147/CMAR.S282491
10. Jin Peng et al., "The effect of qigong for pulmonary function and quality of life in patients with COVID-19: a protocol for systematic review and meta-analysis, Medicine (Baltimore) 2020 Sep 18; 99(38): e22041.
11. Xie, Z.; Xie, F. "Contemporary Introduction to Chinese Medicine, in Comparison with Western Medicine", Foreign Language Press, Beijin, Beijin, China 2010.

Apoio aos Profissionais de Saúde em Tempos de Pandemia

54

Deidvid de Abreu, Luciana Kiehl Noronha

▸ Introdução

Março de 2020. A Organização Mundial de Saúde (OMS) decreta estado de pandemia em decorrência do novo coronavírus SARS-CoV-2.[1] As escolas e grande parte do comércio são fechados. Pela primeira vez, escutamos, lemos e vivenciamos o isolamento social como modo de prevenção e proteção da saúde. Usar máscara ao sair de casa. Passar álcool em gel nas mãos. Lavar as compras ao chegar em casa. Trocar de roupa antes de entrar em nossas próprias casas. Não abraçar, não beijar e manter distância entre as pessoas: as restrições de movimentação e contato social alteram a vida de todo o mundo. Alguns trabalhadores foram orientados a permanecer em casa e vivenciar o *home office*. Outros, por sua vez, tiveram que continuar em seus locais de trabalhos, apesar da onda de angústia que surgia e da necessidade de cuidar-se e recolher-se. Afinal, seus trabalhos foram considerados essenciais.

Em meio a todo esse clima, que rapidamente tomava conta das ruas e de nossas casas, mensagens contraditórias sobre o que fazer ou não fazer contribuíam com o aumento da sensação de incertezas já postas naquele momento.[2,3] Uma onda de medo, insegurança e preocupação invade a vida das pessoas. Os serviços de saúde iniciam mudanças em suas rotinas para atender às novas demandas que surgiam com a nova crise na saúde pública. Particularmente, os profissionais de saúde continuam a trabalhar ininterruptamente, em uma situação crítica e com o alto risco de contaminar-se pela COVID-19.

Considerando que até aquele momento, não possuíamos tratamento satisfatório para a doença, conhecimento a respeito dos melhores equipamentos e ações de proteção por parte dos profissionais no atendimento aos pacientes, nem tão pouco vacina contra a COVID-19, os profissionais de saúde se sentiam inseguros e desprotegidos, agravando o clima de medo, angústia e tensão no trabalho.

Antes mesmo da chegada de casos de pacientes com COVID-19 aos serviços de saúde do estado de Santa Catarina, muitos trabalhadores já apresentavam preocupação, de como seria atender e cuidar desses sujeitos, sendo observado que muitos profissionais já iniciavam sintomas de sofrimento, como irritabilidade, dores e alteração de sono, sinalizando o quanto esse evento poderia provocar adoecimentos outros. A saúde mental dos trabalhadores se transforma em um foco principal de atenção. Contribuir para mantê-la era necessário, e assim também, garantir a manutenção na qualidade dos atendimentos aos pacientes.

O Projeto de Cuidado

Na perspectiva de oferecer cuidado aos trabalhadores, associada a uma leitura integral da saúde, é desenvolvido o projeto "Apoio em Saúde Mental aos trabalhadores do Hospital Universitário da Universidade Federal de Santa Catarina (HU/UFSC-Ebserh) durante a pandemia da COVID-19", que teve início em 30 de março de 2020. Este capítulo tem como objetivo descrever a experiência desse projeto com os profissionais do HU/UFSC, com enfoque nos atendimentos da equipe de acupuntura.

O projeto foi desenvolvido e coordenado pela Unidade de Atenção Psicossocial do HU/UFSC-Ebserh que, em parceria com a Divisão de Gestão de Pessoas, tinha como objetivo acolher e cuidar dos trabalhadores do hospital em sofrimento psíquico, bem como em situações de agravamento e crise em saúde mental, decorrentes do momento inicial da pandemia no Brasil e, em particular, em Florianópolis/SC. Suas ações se propunham a amenizar as queixas relacionadas à saúde mental dos profissionais, promover estratégias de autocuidado e de cuidado com o outro, ajudando o profissional a desenvolver ferramentas para o enfrentamento desse momento, favorecendo o clima organizacional, o trabalho em equipe e potencializando uma resposta satisfatória à crise. Destinava-se aos trabalhadores que estavam diretamente envolvidos no atendimento aos pacientes e também a residentes das diferentes áreas, trabalhadores das áreas administrativas e profissionais terceirizados do hospital, que procuravam apoio, espontaneamente, por apresentarem início de sintomas ou agravamento de quadros preexistentes devido às repercussões da pandemia.

A Unidade de Atenção Psicossocial iniciou os atendimentos psicológicos e psiquiátricos, e buscou a complementação das ações incluindo atendimentos de homeopatia e acupuntura para profissionais que necessitavam de cuidados em saúde mental. Aos poucos essas ações foram se ampliando, passando por atendimentos presenciais e *on-line*, e a criação de grupos de apoio para profissionais e gestores liderados pelos psiquiatras do hospital. Além da produção de materiais psicoeducativos para profissionais e gestores do hospital, com objetivo de sensibilização para o cuidado com sua saúde mental e dos que atuam em suas equipes, incluindo o cuidado no trabalho e em casa. Tudo isso estando em concordância com alguns projetos implementados em outros países durante a pandemia.[4,5]

Acupuntura, Saúde Mental dos Profissionais de Saúde e COVID-19

De acordo com a literatura, desde o início da pandemia, observou-se aumento no número de queixas relacionadas à saúde mental e doenças psiquiátricas, dentre os profissionais de saúde de todo o mundo.[5-7] O que era esperado, se levarmos em consideração estudos feitos em anteriores situações de emergência em saúde pública como a SARS e MERS.[8,9] Níveis elevados de estresse e outras queixas relacionadas à saúde mental representam fator crítico que podem afetar o ambiente de trabalho e comprometer a atuação profissional.[5,8]

Foi nesse contexto que o Serviço de Medicina Integrativa e Acupuntura do HU/UFSC foi convidado a fazer parte desse projeto. A acupuntura é uma modalidade terapêutica que tem sido cada vez mais empregada no contexto do cuidado à saúde mental.[10-12] Esse serviço está integrado ao atendimento hospitalar no HU/UFSC e tem sido muito bem aceito pelos profissionais de saúde do hospital,[13] oferecendo atendimento no âmbito ambulatorial e hospitalar, bem como atividades educacionais, de pesquisa e extensão há 25 anos.

Dados dos três primeiros meses do projeto demonstram que a equipe de acupuntura realizou cerca de 340 sessões de atendimento, em cerca de 87 profissionais. A maioria eram mulheres, 90,8%. Os profissionais atendidos eram de diferentes áreas, 15% técnicos de enfermagem, 12,6% de cargos administrativos, 10% residentes da área de saúde, 9% do serviço social, 8% enfermeiras, dentre outros.

Um levantamento das queixas relatadas pelos trabalhadores mostrou que 83% procuraram atendimento por uma demanda de saúde mental. Dentre esses, 56% relataram queixas álgicas associadas; 10% procuraram atendimento por queixas de dor isoladamente e 7% por outros sintomas.[14]

Aos profissionais eram oferecidas quatro sessões de acupuntura com intervalo semanal. A maioria deles completou o tratamento. Os pontos de acupuntura utilizados foram selecionados de maneira individualizada, de acordo com o diagnóstico sindrômico, com base na teoria da Medicina Tradicional Chinesa (MTC) e foge ao escopo deste capítulo sua análise ou citação.

A maioria dos profissionais relatou piora de quadros preexistentes, e uma minoria, surgimento de quadros novos com início dos sintomas pela pandemia. A principal queixa foi de ansiedade, seguida por irritabilidade e distúrbios do sono. Esses sintomas foram relatados pelos próprios pacientes, sem aplicação de questionários específicos. Podemos relacionar esses sintomas também a quadros de estresse,[9,15] embora a palavra "estresse" tenha sido pouco referida pelos profissionais.

Estudos publicados em 2020 e 2021, corroboram os principais problemas relacionados à saúde mental encontrados em nossos profissionais de saúde agravados pela COVID-19 e os principais fatores de risco apontados.[3,6-8,16-18] Em uma revisão de 2020[6] observou-se que os profissionais de saúde apresentavam níveis consideráveis de estresse, ansiedade, depressão e insônia relacionados aos primeiros meses da pandemia. Fatores relacionados diretamente à crise na saúde e à saúde mental dos profissionais nessa revisão foram: especulação a respeito da transmissão do SARS-CoV-2, falta de tratamento definitivo, de protocolos e vacinas para conter a doença. Dentre os profissionais de saúde, os profissionais na linha de frente apresentam risco maior em sua saúde mental, pelo envolvimento direto com pacientes suspeitos ou sabidamente contaminados com SARS-CoV-2 e o risco aumentado de contaminação, além da carga excessiva de trabalho, equipamento de proteção pessoal inadequado, excesso de informação pela mídia e sentimento de não serem adequadamente apoiados em suas demandas.

Uma revisão sistemática[16] para avaliar o impacto na saúde mental dos profissionais de saúde em ambiente hospitalar, em decorrência do SARS-CoV-2, encontrou como principais condições clínicas: depressão (13,5%-44,7%); ansiedade (12,3%-35,6%); reação aguda ao estresse (5,2%-32,9%); desordem de estresse pós-traumático (7,4%-37,4%); insônia (33,8%-36,1%); e Burnout (3,1%-43%). Dentre os fatores de risco, o trabalho na linha de frente é o mais prevalente, seguido por falta de suporte social adequado; cargo de enfermagem e pouco tempo de experiência na área. As mulheres parecem ser mais suscetíveis aos problemas de saúde mental em decorrência da pandemia,[3,8,17,19] ou esses dados podem estar influenciados por fatores sociais que desestimulam os profissionais do sexo masculino a procurar suporte para sua saúde mental e, segundo a literatura, esses últimos deveriam ser encorajados a expressar mais seus sentimentos.[19]

Na atual pandemia, diferente de outros grandes problemas de saúde pública como a SARS em 2003, a mídia tem sido reportada[3,6,8] como fator agravador de estresse e ansiedade uma vez que a informação está sendo disseminada rapidamente, mas não se pode garantir a autenticidade de seu conteúdo, agravando as incertezas, preocupações e medo.

Como possíveis fatores relacionados à piora dos sintomas em saúde mental naquele momento, os profissionais que realizaram atendimento em acupuntura relataram as mudanças na rotina, tanto em casa, como no trabalho e o risco de contaminação pessoal, como os principais fatores. A presença dos filhos em casa, estar afastado de sua família pelo risco de contaminação, mudança de posto de trabalho e reorganização dos serviços pela necessidade de se adaptar às novas demandas que surgiam foram temas trazidos por eles. Além desses, a impossibilidade de continuar a realizar suas atividades de lazer, como passeios ao ar livre, atividade física ou visita a amigos e familiares; sentimentos de preocupação e medo acerca da sua saúde, de seus familiares e amigos; e insegurança no futuro do país em termos econômicos, sociais e políticos também foram trazidos como geradores de sofrimento.[14]

De maneira subjetiva, a equipe de acupuntura envolvida nesse projeto observou melhora importante dos sintomas relatados pelos profissionais. A alta procura pelos atendimentos e o grande número de sessões realizadas demonstram que a prática de acupuntura foi muito bem recebida pelos profissionais dentro do hospital. O projeto teve duração de seis meses e podemos afirmar, pelo exposto, que teve resultados positivos dentro da comunidade hospitalar.

Conclusões

– A importância de proteger e oferecer suporte aos profissionais de saúde

Um plano integral de combate à COVID-19 deve incluir em seu escopo, ações de proteção e preservação da saúde física e mental dos profissionais de saúde, já que esses estão mais expostos a contrair COVID-19 e apresentam risco elevado de distúrbios relacionados à saúde mental, ao mesmo tempo em que são essenciais nesse processo.[20] Nesse sentido, ao construir o plano de contingência para atuar na pandemia, a Unidade de Atenção Psicossocial tomou a frente de planejar e executar ações de cuidado e apoio aos diferentes trabalhadores do hospital. Outras ações como disponibilização de equipamentos de proteção individual, reorganização de processos de trabalho, mudanças no itinerário dos pacientes para o não cruzamento de fluxo, bem como a padronização de condutas de acordo com as orientações de órgãos oficiais, foram encampados por outros setores do hospital. De acordo com estudos,[20,21] as condições e organização do trabalho incidem diretamente sobre o desempenho profissional, e consequentemente sobre a qualidade do cuidado oferecido.

Ao reconhecer que os trabalhadores do campo da saúde estão muito suscetíveis aos adoecimentos psíquicos por toda carga, pressão e pelas próprias condições de trabalho na pandemia, o oferecimento de cuidados e acompanhamentos psicológicos, psiquiátricos, de homeopatia e acupuntura foram fundamentais. Esses contribuíram para que muitos trabalhadores pudessem enfrentar o cotidiano de trabalho reduzindo a possibilidade de adoecimentos em saúde mental, oportunizando espaço para diálogo e análise de suas condições pessoais de enfrentamento dos sinais e sintomas, já presentes ou que pudessem surgir no exercício do trabalho.

Importante observar que, ao planejar ações de cuidados aos trabalhadores do campo da saúde, é necessário ter como base um conceito ampliado de saúde, complexificando o cuidado ofertado e que esse tenha a capacidade de atuar sobre as singularidades dos sujeitos que delas necessitem. Nesse sentido, somente uma atuação multiprofissional não responde de modo integral às demandas advindas da crise instalada pela pandemia. Assim, cabe aproximar-se das discussões sobre a integralidade ampliada, e essa nos direciona para distintas práticas profissionais interdisciplinares que se articulam no campo da promoção de saúde, por meio de diferentes serviços e instituições.[22,23]

Não há como negar que qualquer experiência, por mais positiva que seja, não consegue oferecer um cuidado pleno. Nesse sentido, consideramos que alguns limites fizeram parte do projeto: a continuidade das ações, a criação de espaços de descanso e/ou redução do estresse no ambiente hospitalar, dentre outras questões apontadas pelos profissionais atendidos. Além disso, ao considerar a pessoa como influenciada por diferentes aspectos, as ações desenvolvidas não tinham o objetivo de atuar sobre todos os determinantes do processo saúde-doença, pois muitos estão relacionados a aspectos externos ao ambiente hospitalar, bem como às particularidades de cada pessoa, família e sua rede de apoio social. Apesar das limitações, consideramos que as ações realizadas no HU/UFSC direcionadas aos trabalhadores cumpriram a função de apoiar um público muitas vezes esquecido, sujeito fundamental do processo de cuidado durante a pandemia: os profissionais de saúde.

Referências Bibliográficas

1. World Health Organization. WHO Director-General's opening remarks at the media briefing on COVID-19 - 11 March 2020. (acesso em 30 jun 2021). Disponível em: https://www.who.int/director-general/speeches/detail/who-director-general-s-opening-remarks-at-the-media-briefing-on-covid-19–11-march-2020
2. Cotrin P, Moura W, Gambardela-Tkacz CM, Pelloso FC, Santos LD, Carvalho MDB et al. Healthcare Workers in Brazil during the COVID-19 Pandemic: A Cross-Sectional Online Survey. Inquiry. 2020 Jan-Dec;57:46958020963711. doi: 10.1177/0046958020963711.
3. Li R, Chen Y, Lv J, Liu L, Zong S, Li H, Li H. Anxiety and related factors in frontline clinical nurses fighting COVID-19 in Wuhan. Medicine (Baltimore). 2020 Jul 24;99(30):e21413. doi: 10.1097/MD.0000000000021413.
4. Kang L, Li Y, Hu S, Chen M, Yang C, Yang BX et al. The mental health of medical workers in Wuhan, China dealing with the 2019 novel coronavirus. Lancet Psychiatry. 2020 Mar;7(3):e14. doi: 10.1016/S2215-0366(20)30047-X. Epub 2020 Feb 5.
5. da Silva FCT, Neto MLR. Psychiatric symptomatology associated with depression, anxiety, distress, and insomnia in health professionals working in patients affected by COVID-19: A systematic review with meta-analysis. Prog Neuropsychopharmacol Biol Psychiatry. 2021 Jan 10;104:110057. doi: 10.1016/j.pnpbp.2020.110057. Epub 2020 Aug 7.
6. Spoorthy MS, Pratapa SK, Mahant S. Mental health problems faced by healthcare workers due to the COVID-19 pandemic - a review. Asian J Psychiatr 2020; 51: 102119.
7. Alimoradi Z, Broström A, Tsang HWH, Griffiths MD, Haghayegh S, Ohayon MM, Lin CY, Pakpour AH. Sleep problems during COVID-19 pandemic and its association to psychological distress: A systematic review and meta-analysis. EClinicalMedicine. 2021 Jun;36:100916. doi: 10.1016/j.eclinm.2021.100916. Epub 2021 Jun 10.
8. Babore A, Lombardi L, Viceconti ML, Pignataro S, Marino V, Crudele M, Candelori C, Bramanti SM, Trumello C. Psychological effects of the COVID-2019 pandemic: Perceived stress and coping strategies among healthcare professionals. Psychiatry Res. 2020 Nov;293:113366. doi: 10.1016/j.psychres.2020.113366. Epub 2020 Aug 3.
9. Soklaridis S, Lin E, Lalani Y, Rodak T, Sockalingam S. Mental health interventions and supports during COVID- 19 and other medical pandemics: A rapid systematic review of the evidence. Gen Hosp Psychiatry. 2020 Sep-Oct;66:133-146. doi: 10.1016/j.genhosppsych.2020.08.007. Epub 2020 Aug 22.

10. Portella CFS, Ghelman R, Abdala CVM et al. Evidence map on the contributions of traditional, complementary and integrative medicines for health care in times of COVID-19. Integr Med Res 2020; 9(3): 100473.
11. Samuels N, Gropp C, Singer SR et al. Acupuncture for psychiatric illness: a literature review. Behav Med 2008; 34(2): 55-64.
12. Trigueiro RL, Araújo AL, Moreira TMM et al. COVID-19 pandemic: report on the use of auriculotherapy to optimize emergency workers' health. Rev Bras De Enfermagem 2020; 73(suppl. 2): e20200507
13. Costi JM, da Silva JB, Min LS et al. Teaching acupuncture: the Brazilian medical residency programme. Acupunct Med 2012; 30(4): 350-353
14. Noronha LK, Träsel AR, Moré AOO, Teixeira JEM, de Abreu D. Acupuncture for Brazilian healthcare workers facing mental health problems during the COVID-19 pandemic. Acupunct Med. 2021 May 28:9645284211009915. doi: 10.1177/09645284211009915. Epub ahead of print.
15. Luft CD, Sanches Sde O, Mazo GZ, Andrade A. Versão brasileira da Escala de Estresse Percebido: tradução e validação para idosos [Brazilian version of the Perceived stress Scale: translation and validation for the elderly]. Rev Saude Publica. 2007 Aug;41(4):606-15. Portuguese. doi: 10.1590/s0034-89102007000400015.
16. Sanghera J, Pattani N, Hashmi Y et al. The impact of SARS-CoV-2 on the mental health of healthcare workers in a hospital setting: a systematic review. J Occup Health 2020; 62: e12175.
17. Feng J, Xu J, Xu S, Cao H, Zheng C, Sharma L et al. Psychological Impact During the First Outbreak of COVID-19 on Frontline Health Care Workers in Shanghai. Front Public Health. 2021 May 17;9:646780. doi: 10.3389/fpubh.2021.646780.
18. Zhang X, Jiang Y, Yu H, Jiang Y, Guan Q, Zhao W et al. Psychological and occupational impact on healthcare workers and its associated factors during the COVID-19 outbreak in China. Int Arch Occup Environ Health. 2021 Mar 3:1-13. doi: 10.1007/s00420-021-01657-3.
19. Huang Q, Luo LS, Wang YY, Jin YH, Zeng XT. Gender Differences in Psychological and Behavioral Responses of Infected and Uninfected Health-Care Workers During the Early COVID-19 Outbreak. Front Public Health. 2021 Mar 11;9:638975. doi: 10.3389/fpubh.2021.638975.
20. Helioterio MC, Lopes FQ, Sousa CC, Souza Fd, Pinho Pd, Sousa FN, Araújo TM. COVID-19: Por que a proteção de trabalhadores e trabalhadoras da saúde é prioritária no combate à pandemia? Trabalho, Educação e Saúde [Internet]. 2020 [citado 3 jul 2021];18(3). Disponível em: https://doi.org/10.1590/1981-7746-sol00289
21. Godinho MR, Ferreira AP, Fayer VA, Bonfatti RJ, Greco RM. Capacidade para o trabalho e fatores associados em profissionais no Brasil. Revista Brasileira de Medicina do Trabalho [Internet]. 2017 [citado 3 jul 2021];15(1):88-100. Disponível em: https://doi.org/10.5327/z1679443520177012
22. Cecílio, L. C. O. As necessidades de saúde como conceito estruturante na luta pela integralidade e equidade na atenção à saúde. LAPPIS - Laboratório de Pesquisa sobre práticas de integralidade em saúde [Internet]. 2021. Disponível em: www.lappis.org.br. Acesso em: 03 jul 2021.
23. Nogueira, V. M. R; Mioto, R.C.T. Desafios atuais do Sistema Único de Saúde - SUS e as exigências para os assistentes sociais. Mota, A et al. Serviço Social e Saúde: Formação e Trabalho Profissional. 4a. ed. São Paulo: Cortez; Brasília/DF: OPAS, OMS, Ministério da Saúde, 2009. P.218-241.

Índice Remissivo

A

Abadejo, 383
Abordagem homeopática na pós-COVID-19, 397
Acidente vascular encefálico, 168
Açúcar
  branco, 383
  mascavo, 386
Acupuntura
  anosmia e disosmia e, 77
  bases neurofisiológicas e mecanismos de ação analgésica da, 292
  coração e, 89
  COVID-19, 155
  déficit cognitivo e, 77
  efeitos
    analgésicos, anti-inflamatórios e imunológicos da, 26
    na saúde mental, 28
  escalpeana de Wen, 327
    aplicações na síndrome pós-COVID-19, 331
  estímulo da, 26
  lesões cutâneas, 191
  manual, cefaleia, 69
  mecanismo de ação, 25
  nas principais situações relacionadas à pandemia COVID-19, 250
  no alívio da dor, 162
  no sistema gastrointestinal, 97
  nos distúrbios ginecológicos, 205
  perda de equilíbrio e, 77
  ponto de, 25
  saúde mental dos profissionais de saúde e COVID-19, 416
  zumbido e, 77
Adrenais, 118
Afecções neurológicas, 75
Ageusia, 7, 52
  auriculoterapia chinesa, 311
Álcool, 250
Alimentos, 382
Alteração(ões)
  cardiológicas, YNSA, 349
  fisiológicas da gestação, 198
  gastrointestinais, YNSA, 350
  ginecológicas, 209
  inflamatórias, 131
  menstruais, 206
  musculoesqueléticas
    na síndrome pós-COVID-19, 131
    YNSA e, 350
  na contagem das células sanguíneas, 124
  pulmonares, YNSA e, 349
  sensoriais, 376
Amêndoa, 383
Amitriptilina, 169
Amora, 385
Amplitude/intensidade, 300

Analgésicos opioides, 170
Anchova, 383
Angústia, auriculoterapia francesa, 322
Anosmia, 7, 52, 376
  acupuntura em, 77
  auriculoterapia
    chinesa, 311
    francesa, 322
  YNSA e, 349
Ansiedade
  auriculoterapia
    chinesa, 311
    francesa, 321
  YNSA e, 349
Anticonvulsivantes gabapentinoides, 170
Antidepressivos
  duais, 169
  tricíclicos, 169
Apoio aos profissionais de saúde em tempos de pandemia, 415
Área
  associada a visão, 329
  auditiva e vertigem, 329
  de diagnóstico no braço, 347
  de linguagem
    I, 330
    II, 330
    III, 330
  de vertigem, 329
  de zumbido, 329
  do balanço, 329
  do controle
    do tremor e do tônus muscular, 329
    dos vasos sanguíneos, 329
  frontal, 330
  motora, 329
  pré-frontal, 330
  sensitiva, 328
  e fortalecimento das pernas, 329
  visual, 329
Arritmia(s), 87
  fisiopatologia das, 88
Arroz
  branco, 382
  glutinoso, 383
Artralgia, 291
Artrite reativa, 153
Aspargos, 385
Aspectos fisiológicos do útero pela Medicina Tradicional Chinesa, 205
Associação chinesa de acupuntura-moxabustão, 369
Astenia pós-viral, 321
Ativação do sistema de controle
  da dor, 292
  inibitório difuso da dor, 295
Atrofia muscular, 152
Auriculoacupuntura, 310
Auriculoterapia, 221
  cefaleia, 70
  chinesa, 307
  eficácia clínica da, 319
  francesa, 315
  fraqueza muscular, 142
  lesões cutâneas, 191
  na COVID-19, 319
  racional médico para a, 316
  tipos de estímulos em, 319
Aveia, 383

B

Baço, 382
Batata
  comum, 383
  doce, 383
Berinjela, 386
Beterraba, 384
Biomarcadores, 125
Blefarite, 278
Boi (carne), 383
Buprenorfina, 171

C

Caça ativa ao vírus, 14
Cálcio, 116
Calor no pulmão, 385
Camarão, 384
Cana de açúcar, 383
Caquexia, 148
Caqui, 383
Cará/inhame, 383

Cardiologia, 79
Cardiomiopatia induzida por estresse, 7
Carne de porco, 385
Cartilagem articular, 134
Cartografias da orelha, 317
Causas das doenças, 21
Cebola, 385
Cebolinha chinesa/nirá, 386
Cefaleia, 63
    abordagem pela Medicina Tradicional Chinesa, 67
    associada à COVID-19, 66
    fisiopatologia, 63
    frontal, 69
    hemicraniana, 70
    sugestão de pontos, 71
    tratamento, 69
    YNSA e, 348
Cenoura, 383, 384, 385
Centro de Controle de Doenças (CDC), 42
Cetoacidose diabética, 8
Cevadinha chinesa, 383, 385
Chá-verde, 385
Ciclo de trabalho, 300
Citocinas pró-inflamatórias, 152
Coceira, 189
Complicações
    cardiopulmonares, 42
    cardiovasculares, 79
    hemorrágicas, 128
    musculoesqueléticas, auriculoterapia chinesa e, 312
    respiratórios, auriculoterapia chinesa e, 312
Comprometimento
    cognitivo, 7
    prometimento do sistema musculoesquelético, 131
    renal, 101
Concha cimba, 354
Conjuntiva, 278, 286
Conjuntivite folicular, 278
Controle
    do glaucoma durante a pandemia, 280
    inibitório nocivo difuso, 295
    instrumental, 318
Coração, 384
    acupuntura e, 89
Córnea, 286
Córtex cerebral, 327
COVID-19, 13
    abordagem diagnóstica, 38
    acupuntura, 155
    apresentação clínica da, 3
    aspectos radiológicos das alterações musculoesqueléticas na, 135
    auriculoterapia na, 319
    complicações, 351
        cardiovasculares da, 79
    curso e impacto na reabilitação, 176
    diagnóstico, 154
    disfunções sexuais e reprodutivas masculinas e, 235
    distúrbios gastrointestinais em, 93
    doença(s)
        mentais e, 272
        sistêmica, 1
    dor e, 167
    efeitos na sexualidade, 233
    endocrinologia e, 115
    estratégias
        de enfrentamento, 14
        em políticas públicas para o enfrentamento da, 13
    etapas da reabilitação na, 176
    etiopatogenia, 152
    fisiopatologia, 19, 21
    fitoterapia chinesa na, 389
    hipogonadismo, 239
    história natural, 13
    inibidores da fosfodiesterase-5 e, 238
    lesão(ões)
        cutâneas, 181, 187
        endotelial e, 237
    longa, 131
    medicina fotônica no tratamento e prevenção da, 323
    moxabustão e, 367, 368
    neuromodulação vagal auricular como tratamento potencial, 351
    nos rins, 101
    obstrução arterial aguda da extremidade inferior e, 108

prevenção da, 4
prognóstico, 154
propedêutica, 153
quadro clínico, 153
reações oculares relacionadas a vacinas contra, 279
reprodução humana assistida, 227
resposta inflamatória sistêmica e, 146
saúde mental dos profissionais de saúde e, 416
sexualidade das mulheres que tiveram, 235
sistema vascular e, 105
terapia antitrombótica e anticoagulante na, 110
trombose venosa profunda e, 106
tratamento, 154
  de acordo com a
    medicina contemporânea, 154
    MTC, 155
  precoce × intervenção prematura, 15
Cranioacupuntura de Yamamoto (YNSA), 337
  doenças e síndromes pós-COVID-19, 348
  tratamento com, 348
Cronaxia, 299
Cúrcuma/açafrão, 386

D

Damasco, 383
Declínio cognitivo, 405
Deficiência(s)
  de pulmão e baço com estase de catarro bloqueando meridianos, 47
  de Qi
    baço, deficiência do pulmão, 382
    do pulmão e do baço, 47
    e Yang do baço-pâncreas, 204
    e Yin, 47
      do rim, 204
  de sangue do coração, 220
  de vitamina D, 116
  de Xue, 211
    do coração, 384
  de Yang do Pi, 210
  de Yin
    do Gan, 204
      e do Shen, 209
    do pulmão, 383
  do Qi
    do coração, 89
    do fígado e do rim, 220
  do sangue do coração levando a agitação e fogo incomodando o Shen Mente, 221
  do Xue do Coração, 89
  e estagnação de Xue, 205
  Qi
    do coração, 384
    do rim, 384
  Yin
    do coração, 384
    do rim, 385
Déficit cognitivo acupuntura e, 77
Depressão, 250
  auriculoterapia chinesa, 311
  leve auriculoterapia francesa, 321
  pós-parto, 220
  YNSA e, 349
Dermatite de contato
  alérgica, 184
  por irritação primária, 184
Desordens hematológicas, 123
Diabetes melito, 115
Diagnóstico
  cervical, 346
  das doenças epidêmicas pela Medicina Tradicional Chinesa, 33
Dietoterapia chinesa, 381
Dímero-D, 107
Diminuição da capacidade de exercício, 6
Diretrizes para serviços de RHA, 229
Disfagia pós-intubação, 375
Disfunção(ões)
  autonômicas, 53
  erétil, 238
  gastrointestinal pós-infecção, 95
  orgânica que persiste após a recuperação inicial, 125
  sexual(is), 207
    feminina, 207
    masculina, 208
    e reprodutivas masculinas, 235
Disgeusia, 376
  auriculoterapia francesa, 322

Dismenorreia, 206
Disosmia, acupuntura em, 77
Dispneia, 6, 45
  fisiopatologia pela, 46
  tratamento, 46
Distúrbio(s)
  da saúde mental, 269
  do sono, 53
    auriculoterapia francesa, 322
  gastrointestinais, 93
    pela Medicina Tradicional Chinesa, 97
  ginecológicos, aplicações da acupuntura nos, 205
  musculoesqueléticos, 290
Doença(s)
  autoimunes, 151
  de Guillain-Barré, 53
  dermatológicas ocupacionais, 184
  do calor, 36
  epidêmicas, diagnóstico pela Medicina Tradicional Chinesa, 33
  mentais, 272
  neurológicas, 53
Dor(es)
  articulares, 291
  classificação da, 160
  COVID-19 e, 167
  crônica
    fisiopatologia da dor, 158
    incidência, 157
    pós-COVID-19
      causas de, 161
      patologia da, 163
      tratamento da, 163
  cutânea associada ao calor, 190
  de cabeça, 63
  mecanismo de ação da acupuntura no alívio da, 162
  mista, 161
  neuropática, 160, 292
    na pós-COVID-19, tratamento farmacológico da, 167
  no peito, 37
  nociceptiva, 160
  nociplástica, 161
  torácica, 7, 42
  Duloxetina, 169

E

Efeitos analgésicos, anti-inflamatórios e imunológicos da acupuntura, 26
Eletroacupuntura, 29, 289, 291
  cefaleia, 70
  de alta frequência, 28
  na tempestade de citocinas, 296
Eletroestimulação
  fraqueza muscular, 141
  funcional, 289
Eletromioestimulação de corpo inteiro, 301
Êmese gravídica, 218
Encefalomielite miálgica, 376
Encefalopatias, 311
Endocrinologia, 115
Enfrentamento da doença da COVID-19 e suas complicações na saúde mental, 258
Episclera, 278
Equilíbrio autonômico, 354
Escaras, 183
Escola das doenças febris Wen Bing, 35
Espermatogênese, 237
Estagnação
  conjunta de Qi e Xue, 210
  de sangue, 386
  do Qi do fígado, 221
Estase de Xue, 90
Estimulação
  elétrica, 299
    funcional, 298
      limitações da, 301
  vagal auricular, 355
    contraindicações, 358
    efeitos
      colaterais, 358
      terapêuticos da, 356
    evidências
      clínicas, 357
      experimentais, 356
    parâmetros de estimulação, 358
Estímulo da acupuntura, 26
Estômago, 382
Estrabismo, 278
Estratégias em políticas públicas para o enfrentamento da COVID-19, 13, 15
Estresse, 256

Exame clínico, 317
Exantema papulovesicular, 182
Exercício físico, 145
  na sarcopenia, 147

F

Fadiga, 52, 290
  auriculoterapia francesa, 320, 321
  conceito, 57
  crônica, 57
    auriculoterapia chinesa e, 312
    YNSA e, 349
  fisiopatologia, 57
  pós-viral, 57
  tratamento pela Medicina Tradicional Chinesa/Acupuntura, 58
Falta de ar, 37
Farmacodermias, 183
Feijão azuki, 385
Ferritina, 125
Fertilização *in vitro*, 207
Fibrose, 152
Fissura de Sylvius, 328
Fitoterapia chinesa, 389
Frango, 383, 384
Fraqueza muscular, 139
  etiopatogenia, 139
  tratamento, 140
Frequência, 299
Frequência randômica de estimulação, 295

G

Gabapentina, 170
Gelatina, 384, 385
Gergelim preto, 385
Gestação
  alterações
    cardiocirculatórias, 198
    gastrointestinais, 199
    hematológicas, 198
    musculoesqueléticas, 199
    respiratórias, 198
  fisiologia, 217
  intercorrências da, 217
  respostas psicocomportamentais das gestantes após o início da pandemia, 199
Ginecologia, 203
Glaucoma, 280
Gojiberry, 385
Grande nervo auricular, 354

H

Hematologia, 123
Hemiconcha superior, 354
Hemorroidas, 219
Hipocalcemia, 116
Hipófise, 117
Hipogonadismo, 239
Hipóxia, 6
Homeopatia, 398
  fundamentos históricos e epistemológicos da, 399
  nas sequelas causadas pela pandemia do SARS-CoV-2, 401
  papel nas epidemias, 400
Hospitais de campanha, 15

I

Identificação
  de padrões de acordo com as seis camadas, 33
  de sinais de alerta, 14
Imobilismo prolongado, 135
Impactos obstétricos na pós-pandemia, 197
Imunidade, 374
Imunológica por fadiga crônica, 376
Inervação, 308
  da orelha, 316, 354
Infertilidade, 206
  masculina, 207
Inflamação, 146
  neurogênica, 158
Inflamassoma, 132
Inibidores da fosfodiesterase-5, 238
Insônia, 222, 250
  abordagem multidisciplinar da, 264, 266
  definição de, 263
  diagnóstico, 265
  fisiopatologia, 264
  na síndrome pós-COVID-19, 263

tratamento, 265
Insuficiência
   adrenal, 118
   renal aguda, 101
      causas diretas, 102
      causas indiretas, 102
      fisiopatologia, 101
Intercorrências da gestação, 217
Intervenção prematura, 15
Isquemia, 152
   arterial aguda da extremidade inferior, 112

▶ **L**

Largura de pulso, 299
Lesão(ões)
   cutâneas, 181, 187, 190
      apresentações clínicas, 181
      avaliação do paciente, 188
      complicações associadas ao tratamento, 183
      diagnóstico sindrômico, 188
      diferenciação de acordo com as sensações subjetivas da pele, 189
      estratégias de tratamento, 190
      fitoterapia, 190
      quatro níveis de invasão, 188
   endotelial, 237
   renais, 8
      aguda grave, 8
Limão, 386
Linguado, 383
Linha mediana longitudinal anteroposterior, 327, 331
Localização dos pontos na região cervical, 346
Lombalgia, 219
Longan olho de dragão, 384

▶ **M**

Maçã, 383, 384
Mal-estar crônico, 7
Manifestações
   cutâneas, 181
   dermatológicas, 8
   neurológicas, 75
   oculares, 283
Marisco/mexilhão, 385
Maskne, 184
Massagem nos meridianos, 47
Mecanismo(s)
   antinociceptivos na dor aguda, 291
   de ação da acupuntura, 25
      no alívio da dor, 162
   imunológicos, 131
Medicina fotônica, 323
Medicina Tradicional Chinesa, 20
   abordagem diagnóstica da COVID-19 pela, 38
   afecções neurológicas, 75
   arritmia e palpitação, 87
   aspectos fisiológicos do útero pela, 205
   cefaleia, 63
   diagnóstico das doenças epidêmicas pela, 33
   dispneia e tosse, 45
   distúrbios
      da saúde mental, 269
      gastrointestinais, 97
   dor crônica, 157
      pós-COVID-19
         patologia da, 163
         tratamento da, 163
   fadiga crônica, 57
   fisiologia da gestação pela, 217
   fisiopatologia da COVID-19, 19, 21
   fraqueza muscular, 139
   ginecologia, 203
   insônia segundo a, 265
   lesões cutâneas, 187
   no sistema gastrointestinal, 97
   nova pneumonia do SARS-CoV-2 no pulmão e nos rins pela, 270
   obstetrícia, 215
   tratamento de sequelas emocionais pela, 273
Medo, 257
Medula espinhal, 26
Mel, 384
Melancolia, 250
Menisco, 134
Meralgia parestésica, 221
Metadona, 170

Método(s)
  de agulhamento, 328
  diagnósticos, 309
Mialgia, 290
  difusa, 7
Microbiota intestinal, 94
Mielites, 53
Modulação
  de outros sistemas de neurotransmissores, 294
  do sistema
    adrenérgico, 294
    de sinalização dos receptores de glutamato, 294
    serotoninérgico, 294
Moxabustão, 367, 368
  domiciliar sob orientação médica, 47
  lesões cutâneas, 191
Muco-calor, 386
Mucosidade fogo, 89
Mudanças no comportamento sexual, 235
Mulheres não grávidas
  fadiga, 193
  pós-COVID-19 em, 193
  repercussões
    imune, 194
    neuropsiquiátricas, 194
    pulmonares, 194
Musculatura ocular extrínseca, 284
Músculo como órgão endócrino, 147

N

Nabo, 386
Náuseas, 218
Nervo(s)
  cranianos da YNSA, 344
  facial (VII par craniano) e glossofaríngeo, 354
  óptico, 287
  vago, 28, 351
Neuro-oftalmologia, 279
Neuromodulação vagal auricular, 351
Nível(eis)
  de Qi, 37
  externo Wei ou defensivo, 37
  Xue, 38

Ying, Qi nutritivo, 38
Nociceptores, 158
Nortriptilina, 169
Nova pneumonia do SARS-CoV-2 no pulmão e nos rins pela Medicina Tradicional Chinesa, 270
Nozes, 384
Nutrição, 373
  e suplementação na sarcopenia/caquexia, 148

O

Obesidade, 250
Obstetrícia, 215
Obstipação intestinal, 218
Obstrução arterial aguda da extremidade inferior, 108
Odor, 322
Oftalmologia, 277
Olho seco, 285
Opioides endógenos, 293
Órbita, 279
Ordem da apresentação baseada no Nei Jing Original, 34
Órgãos dos Sentidos, 340
Oxicodona, 170

P

Padrão
  acral "semelhante a frieira", 182
  purpúrico "vasculítico", 182
  semelhante a livedo reticular/racemoso, 182
Paladar, 322
Pálpebras, 278, 286
Palpitação, 87
Paralisia facial de Bell, 221
  YNSA e, 350
Parede inferior do tragus, 354
Pares cranianos, 344
Pediatria, 245
Peras, 384
Perda de equilíbrio acupuntura e, 77
Persistência dos sintomas após a alta hospitalar, 41

Pescada branca, 383
Pi (baço-pâncreas), 140
Poliartralgias, 151
Polirradiculopatias, 53
Pontos
   auriculares, 307
   básicos Yin, 338
   cerebrais, 342
   de acupuntura, 25
   para zumbido, 341
   sensoriais, 340
   Y (Yamamoto), 343, 344
Porco, 384
Pós-COVID-19
   em mulheres não grávidas, 193
   exercício físico na, 145
   tratamento e reabilitação, 42
Pregabalina, 170
Problemas
   cardiovasculares, 7
   gastrintestinais, 9
   hematológicos, 7
   neuropsiquiátricos, 7
   respiratórios, 6
Progesterona, 215
Protuberância parietal, 327
Prurido, 189
Pulmão, 270

▸ Q

Qi Gong, 406
   no Brasil, 410
   no tratamento das sequelas da COVID-19, 405
   origens do, 407
   pesquisas na área da saúde, 412
Quatro níveis, 36
   na prática, 37
Queda de cabelo, 8

▸ R

Raciocínio clínico, 187
Racionalidade médica, 21
Raiz de lótus, 386
Ramo auricular do nervo vago, 354

Rash
   eritematoso confluente/maculopapular/morbiliforme, 182
   urticariforme, 181
Reabilitação física, 175
Reações
   oculares relacionadas a vacinas contra COVID-19, 279
   psicológicas, 256
Rede neuronal simpática, 28
Refluxo gastroesofágico, 217
Reforçar imunidade, 320
Repercussões musculoesqueléticas por comprometimento neuromuscular, 135
Reprodução humana assistida em tempos de COVID-19, 227
Resposta
   imune na gravidez, 215
   inflamatória, 351
      sistêmica, 146
Ressonância magnética, 135
Retina, 279, 287
Rins, 101, 270

▸ S

Sarcopenia, 146
   exercício na, 147
   nutrição e suplementação na, 148
SARS-CoV-2, 1, 2
   impactos no sistema reprodutivo, 227
Saúde mental
   dos profissionais de saúde, 416
   efeitos da acupuntura na, 28
   na pandemia, 253
      quarta onda e seus efeitos na população, 254
Secura, 189
Sede, 37
Segmento
   anterior, 278
   posterior, 279
Semente de tanchagem, 385
Sensação de calor, 37
Sensibilização periférica, 158
Sequelas da COVID-19, 82
   de AVE (acidente vascular encefálico), 350

emocionais, 273
Qi Gong no tratamento das, 405
reabilitação física no paciente com, 175
sinais e sintomas das, 177
sobre a sexualidade, 233
Sequelas endócrinas e metabólicas, 8
Serotonina, 28
Sexualidade, 233, 235
Shiitake, 384
Síndrome
  da disfunção, 376
  da fadiga crônica, 52, 178, 376
  da fadiga pós-viral, 376
  de angústia respiratória aguda, 351
  de Cushing, 118
  de Guillain-Barré, 162, 168
  do túnel do carpo, 221
  inflamatória multissistêmica em pediatria, 246
  pós-COVID-19, 5, 23, 131
    acupuntura escalpeana de Wen na, 327
    afecções neurológicas, 75
    alterações musculoesqueléticas na, 131
      decorrentes do imobilismo prolongado na, 135
    arritmia e palpitação, 87
    aspectos epidemiológicos, 6
    auriculoterapia
      chinesa na, 307
      francesa na, 315
    cefaleia, 63
    cranioacupuntura de Yamamoto (YNSA) na, 337
    definição, 175
    desordens hematológicas na, 123
    dietoterapia chinesa na, 381
    dispneia e tosse, 45
    distúrbios
      da saúde mental na, 269
      gastrointestinais, 97
    doenças autoimunes, 151
    dor crônica, 157
    eletroacupuntura e eletroestimulação funcional na, 289
    em pediatria, 245
    estratégias na, 15
    exercício na, 147
    fadiga crônica, 57
    fisiopatologia, 5
    fraqueza muscular, 139
    ginecologia na, 203
    impactos obstétricos na pós-pandemia, 197
    insônia na, 263
    lesões cutâneas, 181, 187
    lesões renais, 8
    manifestações
      dermatológicas, 8
      oculares, 283
    na cardiologia, 79
    na hematologia, 123
    na oftalmologia, 277
    no sistema
      digestório, 93
      nervoso, 49
      respiratório, 41
      vascular, 105
    nutrição na, 373
    obstetrícia na, 215
    poliartralgias, 151
    problemas
      cardiovasculares, 7
      gastrintestinais, 9
      hematológicos, 7
      neuropsiquiátricos, 7
      respiratórios, 6
    sequelas endócrinas e metabólicas, 8
    tratamento, 9
    variações dos graus de acometimento da doença, 175
  que se destacam após infecção inicialmente assintomática, 128
Sinóvia, 134
Sintomas
  depressivos, 7
  gastrointestinais, 94
  persistentes pós-COVID-19, 290
  residuais que persistem após a recuperação da infecção aguda, 124
  vasomotores do climatério, 208
Sistema(s)
  adrenérgico, 294
  de membrana no corpo, 35
  de neurotransmissores, 294

de sinalização dos receptores de glutamato, 294
digestório, 93
gastrointestinal, 97
médico, 21
nervoso, 49
   autonômico, 27
   central, 308
neurovegetativo, 309
respiratório, 41
serotoninérgico, 294
vascular, 105
Soja
   amarela, 383
   preta, 383, 385, 386
Sono não reparador, 7
Sulco central, 328
Superfície do escalpe, 327
Suprarrenais, 118

T

Tabaco, 250
Tainha, 383
Tâmara chinesa/Dazao, 383, 384
Tecido
   muscular, 134
   ósseo, 134
Tempestade
   de citocinas, eletroacupuntura na, 296
   inflamatória da SARS-COV, 133
   tireoidiana, 117
Tensão pré-menstrual, 206
Teoria
   das Seis Camadas, 34
   dos Quatro Níveis, 36
Terapia antitrombótica e anticoagulante, 110
Tipo de preparo dos alimentos, 382
Tireoide, 116
Tomate, 385
Tosse, 37, 45
   crônica pós-COVID-19, 250
   fisiopatologia pela, 46
   tratamento, 46
Tramadol, 170
Transtorno de estresse
   agudo, 256
   pós-traumático, 256
Tratamento
   por meio da localização das áreas de agulhamento, 328
   precoce, 15
Trato uveal, 287
Trigêmeo, 354
Trigo, 384, 385
Tromboembolismo venoso, 7
Tromboprofilaxia após a alta hospitalar, 127
Trombose, 7
   venosa profunda, 106
Tuberosidade occipital, 328

U

Úlceras de pressão, 183
Ultrassonografia de alta resolução, 136
Umidade-fleuma, 385
Útero, 205
Úvea, 279

V

Vacinas contra COVID-19, 279
Variantes de preocupação, 2
Variants of concern, 2
Venlafaxina, 169
Ventosa, lesões cutâneas, 191
Vertigem, YNSA e, 349
Via(s)
   adrenérgica, 26
   ascendentes da dor, 158
   descendentes da dor, 160
   serotoninérgica, 26
Vício de refração, 277, 283
Vitamina D, 116

Y

YNSA (cranioacupuntura de Yamamoto), 337

Z

Zonas do pavilhão auricular, 322
Zumbido
   acupuntura e, 77
   YNSA e, 348

Este livro foi impresso nas oficinas gráficas da Editora Vozes Ltda.,
Rua Frei Luís, 100 – Petrópolis, RJ.